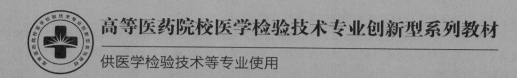

高等医药院校医学检验技术专业创新型系列教材

供医学检验技术等专业使用

临床输血医学检验技术

U0165989

主　编　郑文芝　袁忠海

副主编　沈长新　杜肖刚　李立宏　彭永正

编　者　（以姓氏笔画为序）

于敬达　包头医学院

叶剑荣　湖南省人民医院

刘　艳　吉首大学

杜肖刚　长治医学院

李天君　国家卫生健康委科学技术研究所

李立宏　河北北方学院

沈长新　武汉大学中南医院

张　军　蚌埠医学院

陈海生　佛山市中医院

郑文芝　海南医学院

胡　荣　湖南医药学院

侯毅鞠　吉林医药学院

袁忠海　吉林医药学院

夏运成　中南大学湘雅二医院

黄燕妮　海南医学院

彭永正　南方医科大学

学术秘书

刘　艳　吉首大学

华中科技大学出版社
http://www.hustp.com
中国·武汉

内容简介

本书是高等医药院校医学检验技术专业创新型系列教材。

本书共十章,内容包括绪论、红细胞血型系统、红细胞血型检验技术与质量管理、白细胞血型系统及检验技术、血小板血型系统及检测技术、血站与职能、成分血制备与管理、临床输血、输血不良反应与输血传播性疾病、免疫性溶血性疾病的实验诊断。

本书可供全国高等医学院校医学检验技术专业的本科生使用,同时也可以作为广大临床医师、检验工作者、血站工作者和研究生等的专业参考书。

图书在版编目(CIP)数据

临床输血医学检验技术/郑文芝,袁忠海主编.—武汉:华中科技大学出版社,2020.1(2024.7 重印)
高等医药院校医学检验技术专业创新型系列教材
ISBN 978-7-5680-5734-9

Ⅰ.①临… Ⅱ.①郑… ②袁… Ⅲ.①输血-血液检查-医学院校-教材 Ⅳ.①R446.11

中国版本图书馆 CIP 数据核字(2020)第 017771 号

临床输血医学检验技术　　　　　　　　　　　　　　　郑文芝　袁忠海　主编
Linchuang Shuxue Yixue Jianyan Jishu

策划编辑：荣　静
责任编辑：毛晶晶
封面设计：原色设计
责任校对：阮　敏
责任监印：周治超
出版发行：华中科技大学出版社(中国·武汉)　　　电话：(027)81321913
　　　　　武汉市东湖新技术开发区华工科技园　　邮编：430223
录　　排：华中科技大学惠友文印中心
印　　刷：武汉市籍缘印刷厂
开　　本：889mm×1194mm　1/16
印　　张：17
字　　数：512 千字
版　　次：2024 年 7 月第 1 版第 5 次印刷
定　　价：49.80 元

高等医药院校医学检验技术专业
创新型系列教材建设指导委员会

总序

近年来,随着科学技术的进步,大量先进仪器和技术的采用,医学检验得到飞速的发展。各种新的检验技术不断涌现,对临床疾病的诊疗越来越重要,作用越来越突出,为人类疾病的诊断、治疗监测、预后判断提供大量新的实验室监测指标。据统计,临床实验室提供的医学检验信息占患者全部诊疗信息的 60% 以上,医学检验已成为医疗的重要组成部分,被称为临床医学中的"侦察兵"。

《国家中长期教育改革和发展规划纲要(2010—2020 年)》《国家中长期人才发展规划纲要(2010—2020 年)》要求全面提高高等教育水平和人才培养质量,以更好地满足我国经济社会发展和创新型国家建设的需要。根据《教育部关于进一步深化本科教学改革　全面提高教学质量的若干意见》,在教材建设过程中,教育部鼓励编写、出版适应不同类型高等学校教学需要的不同风格和特色的教材;积极推进高等学校与行业合作编写教材;鼓励编写和出版不同载体和不同形式的教材,包括纸质教材和数字化教材。2012 年教育部制定的新本科专业目录中,将医学检验专业更名为医学检验技术专业,学制由五年改为四年。

为了更好地适应医学检验技术专业的教学发展需求,体现最新的教学理念和特色,在认真、广泛调研的基础上,在医学检验技术专业教学指导委员会相关领导和专家的指导和支持下,华中科技大学出版社组织了全国 40 多所医药院校的 200 多位老师编写了本套高等医药院校医学检验技术专业创新型系列教材。本套教材由国家级重点学科的教学团队引领,副教授及以上职称的老师占80%,教龄在 20 年以上的老师占 72%。教材编写过程中,全体参编人员进行了充分的研讨,各参编单位高度重视并大力支持教材的编写工作,各主编及参编人员付出了辛勤的劳动,这确保了本套教材的编写质量。

本套教材着重突出以下特点:

(1)教材定位准确,体现最新教学理念,反映最新教学成果。紧密联系最新的教学大纲和临床实践,注重基础理论和临床实践相结合,体现高素质复合型人才培养的要求。

(2)适应新世纪医学教育模式的要求,注重学生的临床实践技能、初步科研能力和创新能力的培养。突出实用性和针对性,以临床应用为导向,同时反映相关学科的前沿知识和发展趋势。

(3)以问题为导向,导入临床案例。通过案例与问题激发学生学习的热情,以学生为中心,以利于学生主动学习。

(4)纸质与数字融合发展。全套教材采用全新编写模式,以扫描二维码形式帮助老师及学生在移动终端共享优质配套网络资源,通过使用华中科技大学出版社数字化教学资源平台将移动互联、网络增值、慕课等新的教学理念和学习方式融入教材建设中,开发多媒体教材、数字化教材等新媒体教材形式。

本套教材得到了教育部高等学校医学技术类专业教学指导委员会和中国医师协会检验医师分会相关领导和专家,以及各院校的大力支持与高度关注,我们衷心希望这套教材能为高等医药院校医学检验技术专业教学及人才培养做出应有的贡献。我们也相信这套教材在使用过程中,通过教学实践的检验和实际问题的解决,能不断得到改进、完善和提高。

高等医药院校医学检验技术专业创新型系列教材

建设指导委员会

前言

QIANYAN

　　"临床输血医学检验技术"是医学检验技术专业的核心课程之一。我国目前部分院校已经在培养临床输血专门人才，多数院校将其列为必修课或考查课；而且在同一专业的"临床检验基础"课程中也涉及了血型检验的部分内容。作为医学检验技术专业学生，对输血和输血检验技术的基本理论和常用技术加以掌握也非常重要。临床输血医学是医学领域中多学科交叉发展所形成的一门新兴学科，是围绕将献血者血液输给患者进行救治这一临床需要，所进行的研究、开发与应用，从而保证输血安全与治疗效果的一门应用学科。近年来，随着免疫学、遗传学、病毒学、分子生物学、低温生物学和临床医学等学科的发展，输血医学与检验技术也得到了迅猛发展。

　　2016年7月25日，国家标准化管理委员会官方网站发布标准公告，在"320临床医学"下增设二级学科"32032输血医学"，在"32032输血医学"下设立三级学科"基础输血学、献血服务学、输血技术学、临床输血学、输血管理学和输血医学其他学科"。

　　为适应输血医学科学发展的需要，建设适应新世纪教学与改革需要和应用型医学检验技术专业人才培养需求的规划教材是十分必要的。在华中科技大学出版社组织下，全国部分从事教学、临床和血站工作，有较高学术造诣和实践经验的专家、教授共同编写了本书。本书涉及临床输血学基本理论和检验技术两个方面内容，以基本知识、基本理论和基本技能为主，将理论教学与实验内容进行有机整合，同时也适当介绍了重要的临床输血学检验的新进展、新方法。

　　作为一门独立课程，本书共设置十章。主要编写内容为：绪论、红细胞血型系统、红细胞血型检验技术与质量管理、白细胞血型系统及检验技术、血小板血型系统及检测技术、血站与职能、成分血制备与管理、临床输血、输血不良反应与输血传播性疾病、免疫性溶血性疾病的实验诊断。旨在对血型的基本理论、输血医学的基本检验技术，输血不良反应与输血传播性疾病、免疫性溶血性疾病的病因、发病机制、临床表现、实验诊断、治疗与预防，造血干细胞移植、采供血机构和临床输血实验室管理等内容进行系统介绍，使学生对输血医学与输血检验技术有一个基本的、整体的了解。其中部分章节设置临床案例供师生参考，各章节后都编写有一定量具有代表性的思考题，便于学生准备资格考试时使用。

　　为便于师生在线阅读、交流，本教材拟引入网络增值服务项目，将一些有代表性的图片、案例等项目以知识链接、二维码扫描等方式嵌入教材中，以便拓宽学习途径，增强学习效果。本教材简明扼要，同时兼顾临床工作的实际，力求成为一本集实用性、先进性、科学性的教学用书，主要供全国高等医学院校医学检验技术专业的本科生使用，同时也可以作为广大临床医师、检验工作者、血站工作者和研究生等的专业参考书。

　　由于编者专业水平和教学经验有限，加上编写时间较为仓促，书中难免存在错误或不妥之处，敬请各位读者批评指正，我们在此表示感谢。

编　者

目录

第一章　绪论 /1

第二章　红细胞血型系统 /7
 第一节　概述 /7
 第二节　ABO 血型系统 /14
 第三节　Rh 血型系统 /19
 第四节　其他血型系统 /23
 第五节　多凝集红细胞 /30

第三章　红细胞血型检验技术与质量管理 /34
 第一节　红细胞血型检验技术方法学概述 /34
 第二节　红细胞血型鉴定 /38
 第三节　交叉配血试验 /51
 第四节　血型物质与红细胞抗体检验 /57
 第五节　红细胞血型检验的质量管理 /64
 第六节　红细胞血型基因检查 /66

第四章　白细胞血型系统及检验技术 /69
 第一节　人类白细胞血型抗原分类 /69
 第二节　人类白细胞抗原系统 /70
 第三节　粒细胞抗原系统 /74
 第四节　人类白细胞抗原系统检验技术 /77

第五章　血小板血型系统及检测技术 /90
 第一节　血小板血型系统抗原及抗体 /90
 第二节　血小板血型的临床意义 /94
 第三节　血小板血型检测技术 /97

第六章　血站与职能 /110
 第一节　血站的分类及职能 /110
 第二节　献血者招募 /115
 第三节　血液采集 /120
 第四节　血液检测 /127

第七章　成分血制备与管理 /138
 第一节　成分血制备 /138
 第二节　血液的隔离与放行 /153
 第三节　血液的储存、发放和运输 /154

第八章　临床输血 /158
 第一节　临床输血机构及管理 /158
 第二节　全血输注 /162
 第三节　红细胞输注 /164
 第四节　血小板输注 /166
 第五节　单采粒细胞输注 /169
 第六节　血浆输注 /170

第七节　冷沉淀输注　　　　　　　　　　　　　　　　　　/172

第八节　血浆蛋白制品输注　　　　　　　　　　　　　　　/173

第九节　自身输血　　　　　　　　　　　　　　　　　　　/180

第十节　特殊情况下输血　　　　　　　　　　　　　　　　/188

第十一节　其他输血治疗技术及细胞治疗　　　　　　　　　/195

第十二节　临床输血规范管理相关法律、法规和标准　　　　/203

第九章　输血不良反应与输血传播性疾病　　　　　　　/215

第一节　输血不良反应　　　　　　　　　　　　　　　　　/215

第二节　输血传播性疾病　　　　　　　　　　　　　　　　/229

第十章　免疫性溶血性疾病的试验诊断　　　　　　　　/240

第一节　新生儿溶血病　　　　　　　　　　　　　　　　　/240

第二节　自身免疫性溶血性贫血　　　　　　　　　　　　　/254

索引　　　　　　　　　　　　　　　　　　　　　　　/259

参考文献　　　　　　　　　　　　　　　　　　　　　/263

第一章　绪　　论

 学习目标

掌握现代输血的四个研究领域;了解国内外输血的发展简史及现代输血医学所面临的挑战。

案例导入

亨利·诺尔曼·白求恩(Henry Norman Bethune,1890—1939 年),医学博士,加拿大医师、医疗创新者、人道主义者。他的胸外科医术在加拿大、英国和美国医学界享有盛名。1938 年他率领一个由加拿大人和美国人组成的医疗队来到中国,在山西救治了大批伤员。他常说"我是万能输血者",因而多次将自己的血液输给重伤员。在一次给伤员做手术时,不慎划伤手指而感染,于 1939 年 11 月 12 日因败血症医治无效在河北逝世,终年 49 岁。

请问:

1. 在当时"万能输血者"指的是具有哪种血型的人? 当时通常给患者输什么样的血液制品?

2. 我国最先开展输血治疗的是哪个城市?

3. 纵观国内外输血发展史,当今临床输血医学和检验技术主要经历了哪些变革? 其学科发展的基础有哪些?

输血医学是一门新兴的临床医学二级学科,它与临床医学的其他二级学科,如免疫学、分子生物学、遗传学、病毒学、细胞生物学、生理学、低温生物学、生物工程学、医用高分子材料学和卫生管理学等多个学科存在相互交叉和渗透。它是围绕将献血者血液输给患者进行救治这一中心问题而展开的对输血进行研究、开发、应用和管理的学科,从而保证临床输血的安全性和有效性。自 20 世纪 80 年代国际上报道了人类免疫缺陷病毒(HIV)的感染途径以来,HIV、乙型肝炎病毒(HBV)、丙型肝炎病毒(HCV)及梅毒螺旋体(TP)等病原体经输血传播的危险性已被输血界所公认,临床输血的安全性已成为当今输血医学面临的重大挑战之一。

临床输血医学检验是由输血医学衍生的分支学科,更偏重于实验室检验技术与质量标准管理。目前,临床输血医学检验尚无确切的定义,也很难与临床输血之间有着严格的界定与区分,因此在阐述内容时常常与临床输血有着较多的交叉。

一、输血发展简史

(一)国外输血发展简史

输血医学是近代才发展起来的,国外在输血医学学科发展方面做出了大量的贡献,其中较为主要的事件见表 1-1。

表 1-1　国外输血发展简史

发展历程	时间	主要事件
动物血输给人类	1665 年	英国生理学家兼医师 Lower 首先将一条放血后濒临死亡的狗的静脉与另一条健康狗的动脉用鹅毛管连接起来,受血狗得以恢复活力,这一实验证实输血可以救命
	1667 年	法国医师 Denis 将羊血输入一名有病的男孩静脉内,该男孩安然无恙。同年 Denis 为一名梅毒患者输入小牛动脉血,患者在输血后出现严重的输血反应并死亡。此严重事件发展成法律诉讼,最终使得法国议会与英国议会均下令禁止输血,此后输血研究停滞了 150 多年
人与人之间输血	1818 年	英国妇产科医师 Blundell 认为以往输血失败的主要原因是患者输入了异种血,提出必须用人的血液进行输注。他将健康人的血液输给大出血的产妇,一共输了 10 例,尽管仅有 4 例获得成功,但他在 1818 年底的伦敦内科学大会上所做的输血报告还是引起了医学界的轰动。目前公认 Blundell 开创了直接输血法,是第一个实施人与人之间输血的先驱者
血型的发现及交叉配血方法的建立	1900 年	奥地利维也纳大学 Landsteiner 首先发现人类红细胞 ABO 血型系统,为此,他获得了 1930 年的诺贝尔生理学或医学奖,并赢得"血型之父"的美誉。1940 年,他和 Wiener 共同发现了 Rh 血型系统
	1907 年	Ottenberg 开始进行输血前配合试验,并于 1913 年证实输血前配合试验对于预防输血反应的重要性
	1915 年	美国病理学家 Well 把枸橼酸盐抗凝血置冷藏箱内保存后再输血,并首次提出交叉配血,从而成为血库工作者的奠基人
抗凝保养剂的应用与输血成分的改进	1914 年	比利时人 Hustin 发现枸橼酸盐有抗凝作用,并首次提出将枸橼酸盐与葡萄糖混合,以便稀释血液
	1943 年	Loutit 和 Mollison 研制了 ACD 配方以保存血液。这一配方一直沿用到现在。同年美国哈佛大学医学院 Cohn 教授成功地建立了低温乙醇法分离血浆蛋白组分,开创了清蛋白及其他血浆蛋白成分生产的新纪元
输血器材的应用与管理	1921 年	伦敦有了输血服务所和区域性输血服务中心,对输血器具、采血及输血方法实行标准化和规范化的管理,以保证输血安全
血库的建立与发展	1937 年	Fantus 在芝加哥库克郡医院建立了第一个医院血库
	1948 年	美国成立了血库协会(AABB)
成分输血的日趋成熟	1952 年	Adams 等试用血浆置换术治疗高黏滞血症,同年第一台初级血细胞分离机问世。同年 Walter 和 Murphy 报告用聚乙烯树脂塑料制备密闭输血器材
	1959 年	Gibson 首先提出成分输血概念。但是直到 20 世纪 60 年代末和 20 世纪 70 年代初,成分输血才真正发展起来。期间有多家机构从事血浆替代品的研究应用
	1965 年	美国研制出第一台连续流动离心式血细胞分离机。Cohn 成功地用 ACD 保存液保存的血小板进行了输血

(二) 国内输血发展简史

我国自古已有"滴血验亲"方法的记载,但无法用现代法医学理论进行合理解释。真正意义的关于输血的临床实践与研究在国内起步较晚,但近年来发展较为迅速。特别是进入 21 世纪以来,我国出台的行业标准与技术文件日趋增多,并不断更新,采血、供血及输血要求、过程与技术更加规范(表 1-2)。

表 1-2　国内输血发展简史

时间	主要事件
1918 年	刘瑞恒与 Kilgore 等在上海首先报告中国人的血型
1921 年	北京协和医院采用直接输血法开展了临床输血
1947 年	南京中央医院血库成立,并开始用 4 ℃保存全血
1948 年	易见龙和周衍椒报告了 782 名中国人 Rh 血型的检测结果,阴性率为 1.9%
1951 年	肖星甫编著《输血与血库》
1953 年	我国第一所大型血库建立,定名为军委后勤卫生部沈阳中心血库
1957 年	在天津成立了军事医学科学院输血及血液学研究所(血研所)
1958 年	卫生部在天津市召开了全国输血工作现场会议,到会代表 96 人,此后我国一些大城市相继建立血站
1963 年	由《天津医药杂志》出版发行的《输血及血液学附刊》,成为我国第一份输血杂志
1964 年	我国首次派代表肖星甫参加在瑞典举行的第 10 届国际输血大会
1977 年	《输血及血液学》杂志创刊
1978 年	国务院发文在全国实行公民义务献血制度,部分院所从事代血浆制品的研究应用
1988 年	上海市血液中心被确定为世界卫生组织输血合作中心。同年中国输血协会成立,《中国输血杂志》创刊
1997 年	首次颁布《中国输血技术操作规程(血站部分)》
1998 年	我国正式实施《中华人民共和国献血法》
1999 年	首次颁布《医疗机构临床用血管理办法(试行)》
2000 年	首次颁布《临床输血技术规范》
2012 年	《献血者健康检查要求》(GB 18467—2011),2011 年 12 月 30 日发布,2012 年 7 月 1 日起施行
2012 年	正式颁布《血站技术操作规程(2012 版)》
2012 年	《医疗机构临床用血管理办法》(卫生部令第 85 号),2012 年 8 月 1 日起施行
2012 年	中华人民共和国国家标准《全血及成分血质量要求》,2012 年 5 月 11 日发布,2012 年 7 月 1 日起施行
2013 年	中华人民共和国行业标准《血液储存要求》,2012 年 12 月 3 日发布,2013 年 6 月 1 日起施行
2015 年	国家卫生计生委印发《血站技术操作规程(2015 版)》,2012 版同时废止
2016 年	国家标准化管理委员会发布公告:在"临床医学"下增设二级学科"输血医学"(2016 年 7 月 25 日发布,2016 年 7 月 30 日起实施)

二、现代输血的主要领域

现代输血所涉及的领域主要有四个,分别是免疫血液学、输血安全、合理输血和成分输血、输血质量管理。

(一)免疫血液学

ABO 血型的发现被公认为是现代输血的开端。自此,免疫血液学一直是现代输血的重要研究领域之一。不断有新的红细胞血型抗原和血型系统被发现,同时,人们对 HLA 系统、血小板抗原系统、血清蛋白型和红细胞酶型的研究和认识也越来越深入。这些进展使临床输血的配血水平不断提高并保证了输血疗效,同时减少了免疫性输血不良反应的发生。在此过程中,免疫血液学的研究从原来应用血清学方法发展到现今应用分子生物学技术,从细胞水平发展到分子水平。此外,免疫血液学的理论与技术也被广泛应用于临床移植、法医学和遗传学的研究和实践中。

NOTE

3

（二）输血安全

输血安全一直是输血医学中的严峻问题。目前，虽然献血者需要经过严格的体格检查，采集的血液在输血前要按国家规定进行严格的检测，但是仍然不能杜绝输血相关传染病和输血不良反应的发生。

1. 输血相关传染病　虽然献血者已经过严格的体格检查，采集的血液在输血前按国家规定要求进行了严格的筛查，但是，因人为差错、病毒变异、窗口期以及未列入国家规定筛查范围内的病毒感染等因素的存在，仍然有发生输血相关传染病的危险。除乙型肝炎、丙型肝炎等主要的可经输血传播的病毒性疾病外，HIV 感染可经输血传播进一步促成输血安全成为社会关注的热点之一。近年来我国通过大力推行无偿献血、成分输血、严格检测血液、临床合理用血，逐步推行血液制品的病毒灭活等，已经在预防输血相关传染病领域取得了重大的进展。目前，推广应用核酸扩增技术直接检测血液中的病原体核酸，可明显缩短窗口期，大大降低了输血相关传染病的发生率。

2. 输血不良反应　输血不良反应的发生是不可预期的，严重者可危及患者生命。其中免疫性输血不良反应始终是输血安全的重要研究内容。随着免疫血液学的发展，人们逐渐对白细胞、血小板、血型抗原等所导致的免疫性输血不良反应有了充分的认识，如同种异体抗体的存在可引起发热性非溶血性输血反应、输血后紫癜、输血后呼吸衰竭等。此外，异体白细胞的输入可引起输血相关移植物抗宿主反应，可能增加恶性肿瘤的复发率和病毒感染的发生率。因此，应用白细胞过滤器滤去血液中绝大部分白细胞，可有效地减少输血后白细胞引起的免疫性输血不良反应。

（三）合理输血和成分输血

基于不同的血液成分都可以引起输血不良反应和传播疾病这一事实，临床上必须提倡合理输血和成分输血，做到缺什么补什么，避免滥用血液而使患者冒不必要的风险。可输可不输的血液，坚决不输，可输成分血的绝不输全血。这是保证安全输血的重要措施之一，也是输血科学化的重要标志之一。

（四）输血质量管理

输血质量管理已经成为输血医学的重要组成部分之一。输血工作中常规处理的血液和血液制品的数量大、质量要求高，不允许有任何差错，因此，输血工作中必须强调质量管理。目前，世界各国采用不同形式的输血质量管理方式，如 GMP、ISO 9000 等全面质量管理体系，这成为输血医学的显著特点。近年来我国在临床输血的规范化、信息化管理等方面也做了大量工作，并尝试建立血液预警系统，对输血进行全程质量管理。输血质量管理的目标就是要保证血液制品的质量与配血的绝对可靠性，从而保证输血的疗效和安全性。

三、输血医学发展的前景和面临的挑战

输血医学的根本目的是保证输血工作的安全、高效、经济、方便。随着时代的进步和科学的发展，输血在多个领域有良好的发展前景，但同时也面临着一些挑战。归结起来主要涉及以下几个方面。

（一）输血新技术的应用

1. 分子生物学技术　该技术已经被广泛应用于输血医学的研究和实践中，如 HLA 分型、红细胞基因分型、血小板基因分型和病毒检测等。目前国内正逐步开展核酸扩增技术直接检测血液中的病原体核酸，缩短窗口期，从而大大降低输血相关传染病的发生率。

2. 新的输血器材　输血器材也在不停更新换代，如白细胞过滤器、辐照仪、血细胞分离机、自体血回输机等在逐步普及应用。新的输血器材的应用，既提高了输血疗效、节约了血液资源，又保障了输血安全。

3. 新一代血液成分制品的研发和技术更新　许多新的生物技术和生物制品已经被广泛应用于新一代血液成分制品的研发和应用，如干细胞的培养和扩增、细胞因子的研究和应用、细胞疗法、

基因工程技术等。其中比较突出的技术如下：将造血干细胞与间充质干细胞联合移植可显著提高移植的成功率；淋巴细胞在体外过继免疫后可具有良好的抗肿瘤效应等。尽管这一领域仍存在许多需解决的问题，但前景广阔。

（二）血液代用品的研发和应用

1. 代血浆 目前，研究者在代血浆的研发与应用方面已经取得了重要的进展，在许多情况下可以用晶体液和人工合成的胶体液代替血浆输注以维持血容量。

2. 红细胞代用品 研究者在红细胞代用品研发与应用方面已经取得了许多重要的研究成果，一些较成熟的红细胞代用品已作为具备携氧能力的制品进入临床研究阶段。

3. 血小板代用品 2004 年詹姆斯·伯特伦和同事开发了一种血小板代用品。该产品是一种直径约为血小板直径 1/10 的人工球粒，所采用的材料为类似可吸收缝合线的生物降解性聚酯。人工球粒携带聚乙二醇分子，表面覆盖 RGD（氨基酸序列）或稍长些的氨基酸链。这些人工球粒会和血小板黏在一起，帮助血小板形成凝块。动物实验证实这种血小板代用品具有一定的止血作用。

（三）输血管理学的发展

1. 输血信息化管理 由于输血信息量大，资料记录要求严格准确，信息要具有可溯源性等，因此输血信息化管理是输血管理现代化的重要标志之一。按照输血科工作流程设计和开发的信息管理系统可显著提高输血的安全性，保证输血文案的有效管理，使得输血管理系统化和可溯源。血站如何与医院临床输血系统联网、共享信息资源将是今后需要解决的重要问题。

2. 循证输血医学 将循证医学的基本方法运用在临床输血工作中即为循证输血医学（evidence-based transfusion medicine，EBTM），其对无偿献血者的招募、输血安全保障、血液采集、血液成分制备和临床输血治疗等都具有重要的影响。将循证医学的理念引入临床输血实践后，可以让医师用最科学有效、有文献支持的方法对患者进行个体化输血治疗。在此基础上，形成了以患者为中心，采用多学科的技术和方法，对患者血液进行管理的现代输血理念，该理念通过促进患者自身造血，严格控制出血和失血，诱导机体对贫血的生理代偿，从而实现减少或避免异体输血、改善患者预后、获得最佳治疗效果的目的。

人类 ABO 血型系统、白细胞抗原系统和血清蛋白分型的发现者均获得了诺贝尔生理学或医学奖，这些发现和输血医学密切相关。随着人们生活质量和生活水平的不断提高，输血安全在医学科学中的地位也日趋重要。同时，我们应该看到输血医学的发展正面临许多严峻的挑战。输血医学的进一步发展必将为医学科学的发展做出贡献，从而造福于患者甚至全人类。

四、输血检验技术的新进展

（一）红细胞血型检验

1. 红细胞抗原检测 鉴于研究人员对于红细胞血型的粗浅认识，临床实验室对红细胞血型抗原的检验主要以 ABO、Rh 血型检验为主。其中 ABO 血型的鉴定方法从盐水介质法的正反联合定型发展为微柱凝胶介质自动化检验，乃至基因型检验和流式细胞术。红细胞血型诊断抗血清也由人源血清发展为高效价的单克隆抗体血清，检验介质也由液体试剂逐渐向干法介质转变。Rh 血型检测也广泛使用盐水介质法的人源抗-D 血清，从而使试验操作更为简便。随着红细胞亚型逐步被人们发现，各种诊断血清也相继得以开发应用。在更多红细胞血型系统被人们发现后，相应的检查方法也开始逐步出现。

2. 红细胞抗体检查 随着人们对红细胞血型抗体认识的逐步深入，抗体检查方法由对 IgM 型天然抗体、IgG 型免疫性抗体的筛查与鉴定，发展至对其他不规则抗体的筛查与鉴定。对实现更加准确的血型鉴定和诊断同种免疫性溶血性贫血具有重要意义。

3. ABO 交叉配血试验 由传统的盐水介质法逐渐发展为聚凝胺试验及微柱凝胶卡式配血法。

（二）白细胞和血小板血型检验

1. 白细胞抗原、抗体检测技术 随着研究人员对人类白细胞抗原系统认识的逐步深入，有关

HLA 复合体、HLA 分子和抗-HLA 抗体方面的理论研究日趋成熟,器官移植、血液输注、法医学研究及临床应用也得到了快速发展。为保障上述治疗与研究的安全与疗效,有关 HLA 的血清学检测、细胞学检测和分子生物学检测相继应用于 HLA 分型,实验室检查甚至已发展为以基因检测为主、抗原检测为辅。临床将粒细胞抗原、抗体检测和基因分型,应用于诊断和治疗粒细胞血型抗原系统引起的疾病,如发热性非溶血性输血反应、输血相关性急性肺损伤、输血相关性同种免疫性粒细胞减少症、新生儿同种免疫性粒细胞减少症等。

2. 血小板血型抗原、抗体检验技术 由于反复输注血小板,50% 的患者产生了免疫性抗体而导致输注无效。对反复输注血小板的患者进行血小板血型检查,并检查血小板相关抗体,可帮助提高血小板输注的安全性和有效性。相关的检验方法也由传统的血清学分型技术发展为分子生物学技术和流式细胞术。

(郑文芝)

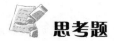 **思考题**

1. 什么是输血医学?
2. 现代输血医学的主要研究领域有哪些?
3. 现代输血医学还面临着哪些挑战?
4. 输血医学史上曾经获得诺贝尔生理学或医学奖的人和事有哪些?

第二章　红细胞血型系统

学习目标

1. 掌握：ABO、Rh 血型的特点及鉴别要点。
2. 熟悉：红细胞血型抗原、抗体的性质与特点。
3. 了解：红细胞其他血型系统及多凝集红细胞的特点。

案例导入

　　某无偿献血者，男，30 岁，ABO 正、反定型不符，正定型为 A 型，但红细胞 A 抗原反应很弱，怀疑是 A 亚型。应进一步做哪些试验证实？

第一节　概　　述

　　20 世纪初，奥地利维也纳大学的 Landsteiner 首先发现红细胞 ABO 血型系统后，人类才开始了解血型、认识血型，随后新的红细胞血型系统不断被发现，人类逐渐揭开了血型的奥秘。

一、红细胞主要血型发现简介

　　1900 年，Landsteiner 在一次研究中发现，不同人之间的血液混合时，有时候血细胞会发生凝聚现象。为探究引起该现象的原因是细菌污染还是个体间差异，他设计了经典的"四格表"统计分析图进行试验推理。他抽取自己和 6 位助手的血液，静置分离血浆和红细胞，然后分别将血浆和其他所有人的红细胞混合，观察结果。Landsteiner 发现试验结果分三种情况：①A 组的血浆可以引起 B 组的红细胞凝聚。②B 组血浆可引起 A 组的红细胞凝聚。③Landsteiner 的红细胞与 A 组和 B 组的血浆混合后都不凝聚，他的血浆却可引起 A 组与 B 组的红细胞都凝聚。起初称第三种类型为 C，后改称为 O。两年后，Landsteiner 的同事在大样本的交叉配型试验中又发现了 AB 型。这就是人类红细胞 ABO 血型系统的来源。

　　在红细胞 ABO 血型系统被发现后，1927 年 Landsteiner 和 Levine 用人红细胞免疫家兔，获得了一种特异性抗体，以此发现了人红细胞 M 抗原、N 抗原和 P 抗原。以后又陆续发现了一系列新的红细胞血型系统，其中最重要的是 1939 年发现的 Rh 血型系统。Landsteiner 和 Wiener 用恒河猴红细胞免疫豚鼠和家兔获得了一种抗血清，此抗血清和一位 O 型血妇女的血清一样，均能凝集 85％白种人的红细胞，他们还发现该妇女曾经接受同型输血，却发生了输血反应，从而于 1940 年确认存在另一种红细胞抗原系统，并以恒河猴的英文缩写命名为 Rh 血型系统。现在我们知道，实际上抗恒河猴血清所检出的抗原是 LW 抗原（为纪念 Landsteiner 和 Wiener 而命名），这种抗原在 D 阳性红细胞表面的数量要远远多于 D 阴性红细胞。多年后，人们经过进一步的血清学研究，才确定虽然人源抗体和抗恒河猴血清都能检出类似的抗原（Rh 抗原和 LW 抗原），但实际上 Rh 抗原和 LW 抗原属于结构完全不同的抗原。Landsteiner 和 Wiener 一直没有接受关于 LW 抗原的命名，因为如果接受 LW 抗原的命名，就等于承认他们并没有发现新生儿溶血病的真正原因。红细胞 ABO 血型系统的发现，使后来的输血安全性得到大大提高，被评价为 20 世纪改变人类生活的重大发现之一。Landsteiner 因而于 1930 年获得诺贝尔生理学或医学奖,他一生都致力于血型的研究,被誉为"血型之父"。

国际输血协会(The International Society of Blood Transfusion,ISBT)是于 1935 年成立的国际学术组织,总部设在荷兰阿姆斯特丹,目标是促进输血医学的研究。截至 2018 年 6 月,ISBT 确认的人类红细胞血型系统有 36 个,共有 322 个抗原。血型学已逐渐发展成为一门独立的学科。

二、红细胞血型的命名和分类

(一) 红细胞血型抗原的命名

红细胞血型是进入 20 世纪后被人们陆续发现的,其血型抗原的命名没有统一标准,比较混乱,不便于不同国家、不同地区、不同实验室交流。为了达成全球标准化和规范化,1996 年 ISBT 血型命名委员会确定了统一的命名方法。

1. 传统命名

(1) 用大写英文字母命名:最初红细胞血型被发现时,血型抗原数量较少,用单个字母表示血型抗原,如 ABO 血型抗原用 A、B 等表示,MNS 血型抗原用 M、N、S 等表示。

(2) 用患者姓氏命名:首次在患者血液中发现的血型抗原,用患者姓氏命名。如 Kidd 血型系统有 Jk^a、Jk^b、Jk3 等抗原;Lewis 血型系统有 Le^a、Le^b 等抗原;Duffy 血型系统有 Fy^a、Fy^b、Fy3 等抗原。

(3) 用发现者姓氏命名:如 LW 血型系统,是为了纪念发现者 Landsteiner 和 Wiener 而命名的。

(4) 用对偶抗原命名:起初用不同字母表示等位基因编码的对偶抗原,如 A 和 B、M 和 N 等;后来又用大小写字母表示对偶抗原,如 S 和 s、K 和 k 等。随着新发现血型及其抗原的增多,又采用字母和上标 a、b 等来表示对偶抗原,如 Fy^a 和 Fy^b、Jk^a 和 Jk^b、Le^a 和 Le^b 等,甚至采用字母和(或)数字来表示抗原,如 Duffy 血型 Fy^a、Fy^b、Fy3、Fy4、Fy5 等。

2. ISBT 命名　1996 年 ISBT 血型命名委员会对已发现的血型系统进行整理并确定了红细胞血型抗原、表型、基因和基因型的命名方法。

(1) 血型抗原:

①6 位数字命名法:前 3 位数字表示某一血型系统(001~036)、血型集合(205~210)和血型系列(低频率抗原 700 系列,高频率抗原 901 系列),后 3 位数字表示抗原的特异性。如 001001、001002、001003 分别表示 ABO 血型系统的 A、B、AB 抗原;004001、004002、004003、004004、004005 分别表示 Rh 血型系统的 D、C、E、c、e 抗原。此法适合于计算机认读,一般较少使用。

②字母和(或)数字命名法:用 2~5 个大写字母表示血型系统符号,用字母加数字表示血型抗原,如 RH1、RH2、RH3、RH4、RH5 分别表示 Rh 血型系统 D、C、E、c、e 抗原;KEL1、KEL2 分别表示 Kell 血型系统 K 抗原、k 抗原。

(2) 血型表型:在血型系统符号后加一个冒号(:),再列出表示抗原特异性的数字,各数字用逗号隔开,抗原阴性者在该抗原编号前加一个负号(一),如 Rh 血型表型记录为 RH:1,−2,3,4,5。

(3) 血型基因和基因型:血型基因和基因型用斜体的系统符号、星号、等位基因编码的抗原数字来表示,两个等位基因之间用斜杠隔开。无效等位基因或无效基因用 0 表示。如 Lu^a/Lu^b 基因型可写成 $LU*1/2$;KEL 基因型可写成 $KEL*1/2/3/0$。

(二) 红细胞血型抗原的分类

根据红细胞血型抗原的生化特性、遗传学特性、血清学表现等特点,2018 年 6 月 ISBT 将目前已发现并经证实的红细胞血型抗原分别归为 36 个血型系统(共 322 个抗原)、5 个血型集合(共 14 个抗原)及 2 个血型系列(低频率抗原 700 系列有 17 个抗原,高频率抗原 901 系列有 6 个抗原)。ISBT 对红细胞血型系统的具体分类见表 2-1。

截至 2019 年 9 月,新确认 3 个血型系统:037 号 KANNO(KANNO)系统的 KANNO1 抗原 1

个;038号Sid(SID)系统的Sda抗原1个;039号CTL2(临时命名)系统的CTL2.1、Rif抗原2个。其他血型系统抗原数又增加了4个:005号Lutheran(LU)系统的LUNU、LURA抗原2个;022号Knops(KN)系统的KDAS抗原1个;026号John Milton Hagen(JMH)系统的JMHN抗原1个。共计39个血型系统,330个抗原。加上血型集合和血型系列的抗原,当前确定的全部人类红细胞抗原数为367个。

表 2-1　红细胞血型系统(ISBT,2018.06)

序号	系统名称	系统符号	基因名称	染色体	抗原数	CD	抗原决定簇
001	ABO	ABO	ABO	9q34.2	4		寡聚糖
002	MNS	MNS	CYPA/B CYPAE	4q31.21	49	CD235a CD235b	血型糖蛋白 A 和 B
003	P1PK	P1PK	A4GALT	22q13.2	3	CD77(Pᵏ)	糖脂
004	Rh	RH	RHD, RHCE	1p36.11	55	CD240	蛋白质
005	Lutheran	LU	BCAM	19q13.2	25	CD239	蛋白质(Ig 超家族)
006	Kell	KEL	KEL	7q33	36	CD238	糖蛋白
007	Lewis	LE	FUT3	19p13.3	6		糖类(岩藻糖片段)
008	Duffy	FY	ACKR1	1q21-q22	5	CD234	蛋白质, 趋化因子受体
009	Kidd	JK	SLC14A1	18q11-q12	3		蛋白质, 尿素通道蛋白
010	Diego	DI	SLC4A1	17q21.31	22	CD233	糖蛋白, 带 3 蛋白
011	Yt	YT	ACHE	7q22	5		蛋白质, 乙酰胆碱酯酶
012	Xg	XG	XG,MIC2	Xp22.32	2	CD99	糖蛋白
013	Scianna	SC	ERMAP	1p34.2	7		糖蛋白
014	Dombrock	DO	ART4	12p13-p12	10	CD297	糖蛋白 (GPI 固定膜上)
015	Colton	CO	AQP1	7p14	4		水通道蛋白
016	Landsteiner-Wiener	LW	ICAM4	19p13.2	3	CD242	蛋白质 (Ig 超家族)
017	Chido/Rodgers	CH/RG	CH/RG, C4A,C4B	6p21.3	9		C4A/C4B (补体片段)
018	H	H	FUT1	19q13.33	1	CD173	糖类(岩藻糖基)
019	Kx	XK	XK	Xp21.1	1		糖蛋白
020	Gerbich	GE	GYPC	2q14-q21	11	CD236	GPC/D (血型糖蛋白 C 和 D)
021	Cromer	CROM	CD55	1q32	20	CD55	糖蛋白(DAF)
022	Knops	KN	CR1	1q32.2	9	CD35	糖蛋白, 免疫复合物受体
023	Indian	IN	CD44	11p13	6	CD44	糖蛋白
024	Ok	OK	BSG	19p13.3	3	CD147	糖蛋白
025	Raph	RAPH	CD151	11p15.5	1	CD151	跨膜糖蛋白

序号	系统名称	系统符号	基因名称	染色体	抗原数	CD	抗原决定簇
026	John Milton Hagen	JMH	SEMA7A	15q22.3-q23	6	CD108	蛋白质（GPI 固定膜上）
027	I	I	GCNT2	6p24.2	1		分支(I)/不分支(i)多糖
028	Globoside	GLOB	B3GALNT1	3q25	2		糖脂
029	Gill	GIL	AQP3	9p13	1		水通道蛋白 3
030	Rh-associated glycoprotein	RHAG	RHAG	6p21.3	3	CD241	糖蛋白
031	Forssman	FORS	GBGT1	9q34.13-q34.3	1		
032	JR	JR	ABCG2	4q22.1	1	CD338	
033	LAN	LAN	ABCB6	2q36	1		
034	Vel	VEL	SMIM1	1p36.32	1		
035	CD59	CD59	CD59	11p13	1	CD59	
036	Augustine	AUG	SLC29A1	6p21.1	4		

1. 血型系统（blood group systems） 血型系统是指由单一基因位点或多个紧密连锁基因位点上的等位基因编码的一组抗原。每个血型系统代表一组在遗传学上、化学上有关系的，血清学上可区分的抗原，由等位基因或连锁基因所控制。不同的血型系统在遗传上是相互独立的。如 Rh 血型系统抗原的分布频率在 A、B、O 和 AB 型之间是相同的，说明这两种血型抗原独立遗传，分别属于两个血型系统。ABO 血型与 MNSs 血型在遗传上也是独立的，是不同的血型系统，而 MN 血型与 Ss 血型在遗传上是有关联的，所以归于一个血型系统。

2. 血型集合（blood group collections） 血型集合是指在血清学、生物学或遗传学方面有相关性，但又提供不出可以独立遗传的证据，尚未达到血型系统命名标准，与血型系统无关的血型抗原。包括 205、207、208、210 和 213 这 5 个血型集合，见表 2-2。

表 2-2 红细胞血型集合（ISBT,2018.06）

系列			抗原		
序号	名称	符号	序号	符号	频率/(%)
205	Cost	COST	205001	Csa	95
			205002	Csb	34
207	Ii	I	207002	i	*
208	Er	ER	208001	Era	>99
			208002	Erb	<1
			208003	Er3	>99
213		MN CHO	213001	Hu	
			213002	M_1	
			213003	Tm	
			213004	Can	
			213005	Sext	
			213006	Sj	
210	Lec & Led		210001	Lec	1
			210002	Led	6

注：*，能以标准的血清学方法检测为低频率抗原。

3. 血型系列（blood group series） 血型系列是指目前尚不能归为血型系统和血型集合的血型抗原，在人群中出现的频率小于1%者即为低频率抗原（low incidence antigens）700 系列（表 2-3），而大于99%者即为高频率抗原（high incidence antigens）901 系列（表 2-4）。

表 2-3 红细胞血型低频率抗原 700 系列（ISBT,2018.06）

序号	名称	符号	序号	名称	符号
700002	Batty	By	700039	Milne	
700003	Christiansen	Chr^a	700040	Rasmussen	RASM
700005	Biles	Bi	700044		JFV
700006	Box	Bx^a	700045	Katagiri	Kg
700017	Torkildsen	To^a	700047	Jones	JONES
700018	Peters	Pt^a	700049		HJK
700019	Reid	Re^a	700050		HOFM
700021	Jensen	Je^a	700054		REIT
700028	Livesay	Li^a			

表 2-4 红细胞血型高频率抗原 901 系列（ISBT,2018.06）

序号	名称	符号
901003	August	At^a
901008		Emm
901009	Anton	AnWj
901014		PEL
901015	ABTI	VEL2
901016		MAM

（三）红细胞血型抗原的生化结构

血型抗原是指红细胞上的化学构型，按照生化性质，人红细胞血型抗原可分为糖分子和多肽两大类。

1. 组织血型抗原 抗原决定簇为糖类的抗原，如 ABO、Hh、Lewis、P、Ii 等，其决定基因并不直接编码抗原，而是编码糖基转移酶，由糖基转移酶将糖分子转移到其前体多糖链上从而产生抗原特异性。此类抗原不仅存在于红细胞表面，也存在于大部分上皮细胞、初级感觉神经元以及各种体液及分泌液中，如血浆、唾液、胃肠液、尿液、乳汁、泪液等，因此也称为组织血型抗原。为区分分布在组织细胞与体液中的红细胞血型抗原，通常将分布在体液中的可溶性红细胞血型抗原称为血型物质（blood group substance）。可溶性的血型物质包括由红细胞自身合成的和由非红细胞合成的糖类血型抗原。例如，可溶性的 A、B、H 血型物质由红细胞自身合成，而存在于血浆中的 Lewis、Chid、Rodgers 血型物质不是由红细胞合成的。位于红细胞表面的血型抗原大部分是由红细胞合成的，小部分是从血浆中的血型物质吸附而来的。例如，红细胞将血浆中的 Lewis、Chid、Rodgers 血型物质吸附到细胞表面后便可使红细胞表现出相应的抗原特性。此外还有 Bg 抗原，它实际是白细胞抗原，可能从白细胞脱落到血浆中，再被红细胞从血浆中吸附到细胞表面，表现为红细胞的抗原。

2. 器官血型抗原 抗原决定簇为多肽的抗原，如 Rh、MNS、Kell、Kidd 等，由基因直接控制而形成，此类抗原化学组成为蛋白质、糖蛋白、脂蛋白，只分布于红细胞膜或来源于骨髓造血干细胞的其他血细胞膜上，因此也称为器官血型抗原。组织血型抗原与器官血型抗原生化性质的区别见表 2-5。

NOTE

表 2-5 红细胞血型抗原分类

	组织血型抗原	器官血型抗原
化学组成	糖蛋白、糖脂	蛋白质、糖蛋白、脂蛋白
决定簇	糖分子（糖抗原）	多肽（蛋白抗原）
血型抗原	ABO、Hh、Lewis、P、Ii	Rh、MNS、Kell、Kidd
人体分布	各种组织细胞（除神经细胞外）及体液、分泌液	人体红细胞膜及其他血细胞膜
成熟	出生后	出生时
抗体	天然抗体为主，少数为免疫抗体	免疫抗体
与疾病有关	多见	很少
肿瘤标志	存在	未见
自然界	细菌、真菌、动植物细胞	少数高级哺乳动物细胞

携带血型抗原的蛋白即血型糖蛋白（glycophorin，GP），分别以单次跨膜、多次跨膜或连接于糖基磷脂酰肌醇（glycosylphosphatidylinositol，GPI）等方式嵌入红细胞膜上，不同血型抗原的氨基酸数量、N 端所在位置及生物学功能相差很大。参见表 2-6、表 2-7。

表 2-6 单次跨膜蛋白分子上的血型抗原

系统符号	系统名称	基因产物	氨基酸数	N 端	功能
MNS	MNS	血型糖蛋白 A	131	膜外	唾液酸载体
		血型糖蛋白 B	72	膜外	补体调节
GE	Gerbich	血型糖蛋白 C	128	膜外	唾液酸载体
		血型糖蛋白 D	107	膜外	与细胞骨架 4.1 带蛋白反应
KEL	Kell	Kell 糖蛋白	732	胞质	内肽酶
LU	Lutheran	LU 糖蛋白	597	膜外	黏附分子
XG	Xg	Xg 糖蛋白	180	膜外	可能为黏附分子
LW	Landsteiner-Wiener	LW 糖蛋白	241	膜外	整联蛋白配体
IN	Indian	CD44	341	膜外	可能为黏附分子
KN	Knops	CD35(CR1)	1998	膜外	补体调节
OK	Ok	CD147	248	膜外	可能为细胞-细胞黏附分子
SC	Scianna	SC 糖蛋白	475	膜外	可能为黏附分子

表 2-7 多次跨膜蛋白分子上的血型抗原

系统符号	系统名称	基因产物	氨基酸数	跨膜次数	功能
RH	Rh	D 和 CE 多肽	416	12	阳离子转运
FY	Duffy	Fy 糖蛋白	338	7*	疟原虫和细胞因子受体
DI	Diego	AE1(band 3)	911	14	阴离子转运通道
CO	Colton	CHIP-1	269	6	水转运通道
JK	Kidd	尿素转运通道	391	10	尿素转运
XK	Kx	Kx 糖蛋白	444	10	可能是神经介质
GIL	Gill	AQP3	342	6	转运甘油/水/尿素

注：* N 端在细胞膜外，C 端在胞质内。其他所有的多肽链 N 端和 C 端都在胞质内。

三、红细胞血型抗体特性和分类

（一）红细胞血型抗体基本特性

红细胞血型抗体（antibody，Ab）是机体受到血型抗原刺激后，B 细胞活化、增殖并分化为浆细胞，所产生的能与相应抗原特异性结合，并引起免疫反应的免疫球蛋白（immunoglobulin，Ig），广泛存在于体液中。

血型抗体是免疫球蛋白的一部分，血清蛋白电泳时主要位于 γ 球蛋白区，少数可延伸到 β 及 α2 球蛋白区。不耐热，$60\sim70$ ℃时可被破坏，并能被多种蛋白酶水解。根据 Ig 重链 C 区抗原性差异可将重链分为 γ、μ、α、δ 和 ε 这 5 种，对应的 Ig 为 IgG、IgM、IgA、IgD 和 IgE 这 5 类，其中 IgG、IgM 抗体与临床输血的关系最为密切。

（二）红细胞血型抗体的分类

1. 根据是否与抗原发生可见反应分类

（1）完全抗体（complete antibody）：在盐水介质中能直接与红细胞相应抗原结合，出现肉眼可见的凝集反应的抗体称为完全抗体。此外，能出现沉淀、补体结合等可见反应者，也称为完全抗体。其性质多数为 IgM 抗体。

（2）不完全抗体（incomplete antibody）：在盐水介质中与相应抗原结合后，不出现可见的凝集反应的抗体称为不完全抗体。其性质多数为 IgG 抗体，在盐水介质中能对红细胞致敏，但不出现可见的凝集反应，需通过抗球蛋白或其他介质使红细胞凝集。这种抗体与相应抗原结合后不出现凝集现象，但能封闭抗原决定簇，使其不能再与完全抗体相结合。

2. 根据有无可察觉的抗原刺激分类

（1）天然抗体（natural antibody）：指无明确的抗原刺激而"天然"存在的抗体。没有经过输血、妊娠等免疫途径，血液中就存在的抗体，似乎天然产生。但天然抗体也是机体对于某种抗原刺激产生免疫应答的产物。其产生机制可能与环境中广泛存在的多种微生物、粉尘等有关，这些物质与某些血型抗原相似，通过隐性刺激，机体产生了红细胞血型抗体。天然抗体多为 IgM 抗体，最佳反应温度为 $0\sim4$ ℃，主要存在于 ABO、MNS、Lewis 等血型系统。

（2）免疫抗体（immune antibody）：由已知抗原刺激机体所产生的抗体。一般是通过输血、妊娠、注射三种途径接触同种异体抗原后产生的。血细胞是最佳抗原，输血又是最佳免疫途径，所以输血是最强的免疫刺激。受血者接受了与自己血型抗原不一致的血液，就有可能产生相应的抗体。免疫抗体多数是 IgG 抗体，最佳反应温度是 37 ℃，需要用非盐水介质方法检测。常存在于 Rh、MNS、Kell、Kidd、Duffy 等血型系统。

3. 根据抗体产生有无规律性分类

（1）规则抗体（regular antibody）：红细胞表面存在某种抗原，在血液中有规律地出现不针对该抗原的抗体，称为规则抗体。在全部血型系统中，只有 ABO 血型抗体的产生是有规律的，符合 Landsteiner 规则，但要除外亚型或疾病等因素导致的特殊情况。例如，A 型人血清中有抗-B，B 型人血清中有抗-A，O 型人血清中有抗-A 和抗-B，AB 型人血清中没有抗-A 和抗-B，此为 ABO 血型反定型的依据。

（2）不规则抗体（irregular antibody）：除 ABO 血型系统外，其他血型系统的抗体产生均不符合 Landsteiner 规则，即抗体的产生没有规律性，称为不规则抗体，亦称为意外抗体（unexpected antibody）。ABO 血型系统的亚型和变异型的抗-A_1 等抗体也属于不规则抗体。有输血史和妊娠史的患者血液中有可能存在不规则抗体，因此，输血前要常规检测不规则抗体。

4. 根据抗体针对的不同抗原分类

（1）同种抗体（allo-antibody）：指同种属、不同个体之间因抗原刺激产生的抗体，如 Rh 阴性个体怀上 Rh 阳性胎儿，或者输注了 Rh 阳性血液，因免疫刺激而产生的抗-D 抗体即属此类。

（2）自身抗体（auto-antibody）：针对自身抗原产生的抗体，或者是外来抗原与机体内某些成分

NOTE

结合后诱导机体产生的抗体,称为自身抗体,可引起自身免疫病。自身免疫性溶血性贫血(autoimmune hemolytic anemia,AIHA)患者体内产生的自身抗体,可以破坏自身红细胞和输入的红细胞,此类患者应尽可能避免行输血治疗。

5. 根据抗体针对的抗原决定簇分类

(1) 单克隆抗体(monoclonal antibody,McAb):由一个 B 细胞分化增殖的子代细胞(浆细胞)产生的针对单一抗原决定簇的抗体,称为单克隆抗体。其特点是高特异性、可重复性、效价高。可广泛应用于血清学诊断、免疫治疗以及免疫学研究等领域中。

(2) 多克隆抗体(polyclonal antibody,PcAb):采用传统的免疫方法,将抗原物质经过不同的途径注入动物体内,经数次免疫后采血所获得的抗血清即为多克隆抗体。其特点是可以与多种抗原决定簇发生反应。

6. 外源性凝集素 某些植物含有抗体样物质,能凝集人的红细胞,称为植物血凝素(phytohemagglutinin,PHA)。许多动物体内也有这类凝集人红细胞的物质,统称为外源性凝集素(lectin)。外源性凝集素是蛋白质,比人血清中的抗体分子量要小,与抗原出现反应的时间较短,保存期间的变化不大。

在免疫血液学上有意义的是血型特异性的凝集素,例如,双花扁豆含有抗-A_1 特异性凝集素和抗-N 凝集素;禾豆种子含有抗-M 凝集素;葡萄蜗牛的蛋白腺体里有抗-A 特异性凝集素;加纳豆科籽提取物含有抗-B 凝集素;欧洲荆豆含抗-H 特异性凝集素。这些外源性凝集素可以辅助鉴定血型及亚型。

第二节 ABO 血型系统

ABO 血型系统是人类发现的第一个红细胞血型系统,也是临床上重要的血型系统之一,ABO 血型不合的输血或妊娠可以引起溶血性输血反应(hemolytic transfusion reaction,HTR)和新生儿溶血病(hemolytic disease of newborn,HDN)。

一、ABO 血型基因与抗原

ABO 血型基因位于人类第 9 号染色体(9q34.2)上,ABO 血型呈常染色体显性遗传。ABO 血型受控于 3 个等位基因,即 A、B、O 基因,其中 A、B 是显性基因,O 是隐性基因。ABO 基因不能直接形成 ABO 血型抗原,而是通过编码糖基转移酶转移并连接糖分子到前体物质上才形成 ABO 抗原。A 基因和 B 基因仅有 7 个核苷酸的差别,形成仅有 4 个氨基酸差异的不同糖基转移酶。A 型个体带有 N-乙酰半乳糖基转移酶,能够将 N-乙酰半乳糖加在 H 物质的岩藻糖末端上,产生 A 抗原特异性。B 型个体带有半乳糖基转移酶,能将半乳糖加在 H 物质的岩藻糖末端产生 B 抗原特异性。AB 型个体带有 A、B 两种糖基转移酶,因此红细胞上同时有 A 抗原和 B 抗原。O 型个体不具有 A、B 两种糖基转移酶,所以不能生成 A 抗原或 B 抗原,细胞上只有 H 抗原。

‖ 知识链接 ‖

ABO 基因

ABO 基因长 19~20 kb,有 7 个外显子,其中第 6、7 外显子占编码区的 90% 以上,编码糖基转移酶全部的催化区,决定糖基转移酶的催化活性和性质。ABO 基因的编码产物是特异性糖基转移酶,这些糖基转移酶分别将糖分子转移到红细胞膜的前体物质上,形成 A、B、H 抗原。

A 型抗原基因序列常见的是 A^1 基因,是 ABO 基因的共有序列,并作为其他的 ABO 等位基因的参照。A 血型 cDNA 长度为 1062 bp,编码的糖基转移酶包含 351 个氨基酸(aa),且有

3 个功能区的蛋白质。A^1 和 B 型 cDNA 有 7 个不同的核苷酸，导致糖基转移酶多肽链上第 176、235、266、268 位 4 个 aa 不同，其中第 235、266、268 位 3 个 aa 更能确定 A 和 B 型特异性。即 A→B(Gly235Ser，Leu266Met，Gly268Ala)。

　　Yamamoto 等合成了 O 血型 cDNA，称为 O^1 基因。O 和 A 型 cDNA 核苷酸序列基本一致，只是 O 型 cDNA 在第 261 位有一个核苷酸 G 缺失，引起可读框移位，提前形成一个终止密码，肽链合成在第 116 位 aa 终止，产生一条短肽链，它没有催化功能区，因而不能转移单糖分子至肽链上。在第 268 位 aa 替换是出现 O 抗原活性的原因。除 O^1 基因外，还有 2 个常见的基因 O^{1v} 和 O^2。O^{1v} 基因最为普通，与 O^1 基因核苷酸链比较，其在第 261 位上被删除一个碱基，不能产生具有活性的酶，但是至少有 9 个碱基与 O^1 和 A^1 基因不同。O^2 基因在第 261 位无碱基删除，但与 A 基因比较有 2 个碱基不同(526C＞G；802G＞A)，导致酶分子第 176 位精氨酸变为甘氨酸(Arg176Gly)，第 268 位的甘氨酸变为精氨酸(Gly268Arg)。

　　ABO 亚型是由基因突变导致的，A^2 基因在 cDNA 核苷酸序列第 1059 位的核苷酸(C)被删除，此处正位于 A^1 等位基因核苷酸序列终止密码之前的一个密码子内，导致终止密码失效，因而继续合成 A-糖基转移酶，产生的转移酶分子结构在 C 末端多出了 21 个氨基酸的多肽，从而形成了 A_2 亚型。而更为罕见的顺式 AB，其基因编码产生的是同时具有 A 型和 B 型糖基转移酶特点的嵌合酶。O^1 和 O^{1v} 基因 G 被删除的第 261 位核苷酸位于第 6 外显子区；区别 A、B 和 O^2 基因的核苷酸变化位于第 7 外显子区。来自 O^1 和 O^{1v} 基因第 6 外显子区，并未发生 G261 删除的杂交基因是无活性的。来自 A 和 B 基因第 6 外显子区的杂交基因具有活性，由源自第 7 外显子区的基因确定其特异性。源自 A^1 或 O^1 基因第 7 外显子区的酶具有 A^1 活性；源自 O^{1v} 基因第 7 外显子区的酶产生弱 A 活性抗原，例如，A_2 和 A_x 亚型。

　　ABO 血型遗传符合孟德尔遗传学规律，子代从亲代各获得一半的遗传基因，产生相应的血型抗原，因此可以根据双亲血型推断子女可能的血型。以 A 型与其他血型婚配为例，简要介绍 ABO 血型的遗传规律(表 2-8)。由于基因突变，ABO 血型遗传可以出现一些特殊情况，如 ABO 亚型、顺式 AB 型(CisAB 型)等，可通过家系调查和基因分型进一步验证。

表 2-8　ABO 血型遗传规律

亲代血型	亲代可能的基因型	子代可能的基因型	子代血型
A×A	AO×AO	AA、AO、OO	A、O
	AA×AO	AA、AO	A
	AA×AA	AA	A
A×AB	AB×AO	AA、AO、AB、BO	A、AB、B
	AB×AA	AA、AB	A、AB
A×O	AA×OO	AO	A
	AO×OO	AO、OO	A、O
A×B	AO×BO	AB、AO、BO、OO	AB、A、B、O
	AA×BO	AB、AO	AB、A
	AO×BB	AB、BO	AB、B
	AA×BB	AB	AB

二、ABO 血型定型

　　根据红细胞上是否含有 ABO 抗原进行 ABO 血型定型。红细胞上有 A 抗原即为 A 型，有 B 抗

NOTE

原即为 B 型,有 A、B 两种抗原即为 AB 型,没有 A、B 抗原即为 O 型。ABO 血型系统抗原、抗体存在着规律性,A 型个体血清中存在抗-B 抗体,B 型个体血清中存在抗-A 抗体,临床上必须采用ABO 血型正、反定型,以避免误定血型。正定型:采用特异性抗体(标准血清)检查红细胞膜上的未知血型抗原。反定型:采用已知血型的标准红细胞检查血清中的未知血型抗体。ABO 血型鉴定判断标准,见表 2-9。

表 2-9　ABO 血型鉴定和结果判断

正定型(标准血清+被检红细胞)			反定型(标准红细胞+被检血清)			血型
抗-A	抗-B	抗-AB	Ac	Bc	Oc	
+	−	+	−	+	−	A
−	+	+	+	−	−	B
−	−	−	+	+	−	O
+	+	+	−	−	−	AB

ABO 抗原几乎存在于人体各种细胞上,大部分抗原存在于红细胞、粒细胞、淋巴细胞或血小板中的某种成分上,其表达与人体的生命周期有关。在胚胎第 5～6 周时,心血管上皮细胞即可检测出 ABO 抗原。妊娠期胎儿抗原量增长较慢,只有成熟器官表达较强。新生儿 ABO 抗原的抗原性相当于成人的 25%～50%,出生 18 个月后抗原性逐渐增加,20 岁达高峰,以后逐渐降低,个别老年人 ABO 抗原减弱。因此,应特别注意新生儿和老年人的 ABO 血型鉴定。

三、ABO 血型系统亚型

亚型是指属于同一血型抗原,但抗原结构和性能或抗原位点数有一定差异所引起的变化。A 型抗原基因序列常见的是 A^1 基因,是 ABO 基因的共有序列,并作为其他 ABO 等位基因的参照。ABO 亚型是由基因突变导致的,A^2 基因在 cDNA 核苷酸序列第 1059 位的核苷酸(C)被删除,此处正位于 A^1 等位基因核苷酸序列终止密码之前的一个密码子内,导致终止密码失效,因而继续合成 A-糖基转移酶,产生的转移酶分子结构在 C 末端多出了 21 个氨基酸的多肽,从而形成了 A_2 亚型。ABO 亚型主要有 A 亚型和 B 亚型。A_1 和 A_2 亚型占全部 A 型的 99.9%,B 亚型相对较少。ABO 亚型在临床上常出现 ABO 正、反定型不符,甚至无法检出反应弱的抗原,因此需要采用吸收放散试验或者分子生物学试验予以验证。ABO 亚型的血清学特征见表 2-10。

1. A 亚型　红细胞上 A 抗原数量减少,H 抗原表达水平强于正常 A 型或 B 型,但弱于 O 型,有时血清中存在抗-A_1 抗体。

(1) A_1 亚型与 A_2 亚型:用血清学方法最早确认的亚型。A 型人群中 A_1 亚型最为常见,白种人中 A_1 亚型约占 80%,亚洲人中 A_1 亚型较多见。A_1 亚型和 A_2 亚型的抗原性都很强,在盐水介质中能与抗-A 抗体发生很强的凝集反应,但二者却存在着质和量的差异:①A_1 亚型红细胞上有 A_1 抗原和 A 抗原,A_2 亚型红细胞上只有 A 抗原。②个别 A_2 亚型人的血清中存在抗-A_1 抗体。③A_1 亚型的抗原性明显强于 A_2 亚型。

(2) A_3 亚型:A_3 亚型红细胞抗原与血清抗体的反应呈混合视野凝集(既有由数个红细胞形成的小凝块,又有较多的游离红细胞)。其血清学主要特征如下:①红细胞表面无 A_1 抗原,有较强 H 抗原,容易被误定成 O 型。②多数 A_3 亚型人的血清中无抗-A_1 抗体,仅个别偶见。③分泌型个体唾液中含有 A 血型物质、H 血型物质。白血病可引起血型抗原减弱,使患者呈现出类似 A_3 亚型的反应。

(3) A_{end} 亚型:A_{end} 亚型红细胞抗原与血清抗体的反应也呈混合视野凝集,但其凝集程度弱于 A_3 亚型。其分泌型个体唾液中仅有 H 血型物质,无 A 血型物质。

(4) A_x 亚型:A_x 亚型红细胞 A 抗原极弱,与多数 B 型人的血清不出现凝集反应,但与 O 型人的血清(或抗-AB 抗体)可发生肉眼可见的凝集反应。红细胞和体液中有较强的 H 抗原,血清中存在抗-A_1 抗体,可通过吸收放散试验辅助定型。

(5) A_m 亚型:A_m 亚型红细胞与抗-A 抗体、抗-AB 抗体均不出现凝集反应或凝集极弱,能吸收抗-A 抗体,放散能力较强;分泌型个体唾液中含有正常的 H 血型物质和 A 血型物质;血清中一般不含抗-A_1 抗体。

(6) A_y 亚型:A_y 亚型红细胞抗原、抗体反应现象类似 A_m 亚型,红细胞吸收抗-A 抗体后,其放散能力弱于 A_m 亚型;分泌型个体唾液中 A 血型物质较 A_m 亚型少,H 血型物质略多。

(7) A_{el} 亚型:A_{el} 亚型红细胞不被抗-A 抗体、抗-AB 抗体凝集,只能通过吸收放散试验证实红细胞上有 A 抗原;分泌型个体唾液中只含有 H 血型物质,无 A 血型物质;血清中可有抗-A_1 抗体。

表 2-10 ABO 亚型的血清学特征

血型	正向定型试验					血清中抗体	唾液血型物质	血清糖基转移酶
	抗-A	抗-A_1	抗-B	抗-AB	抗-H			
A_1	4+	4+	0	4+	1+	抗-B	A、H	pH6.0,阳性
A_2	4+	0	0	4+	3+	抗-B,偶有抗-A_1	A、H	pH7.0,阳性
A_3	2+/mf	0	0	2+/mf	3+/4+	抗-B,偶有抗-A_1	A、H	弱阳性
A_x	0/w	0	0	1+/2+	4+	抗-B,可有抗-A_1	A(少见)、H	弱阳性
A_m	0/w	0	0	0/w	4+	抗-B	A、H	pH6.0,pH7.0,均阳性
A_{end}	mf/w	0	0	mf/w	4+	抗-B,偶有抗-A_1	H	阴性
A_y *	0	0	0	0	4+	抗-B	A、H	弱阳性
A_{el} *	0	0	0	0	4+	抗-B、抗-A_1	H	阴性
B	0	0	4+	4+	2+	抗-A、抗-A_1	B、H	阳性
B_3	0	0	2+/mf	2+/mf	4+	抗-A、抗-A_1	B、H	弱阳性
B_x	0	0	0~w	w~1+	4+	抗-A、抗-A_1、弱抗-B	B(少见)、H	阴性
B_m *	0	0	0/w	0/w	4+	抗-A、抗-A_1	B、H	弱阳性
B_{el} *	0	0	0	0	4+	抗-A,偶有弱抗-B	H	阴性

注:+,凝集;0,不凝集;w,弱凝集;mf,混合视野凝集;*,用吸收放散试验检出。

2. B 亚型 较少见,如 B_3、B_x、B_m 和 B_{el} 等,其判断标准与 A 亚型类似。

(1) B_3 亚型:B_3 亚型频率很低。B_3 亚型红细胞上未检出 B 酶,红细胞抗原、抗体反应可呈现混合视野凝集。大多数 B_3 亚型个体血清中无抗-B,可检测出 B 酶,分泌型个体唾液中有 B 血型物质、H 血型物质。

(2) B_x 亚型:B_x 亚型红细胞与抗-B、抗-AB 不发生凝集反应或呈现弱凝集。B_x 亚型个体血清中含有很弱的抗-B,分泌型个体唾液中有 B 血型物质和 H 血型物质。

(3) B_m 亚型:B_m 亚型红细胞与抗-B、抗-AB 均不凝集或呈弱凝集,经吸收放散试验可证实红细胞上有 B 抗原。分泌型个体唾液中含有 H 血型物质和 B 血型物质,血清中不含有抗-B,但可检测到 B 酶。

(4) B_{el} 亚型:B_{el} 亚型红细胞与抗-B、抗-AB 不发生凝集反应,吸收放散试验证实红细胞有 B 抗原。B_{el} 亚型个体血清中可能含有极弱的抗-B,唾液中只含有 H 血型物质,无 B 血型物质。

四、ABO 血型抗体

ABO 抗体又称为"天然抗体",可能是由于自然界中的类似 A 血型物质、B 血型物质在无知觉的情况下刺激机体产生的,广泛存在于所有缺乏相应抗原个体的血清、唾液、乳汁和泪液等中。

新生儿体内的抗体主要是通过胎盘获取的源于母体的 IgG 和从母乳中摄取的 IgA,自己产生

NOTE

的抗体很少,偶见胎儿期自身产生的 IgM 抗体。因此,新生儿 ABO 血型鉴定只需做正定型。抗体自新生儿出生后开始产生,3～6 个月时可能被检出,5～10 岁时达到高峰。成年人抗体水平逐渐降低,65 岁以上者抗体水平较低,80 岁老年人抗体水平与 6 个月的婴儿近似。

A 型及 B 型个体血液中的 ABO 抗体以 IgM 为主,也有少量 IgG、IgA 抗体。分泌液中的 ABO 抗体多数是 IgA 抗体。O 型个体血液中的 ABO 抗体有抗-A、抗-B 和抗-AB,也以 IgM 为主,但其 IgG 抗体效价及在血清中所占比例明显高于 A 型及 B 型人。而且抗-AB 不是抗-A 和抗-B 的混合物,这可以通过吸收放散试验予以证实。例如,采用 O 型人的血清与 B 型红细胞共孵育离心后,其吸收液可同时与 B 型红细胞、A 型红细胞反应,此种情况即可证实 O 型人的血清中有抗-AB 抗体,提示抗-AB 识别的是 A 抗原和 B 抗原共同的表位。因此,临床上常使用 O 型人的血清进行 ABO 亚型鉴定。

A 亚型个体的血液中可以出现抗-A_1 抗体,A_2B 型个体产生抗-A_1 抗体的概率要高于 A_2 亚型个体。A 亚型个体产生的抗-A_1 抗体可干扰血型鉴定和交叉配血试验,导致 ABO 正、反定型不符或配血困难。抗-A_1 抗体多数是 IgM 抗体,最佳反应温度为 4 ℃,室温下可与红细胞抗原发生反应,大多情况下无临床意义。如果抗-A_1 抗体在 37 ℃与 A_1 或 A_1B 型红细胞出现凝集反应,表明该抗体有临床意义,临床输血应选择没有 A_1 抗原的红细胞。妊娠次数增加,或者输注 ABO 不相容的血液,可刺激机体产生高亲和力、高效价的 IgG 抗体,37 ℃时溶血活性增强,并且很难被 A、B 血型物质中和。

五、特殊 ABO 血型

1. 获得性 B(A)型　获得性 B(A)型个体发生肠道细菌感染,细菌进入血液后,产生的脱乙酰基酶使 A 抗原上的 N-乙酰半乳糖胺脱去乙酰基,转变成类 B 抗原,并能与抗-B 发生弱凝集反应。获得性 B 型个体无 *B* 基因,故无 B 酶。获得性 B 型个体的血清学特征如下:①血型鉴定可出现正、反定型不符现象。红细胞上出现 B 抗原,血清中存在抗-B,该抗体不与自身红细胞发生反应。②在正常人的血清中,获得性 B 型红细胞与抗-B 发生凝集,但在 pH≤6.0 时凝集消失。③分泌型个体唾液中有正常量的 A 血型物质和 H 血型物质,无 B 血型物质。获得性 B 型多出现于癌症或感染性疾病患者,特别是结肠癌、直肠癌患者。获得性 B 型抗原的抗原性很弱,呈一过性,随病情好转而消失。

2. B(A)和 A(B)表型

(1) B(A)表型:呈常染色体显性遗传,表现为 B 型红细胞上有弱 A 抗原,与抗-B 出现强凝集,与抗-A 出现弱凝集(<"2+")。由于基因突变,高活性的 D-半乳糖基转移酶出现多态性,即 Pro234Ala、Ser235Gly,导致该酶既能转移 D-半乳糖产生 B 抗原,又能转移 N-乙酰半乳糖胺产生微量的 A 抗原。血清中有高效价的抗-A,能凝集 A_1 和 A_2,甚至能与 A_x 红细胞发生凝集反应。

(2) A(B)表型:血液中 L-岩藻糖基转移酶增多,导致 H 抗原增多,过多的 H 抗原使 A 酶合成微量的 B 抗原。

3. 顺式 AB(CisAB)型　*A* 基因与 *B* 基因位于同一条染色体上,基因型为 *AB/O*,*AB* 基因以基因复合体的方式同时遗传给子代。CisAB 型产生的原因:*A*、*B* 基因发生不等互换或 *ABO* 基因发生单碱基错义突变,产生一种嵌合酶,该酶既能合成 A 抗原,又能合成 B 抗原。CisAB 型个体在不同血源的家庭之间存在着基因、酶及抗原水平的异质性,在同一血源的家庭中存在着同质性。

CisAB 型的血清学特点如下:①CisAB 型个体的红细胞与抗-B 反应很弱,与抗-A、抗-H 反应较强。②CisAB 型的 A 抗原的抗原性强于 B 抗原,强于 A_2 抗原,弱于 A_1 抗原;其 B 抗原极弱,类似 B_3 亚型。③血清中有弱抗-B,能与所有 B 型红细胞发生反应,但不与 CisAB 型红细胞发生反应。④分泌型个体唾液中有正常的 A 血型物质、少量 B 血型物质及大量 H 血型物质。目前已发现的 CisAB 型有 A_1B、A_1B_2、A_1B_3、A_2B、A_2B_3、A_2B_x、A_xB 等。

六、ABO 血型系统的临床意义

由于 ABO 血型系统的抗体属于规则抗体,即 A 型人血清中有抗-B 抗体,B 型人血清中有抗-A 抗体,O 型人血清中有抗-A、抗-B 抗体,AB 型人血清中没有抗-A、抗-B 抗体,因此,ABO 血型系统不相容的输血,可以引起急性 HTR,严重者可出现弥散性血管内凝血(DIC)、急性肾功能衰竭,甚至死亡。ABO 血型不合的妊娠可以产生 IgG 型 ABO 抗体导致新生儿溶血病(HDN)。ABO 血型不合在器官移植和造血干细胞移植(HSCT)等方面也具有重要意义。

第三节 Rh 血型系统

ISBT 将 Rh 血型系统命名为 RH,数字序号为 004,临床重要性仅次于 ABO 血型系统。Rh 血型系统最为复杂,抗原数目多达 55 个,其中理论上认为与临床关系最为密切的抗原有 6 个,但实际上只能检出 5 个抗原,即 D、C、E、c、e,而 d 抗原未检出。由于输血、妊娠等免疫刺激,Rh 抗原阴性的个体可以产生免疫性的 IgG 抗体,引起 HDN 和迟发性 HTR。

一、Rh 血型的发现

1940 年,Landsteiner 和 Wiener 用恒河猴的红细胞免疫豚鼠和家兔,并从豚鼠和家兔体内获得一种免疫血清,这种血清不仅凝集恒河猴红细胞,也与白种人红细胞发生凝集,他们认为白种人红细胞表面含有与恒河猴红细胞相同的抗原,故而以恒河猴(Rhesus)英文单词的前 2 个字母对此抗原进行命名,即为 Rh 抗原。同时,Levine 和 Stetson 在一名发生 HDN 的孕妇血清中也发现了与这种抗原发生反应的抗体。虽然,Landsteiner 用动物血清鉴别的抗原和 Levine 用人抗体确定的抗原不完全相同,但因为 Rh 这个术语已普遍采用,故一直沿用至今。

二、Rh 血型的命名

Rh 血型系统命名较为复杂,有 Fisher-Race、Wiener、Rosenfield、现代命名法等多种方法。

1. Fisher-Race 命名法 又称为 CDE 命名法。1943 年 Fisher 和 Race 认为 Rh 血型基因位于第 1 号染色体的短臂上,Rh 血型有 3 个紧密连锁的基因位点,每个位点都有自己的等位基因(C 和 c、D 和 d、E 和 e)。理论上,在一条染色体上这 3 个连锁基因以复合体形式遗传,可以形成 8 种基因复合体,即 CDE、CDe、CdE、Cde、cDE、cDe、cdE、cde;在两条染色体上这 8 种基因复合体可形成 36 种遗传型和 18 种表现型。虽然当时人们对 Rh 血型基因的认识有些错误,该命名方法也不完全准确,但 CDE 命名法比较简单,易于书面交流,临床较为常用,如 ccDEe、CcDee 等。

2. Wiener 命名法 又称为 Rh-Hr 命名法。Wiener 认为,在染色体上 Rh 血型基因只有一个基因位点,产生的抗原包含一系列因子,每个因子能被相应的抗血清识别,Wiener 视其为一种复合抗原。如大写 R 表示有 D 抗原,小写 r 表示无 D 抗原;R1 表示 DCe,R2 表示 DcE,Rz 表示 DCE 等。由于 C、D、E 分别存在于不同肽链上,因此该命名法常被认为不合理。

3. Rosenfield 命名法 1962 年 Rosenfield 提出一种更适于电子计算机语言的字母/数字命名法,每一个 Rh 抗原都按照其发现顺序被赋予一个数字,红细胞上有某种抗原用正数表示,缺乏某种抗原用负数表示。如 D、C、E、c、e 抗原分别用 RH1、RH2、RH3、RH4、RH5 编号。ISBT 红细胞抗原命名专业组肯定了该命名法,并做出了规范,用 RH1~RH54 等命名目前已经发现的抗原。

4. 现代命名法 按基因、抗原、蛋白质的区分进行 Rh 血型系统命名。抗原用字母表示,如 D、C、E、c、e 等;基因用斜体大写字母表示,并根据其所编码的抗原进行命名,如 *RHCE * ce*、*RHCE * cE* 等;蛋白质按其携带的抗原命名,如 RhD、RhCE、Rhce 等。

NOTE

三、Rh 血型基因

20 世纪 90 年代初期,应用分子生物学技术明确了 Rh 血型基因位于 1p36.11,并克隆出 *RHCE* 基因和 *RHD* 基因,从而证实 Rh 血型基因由两个紧密连锁基因 *RHD* 和 *RHCE* 构成,前者编码 D 抗原,后者编码 CE、Ce、cE、ce 抗原。Rh 血型系统由于基因突变、基因重排等可以产生许多新的 Rh 复合体(新的抗原),所以 Rh 血型系统非常复杂。

RHD 基因和 *RHCE* 基因结构相似,紧密连锁,方向相反,以 3′端相邻(图 2-1),二者基因全长分别为 57295 bp 和 57831 bp,各有 10 个外显子和 10 个内含子。*RHD* 基因和 *RHCE* 基因之间含有一个长约 30 kb、功能未知的基因,即小膜蛋白 1(small membrane protein 1,*SMP1*)基因,编码一种 18 kD 的膜蛋白(SMP1 分子),推测 *SMP1* 基因可能与 *RHD*、*RHCE* 基因的转录有关。*RHD* 基因两侧各有一段侧翼序列,分别称为上、下游序列框(或称为 Rh 盒子),全长均约为 9 kb,二者存在 98.6% 的同源性。多数 RhD 阴性个体 *RHD* 基因缺失发生在两个侧翼序列框之间,形成杂合序列框。*RHD* 及 *RHCE* 基因方向相反,两个 3′端相邻,易形成发夹样结构,易交换遗传物质,出现 *RHD* 基因中有部分 *RHCE* 基因结构,或者 *RHCE* 基因中有部分 *RHD* 基因结构,产生新的杂合基因,形成新的杂合蛋白,具有独特的抗原决定簇。目前,人们已发现近 40 种 *RHD* 和 *RHCE* 基因重组方式。

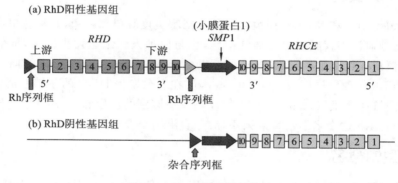
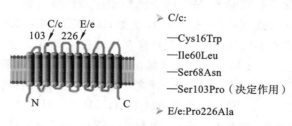

图 2-1　Rh 血型基因结构图

RHD 和 *RHCE* 基因编码的蛋白质均由 417 个氨基酸组成,并在成熟过程中 N 端的甲硫氨酸丢失,形成 416 个氨基酸的成熟非糖基化蛋白质,具有较强的疏水性。RhD 和 RhCE 蛋白质结构相似,只有 35 个氨基酸不同,这取决于不同的 RhCE 组合(ce、cE、Ce 和 CE)。*RHCE* 基因产物 C 与 c 抗原的差异在于第 103 位氨基酸不同,若为丝氨酸则表现为 C 抗原,脯氨酸则为 c 抗原;E 与 e 抗原的差异在于第 226 位氨基酸的不同,若为脯氨酸则为 E 抗原,丙氨酸则为 e 抗原(图 2-2)。在欧洲人中,Rh 阴性者通常无 *RHD* 基因,只有 *RHCE* 基因,多数人是 ce 抗原表型。而在亚洲人和非洲人中,部分 Rh 阴性个体携带无功能的沉默 *RHD* 基因,通常表现为 Ce 抗原表型。

图 2-2　C、c 抗原及 E、e 抗原的区别

➢ C/c:

—Cys16Trp

—Ile60Leu

—Ser68Asn

—Ser103Pro(决定作用)

➢ E/e:Pro226Ala

四、Rh 血型抗原

在 Rh 血型系统中,与临床关系最密切的抗原有 D、C、E、c、e,其中 D 抗原是最早被发现的,抗原性最强,故临床上常规检测 Rh 血型 D 抗原,常把红细胞膜上有 D 抗原者称为 Rh 阳性者,没有 D

NOTE

抗原者称为 Rh 阴性者。

1. Rh 表现型 使用 5 种标准血清抗-D、抗-C、抗-E、抗-c、抗-e,能够检出 5 种常见的 Rh 抗原,称为 Rh 表现型。一般情况下,通过 Rh 血型基因型可以推测其表现型,如 $Dce/DCE \rightarrow CcDEe$。通过 Rh 表现型很难推测其基因型,表现型相同者基因型可能不同,如 CcDEe 个体的基因型可能是 DCE/Dce、DcE/DCe 或 DcE/dCe;RhD 阳性无法确定是 DD 纯合子基因,还是 $Dd(D/—)$ 杂合子基因。

Rh 抗原一般存在着剂量效应,纯合子的抗原性明显强于杂合子。Rh 单体型影响红细胞 D、E 抗原的表达水平。不同单体型由于位置效应,邻近基因相互影响:①发生在同一染色体基因之间的顺式效应,如 D 基因影响 E 基因的表达,基因复合体 cdE 比 cDE 产生的 E 抗原多;C 基因降低 D 基因的表达,DcE/DcE 与 DCe/DcE 比较,前者 D 抗原表达强于后者。②发生在同源染色体基因之间的反式效应。如一条染色体上 C 基因影响另一染色体 D 基因的表达,同样表现型(CcDdee)的两种不同基因型 Cde/cDe 和 CDe/cde,前者表现出的 D 抗原性弱于后者。

2. D 抗原 D 抗原位于 RHD 基因编码的 D 多肽链上,该多肽链由 416 个氨基酸组成,12 次闭合贯穿红细胞膜,形成 6 个胞外环,其 N 末端、C 末端均位于胞质内(图 2-3)。D 抗原表位结构较为复杂,胞外环、细胞内的氨基酸发生改变可影响 D 抗原表位的表达。目前,针对不同表位的单克隆抗体可检测到 30 余种 D 抗原表位,如 epD1~epD9。正常完整的 D 抗原应表达 9 个抗原表位,每个红细胞上 D 抗原数量高达 1 万~3 万,由于基因缺失、基因交换、碱基变异(突变、缺失、mRNA 拼接位点变异)等,可产生不同的 RhD 型别,如弱 D、部分 D、放散 D(D_{el})等,导致 D 抗原表达的质或量发生改变或降低,统称为 D 变异型。D 变异型个体因 D 抗原数量或表位的变化,单一单克隆试剂可能无法检测到抗原,从而出现假阴性。因此,需应用不同厂家或不同批号的试剂多次验证 RhD 阴性真伪。D 变异型个体,由于红细胞上依然存在着 D 抗原,可以刺激 RhD 阴性个体产生抗-D 抗体。D 抗原只存在于人类红细胞膜上,体液和分泌液中无 D 抗原,因此 Rh 血型系统没有血型物质。在不同种族、不同地区 D 抗原的表达和分布也不同。欧洲人和北美白种人 RhD 阳性者的比例为 82%~85%,非洲黑种人约为 95%,亚洲黄种人更高,超过 99%,中国汉族人约为 99.7%。

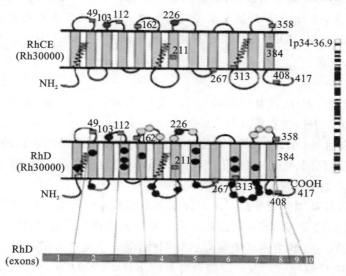

图 2-3 RhD 和 RhCE 多肽链结构

(1)弱 D:红细胞膜上 D 抗原数量减少,但具有所有表位。单个红细胞上有 200~1 万个 D 抗原,不能与 IgM 类抗-D 直接发生凝集反应,但可以通过抗球蛋白试验提高反应的敏感性,结果出现凝集者为弱 D(weak D)。弱 D 产生的原因可能是 RHD 基因跨膜区或胞内区发生了单个核苷酸突变,影响 D 抗原多肽链插入细胞膜内,从而使细胞膜上 D 抗原数量减少。目前,已发现弱 D1~D76 型,其中弱 D1 型最常见。由于弱 D 个体红细胞膜上有 D 抗原,可以刺激 RhD 阴性个体产生抗-D 抗体,同时常用的血清学技术无法鉴定弱 D 和部分 D。为避免临床出现溶血性输血反应,该个体作

NOTE

为献血者或受血者要区别对待,若作为献血者应视其为 RhD 阳性,作为受血者应视其为 RhD 阴性。

(2) 部分 D:红细胞膜外氨基酸发生改变,引起抗原决定簇改变或缺失,而 D 抗原表达正常或减弱,单个红细胞上有近 1 万个 D 抗原,血清中可能存在抗-D 抗体,此种 D 变异型被称为部分 D (partial D)。正常 D 抗原应包括 9 个表位,而部分 D 发生 D 抗原表位部分缺失,大多数是由于部分 RHD 基因被 RHCE 基因替代,产生了杂合基因,如 RHD-CE(2-9)-D 融合基因,从而形成了杂合蛋白,不仅丢失了一部分 D 表位,还可能产生了新的抗原。

(3) 放散 D:D 抗原在红细胞上表达极弱,单个红细胞上抗原数量少于 200 个,常规血清学检查为阴性,易被误认为 RhD 阴性,但通过吸收放散试验发现红细胞上存在极少量 D 抗原,故称为放散 D(D$_{el}$)。D$_{el}$ 主要是由 RHD 基因发生剪切位点突变或细胞膜、细胞内的错义突变而引起的,与 Ce 单体有关,属于变异体,如 RHD(V295I)。亚洲人 RhD 阴性者中 D$_{el}$ 型占 10%~30%,欧洲人约占 0.027%。

(4) 增强 D:由 RHCE 基因缺失、弱表达或 CE 的亚型,如 D—、Dc— 和 DC^w— 等,导致红细胞上 D 抗原表达明显增强,表达量超过 3 万,甚至高达 20 万,该种血型的红细胞在盐水介质中能直接与 IgG 类抗-D 发生凝集反应,故称为增强 D。

(5) D 抗原阴性:血清学方法检测红细胞表面没有 D 抗原,则称为 RhD 阴性。白种人的 D 抗原阴性主要为 RHD 基因完全缺失所致,其他种族主要为 RHD 基因失活突变所致。在白种人中,Rh 阴性者比例较高,约占 15%;在中国人群中,Rh 阴性者较少,汉族人占比极少,多集中在少数民族。

> **知识链接**
>
> Rh$_{null}$型
>
> 红细胞表面 D、C、c、E 和 e 抗原都缺乏,与任何 Rh 抗血清均不发生免疫反应,称为 Rh$_{null}$。此种血型分无效功能型和调节基因型,前者因 RHD 基因删除和 RHCE 基因突变失活所致;后者 RHD 基因正常,而 RHCE 基因发生了突变失活。Rh$_{null}$ 调节基因型中的 Rh 抗原表达依赖于 RHCE 基因的存在。Rh$_{null}$ 个体经过免疫刺激后能产生广谱的 Rh 抗体,可与 Rh$_{null}$ 以外的所有红细胞发生反应。

3. C/c 和 E/e 抗原　RHCE 基因编码 C 和(或)c、E 和(或)e 抗原,RHCE 有 50 多种等位基因,易发生突变导致抗原表达改变或减弱。

(1) 复合抗原:包括 ce、cE、Ce、CE。过去认为复合抗原是顺式基因表达的产物,现在人们已经清楚地认识到复合抗原在同一蛋白质分子上表达。ISBT 规范命名 ce 为 RH6,Ce 为 RH7 和 RH41 两种,CE 为 RH22,cE 为 RH27。

(2) 变异体:RHCE 基因突变导致 C、c、E、e 抗原数量或质量改变,其中 C 和 e 抗原改变较为常见。欧洲人中 C 抗原的改变与 RhCe 蛋白第一个胞外环氨基酸突变有关,伴有 C^w 或 C^x 抗原表达,还有可能产生新的抗原。这些个体红细胞 C 抗原阳性,但发生免疫刺激时仍有可能产生抗-C 或者抗-Ce 抗体。非洲人中 C 抗原表达改变常与杂合基因 RHD-CE-D 有关,该基因不编码 D 抗原,而编码异常的 C 抗原。RHCE 基因多处突变可引起 e 抗原变异,导致突变个体产生抗-e 抗体,易被误认为自身抗体。

五、Rh 血型抗体

Rh 抗原阴性的个体,因反复输血、妊娠等免疫刺激可产生 IgG 抗体,如抗-D、抗-E、抗-C、抗-c、抗-e 等,其出现的频率取决于相应抗原的抗原性及其在人群中的分布频率。Rh 血型抗体,除偶见天然抗-E、抗-C^w 抗体外,基本上都是免疫性的 IgG 抗体,在临床可引起严重的 HTR 和 HDN。Rh

NOTE

血型不完全抗体(IgG 抗体)能封闭抗原表位,影响血型抗原定型。例如,RhD 阳性的新生儿,因其红细胞 D 抗原表位被母体 IgG(抗-D 抗体)封闭,可导致 RhD 抗原鉴定为假阴性。

六、Rh 血型系统临床意义

30%左右的 Rh 阴性受血者接受 Rh 阳性血液后能产生抗体。中国汉族人群 RhD 阴性个体较少(0.2%~0.5%),又因 D 抗原是临床常规检查项目,正常情况下 RhD 阴性个体一般选择 RhD 阴性者血液进行临床输血治疗,所以临床因输血免疫刺激产生的抗-D 抗体较少见。但母胎 Rh 血型不合的妊娠免疫刺激产生的抗-D 抗体较常见,原因是子代 Rh 血型是由遗传决定的,不能随意选择。RhE 的抗原性也很强,略低于 D 抗原,但《临床输血技术规范》没有要求 E 抗原作为临床常规检查项目,所以临床输血不考虑 E 抗原同型输注,抗-E 抗体产生的概率大大提高,因此抗-E 抗体导致临床 HTR 和 HDN 较常见。

(袁忠海)

第四节 其他血型系统

除临床特别重要的 ABO、Rh 血型系统外,还存在许多红细胞同种抗原及其组成的血型系统,如 H、Lewis、MNS、P1PK、Duffy、Kidd、Kell、I 等,构成稀有血型系统。当发生血型不合的输血或妊娠时,红细胞其他血型抗原也可诱发机体产生抗体,导致免疫性溶血性输血反应(HTR)及新生儿溶血病(HDN),同样具有重要的临床意义。此外由于血型能够遗传,故对法医学亲子鉴定及不同民族血统来源等研究也有参考价值。

一、H 血型系统及 Lewis 血型系统

H 血型系统与 Lewis 血型系统的抗原结构与 ABO 血型抗原相似,都是相关基因的间接产物,即由基因编码合成各种糖基转移酶,再由这些酶按顺序合成抗原多糖链和抗原表位糖分子,形成血型抗原。

(一)H 血型系统

H 血型系统或 Hh 抗原系统,又称孟买血型系统(Bombay antigen system),是根据红细胞表面是否存在 H 抗原而对血液分型的人类血型系统,是人类最为重要的 ABO 血型系统的基础。H 血型系统被 ISBT 命名为 H,序号为 018,只有 1 个 H 抗原。

1. H 抗原表型　H 抗原是 A、B 抗原的前体物质,主要表达在红细胞膜的糖蛋白或糖脂上,也可以存在于分泌型个体的体液、分泌液的黏蛋白上。除孟买型个体外,所有人红细胞表面都表达 H 抗原,O 型红细胞的 H 抗原最强。正常成人红细胞上 H 抗原表达强弱顺序:O 型>A_2 型>B 型>A_2B 型>A_1 型>A_1B 型。ABO 亚型个体红细胞上 H 抗原表达强于正常 A 型或 B 型,弱于正常 O 型。H 抗原是一种糖脂,基本分子结构是以糖苷键与多肽链骨架结合的四糖链,即 β-D-半乳糖、β-D-N-乙酰葡糖胺、β-D-半乳糖及在 β-D-半乳糖 2-位连接的抗原决定簇 α-L-岩藻糖。其中由 N-乙酰葡糖胺和 D-半乳糖通过 β1,3 糖苷键连接形成 I 型前体糖链;N-乙酰半乳糖胺和 D-半乳糖通过 β1,4 糖苷键连接形成 II 型前体糖链(图 2-4)。红细胞表面仅有 II 型糖链,体液中存在着 I 型、II 型糖链。

2. H 抗原基因　控制 H 抗原合成的基因位于人类 19 号染色体,编码产生 L-岩藻糖基转移酶,在该酶作用下,将 L-岩藻糖转移连接在前体糖链末端半乳糖上,形成 H 抗原。目前已经明确 H 抗原由双结构基因 FUT1(H)和 FUT2(Se)控制合成,FUT1 和 FUT2 于基因位点(19q13.33)紧密连锁,各自编码表达一种 L-岩藻糖基转移酶(H 酶),分别转移岩藻糖到 II 型前体糖链和 I 型前体糖

NOTE

链上。H 基因编码的转移酶（H 酶）负责将红细胞上的Ⅱ型前体糖链转化为 H 抗原；Se 基因编码的转移酶负责将分泌液中的Ⅰ型前体糖链转化为分泌型的 H 抗原，即体液中的 H 物质。由于分泌型个体唾液腺细胞有 Se 和 H 基因，因此唾液中同时表达Ⅰ型、Ⅱ型 H 抗原，是分泌型个体形成 A 血型物质和（或）B 血型物质的基础。非分泌型个体为 se 隐性基因型，唾液中不表达 H 抗原。

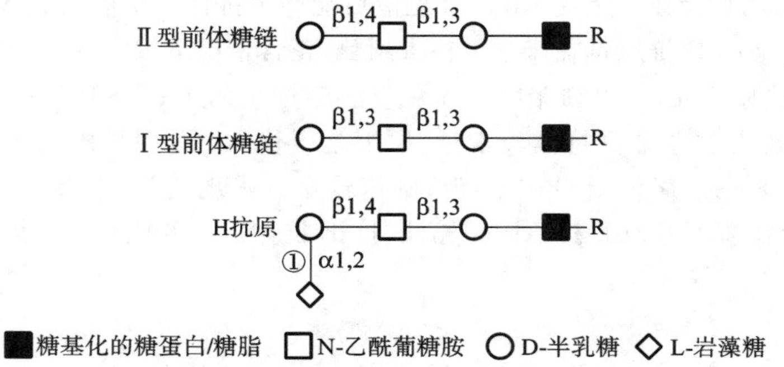

图 2-4　H 抗原形成示意图

3. H 抗原缺失　红细胞 H 抗原/物质缺失型，为一类罕见的表型，临床常见于孟买型和类孟买型个体中。孟买型者在印度人群中分布频率约为万分之一，在欧洲约为百万分之一，我国为十几万分之一。

（1）孟买型：孟买型于 1952 年在印度孟买被发现，故称孟买型。因个体缺失 H 基因（基因型为隐性纯合子 hh）和 Se 基因（基因型为 $sese$），不能产生 L-岩藻糖基转移酶（H 酶），红细胞和分泌液中不能产生 H 抗原/物质。孟买型个体的血清学特征：①红细胞不能形成 A、B、H 抗原，与抗-A、抗-B、抗-AB 及抗-H 均不发生凝集反应，易被误判为 O 型。②唾液中无 A、B、H 物质。③血清中存在着能与所有红细胞发生凝集反应的抗-A、抗-B、抗-H，且抗体在 4～37 ℃均有活性，能激活补体引起 HTR。因此，孟买型个体只能输注孟买型的血液。由于孟买型非常罕见，预计进行输血（如手术）的孟买型患者往往预先储存自身血液，即自身储血。

（2）类孟买型：此类个体缺乏 H 基因，有 Se 基因，红细胞表面表达较弱的 H 抗原，与抗-H 不发生凝集反应。由于类孟买型个体分泌液及血浆中含有 H 物质，可以形成少量 A 和（或）B 物质，并吸附到红细胞上，微弱表达 A 和（或）B 抗原，因此与抗-A、抗-B 有很弱的凝集反应。血型检测时最初表现为 O 型特征，3 h 左右会表现出本身血型特征，出现原本抗原与相应抗体间的反应，或者可通过吸收放散试验证实红细胞上有 A 和（或）B 抗原。类孟买型个体血清中存在着抗-A、抗-B、抗-H 等抗体。

（二）Lewis 血型系统

1946 年，在患者 Lewis 体内发现该血型抗体，并以患者姓氏 Lewis 命名。ISBT 将 Lewis 血型系统命名为 LE，序号为 007，有 6 个抗原，传统命名为 Le^a、Le^b、Le^{ab}、Le^{bH}、ALe^b 和 BLe^b，ISBT 依次命名为：LE1～6。其中最重要的是 Le^a 和 Le^b 的四种表型，即 Le(a−b+)、Le(a+b−)及 Le(a−b−)和 Le(a+b+)。Lewis 抗原不是由红细胞合成，而是从血浆中吸附而来的，唾液、尿液、胃肠液、精液、乳汁及羊水中也含有以水溶性形式存在的 Lewis 抗原。除红细胞外，血小板、内皮细胞，以及泌尿生殖系统、消化系统上皮细胞也表达 Lewis 抗原。

1. 基因与生化结构　Lewis 抗原的合成受控于 Le 基因（$FUT3$）及 Se 基因（$FUT2$）。Le 基因编码的 L-岩藻糖基转移酶将 1 个岩藻糖分子连接到Ⅰ型糖链次末端的 N-乙酰葡糖胺上，形成 Le^a 抗原；Se 基因编码的 L-岩藻糖基转移酶将 1 个岩藻糖分子连接到Ⅰ型糖链末端的 D-半乳糖上，形成 H 抗原（Le^d 抗原）；在 H 抗原（Le^d 抗原）基础上，Le 基因编码的 L-岩藻糖基转移酶把另 1 个岩藻糖分子连接到 Le^d 链次末端 N-乙酰葡糖胺上，形成有 2 个岩藻糖分子的 Le^b 抗原（图 2-5）。

2. Lewis 抗原　抗原 Le^b 优于 Le^a 吸附于红细胞表面，并且抗原 Le^b 数量远远多于 Le^a 的数量，所以红细胞上一般只能检测到 Le^b。此外，人体血清、唾液、乳汁、尿液、消化液、羊水等中也可检

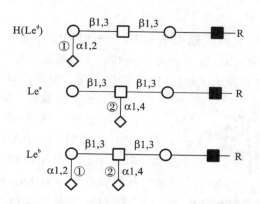

糖基化的糖蛋白/糖脂 □ N-乙酰葡糖胺 ○ D-半乳糖 ◇ L-岩藻糖
①FUT2（Se基因）产物 ②FUT3（Le基因）产物

图 2-5 Lewis 抗原形成示意图

测到 Lewis 抗原。在人体不同的发育阶段，Lewis 抗原的表达是有变化的，新生儿脐带血采用盐水直接凝集试验检测，大多表现为 Le(a−b−)，应用间接抗球蛋白试验或用无花果蛋白酶处理脐带血红细胞，约 50% 能检出 Le^a 抗原。由于 Se 酶的活性很低，Le^b 抗原频率也很低，随着 Se 酶活性增高，抗体可能表现为一过性的 Le(a+b+)。5～6 岁以后，Lewis 抗原的表达与成人相同。妊娠期间 Lewis 抗原量可能减少，出现一过性的 Le(a−b−) 表型，甚至可能产生 Lewis 抗体。分娩后随着 Lewis 抗原的恢复，抗体逐渐消失。抗体活性可被红细胞表型为 Le(a+b−) 或 Le(a−b+) 的个体的唾液抑制。

3. Lewis 抗体 Lewis 抗体多数为 IgM 类，不需要明确的免疫刺激，是自然产生的抗体。Lewis 抗体绝大部分产生于 Le(a−b−) 个体的血清中，类型有抗-Le^a、抗-Le^b 及抗-Le^{a+b}。红细胞表型为 Le(a−b+) 的个体一般不产生抗-Le^a，因为唾液和血浆中含有少量的 Le^a 抗原。Lewis 抗体为冷抗体，最佳反应温度是室温，37 ℃ 出现的凝集反应要弱于室温。Lewis 抗体一般没有临床意义，因为供血者血浆中可能存在着 Le^a、Le^b 抗原，以及供血者红细胞表面的 Le^a、Le^b 抗原也可以脱落释放到血浆中，这些抗原可以中和患者体液中的 Lewis 抗体，所以临床极少出现 Lewis 抗体引起的 HTR。对于有 Lewis 抗体的患者，选择 37 ℃ 交叉配血相合的血液输注即可，一般不需要选择 Lewis 抗原阴性的供血者。IgM 类 Lewis 抗体不能通过胎盘，并且新生儿的抗原发育差，通常不发生 HDN。临床偶见该抗体是 IgG 类，可以引起 HDN。

二、MNS 血型系统

MNS 血型系统是继 ABO 血型系统之后，第二个被发现的血型系统，其复杂性仅次于 Rh 血型系统。ISBT 将其命名为 MNS，序号为 002。到目前为止，已有 49 个抗原被鉴定出来，常见抗原为 M、N、S、s、U 等。

1. 抗原生化特性 MNS 抗原决定簇位于血型糖蛋白 A（glycoprotein A，GPA）和糖蛋白 B（glycoprotein B，GPB）上（图 2-6），并以单次跨膜方式嵌入红细胞膜。N 端位于细胞外，C 端位于细胞内。GPA 在红细胞上的数量多达 10^6，GPB 数量约为 $2×10^5$。GPA 和 GPB 是红细胞膜磷脂双层中的基础和主要蛋白质，并在很大程度上被糖基化和唾液酸化。

（1）MN 血型抗原：MN 血型抗原的抗原决定簇位于 GPA 上，有 131 个氨基酸，含 3 个功能区。MN 抗原特异性由 GPA 氨基末端第 1 位和第 5 位氨基酸所决定。M 抗原第 1 位是丝氨酸，第 5 位是甘氨酸；N 抗原第 1 位是亮氨酸，第 5 位是谷氨酸。

（2）Ss 血型抗原：Ss 血型抗原的抗原决定簇位于 GPB 上，有 72 个氨基酸，含 3 个功能区，主要携带 Ss 抗原和少量 N 抗原。S 和 s 抗原的区别在于 GPB 肽链第 29 位氨基酸的不同，S 抗原是甲硫氨酸，s 抗原是苏氨酸。GPB 氨基端 26 个氨基酸结构与带有 N 抗原的 GPA 相同，因此 GPB 上

NOTE

有少量的 N 抗原。

（3）U 血型抗原：U 血型抗原位于 GPB 分子细胞膜外肽链 N 端的第 33～39 位氨基酸处。ISBT 将 U 抗原命名为 MNS5，数字序列为 002005。红细胞上 U 抗原的表达，常常需要其他红细胞膜抗原的存在，如 Rh 血型相关糖蛋白（RhAG）。在脐带血阶段，U 血型抗原就已经发育成熟。

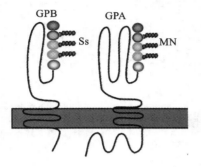

图 2-6　MNS 血型抗原的示意图

扫二维码
看彩图

2. MNS 血型基因　MNS 血型基因位于染色体 4q31.21 上，由两个紧密连锁的 *GYPA* 和 *GYPB* 基因形成，分别编码 GPA 和 GPB。*GYPA* 基因有 7 个外显子，*GYPB* 基因有 5 个外显子和 1 个无功能的外显子。MN 呈共显性遗传性状，基因位点有一罕见的等位基因产物即 Mg 抗原。该抗原与抗-M 和抗-N 抗体试剂均不发生反应，易将基因型 MgN 误定为表型是 NN 型，基因型 MgM 误定为表型是 MM 型。

3. 抗原、抗体性质　MNS 血型抗原为带负电荷的唾液酸糖蛋白，木瓜蛋白酶、菠萝蛋白酶等对其具有破坏作用，临床不宜使用酶法开展 MNS 血型抗原、抗体检测。

（1）抗原特性：①MN 血型抗原产生较早，胚胎期可检测，而 Ss 血型抗原在出生后才可检测。②MN 血型抗原十分稳定，耐高温、高压，可反复冻融。③MNS 血型系统抗原可与补体、细菌、病毒结合。④MN 血型抗原存在着剂量效应，纯合子细胞（M＋N－）比杂合子细胞（M＋N＋）表达的抗原强。⑤M 血型抗原具有类 N 特异性，因此抗-N 可被 M 型红细胞吸收。

（2）抗体特性：临床常见的抗体有抗-M、抗-N、抗-S、抗-s 等。

①抗-M 多为自然产生的 IgM 抗体，偶见因输血或细菌感染而产生的 IgG 抗体。抗-M 抗体最佳反应温度为 4 ℃，最适 pH 是 6.5。抗-M 几乎不结合补体，能够在盐水介质中凝集红细胞。杂合子细胞（M＋N＋）可能检测不到标本中存在的弱抗-M。

②抗-N 比较罕见，多数是 IgM，为典型的冷凝集性质，即在 25 ℃以上失去活性。抗-N 抗体也有剂量效应，其最适反应 pH 低于 7。此外，反复多次输血也可刺激机体产生免疫性抗-N，多发生于红细胞表型为 M＋N－S－s－U－非洲血统的黑种人中。

③抗-S 和抗-s 多为免疫性抗体，通常是非补体结合性 IgG 抗体，能够引起严重的 HDN 和 HTR。在自身免疫性溶血性贫血（AIHA）患者中也能发现自身抗-S 抗体存在。

④木瓜蛋白酶、菠萝蛋白酶、无花果蛋白酶等处理红细胞时会破坏大部分 GPA 和 GPB，因此这些酶对 MNS 血型系统抗原具有破坏作用，但木瓜蛋白酶不易破坏 S 抗原。

4. 其他抗原抗体　MNS 血型系统还包括一些低频抗原和高频抗原，以及许多复杂的变异型及卫星抗原，如 Miltenberger 亚系统。Miltenberger 亚系统中的 Mur、Mia 抗原在东方人群中的分布频率远高于其他人群。Mur（MNS 10）抗原在白种人和黑种人中罕见，中国人阳性率为 7％。我国香港和台湾地区曾报道，抗-Mur 是除了抗-A、抗-B 之外，最常见的血型抗体，可引起较为严重的 HTR 和 HDN，因此针对这类人群的抗体筛查细胞应包含 Mur 抗原。Mia 抗原在白种人中的分布频率＜0.01％，而在中国人和东南亚人群中高达 15％，抗-Mia 很少引起 HTR，但可引起轻、中度 HDN。因此 Miltenberger 亚系统的抗原与抗体的调查和研究，对于中国人群更具有意义。

三、P1PK 血型系统

P1PK 是第三个被发现的红细胞血型系统。目前 ISBT 认定该血型系统包括三个抗原：P1PK1（P1）、P1PK3（P^k）和 P1PK4（NOR），基因位于 22 号染色体上。Globoside 血型系统（028）有 2 个抗原，即 P 和 PX2，其基因位于 3 号染色体上，不同的合成酶阶梯式增加糖分子形成，而后与脂质相连形成该系统抗原的直链结构（图 2-7）。这些抗原不受同一基因控制，生物合成途径也不同，但血清学关系密切。

1. 基因和抗原合成　P1PK 血型系统基因位于染色体 22q13.2 上，编码 P1 合成酶。P1 合成

NOTE

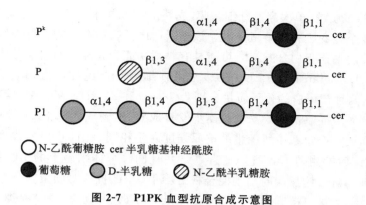

图 2-7 P1PK 血型抗原合成示意图

酶是一种 α-半乳糖基转移酶,以红细胞糖苷脂为底物,合成 P1 抗原。P[k] 抗原合成酶也属于 α-半乳糖基转移酶,以半乳糖基神经酰胺为底物合成 P[k] 抗原。P 合成酶是 β-1,3-N 乙酰半乳糖胺转移酶,以 P[k] 抗原为底物合成 P 抗原。

2. 抗原特性

①P1 抗原的分布频率在人群中差异较大,白种人约为 80%,非洲人更高些,亚洲人稍低,中国人和日本人约为 30%。婴幼儿时期 P1 抗原尚未发育成熟,7 岁以后逐渐发育完全。流式细胞仪分析显示 P1 抗原除了在红细胞表达外,还在粒细胞、淋巴细胞和单核细胞表达。P1 抗原还存在于鸽蛋蛋清、包虫囊液中,可用于中和试验及制备抗-P1 单抗。

②p 表型是一种基因突变导致的无标志表型,红细胞上无 P1、P[k] 和 P 抗原。

③P 抗原是红细胞糖苷脂,在出生时已发育完全,表达于几乎所有红细胞。P 抗原是 B19 微小病毒的细胞受体,B19 微小病毒通过 P 抗原偶尔引起红细胞生成严重失调。B19 微小病毒对 p 表型人的骨髓细胞及红细胞克隆无细胞毒作用,表明 p 表型个体对该病毒有天然抵抗力。

④P[k] 抗原是红细胞三糖神经酰胺抗原(CD77),与 p 表型一样,极罕见表达于红细胞上。

3. 抗体特性 ①抗-P1 很常见,通常是 IgM 类冷抗体。抗-P1 在温度>25 ℃时一般不出现凝集反应,也不会发生溶血反应,因此临床意义不大。若抗-P1 在 37 ℃有活性,应选择 P1 抗原阴性的血液进行输血,避免发生 HTR。②抗-P 是 P[k] 个体血清中的天然抗体,主要是 IgM 类,可使 P 抗原阳性红细胞发生溶血。此外,自身抗-P 与阵发性冷性血红蛋白尿症(PCH)相关。③抗-P[k] 存在于 p 表型个体血清中,且与抗-P 和抗-P1 同时存在。极少数自身免疫性溶血性贫血和胆汁性肝硬化患者血清中可发现自身抗-P[k]。④抗-PP1P[k] 存在于 p 表型(缺乏 P、P1、P[k] 抗原)个体血清中,可以与 p 表型以外的红细胞发生反应,导致早期流产和 HDN。

▌知识链接▐

阵发性冷性血红蛋白尿症(PCH)

阵发性冷性血红蛋白尿症(PCH)是一种罕见的自身溶血性贫血,多发生于儿童感染病毒后。患者体内能检测到自身抗-P(即 DL 抗体),DL 试验呈阳性结果,当温度降至 20 ℃以下时,该抗体与红细胞结合并激活补体。当温度升高至 37 ℃时,抗体与红细胞分离脱落到血浆中,已激活的补体导致溶血。PCH 患者血清能与 P1 和 P2 细胞发生反应,但与 p 和 P[k] 细胞不反应。自身抗-P 常为 IgG 抗体。只能在室温、低离子强度介质中检出的自身抗-P,不会引起 DL 试验阳性反应。

四、Lutheran 血型系统

ISBT 将 Lutheran 血型系统命名为 LU,序号为 005,主要抗原为 Lu[a](LU1)和 Lu[b](LU2)。

1. 基因与生化结构 *LU* 基因位于 19 号染色体(19q13.2),编码形成 Lutheran 糖蛋白,是由

NOTE

597 个氨基酸组成的多肽链,单次穿过红细胞膜,成熟 LU 蛋白有 5 个二硫键,胞外属于免疫球蛋白超家族功能区,有 2 个可变区和 3 个恒定区。该糖蛋白广泛表达在人的各种细胞和组织上,是一种胞外基质糖蛋白(即层粘连蛋白)的受体,可能具有黏附功能和介导细胞内信号传递的生物学功能。

2. 抗原特性　Lutheran 抗原(LU 抗原)是由红细胞膜上免疫球蛋白超家族的两种糖蛋白(CD239)携带的,这两种糖蛋白的分子质量分别为 78 kD 和 85 kD。在脐带血红细胞上表达很弱,常被认为是 Lu(a−b−)抗原,到 15 岁左右逐步发育成熟,达到成人水平。LU 抗原强度在家系之间的差别较明显,而同一个家系中所携带的抗原强度几乎相同。LU 抗原的强度呈现剂量效应,有时需借助吸收放散试验检测弱 Lu^b 抗原的存在。并且同一个体细胞上的 LU 抗原强度也有异质性,导致抗-LU 血清与红细胞反应时出现混合视野凝集。LU 抗原对胰蛋白酶和 α-糜蛋白酶敏感,对木瓜蛋白酶不敏感,可被二硫苏糖醇(dithiothreitol,DTT)、2-巯基乙醇等破坏。

3. 抗体特性　LU 抗体以 IgM 类为主,IgG、IgA 类抗体相对较少。抗-Lu^a 一般是通过反复输血和妊娠等免疫产生的,也可自然产生,且与其他抗体同时存在。抗-Lu^b 较罕见,基本上都是通过输血和妊娠而产生的,常单独存在。LU 抗体可用盐水法及抗球蛋白法检测。LU 抗体引起的新生儿黄疸很少见且病情较轻,只需光照疗法即可治愈。LU 抗体引起的输血反应多为轻微的迟发型 HTR;LU 抗体引起的输血后黄疸,通常与即发型 HTR 无关,所以人们认为 LU 抗体临床意义不大。

五、Kell 血型系统

ISBT 将 Kell 血型系统命名为 KEL,序号为 006,目前已确认的 KEL 抗原有 36 个,主要抗原有 K、k、Kp^a、Kp^b(依次命名为 KEL 1~4)。

1. 基因与生化结构　*KEL* 基因位于 7 号染色体(7q33)上,编码 732 个氨基酸形成 Ⅱ 型糖蛋白,位于 CD238 上,为红细胞跨膜糖蛋白,是一种金属肽链内切酶。Kell 血型系统的众多抗原,也就是 Kell 血型多态性是由单一碱基置换而引起的单一氨基酸变化,即产生了 Kell 血型系统同种异体抗原。Kell 糖蛋白的胞外结构域上有 15 个半胱氨酸残基,其间的二硫键对巯基还原剂敏感而易被破坏。

2. 抗原特性　Kell 血型抗原的抗原性较强,可通过免疫产生 IgG 类抗-K、抗-k,引起严重的急性、迟发型 HTR 和 HDN,所以在输血中具有重要意义。所有的 Kell 血型抗原对水解二硫键的试剂敏感,如二硫苏糖醇(DTT)、氨基乙硫醇(AET)等可通过破坏二硫键而使 Kell 血型抗原失活。由于 Kell 血型抗原带正电荷,因此检测该血型系统时不宜使用聚凝胺法,适合采用抗球蛋白法。

3. 抗体特性　抗-K 是除 ABO 和 Rh 血型系统以外最常见的血型抗体。抗-K 及抗-k 主要是通过输血和妊娠等免疫刺激而产生的,多为 IgG1。抗-K 能引起急性和迟发型 HTR,也可导致 HDN,间接抗球蛋白试验能够检出该抗体。Kell 系其他抗体如抗-k、抗-Kp^a、抗-Kp^b 等出现的概率极低,均较抗-K 少见,但临床意义相同,均可引起 HTR 和 HDN。如果患者有 Kell 血型系统抗体,应选择交叉配血相合且相应抗原阴性的血液输注。Kell 血型系统抗体与某些 AIHA 有关,少部分 AIHA 患者的自身抗体针对 Kell 血型抗原,但自身抗体与同种抗体不易区分。

4. 表型分布　中国汉族人群中 100% k 抗原阳性,其基因型为 *kk*,不易产生抗-k。以往认为中国汉族人群 100% K 抗原阴性,但近年国内有发现 K 抗原阳性个体的报道,却尚未有发现抗-K 的报道,因此抗-K 在中国汉族人群中意义不大。

六、Kidd 血型系统

ISBT 将 Kidd 血型系统命名为 JK,序号为 009,有 3 种抗原,即 Jk^a(JK1)、Jk^b(JK2)和 JK3,形成 Jk(a−b+)、Jk(a+b−)、Jk(a+b+)和 Jk(a−b−)4 种表型。不同种群中 Kidd 血型系统抗原表型频率不同,在亚洲人中,Jk(a+b−)者占 23.2%,Jk(a−b+)者占 25.8%,Jk(a+b+)者占 49.1%,Jk(a−b−)者占 0.9%。

1. 基因与生化结构 Kidd 血型基因位于 18 号染色体(18q11-q12)上,基因名称为 *JK* 或 *SLC14A1*,*JK* 基因含有 11 个外显子。该血型系统抗原载体分子为 391 个氨基酸,分子质量为 43 kD,贯穿红细胞膜 10 次,形成 5 个环,C 端和 N 端均位于胞质内。*Jk*^a 和 *Jk*^b 是 Kidd 血型系统的一对等位基因,它们在各种人群中都呈现多态性。

2. 抗原特性 目前未发现可溶性 Jk 抗原。Jk 抗原在红细胞和中性粒细胞中表达,在肾脏细胞也有表达。Kidd 糖蛋白是尿素转运蛋白分子,Jk 抗原可溶解在 2 mol/L 尿素中,但 Jk(a−b−) 细胞能较长时间抵抗这种溶解作用,故可通过这个特性筛选出 Jk(a−b−)细胞。Jk^a、Jk^b 和 Jk3 抗原不被蛋白酶破坏,用木瓜蛋白酶、菠萝蛋白酶、无花果蛋白酶、胰蛋白酶和链霉蛋白酶等处理红细胞可增加 Jk^a、Jk^b 和 Jk3 抗原与 Kidd 抗体的反应性。但唾液酸酶或氨基乙硫醇(AET)会使 Jk 抗原失活,从而不与 Kidd 抗体发生反应。

3. 抗体特性 抗-Jk^a 和抗-Jk^b 不多见,抗-Jk3 是由 Jk(a−b−)个体产生的,它们都是免疫性抗体,主要是 IgG1 和 IgG3 类,IgM 抗体较少。抗-Jk^a 可以引起致命的即发型 HTR 及迟发型 HTR;抗-Jk^b 能引起严重的迟发型 HTR。抗-Jk^a、抗-Jk^b 易消失,输血前很难检测,特别是严重的迟发型 HTR 病例,应高度怀疑有 Jk 抗体。抗-Jk3 可引起 HTR,但其引起的 HDN 临床表现较轻。对于已检出 Jk 抗体者,需要输注交叉配血阴性或相应抗原阴性的血液。Kidd 血型系统的抗体常常造成迟发型 HTR,且较难被检测到,因此,它们具有潜在的危险性。

七、Duffy 血型系统

ISBT 将 Duffy 血型系统命名为 FY,序号为 008,共有 5 个抗原,即 FY^a、FY^b、FY³、FY⁴、FY⁵、FY⁶(ISBT 依次命名为 FY1~6)。FY^a 和 FY^b 抗原是共显性等位基因的产物,是人类第一个在常染色体定位的遗传标记;可有 4 种表型,即 Fy(a−b+)、Fy(a+b−)、Fy(a+b+) 及 Fy(a−b−),在不同地区和种族中分布不同。

1. 基因及生化结构 Duffy 血型基因位于 1 号染色体(1q21-q22)上,编码 FY 糖蛋白(GPFY)。FY 糖蛋白是由 338 个氨基酸组成的多肽链,7 次贯穿红细胞膜,其属于红细胞趋化因子受体,能结合多种炎症趋化因子。趋化因子主要驱动各类细胞因子参与多项细胞活动,特别是白细胞活化等,具有清除体内炎性多肽的功能。FY 糖蛋白在多种器官组织中表达,但在粒细胞、淋巴细胞、单核细胞、血小板和肝脏、胎盘中未发现。

2. 抗原特性 FY 抗原(FY 糖蛋白)对蛋白酶敏感,木瓜蛋白酶、菠萝蛋白酶和无花果蛋白酶等可破坏 FY 抗原,但胰蛋白酶不影响其抗原结构。因此 Duffy 血型系统抗原、抗体检测,不适宜采用酶处理技术。FY 抗原是间日疟原虫的受体,间日疟原虫的裂殖子能够通过 FY 抗原结合到红细胞表面,入侵并破坏红细胞。非洲西部多数人红细胞是 Fy(a−b−)表型,能抵抗疟原虫感染。

3. 抗体特性 该血型系统抗体是通过输血或者妊娠免疫刺激而产生的,其中抗-Fy^a 较常见,抗-Fy^b 较少见,其他抗体较罕见。抗-Fy^a 能引起中、重度 HDN 和急性、迟发型输血反应。抗-Fy^b 引发的免疫反应弱于抗-Fy^a,较少引起急性溶血反应。抗-Fy3 可以存在于 Fy(a−b−)个体血清中,可引起急性、迟发型 HTR。

八、Diego 血型系统

ISBT 将 Diego 血型系统命名为 DI,序号为 010。该系统共有 22 种抗原,包括 Dia 和 Dib、Wra 和 Wrb,以及 17 种低频抗原。Dia 和 Dib 是主要的 2 种抗原。Dia 抗原分布具有种族差异,其分布频率在中国汉族人群中为 2%~5%,在南美洲印第安人中约为 36%,在白种人和澳洲土著人中极为罕见,因此 Dia 抗原是重要的人类学标记之一。

1. 基因及生化结构 Diego 血型基因位于染色体 17q21.31 上,编码产物为细胞膜第 3 带蛋白,为阴离子交换蛋白 1(AE1)或溶质携带物家族 4A1(SLC4A1)。Dia 和 Dib 蛋白序列的差异在于第 854 位氨基酸不同,前者是亮氨酸,后者是脯氨酸。Wra 和 Wrb 蛋白序列的差异在于第 658

NOTE

位氨基酸不同,前者是赖氨酸,后者是谷氨酸。

2. 抗原特性 Dia 和 Dib 抗原在出生时就已经发育成熟。该抗原用木瓜蛋白酶、胰蛋白酶、α-糜蛋白酶、链霉蛋白酶等处理后,抗原性保持不变。

3. 抗体特性 抗-Dia 和抗-Dib 基本上是通过免疫反应而产生的 IgG 抗体,抗-Dia 多见,抗-Dib 少见,二者经常单独存在。抗-Dia 和抗-Dib 都可以导致 HDN 和 HTR,都具有临床意义。抗-Wra 在人群中检出率很高,为 1%～2%,抗体产生的原因尚不明确,抗体有 IgM 类和 IgG 类。抗-Wrb 少见。抗-Wra 和抗-Wrb 抗体能引起 HDN,少见引起 HTR。一些 AIHA 患者血清中含有抗-Wra 和抗-Wrb 抗体。

4. 表型分布 中国人 Di(a+b+)表型的分布频率约为 4.5%,Di(a−b+)表型的分布频率约为 95%,Di(a+b−)表型的分布频率约为 0.5%。

九、I 血型系统

ISBT 将 I 血型系统命名为 I,序号为 027。只有 1 个抗原 I(I 1,207001),而 i 抗原被列为血型集合(I 2,207002)。

1. 基因及生化结构 I 基因位于 6 号染色体(6p24.2),编码 N-乙酰葡糖胺转移酶。i 抗原是非分支状直链结构,I 抗原是多价的分支多糖结构(图 2-8)。i 抗原在 N-乙酰葡糖胺转移酶的作用下,转化成 I 抗原。

2. 抗原特性 红细胞膜上普遍存在 I 和 i 抗原,是 ABO、Lewis 等血型抗原的基础物质。Ii 抗原末端被 H 转移酶岩藻糖化后,生成 H 活性结构,再分别经 A 和 B 转移酶作用,加上 N-乙酰半乳糖胺和半乳糖就生成了 A 和 B 抗原结构。孟买型红细胞未生成 H 抗原,因此 I 抗原表达增强。婴儿红细胞膜有大量的 i 抗原,随着年龄增长,i 抗原逐渐减少,I 抗原逐渐增加,到两岁左右红细胞基本完全表达 I 抗原。

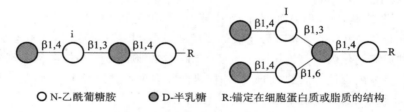

○ N-乙酰葡糖胺　● D-半乳糖　R:锚定在细胞蛋白质或脂质的结构

图 2-8　I 血型抗原的示意图

3. 抗体特性 高效价的同种抗-I 往往存在于 i 抗原正常成人中,一般是 IgM 类冷抗体,最佳反应温度是 4 ℃,效价通常小于 64。抗-I 多为自身抗体,在室温下可引起红细胞非特异性凝集,干扰血型鉴定、交叉配血等输血前检查。4 ℃孵育或用蛋白酶处理红细胞,会增强抗-I 活性。自身抗-i 抗体常常存在于一些感染性疾病(如网状细胞增多症、髓系白血病、单核细胞增多症)的患者血清中,偶尔造成溶血。抗-i 既有 IgM 类也有 IgG 类。抗-i 的存在与免疫缺陷有关,例如,罕见的 X 连锁隐性遗传病 Wiskott-Aldrich 综合征患者,50%个体存在自身抗-i 抗体;艾滋病患者自身抗-i 抗体的检出率为 64%。母亲体内的 IgG 类自身抗-i 抗体可以通过胎盘,造成脐带血的直接抗球蛋白试验(direct antiglobulin test,DAT)阳性以及中等程度的新生儿黄疸。冷凝集素综合征和混合型自身免疫性溶血性贫血(AIHA)患者,其血液中可含有病理性抗-I 及抗-i 抗体。

第五节　多凝集红细胞

红细胞膜发生异常改变后,能与所有成人血清甚至自身血清发生凝集,此种红细胞称为多凝集红细胞。微生物感染和遗传因素可以诱发红细胞产生多凝集现象。若多凝集红细胞患者实施血浆及血浆制品治疗,可诱发严重的 HTR。

一、微生物引起的多凝集

微生物引起的多凝集与多种疾病相关,如菌血症、伤口感染、消化系统或呼吸系统感染、肠梗阻等均可引发多凝集现象。这些细菌酶通过肠壁或其他方式进入血液,达到一定数量时,就会修饰红细胞膜,表现为多凝集。健康人偶尔也可检出多凝集红细胞,可能是由亚临床感染所致。微生物引起的多凝集现象多数情况下是短暂的,当感染控制后,多凝集现象也随之减弱、消失。

1. T 多凝集 T 多凝集的产生原因是微生物唾液酸酶作用于红细胞膜上的唾液酸,主要是切除了糖蛋白 A(GPA)和糖蛋白 B(GPB)的唾液酸四糖分子,暴露 T 抗原,同时 M 抗原或者 N 抗原减弱或消失。例如,大肠埃希菌、产气荚膜梭菌、霍乱弧菌、肺炎链球菌及白色念珠菌等产生的唾液酸酶分解红细胞膜糖蛋白或糖脂末端的 N-乙酰唾液酸,使细胞膜上的隐蔽抗原 T 抗原暴露出来。据报道,有 T 多凝集红细胞的患者,输注了血浆或者血浆制品后,发生了严重的 HTR。与成人比较,婴幼儿容易产生 T 抗原激活红细胞。T 抗原也可暴露于白细胞、血小板和肾小球上,引起血小板减少、溶血性贫血及肾功能衰竭等。

2. Th 多凝集 棒状杆菌唾液酸酶可以激活红细胞 Th 抗原,引发 Th 多凝集。在先天性发育不全性贫血和先天性脊髓发育不全患者中,可发现 Th 多凝集红细胞。Th 多凝集与 T 多凝集的区别在于与植物血凝素的反应不同。

3. Tk 多凝集 多见于脆弱拟杆菌、黏质沙雷菌、白色念珠菌、曲霉菌感染机体后产生 β-半乳糖苷酶,切断血型糖链前体末端的半乳糖,使 N-乙酰葡糖胺(Tk)暴露出来,同时使 ABO、Ii、P 抗原明显减弱,甚至失去活性,从而引发 Tk 多凝集。Tk 激活红细胞上有正常的唾液酸。GS II 是从加纳豆科籽中提取的一种凝集素,能与 Tk 多凝集红细胞反应,与其他多凝集红细胞均不凝集。木瓜蛋白酶处理红细胞后 Tk 抗原与试剂的反应性增强。Tk 多凝集者多同时伴有获得性 B 多凝集,常见于 A_1 型肠道疾病患者。

二、非微生物多凝集

基因突变、遗传等非微生物因素导致的红细胞多凝集,主要是获得性 Tn 多凝集。例如,造血干细胞(HSC)发生突变,红细胞膜糖基化过程被阻断而导致红细胞膜异常,可产生 Tn 多凝集。

Tn 抗原是 T 抗原的前体分子,T 抗原又是唾液酸糖蛋白双唾液酸四糖的前体。由于缺乏 T 转移酶(β-3-D-半乳糖基转移酶),Tn 单糖结构不能转化为 T 双糖结构,红细胞出现了 Tn 抗原,唾液酸含量减少,M、N 抗原量减少,产生 Tn 多凝集。由于 Tn 抗原的免疫原性多糖为 N-乙酰半乳糖胺,与 A 抗原相同,所以会导致 ABO 血型鉴定时出现正、反定型不符。采用 1% 无花果蛋白酶或木瓜蛋白酶处理红细胞可破坏 Tn 抗原,可以测出正确的 ABO 血型。

红细胞的 Tn 活化作用是永久的,与细菌性或病毒性感染无关。Tn 多凝集者常伴有溶血性贫血、白细胞减少和血小板减少。在健康献血者中,偶尔也可发现 Tn 阳性红细胞。也有人认为,Tn 抗原与白血病、骨髓增生异常综合征(MDS)相关。另外,某些恶性肿瘤患者,也会出现 T 抗原或 Tn 抗原暴露。

三、遗传性多凝集

遗传性多凝集包括 Cad、Hyde Park、HEMPAS、NOR 多凝集。

1. Cad 多凝集 呈常染色体显性遗传,与红细胞高频抗原 Sb^a 有关。正常人的血清中一般含有抗-Cad,所以 Cad 阳性红细胞被认为是多凝集红细胞。Cad 抗原是 Sb^a 抗原的强表达。Cad 细胞和 Tn 细胞都可与植物血凝素 Salvia horminum 及 Dolichos biflous(具有抗-A_1 作用)发生反应,但是将两种细胞经过木瓜蛋白酶处理后,Cad 细胞与 Salvia horminum 反应增强,而 Tn 细胞不反应,以此鉴别这两种抗原。

2. Hyde Park 多凝集 首先发现于南非一混合种族大家庭中,有的成员有罕见的变异血红蛋

NOTE

白,同时有红细胞多凝集现象。

3. HEMPAS 多凝集 遗传性有核红细胞增多症伴酸化血清溶血试验阳性,又被称为先天性红细胞生成异常性贫血Ⅱ型。

4. NOR 多凝集 Norfolk 首先发现 NOR 多凝集,抗原决定簇不详,可能与 P1PK 血型系统有关。NOR 红细胞与脐血血清不发生凝集。

(侯毅鞠)

🔲 本章小结

　　血型是人类遗传的一种性状,而决定遗传的物质基础是染色体上携带有遗传信息的 DNA 片段。血型的遗传遵循遗传学定律,即孟德尔的分离规律、自由组合规律以及连锁与互换规律。血型的遗传方式包括常染色体显性或共显性遗传、常染色体隐性遗传和性联显性或共显性遗传。

　　红细胞血型是进入 20 世纪后被陆续发现的,其血型抗原的命名没有统一标准,为了达成全球标准化和规范化,1996 年 ISBT 血型命名委员会确定了统一的命名方法。血型包括血型系统、血型集合和血型系列。截至 2018 年 6 月,ISBT 已经证实的红细胞血型系统有 36 个,其中较具有临床意义的是 ABO 和 Rh 血型系统。如果血型不相容,可引起严重的溶血性输血反应(HTR)和新生儿溶血病(HDN)。

　　形成红细胞血型抗原的物质基础是红细胞膜上的蛋白质及结合到脂质和蛋白质上的糖分子,根据红细胞上抗原的生化特性,人红细胞血型抗原可以分为两类,一类是由糖分子结构决定的血型抗原(即组织血型抗原);另一类是由蛋白质结构决定的血型抗原(即器官血型抗原)。糖类抗原的合成与表达受基因编码的糖基转移酶调控,而蛋白质类抗原的合成与表达直接受基因的控制。基因突变会引起抗原数量和结构的异常,从而形成不同的亚型。构成血型的糖蛋白及糖脂质不仅是红细胞膜的标志物,而且具有多种生物学功能。血型抗体包括 IgG、IgM 和 IgA 三类,其中 IgA 少见,且常与 IgG 共存,三者均能固定补体引起溶血,但只有 IgG 能够通过胎盘引起新生儿溶血病。抗体根据不同的分类方法可有不同的命名。

　　ABO 血型定型的依据:红细胞是否存在 A、B 抗原,相应血清中是否含有抗-B、抗-A。在所有血型系统中,只有 ABO 血型鉴定必须做正、反定型。某些生理因素和疾病可导致正、反定型不符。红细胞凝集和溶血都是阳性结果。常见的 ABO 血型系统亚型是 A_2 亚型,亚型的临床意义在于血清中是否有抗-A_1 抗体,且在 37 ℃有活性,如果 37 ℃时没有活性也就无临床意义。不同的亚型有不同的血清学特征。

　　Rh 血型系统是最复杂的血型系统,最常见的有 5 个抗原。临床常根据 D 抗原的有无确定 Rh 血型阳性或者阴性。D 抗原表位数量及质量的变化,导致 D 抗原表达不同,形成不同的亚型。同样是弱 D 抗原,对于献血者和受血者意义不同,处理方式也不同。

　　其他血型系统也可引起程度不同的溶血性输血反应和新生儿溶血病,应引起高度重视。蛋白酶可破坏 MNS、Duffy 血型系统抗原,有助于不规则抗体的筛选与鉴定。由于多凝集红细胞的存在,常出现血型鉴定错误或交叉配血不合,亦应引起高度重视。

案例解析

　　出现正、反定型不符时,应首先重新试验,如果前次试验时红细胞悬浮于血浆或血清中,则改用洗涤红细胞并悬浮于生理盐水中重复试验。如果重复试验仍然是正、反定型不符,则需继续进行下列试验步骤。

　　(1)重新采集待检者的血液标本,避免标本采集错误或原标本受污染所致的错误结果。

（2）查询待检者既往病史、输血史和用药史等。

（3）多次洗涤标本红细胞或试剂红细胞，应换用新开启的确定为无细菌污染的生理盐水洗涤红细胞。

（4）应用抗-AB、抗-A1 和抗-H 检测红细胞。

（5）检测分析唾液中的血型物质，辅助亚型的鉴定。

（6）应用 O 型筛选谱红细胞和自身红细胞与待检者血清进行反应，确定是否为同种异型或冷型自身抗体干扰正、反定型结果。

（袁忠海）

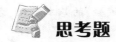 **思考题**

1. ABO 血型鉴定时正、反定型不一致的原因是什么？

2. ABO 亚型鉴定技术有哪些？

3. 红细胞血型抗体是如何分类的？

4. ABO 血型系统有何临床意义？

5. Rh 血型系统常用的抗原有哪些？

6. 何为弱 D 和部分 D？有何临床意义？

7. Rh 血型系统有何临床意义？

8. 什么情况下做 Rh 基因检测？

9. 红细胞其他血型系统有哪些？

10. 什么是多凝集红细胞？如何分类？

第三章　红细胞血型检验技术与质量管理

　学习目标

1. 掌握：红细胞血型检验技术（盐水介质凝集试验、酶介质凝集试验、聚凝胺试验、抗球蛋白试验、吸收放散试验、凝集抑制试验）的基本原理、方法、注意事项和应用；交叉配血试验的原理、方法学评价及临床意义。

2. 熟悉：ABO亚型鉴定的原理及方法；交叉配血试验常用方法的操作、结果判断、注意事项；红细胞血型检验的质量控制和室间质量评价。

3. 了解：红细胞其他血型的鉴定原理及方法；红细胞血型的分子生物学检测技术和应用。

案例导入

患者，男，45岁，患膀胱癌在围手术期间多次输血。1年后复发，住院检查，Hb含量为43 g/L，申请输血。血型鉴定为 A 型 Rh（＋），同型配血时发现盐水和聚凝胺两种介质中主侧均出现凝集。应进一步做哪些试验检查？

第一节　红细胞血型检验技术方法学概述

一、盐水介质凝集试验

1. 原理和临床应用　盐水介质凝集试验是指在盐水介质中，红细胞上的抗原决定簇与相应抗体分子上的抗原结合部位结合，交叉联结形成肉眼可见的凝集块，属于直接凝集试验。完全抗体可以使带有相应抗原的红细胞在盐水介质中直接发生凝集，不完全抗体则不能。

盐水介质凝集试验用于 IgM 型血型抗体的检出、鉴定和盐水介质交叉配血试验，并用于以 IgM 抗体鉴定血型，如 ABO、MNS 血型等。

2. 方法

（1）平板法：玻璃片、陶瓷板、塑料板、硬纸板等均可使用，现多用带凹的专用板，操作简单方便，不需要离心，适用于大规模血型普查，但反应时间长，敏感性差，有时容易忽略较弱的凝集而导致定型错误。结果有疑问时应用试管法重新试验。注意室温较高时应防止水分蒸发，干燥的边缘易和凝集混淆，干扰试验结果。平板法不适用于患者和献血者血清中的 ABO 抗体测定（反定型试验）。

（2）试管法：最常见的血型定型方法，通过离心加速抗原、抗体反应，快速、准确、结果可靠，适用于血型血清学的所有试验。离心的速度和时间根据离心机的不同而选择，其要求是红细胞在试管底部成 1 个"扣"，边缘清楚，上清液清晰，轻轻摇动，细胞即可摇起。常用的台式离心机以 1000 r/min 离心 1 min 为宜。盐水介质凝集试验，一般设阳性和阴性两个对照：阳性对照是有相应抗原的红细胞与抗血清反应；阴性对照是不带相应抗原的红细胞与抗血清反应。

NOTE

（3）微量板法：微量板有 U 形板和 V 形板两种类型。使用最广泛的是 U 形板。

3. 结果判读 红细胞凝集强度判断标准见表 3-1。

表 3-1 红细胞凝集强度判断标准

凝集强度	判断标准
4＋	红细胞凝集成一大片或几片,血清清晰透明
3＋	红细胞凝集成数个大凝块,血清较透明
2＋	红细胞凝集成数个小凝块,有多数游离红细胞
1＋	肉眼可见颗粒凝块,周围有许多游离红细胞
±	镜下可见数个红细胞凝在一起,周围有很多游离红细胞
混合凝集外观	镜下可见少数红细胞凝集,而绝大多数红细胞呈分散分布
－	阴性,镜下未见红细胞凝集,红细胞均匀分布

观察结果时,若试管中出现溶血现象,表明存在抗原-抗体反应并有补体激活,应视为凝集。

4. 缗钱状凝集 在盐水介质凝集试验中,常碰到缗钱状凝集,这是一种假凝集,其像许多古钱币堆积在一起。血浆球蛋白出现异常如高球蛋白血症、巨球蛋白血症时会出现缗钱状凝集。患者在使用大分子右旋糖酐和羟乙基淀粉作为血容量扩张剂时也可以产生缗钱状凝集。在显微镜下观察到缗钱状凝集时加 1 滴生理盐水通常可以消除。在做试管试验时发现缗钱状凝集,可将试管离心,弃去上清液、沥干,再加 2 滴生理盐水,重悬,假凝集会消失,而真凝集不会消失。

二、酶介质凝集试验

1. 原理 IgG 抗体与红细胞上的相应抗原特异性结合,由于 IgG 分子间两个抗原决定簇的跨度小于红细胞间排斥力而产生的距离,不能将两个相邻的红细胞彼此连接起来,因此无肉眼可见的凝集现象。蛋白水解酶能消化破坏红细胞表面的唾液酸,减少红细胞表面负电荷,降低红细胞之间的排斥力,使红细胞间的距离缩小,相邻两个红细胞能在 IgG 抗体与相应抗原结合的作用下连接,使抗原、抗体间的反应成为肉眼可见的凝集。我国多用菠萝蛋白酶和木瓜蛋白酶。

2. 方法类型和应用 酶法分一步法和二步法。一步法酶试验也称为直接法,在已标记好的试管中加血清和红细胞悬液,同时加酶溶液,孵育、离心、轻摇后观察结果。一步法操作简单,但没有二步法敏感,用于配血时比较方便。二步法酶试验也称为间接法,先用酶处理红细胞,经过洗涤后再加入血清与之发生反应,二步法既可鉴定抗原,也可检查抗体,一般用于抗体筛查和抗体特异性鉴定。酶法能显著增强 Rh、Kidd、Kell 血型系统的抗原-抗体反应,但蛋白酶也能破坏 M、N、S、s、Fy^a、Fy^b 抗原,因此这些血型系统的抗原鉴定不能采用酶法。

三、低离子强度介质凝集试验

1. 原理 低离子强度溶液(low ionic strength solution,LISS)可以降低反应介质的离子强度,以减少细胞外围的阳离子,从而促进带正电荷的 IgG 抗体与带负电荷的红细胞发生反应,增加红细胞凝集强度。抗原-抗体反应在低离子强度溶液中可以缩短反应时间、提高敏感性。

2. 临床应用 可以与其他技术如抗球蛋白试验、聚凝胺试验等联合应用,能提高敏感性或缩短反应时间。可用于血型鉴定、交叉配血试验、不规则抗体筛查和鉴定等。

四、聚凝胺试验

1. 原理 聚凝胺是一种多价阳离子聚合物,能中和红细胞表面的负电荷,从而缩短红细胞间的正常距离,促使红细胞出现可逆的非特异性聚集。低离子强度溶液可降低反应介质的离子强度,增强抗原、抗体的反应。当红细胞与血清在低离子强度介质中孵育时,血清中的 IgG 抗体与红细胞上相应抗原结合后发生凝集。当再加入枸橼酸钠重悬液后,枸橼酸根的负电荷与聚凝胺上的正电

NOTE

荷中和,红细胞表面负电荷恢复正常,由聚凝胺引起的非特异性聚集的红细胞重新散开,而由 IgG 抗体介导的抗原、抗体特异性结合产生的凝集依然存在。

2. 临床应用 聚凝胺试验是一种快速、简便检测红细胞不完全抗体的方法,可以用来检测 IgG 抗体,适用于血型鉴定、抗体筛查和交叉配血试验。聚凝胺试验对 Kell 血型的检测效果较差,但汉族人群中 K 基因的分布频率几乎为 0,kk 基因型几乎为 100%,因此,输血前检查采用聚凝胺试验是相对安全可靠的。对少数民族人群进行聚凝胺试验时,阴性结果者应加做抗球蛋白试验,防止 K 抗体的漏检。因肝素对聚凝胺有中和作用,故不宜采用肝素抗凝血。

五、抗球蛋白试验(直接试验、间接试验)

1. 原理 抗球蛋白试验(Coombs 试验)是检查不完全抗体的主要方法之一。大部分 IgG 抗体与具有相应抗原的红细胞在盐水介质中能够特异性结合,但一般不产生肉眼可见的凝集反应,这类抗体称为不完全抗体。不完全抗体分子量小,在盐水介质中,只能与相应红细胞抗原决定簇结合,形成致敏红细胞,而不能使红细胞出现可见的凝集反应。加入抗球蛋白试剂后,抗球蛋白分子的 Fab 片段与包被在红细胞上的 IgG 球蛋白分子的 Fc 片段结合,从而通过抗球蛋白分子的搭桥作用使红细胞发生凝集,未被抗体致敏的红细胞不会发生凝集。因此采用此种方法能够检测出不完全抗体。抗球蛋白试验分为直接抗球蛋白试验和间接抗球蛋白试验。

2. 直接抗球蛋白试验 直接抗球蛋白试验用于检查红细胞在体内是否已被不完全抗体或补体所致敏,如新生儿溶血病、溶血性输血反应、自身免疫性溶血性贫血以及药物诱导产生的自身抗体引起的致敏反应的检测。被检标本需用 EDTA 抗凝,以防止补体在体外致敏红细胞而出现假阳性。标本采集后立即进行试验,延迟试验或中途停止可使抗体从红细胞上释放下来,造成假阴性或阳性程度减弱。待检红细胞一定要用盐水至少洗涤 3 次,除去红细胞悬液中混杂的球蛋白和补体,以防止其中和抗球蛋白试剂而产生假阴性结果。抗球蛋白血清应按说明书使用最适稀释度。IgG 致敏的红细胞经常在直接离心后出现凝集,而补体包被的红细胞经常在孵育后出现凝集。应用多特异性抗球蛋白试剂后,结果判断为阳性者,如果欲了解在体内致敏红细胞的免疫球蛋白类型,则可分别用单特异性抗球蛋白试剂(抗-IgG、抗-C3)进行试验,以便确定红细胞是被 IgG 致敏,还是被补体 C3 致敏。

3. 间接抗球蛋白试验 红细胞在体外与血清(浆)孵育,如果血清(浆)中含有相应的不完全抗体,则与红细胞相应抗原特异性结合,但不能使红细胞出现可见的凝集反应。加入抗球蛋白试剂后,通过抗球蛋白分子的搭桥作用而产生红细胞凝集。这种通过体外致敏红细胞,再检测红细胞上有无不完全抗体吸附的试验称为间接抗球蛋白试验。

间接抗球蛋白试验可用已知抗原的红细胞测定受检血清中相应的不完全抗体,如抗体筛选和鉴定;或用已知的不完全抗体测定受检红细胞上相应抗原,如血型鉴定;或在红细胞抗原和血清(浆)不完全抗体都不甚清楚的情况下进行试验,如输血前交叉配血试验。

传统的抗球蛋白试验是最可靠的血型不完全抗体检测方法,但试验步骤复杂、需要时间长。在临床检测工作中,除了应用盐水介质的间接抗球蛋白试验外,还可采用增强的间接抗球蛋白试验,如白蛋白间接抗球蛋白试验、LISS 间接抗球蛋白试验等,以增强对弱反应性抗体和少量抗体的检测敏感性,缩短孵育时间。如果被检抗体为补体依赖性抗体,则必须加入新鲜正常 AB 型血清,使用多特异性抗球蛋白试剂。

六、吸收放散试验

红细胞抗原与相应抗体在适当条件下发生凝集或致敏,使抗体吸附在红细胞上,但如改变某些条件,抗体又可从红细胞上放散下来,这种试验方法称为吸收放散试验。根据试验目的的不同,吸收试验与放散试验可以联合使用,也可以分开应用。

1. 吸收试验 吸收试验有多种方法。冷吸收试验用于间接证明红细胞上的血型抗原及其强度,用于冷抗体所对应的红细胞抗原的鉴定。常用于 ABO 亚型的鉴定、全凝集或多凝集红细胞的定型以及红细胞血型抗原减弱时的定型等。高效价的冷抗体可能掩盖同时存在的具有临床意义的同种抗体,干扰 ABO 血型鉴定、交叉配血以及不规则抗体的筛选和鉴定。用自身红细胞在冷环境(4 ℃)中可吸收掉这些自身抗体,使同时存在的同种抗体被检测出来。

热吸收试验与冷吸收试验的试验原理基本相同,主要是抗原-抗体反应的最佳温度不同,以利于抗体充分吸收。以温抗体的吸收为例:用自身红细胞吸收去除温抗体(最适反应温度为 37 ℃),可使血清中同种异体抗体被检测出来。热吸收试验常用于吸收患者血清中温抗体或用于同种异体抗体的吸收和鉴定。热吸收试验用以间接证明红细胞上的血型抗原及其强度,用于温抗体所对应的红细胞抗原的鉴定。

在用自身红细胞吸收血清中的冷抗体或温抗体之前,首先要去除红细胞上的自身抗体,其最有效的方法是用 ZZAP 试剂(半胱氨酸、木瓜蛋白酶、二硫苏糖醇、PBS)孵育洗涤自身红细胞。

2. 放散试验 红细胞上的抗原与血清中抗体在适合条件下发生凝集或致敏,这种结合是可逆的,在某些物理或化学条件下,又可将抗体从红细胞上放散下来。将抗体从复合物上分离下来的试验称为放散试验,含有抗体的溶液称为放散液。分离放散液,再以相应红细胞鉴定放散液内抗体的种类,并测定其强度,用以判定原来红细胞上抗原的类别。放散试验的方法很多,ABO 血型 IgM 抗体的检测以热放散法最为常用,或使用冷冻放散法。Rh 血型系统 IgG 抗体的检测以乙醚放散法最为常用。

(1)热放散法:采用提高温度(56 ℃)的方法将结合在红细胞上的抗体放散下来,再检测和鉴定放散下来的抗体。热放散法常用于 ABO 血型系统抗体的放散,如新生儿溶血病的检测。热放散法简便、实用,有很广的应用范围。热放散法既可以针对盐水反应性抗体(IgM 抗体),也可以针对 IgG 抗体;既可针对冷抗体,也可针对温抗体;既可以获取放散液,也可以获取没有抗体附着的红细胞。

(2)乙醚放散法:乙醚是有机溶剂,可以破坏红细胞膜结构,导致红细胞破碎,促使与红细胞表面抗原结合的抗体脱落。本试验适用于解离红细胞上致敏的 Rh 血型系统的 IgG 抗体,也可用于解离自身免疫性溶血性贫血患者红细胞上的抗体。

(3)磷酸氯喹放散法:应用磷酸氯喹解离红细胞上致敏的 IgG 抗体,并在一定程度上保持红细胞膜的完整性和抗原的活性。

吸收放散试验可用于鉴定存在于红细胞上的弱抗原、分离和鉴定混合抗体、浓缩低效价抗体等。

七、凝集抑制试验

1. 原理 某些血型抗原以可溶解的形式存在于血浆、唾液、尿液等中,称为可溶性血型物质,如 ABH、Lewis 血型物质等。这些可溶性血型物质能特异性地与相应抗体结合,从而抑制抗体与相应红细胞发生凝集,称为凝集抑制试验。

2. 抗血清的标化 在进行凝集抑制试验之前,需要先进行抗血清(试剂血清)的标化。在凝集抑制试验的中和过程中,如果试剂血清中的抗体含量很高,被检体液中血型物质较少,就检测不出中和作用;反之,如果抗体含量很低,抗体与试剂红细胞形成的凝集块太小,不易判断结果。因此,每次使用前需要预先对试剂血清进行适当稀释。选择凝集反应出现 2+的最高稀释度为最适稀释度。按此稀释度用盐水稀释试剂血清,用于凝集抑制试验。

3. 临床应用 凝集抑制试验可用于检测唾液中 ABH、Lewis 血型物质,有助于 ABO 亚型的分类及辅助检测某些特殊情况下的血型;可用于羊水中 ABH 血型物质的检测,从而辅助鉴定胎儿 ABO 血型;在法医学中用于对特殊材料如组织、脏器等进行血型物质的测定以辅助鉴定 ABO 血型等。

NOTE

八、常用的红细胞血型检验技术的方法评价

常用的红细胞血型检验技术的方法评价见表 3-2。

表 3-2　常用的红细胞血型检验技术的方法评价

方法	优点	缺点	备注
盐水介质凝集试验	此法简便,不需要特殊仪器。玻片法操作简单,不需要离心,适用于大规模血型普查。试管法所需时间短,适用于急诊定型,结果判断可靠,为常规检查方法	玻片法敏感性差,当被检查血清抗体效价低时,红细胞不易发生凝集	用于 IgM 型血型抗体的检出、鉴定和盐水介质交叉配血试验,并用于以 IgM 抗体鉴定血型
酶介质凝集试验	直接法简便、快速。间接法比直接法敏感,既可鉴定抗原,也可检查抗体	直接法降低试验敏感性。间接法较费时,准确性和稳定性相对较差	蛋白酶能破坏 M、N 抗原等,抗原鉴定不能采用酶法
抗球蛋白试验	结果准确可靠,是检查不完全抗体最可靠的方法	操作较复杂,费时、试剂较贵	有某些特殊需要时可采用
微柱凝胶试验	快速、灵敏、结果可靠、重复性好,尤其是能自动化操作,可减少人为误差,也便于计算机管理	需特殊试剂器材,成本较高	广泛使用
聚凝胺试验	快速、灵敏、准确可靠	操作要求较高	应用较多,但对 Kell 血型的检测效果较差

（李立宏）

第二节　红细胞血型鉴定

一、ABO 血型鉴定

（一）盐水介质法测定

【原理】　ABO 血型鉴定是根据 IgM 类特异性血型抗体与红细胞膜上特异性抗原结合能否出现凝集反应的原理,用已知 IgM 类特异性标准抗-A 和抗-B 血清来测定待检者红细胞上有无相应的 A 抗原和(或)B 抗原(称正定型);同时用已知标准 A 型红细胞和 B 型红细胞来测定待检者血清中有无相应的 IgM 类抗-A 和(或)抗-B 抗体(称反定型)。

【器材】　记号笔、干净试管、低速离心机、板式离心机、37 ℃孵育箱、干净玻璃试管(75 mm×12 mm 或 75 mm×10 mm)或干净玻片、一次性干净吸管。

【试剂】　标准血清抗-A、抗-B,标准 A 型、B 型、O 型试剂红细胞,无菌生理盐水。

【标本】　EDTA 抗凝血。

1. ABO 血型正定型试验

（1）试管法：

①首先将待测标本依次编号,按照编号,每一编号取 1 支干净试管,每支试管加无菌生理盐水 1 mL,将待测标本按照编号依次稀释成 2%～5%悬液。红细胞悬液的配制见表 3-3。

表 3-3 红细胞悬液的配制

悬液浓度/(%)	压积红细胞/滴	无菌生理盐水/滴
2	1	2 mL(40)
5	1	0.8 mL(16)
10	1	0.4 mL(8)
20	1	0.2 mL(4)

②每份标本需要 2 支干净试管,在试管上编号并标记抗-A 和抗-B,将标准血清抗-A、抗-B 分别加入对应的试管底部,每管 2 滴,再用干净滴管加入已配好的待测标本红细胞悬液(2%～5%)1 滴(注意:加入对应的编号试管,千万不能错位),混匀。

③将上述待检试管放入离心机中,3000 r/min,离心 15 s。

④取出检查是否有溶血(溶血可能是阳性结果,或者是细菌污染导致),然后轻轻摇晃,使细胞再悬浮。

⑤观察凝集状态,并立即记录结果。必要时可以借助显微镜观察。

【结果判断】 结果判断见表 3-4。

表 3-4 ABO 血型正定型结果判读

抗-A 试剂	抗-B 试剂	报告结果
+	−	A 型
−	+	B 型
−	−	O 型
+	+	AB 型

注:"+"表示凝集,"−"表示未凝集。

【注意事项】

①含有较多自身冷凝集素的受检者,在鉴定血型时往往被误认为 AB 血型,遇到此种情况,需要用 37 ℃生理盐水洗涤受检者红细胞 2～3 次,以去除吸附在红细胞表面上的冷凝集素,然后再做血型鉴定。

②新生儿的血样中抗体含量较低,抗原发育不完全。同时可能含有母亲血液中的抗-A 或抗-B 抗体,可能导致假性结果的出现。

③当 ABO 正、反定型结果不符时,必须在记录之前调查原因并解决问题。

④用试管法不能测出亚型(如 A_x)时,需要延长反应时间,常温下放置时间不超过 30 min。

⑤所使用的标准血清如出现了混浊则不能使用。

⑥严格按照厂家提供的说明书执行。

(2)平板法(玻片法):

①用生理盐水将待测标本的抗凝血制成 10%红细胞悬液;取干净玻片一张,在其两端各画一圆圈,并标记好抗-A 和抗-B 以及编号。

②在标记好的玻片相应圆圈内分别加 1 滴标准血清抗-A 或抗-B,再加 1 滴 10%的待测样本红细胞悬液。

③缓慢摇晃玻片,使红细胞与抗血清在画圈区域中混匀,2 min 左右判读结果,参见表 3-4,并记录。

目前临床实验室多采用血型卡片法进行血型正定型鉴定,可同时检测 ABO 血型及 Rh 血型。

2.ABO 血型反定型试验

(1)试管法:

①取 3 支干净的小玻璃试管做好标记(A、B、O);待测样本离心沉淀后,取血浆各 2～3 滴(100

～150 μL)分别加入标记好的小玻璃试管中。

②分别各加 1 滴(约 50 μL)标准的 A、B、O 型试剂红细胞。

③混匀待测标本和试剂,放入离心机中,3000 r/min,离心 15 s。

④取出待检试管,先观察是否溶血(溶血可能是阳性结果,或者是细菌污染导致),然后轻轻摇晃待检试管,使红细胞再悬浮起来。

⑤观察凝集状况,并立即记录结果,见表 3-5。

表 3-5　ABO 血型反定型结果判读

A 型红细胞	B 型红细胞	O 型红细胞	血型
－	＋	－	A
＋	－	－	B
＋	＋	－	O
－	－	－	AB

注:"＋"表示凝集,"－"表示未凝集。

(2)微量板法:

①将 U 形板 3 个孔做好标记(A、B、O),分别加入待测标本,离心后抗凝管内的血浆为 30 μL 左右。

②每孔内分别加入与血浆等量的标准 A 型、B 型、O 型试剂红细胞,混匀(手工振动混匀或机器混匀)。

③放入平板离心机,2000 r/min,离心 30 s;可用振荡仪振动微量板,振动能使阳性反应时出现明显凝集的细胞团,凝集现象 4＋,而阴性反应时则细胞团很快消除。

④观察并记录结果,见表 3-6。

表 3-6　ABO 血型表现型反应(正、反定型)对比表

正定型		反定型			血型
抗-A	抗-B	A 型红细胞	B 型红细胞	O 型红细胞	
＋	－	－	＋	－	A
－	＋	＋	－	－	B
－	－	＋	＋	－	O
＋	＋	－	－	－	AB

注:"＋"表示凝集(阳性反应),"－"表示未凝集(阴性反应)。

【注意事项】

①如果在反定型试验中,受检者的血浆与标准 O 型试剂红细胞产生阳性反应,则需要添加自身对照试验。如果自身对照试验为阳性,表明是自身冷凝集素导致。

②在进行反定型试验时,严格按照生产厂家的说明书执行;如果试剂红细胞颜色变成暗紫色或红细胞发生凝集、出现菌落或溶血严重,则不能使用。

(二)微柱凝胶法(ABO 血型正、反定型及 RhD 血型鉴定)

【原理】　采用凝胶作为微柱凝胶卡的填充物,利用凝胶间缝隙只允许游离红细胞通过的特性,将生物化学的凝胶过滤技术、离心技术和血型血清学的抗原、抗体特异性反应结合在一起,专供血型血清学试验使用。ABO 血型正、反定型及 RhD 血型检测卡(微柱凝胶法)的前 3 支塑料微管中分别灌注有与抗-A、抗-B 和抗-D 抗体按照一定的比例混合的葡聚糖凝胶,用于红细胞 ABO 血型正定型及 RhD 血型定型。后 3 支塑料微管中只灌装凝胶,不含任何抗体。第 4 支塑料微管作为阴性对照管,第 5 支、第 6 支塑料微管用于红细胞 ABO 血型反定型。使用时将红细胞悬液或血浆(血

NOTE

清)加在凝胶上部反应,离心后观察。凝集的红细胞被阻挡在凝胶的上部或中央,判断为凝集反应阳性;游离的红细胞,可通过凝胶间隙而沉积在凝胶的底部,判断为凝集反应阴性。

【器材】 微柱凝胶卡专用离心机、50 μL 加样枪、一次性吸头(加样枪用)。

【试剂】 ABO 血型正、反定型及 RhD 血型检测卡,规格:6 孔/卡,12 卡/盒。

【标本】 EDTA 抗凝血、枸橼酸盐(ACD 和 CPD)等抗凝血。

【操作要点】

(1) 对微柱凝胶卡进行标记;用生理盐水将待测红细胞样本配制成 0.8%～1% 浓度的红细胞悬液,分别加入第 1～4 支塑料微管中,每管 50 μL(用加样枪加样)。

(2) 将 0.8%～1% 浓度的标准红细胞 A_1 型和 B 型悬液分别加入第 5 支、第 6 支塑料微管中,每管 50 μL。

(3) 将待测标本的血浆分别加入第 5 支、第 6 支塑料微管中,每管 50 μL,轻叩混匀。

(4) 混匀后用微柱凝胶卡专用离心机 65g 离心 3 min 或 182g 离心 2 min,取出后肉眼判定结果并记录。

注:红细胞 ABO 血型反定型反应结果如果偏弱,可在上述第 3 个步骤后,在室温下孵育 10 min,再离心判定结果。

【检验结果的解释】 阳性结果:红细胞集中在凝胶的表面或中央,为阳性反应。阳性结果凝集强度为 1＋～4＋;阴性结果:红细胞沉降于微柱凝胶的底部。另有表现为弱阳性(±)和混合凝集外观者为"结果可疑"。见图 3-1 和图 3-2。

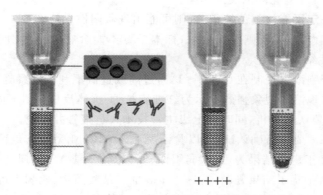

++++   −

图 3-1 微柱凝胶法红细胞凝集反应模式图

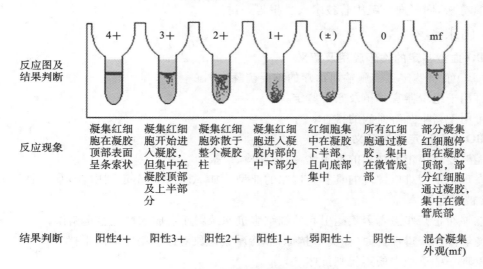

图 3-2 微柱凝胶法结果判读

微柱凝胶法红细胞血型检测反应结果见表 3-7。

扫二维码
看彩图

扫二维码
看彩图

NOTE

41

表 3-7 微柱凝胶法红细胞血型检测反应结果

抗-A	抗-B	抗-D	阴性对照	A₁型红细胞	B 型红细胞	血型
+	−	+	−	−	+	A 型 D 阳性
−	+	+	−	+	−	B 型 D 阳性
−	−	+	−	+	+	O 型 D 阳性
+	+	+	−	−	−	AB 型 D 阳性
+	−	−	−	−	+	A 型 D 阴性
−	+	−	−	+	−	B 型 D 阴性
−	−	−	−	+	+	O 型 D 阴性
+	+	−	−	−	−	AB 型 D 阴性

注:"＋"表示凝集(阳性);"－"表示未凝集(阴性)。

由于微柱凝胶法红细胞血型检测大大增强了红细胞凝集反应的敏感性,且可同时用于交叉配血测定,便于发现弱凝集或正、反定型不一致等异常现象。因此,采用该法进行血型正定型鉴定,无须再设置"O 型人血浆＋待检红细胞"这一反应管。

【注意事项】

(1)微管中内含物或封口处有气泡或液滴的卡,在使用前必须离心;撕开凝胶卡的封口膜时不能用力过大,以免造成凝胶微孔间的交叉污染。

(2)标本和试剂一定不能被细菌污染,否则可能出现假阳性反应。

(3)标本不能有溶血现象,否则重新抽取;标本千万不能含有纤维蛋白胶状物,否则会阻止红细胞沉降而产生假阳性结果。

(4)本法要求红细胞浓度控制在 0.8%～1%,过高或过低不利于观察凝集现象。

(5)如在微管中出现溶血现象强烈提示为红细胞抗原-抗体反应阳性,也不排除其他原因所致溶血,故对此标本一定要认真分析,同时向上级主管技术人员报告并讨论。

(6)以下检查结果需要进行确认试验,以验证是否为 ABO 亚型或其他因素的干扰。①红细胞正、反定型结果不符;②正定型结果为可疑(弱阳性、混合凝集外观)。出现上述现象,很可能是有血型亚型存在或其他因素干扰了结果判断,需进一步验证。某些药物、疾病也可导致弱阳性反应。

(7)只有阴性对照管为阴性结果时,血型鉴定结果才有效。如果阴性对照管为阳性结果,应对此标本认真分析,同时向上级主管技术人员报告并讨论。

(三)临床意义

1. ABO 血型鉴定的临床应用及意义

(1)ABO 血型鉴定是实施输血治疗的首要步骤。

(2)可用于组织器官移植及亲子鉴定。

(3)可用于新生儿溶血病的排查。

2. ABO 血型反定型的意义

(1)能够复检正定型结果的准确性,纠正漏检、误报。

(2)发现正定型难以发现的具有弱抗原的亚型。如 AB₂ 型在正定型中,因其 B 抗原较弱而被忽略,常常被误定为 A 型。

(3)能够纠正某些患者因疾病引起的红细胞抗原减弱而造成的血型鉴定错误。

(4)能够排除获得性抗原(如类 B 抗原)和冷凝集现象对红细胞定型的干扰。

(5)发现一些亚型中的不规则抗体。

二、ABO 亚型鉴定

ABO 血型系统中除了 A 型、B 型、AB 型和 O 型四种主要的表现型以外,人群中还有一部分

A、B 血型的变异型,称为 ABO 亚型。如 A 亚型有 A_2、A_3、A_x、A_m、A_{el} 等,而 B 亚型有 B_3、B_x、B_m、B_{el} 等。ABO 亚型受控于稀有的 ABO 等位基因,在人群中的分布频率很低,通常在几万分之一到几千分之一。

(一)正、反定型试验

【原理】 ABO 亚型在常规的 ABO 血型定型试验中常常表现为正、反定型结果不一致。共同特点是红细胞上的 A 抗原或 B 抗原数量减少,正定型试验中红细胞与抗-A、抗-B 试剂的反应与正常 A 型或 B 型红细胞相比显著减弱,有些甚至不凝集,ABO 亚型红细胞上的 H 抗原表达常增强。某些 ABO 亚型血清中除了 ABO 天然抗体之外,还会产生抗-A_1(或抗-B)。由于 ABO 亚型种类很多,不同 ABO 亚型常呈现独特的正、反定型结果。

【A、B 反定型红细胞悬液的制备】

(1)分别采取已知 A、B 血型的红细胞,经盐水洗涤 3 次,以压积红细胞配成不同浓度的红细胞悬液(表 3-3)。

(2)为了防止红细胞悬液敏感性不一致,可随机采取 3 个或 3 个以上同型的健康成人血液,按 A、B 型分别混合后,按上法制备。

(3)如条件许可,可分别制备 A_1、A_2 及其他亚型的红细胞悬液,以供 ABO 亚型鉴定时参考。

(4)如欲将红细胞保存,应严格注意无菌技术采集血液,以 ACD 保存液按 4∶1 抗凝,置 4 ℃ 冰箱可保存 3 周。临用时取出一部分经盐水洗涤后配制成所需的浓度。如以红细胞保存液保存,在 4 ℃下可保存 4~5 周。红细胞保存液的配法:5.4% 葡萄糖溶液 640 mL 及 109 mmol/L 枸橼酸钠溶液 264 mL 混合后,加新配制的 1% 硫柳汞液 1.8 mL,经高压灭菌(110 ℃,15 min),溶液最后 pH 为 7.4,使用时压积红细胞与保存液的容积比为 6∶1。

【操作要点】 与 ABO 血型鉴定操作要点相同,只是增加了抗血清和不同亚型红细胞。除常规试验外,正定型试验增加了抗-H、抗-A_1、抗-AB 血清;反定型试验增加了 O 型、A_1 型红细胞(如有 A_2 型红细胞更好)。必要时还需进行吸收放散试验、唾液中血型物质检测等。

不同 ABO 亚型正、反定型特点及鉴定结果见表 3-8。

表 3-8 ABO 亚型正、反定型血清学特征

待检红细胞＋试剂抗体					待检血清或血浆＋试剂红细胞					血型物质	ABO 血型
抗-A	抗-A_1	抗-B	抗-A_1B	抗-H	A_1	A_2	B	O	自身对照		
—	—	—	—	—	4+	4+	4+	4+	—	—	Oh 孟买 非分泌型
—	—	—	—	—	4+	4+	4+	3+	—	H	Oh 孟买 分泌型
mf	+	—	mf	4+	4+	4+	4+		—	H	O、Tn
4+	4+	—	4+	—			4+		—	A/H	A_1
4+	—	—	4+	2+/3+	—/+	—	4+		—	A/H	A_2
mf	—	—	mf	3+/4+			4+			A/H	A_3
—/±	—	—	+/2+	4+	+	—	+			H	A_x
e	—	—	e	4+	0/+	—	4+			H	A_{el}
±	—	—	±	4+			4+			A/H	A_m
±	—	—	±	4+	+	—	+	3+		O	Ah
±	—	—	±	4+			4+			A/H	Ah 孟买
—	—	mf	mf	4+	4+	3+	—			B/H	B_3
—	—	—/±	—/2+	4+	4+	3+	—/±			H	B_x

待检红细胞＋试剂抗体					待检血清或血浆＋试剂红细胞					血型物质	ABO 血型
抗-A	抗-A$_1$	抗-B	抗-A$_1$B	抗-H	A$_1$	A$_2$	B	O	自身对照		
－	－	±	±	4＋	4＋	3＋	－	－	－	B/H	B$_m$
－	－	±	±	－	4＋	3＋	－	－	－	B/H	B$_m^h$(Bh 孟买)
－	－	±	±	－	4＋	3＋	＋	3＋/4＋	－	无	Bh
＋/2＋	－	4＋	4＋	－/＋	4＋	3＋	－	－	－	B/H	B(A)
4＋	－	4＋	4＋	－	－/2＋	－	－	－	－	H/A/B	A$_2$B
mf	－	4＋	4＋	－	－/＋	－	－	－	－	H/A/B	A$_3$B

注:mf 表示"混合凝集外观";e 表示吸收放散试验结果为阳性。

【结果分析注意事项】

1. ABO 亚型正、反定型结果　ABO 亚型呈现独特的正、反定型结果,如 A$_3$ 或 B$_3$ 红细胞与抗-A 或抗-B 试剂反应,表现出混合视野凝集反应;A$_2$ 红细胞与抗-A 试剂反应,呈现较强的凝集,但不与抗-A$_1$ 试剂反应,因此抗-A$_1$ 试剂可用来鉴定 A$_2$ 红细胞;与抗-A 相比,抗-AB 常常与 A$_x$ 红细胞呈增强的凝集反应等。每一种亚型红细胞上的抗原与血清中的抗体在 ABO 正、反定型试验中表现各不相同,尚无特定的抗血清可以将它们简单地加以区分。上面表格所显示的是不同 ABO 亚型正、反定型特点。

B 亚型的命名和血清学特点常常与 A 亚型相对应,但 B 亚型在人群中的数量和种类比 A 亚型少。A$_2$ 亚型是相对常见并且比较重要的一种 A 亚型,但是到目前为止尚未发现与 A$_2$ 亚型在血清学上相对应的 B$_2$ 亚型。

正定型属于细胞抗原定型,反定型属于血清抗体定型。ABO 血型鉴定必须正、反定型都做,相互印证。如果 ABO 正、反定型结果不符,需要查找原因,目前已经发现,某些疾病、ABO 血型的亚型、血浆中不规则抗体、冷抗体以及自身抗体等干扰因素,都可能是 ABO 正、反定型结果不一致的原因。

2. 正、反定型结果不一致的原因　既可能是技术因素,也有可能是红细胞和血清本身的问题,常见有以下几种原因。

(1) 试剂抗血清:效价太低、亲和力不强。如抗-A 血清效价不高,可将 A 亚型误定为 O 型,AB 型误定为 B 型。

(2) 红细胞悬液:过浓或过淡,抗原、抗体比例不适当,使反应不明显,误判为阴性反应。

(3) 受检红细胞上抗原位点:红细胞上抗原位点过少(如 ABO 亚型)或抗原性减弱(见于白血病或恶性肿瘤)以及类 B 抗原等。

(4) 受检者血清:血清中蛋白质浓度紊乱(如高球蛋白血症),或试验时温度过高,常引起红细胞呈缗钱状排列;或受检者血清中缺乏应有的抗-A 和(或)抗-B 抗体,如丙种球蛋白缺乏症;或血清中有 ABO 血型以外的抗体,如自身抗-I 或其他不规则抗体,常引起干扰;或老年人血清中 ABO 抗体水平有所下降。

(5) 红细胞溶解:各种原因引起的红细胞溶解,误判为不凝集。

(6) 其他:待检标本发生细菌污染或遗传因素引起的多凝集或全凝集;新生儿 ABO 抗原尚未发育完全等。

(7) ABO 亚型:ABO 亚型在常规的 ABO 定型试验中常常表现为正、反定型结果不一致。

3. 正、反定型结果不一致的解决办法

(1) 重复试验并分析可能的原因:正、反定型结果不符时,应重复试验并分析可能的原因,首先应当排除技术性原因造成的正、反定型不符。当怀疑正、反定型不符是由 ABO 亚型所致时,可增加必要的试验内容,如正定型补充红细胞与抗-A$_1$、抗-H、抗-AB 试剂的反应;反定型增加血清与 A$_2$

红细胞的反应。必要时可以通过吸收放散试验检测红细胞上的弱 A 和弱 B 抗原,还可以通过检测唾液中的血型物质帮助推测 ABO 亚型。

（2）排除技术原因造成的正、反定型不符：严格执行操作规程,使用质量合格的试剂,细心观察和解释试验结果,重新做一次试验。对一些疑难问题必须及时请示上级主管,并进一步检查。

①为受检者重新采血。可排除因污染或样本差错造成的结果不符。

②将红细胞洗涤 1～3 次,配制成 5% 的盐水细胞悬液,用抗-A、抗-B、抗-A_1、抗-AB 及抗-H 做试验可以得到其他有用的信息。

③对待检红细胞做直接抗球蛋白试验,如果结果呈阳性,表示红细胞已被抗体致敏;用 A_1、A_2、B、O 型红细胞及自身红细胞检查待检血清,如果怀疑是抗-I 抗体,可用 O 型（或 ABO 相合的）脐血红细胞检查。

④如果试验结果未见凝集,应将细胞及血清在室温和 4 ℃ 放置至少 30 min,用显微镜检查核实。

⑤如疑为 A 抗原或 B 抗原减弱,则可将受检红细胞与抗-A 或抗-B 血清做吸收试验及放散试验,并将受检者唾液做 ABH 血型物质测定。人群中大约 80% 的个体属于 ABH 分泌型,可以通过其唾液检测血型物质的种类推测血型;如试验结果中红细胞呈缗钱状排列,则加生理盐水 1 滴混匀,往往可使缗钱现象消失。注意不应先加生理盐水于受检者血清中,再加试剂红细胞做试验,以免使血清中抗体被稀释。

⑥如受检者血型为 A 型而疑为有类 B 抗原时,可用下列方法进行鉴别。

a. 观察红细胞与抗-A 及抗-B 的凝集强度,与抗-A 的反应要比与抗-B 的反应强,这种区别用玻片法做试验更为明显。

b. 用受检者红细胞与自身血清做试验,血清中的抗-B 不凝集自身红细胞上的类 B 抗原。

c. 检查唾液中是否有 A、B 血型物质,如果是分泌型,可检出 A 血型物质和（或）B 血型物质。

d. 核对患者的诊断。类 B 抗原的形成与结肠癌、直肠癌、革兰阴性杆菌感染有关。

⑦如发现多凝集现象,应考虑由遗传产生的 Cad 抗原活性、被细菌酶激活的 T 抗原或 Tk 抗原或造血干细胞发生突变导致寡糖的生物合成阻断,Tn 抗原被激活所引起。多凝集红细胞具有以下特点：

a. 能被许多家兔的血清凝集。

b. 能与大多数成人的血清凝集,不管有无相应的同种抗体。

c. 不被脐带血清凝集。

d. 通常不与自身血清凝集。

e. 如有条件可用外源性凝集素加以鉴别。

（二）吸收试验和放散试验确认弱 A 或弱 B 亚型

一些 ABO 亚型的抗原非常弱,以至于直接凝集试验检测不到,甚至在降低孵育温度和增加抗体浓度后仍然检测不到这些弱抗原。可先将抗-A 或抗-B 抗体吸附于带有 A 抗原和（或）B 抗原的待检红细胞上,再将结合的抗体放散出来。将放散液与已知的 A_1、B 型红细胞反应,来判断放散液中是否有抗-A 或抗-B 抗体,从而判定待检红细胞的血型。对于正定型单克隆抗-A、抗-B 及人源抗-A、抗-B 均无法检出抗原,且反定型检出了相应抗体的标本,都需要进行吸收放散试验。

1. 吸收试验

【原理】 血清中的抗体可以被表达相应抗原的红细胞吸收除去。抗体被吸收后,分离血清和细胞,相应的抗体仍结合在红细胞上。通过放散试验,可收集结合的抗体。检测吸收后的血清,可鉴定吸收后剩余的抗体,以检测可能被掩盖的同种抗体;制作血清试剂时,除去不需要的抗体（通常是抗-A、抗-B）;用已知特异性的抗血清,通过吸收试验证明红细胞上存在相应抗原;用已知抗原表型的红细胞,通过吸收试验证明抗体的特异性。

【器材】 低速离心机、37 ℃ 水浴箱。

【试剂】

（1）待吸收的血清或血浆。

（2）有待吸收抗体所对应抗原的自体或异体红细胞。

（3）已知血型的红细胞。

【操作要点】

（1）生理盐水洗涤红细胞至少 3 次。

（2）红细胞末次洗涤后，800g～1000g 离心至少 5 min，尽量除尽上清液。残余盐水可用滤纸条吸尽。

（3）混匀适量体积的压积红细胞和血清，在适宜的温度下孵育 30～60 min。

（4）孵育过程中，定时混匀血清和细胞。

（5）红细胞 800g～1000g 离心 5 min。如有条件，在孵育温度下离心，防止抗体从红细胞膜上解离。

（6）将上清液（被吸收的血清）转移至干净的试管。如要留取放散液，则保留红细胞。

（7）取部分吸收后的血清，与保留的未用过的吸收红细胞反应，以检查是否所有抗体都被吸收。

（8）最后一次吸收后，用试剂谱红细胞检测吸收后的待检血清中是否含有同种抗体。

【结果判定】 如果吸收后血清仍与试剂谱红细胞反应，证明抗体未被完全吸收；如血清不反应，证明抗体被完全吸收。

【注意事项】

（1）压积红细胞和血清可按等体积加入，也可根据实际情况，加大红细胞或血清的量。IgG 抗体的最适吸收温度为 37 ℃，IgM 抗体的最适吸收温度为 4 ℃。

（2）如果红细胞和血清的接触面积较大，吸收会更有效。推荐使用大口径（直径 13 mm 以上）试管。

（3）抗体要完全除尽，可能需多次吸收。但每增加一次吸收，血清被稀释的可能性会增加。

（4）重复吸收时，要用新的红细胞，而非之前吸收过的红细胞。

（5）对于耐受酶处理的抗原，可用酶处理红细胞，以增强对相应抗体的吸收。

2. 放散试验

【原理】 红细胞上的抗原与血清中抗体在合适条件下发生凝集或致敏，这种结合是可逆的，如改变某些物理条件，抗体又可从结合的细胞上放散下来，再以相应的红细胞鉴定放散液内抗体的种类并测定其强度，用以判定原来红细胞上抗原的型别。这种方法常用于 ABO 亚型的鉴定、全凝集或多凝集红细胞的定型、类 B 抗原的鉴定以及新生儿溶血病的诊断等。

放散试验的方法很多，ABO 血型不合新生儿溶血病的 IgG 抗-A、抗-B 以及 IgM 血型抗体的检测以热放散法较为常用。Rh 血型不合新生儿溶血病的 IgG 抗体的检测以乙醚放散法较为常用。

【试剂】 人源性抗-A 和（或）抗-B 试剂。由于某些单克隆 ABO 定型试剂对 pH 和渗透压的改变较为敏感，这些试剂可能不适合用于吸收试验和放散试验。

【样本】 待检红细胞。

（1）热放散法：

【器材】 56 ℃孵育箱、低速离心机。

【试剂】

①直接抗球蛋白试验（DAT）阳性红细胞，用大量生理盐水洗涤 4～6 次。

②红细胞末次洗涤的生理盐水上清液。

③6％牛白蛋白。

【操作要点】

①在 13 mm×100 mm 的试管中，加等体积洗涤后的压积红细胞和 6％牛白蛋白，混匀。

②56 ℃水浴中孵育 10 min。孵育期间,定时摇动试管。

③1000g 离心 2～3 min。

④立即转移上清放散液至另一新试管中,和红细胞末次洗涤的生理盐水上清液平行试验。

⑤取标准小试管 3 支,分别标记 A、B 和 O,每管加入放散液 0.2 mL,再分别加入相应的 2％标准 A、B、O 型红细胞 0.1 mL。另取 3 支相同试管,分别加入红细胞末次洗涤的生理盐水上清液,再分别加入 2％标准 A、B 和 O 型红细胞 0.1 mL 做对照。

⑥轻轻摇动试管,使红细胞充分混匀,1000g 离心 15 s 后观察红细胞凝集反应,记录试验结果。

【注意事项】 对于冷抗体,红细胞应用冷盐水洗涤,防止结合的抗体在放散前解离。

(2)乙醚放散法:

【器材】 洁净小试管、记号笔、低速离心机、37 ℃水浴箱。

【试剂】 受检者血清、相应抗原的红细胞(抗凝血)、乙醚(分析纯)、AB 型血清等。

【操作要点】

①取具有相应抗原的抗凝血,离心后吸去血浆,加大量生理盐水洗涤红细胞 3 次,离心后取压积红细胞备用。

②将适量的受检者血清和压积红细胞混匀后,放在适当的温度下 1 h,在此期间摇匀 1～2 次。

③800g～1000g 离心 5 min,将上清液吸到另一支试管中,鉴定上清液中的抗体,以判断待检血清除被吸收的抗体外,是否还有其他血型抗体。

④将红细胞用生理盐水洗涤 3 次,离心获得压积红细胞。

⑤取 1 体积压积红细胞加 1 体积 AB 型血清或生理盐水、2 体积乙醚,用力颠倒摇匀 10 min,然后以 900g～1000g 离心 5 min。

⑥离心后即分为 3 层,最上层是乙醚,中层是红细胞基质,下层是具有抗体的放散液,其色深红。

⑦用清洁的吸管插到最下层吸出放散液。若混浊,可再离心一次。

⑧将放散液放置 37 ℃水浴中 30 min,除尽乙醚。

⑨900g～1000g 离心 2 min,取上层深红色放散液,用间接抗球蛋白试验技术鉴定抗体的特异性。

【注意事项】 本试验适用于鉴定 Rh 抗体。其最大优点是可用于检查获得性溶血性贫血。此类患者红细胞直接抗球蛋白试验呈阳性,说明在体内已有自身抗体吸附在红细胞上。这种抗体常有 Rh 特异性。

三、RhD 血型鉴定

Rh 血型系统中,与临床关系最密切的抗原有 D、C、E、c、e。免疫原性最强的是 D 抗原,其次是 c、E 抗原,再次是 e、C 抗原。血型鉴定常规检测 D 抗原,其他抗原一般不进行常规检测。

【原理】 采用 RhD 单克隆 IgM 抗体,根据抗-D 抗体与对应红细胞抗原的凝集反应,区分 RhD 阳性和 RhD 阴性。

【器材】 干净玻片、干净玻璃试管(75 mm×12 mm 或 75 mm×10 mm)、微量 U 形板、一次性干净吸管、37 ℃孵育箱、低速离心机、板式离心机。

【试剂】 RhD 单克隆 IgM 抗体等。

【标本】 抗凝或不抗凝的血液标本都可以用于 Rh 定型。红细胞可以悬浮于自身血清、血浆、生理盐水中或洗涤后悬浮于生理盐水中。

【操作要点】

1. 平板法(玻片法)

(1)取干净玻片,做好标记后,加 1 滴抗-D 试剂于玻片上。

(2)再加 1 滴 2％～5％的被检红细胞悬液。该红细胞悬液可以是生理盐水悬液,也可以是悬浮于自身血浆或血清中的红细胞。

（3）在标记的圆形玻片区域中混匀，前后缓慢摇晃玻片，2 min 左右肉眼判读结果。不要将试剂的干燥与凝集相混淆。

（4）如果结果呈阴性，需用试管法重做一遍试验。

2．试管法

（1）加 1 滴抗-D 试剂于 1 支预先标记好的试管中。

（2）再加 1 滴 2%～5% 的被检红细胞悬液于试管中，混匀。

（3）放入离心机中，1000 r/min，离心 1 min，或者 3000 r/min，离心 15 s。

（4）检查是否有溶血（溶血可能是阳性结果，或者是细菌污染导致），然后轻轻摇动试管，使细胞再悬浮起来。观察凝集状况，并立即记录结果，必要时可借助显微镜观察。

（5）若是阴性结果，需在 37 ℃孵育 15～30 min，然后再离心观察结果，结果若是阳性，需进一步确认是否是弱 D。

3．微量板法（U 形板法）

（1）将 U 形板做好标记，加 1 滴抗-D 试剂于 U 形板底的微孔中。

（2）再在微孔中加 1 滴 2%～5% 的被检红细胞悬液，用机械的方法将 U 形板混匀。红细胞悬液需要事先制备于生理盐水中。

（3）放入板式离心机中，2000 r/min，离心 30 s。不同的试剂盒有不同的离心要求，要按照说明书执行。

（4）观察有无溶血情况（溶血可能是阳性结果，或者是细菌污染）。

（5）结果判断：机械振荡 U 形板，再悬浮红细胞，根据悬浮情况来判断凝集状况。阳性反应者出现红细胞凝集；阴性反应者则在微孔中出现均匀细胞悬液。

（6）可用肉眼和自动化仪器判读结果。做好记录。

阳性反应：出现红细胞凝集，为 RhD 阳性。

阴性反应：红细胞不出现凝集，为 RhD 阴性。

（7）如果结果呈阴性，需用试管法重做一遍试验。

【注意事项】

（1）标本应无溶血现象，尽早完成检测。

（2）所用试剂含有 0.1% 叠氮钠，误食会导致中毒。

（3）如果试剂变混浊则不能使用，若开瓶后使用时间过长，最好用已知的阴性、阳性红细胞检查结果是否符合。

【RhD 鉴定的意义】

（1）RhD 鉴定可用于输血治疗。

（2）RhD 鉴定可用于组织器官移植。

（3）RhD 鉴定可用于新生儿溶血病病因检查和亲子鉴定。

四、Rh 表型分型

【原理】 从理论上讲人类红细胞上的 Rh 抗原应有 D、d、C、c、E、e 这 6 种，但目前尚未发现抗-d，因此也未肯定 d 抗原，故 Rh 抗原主要有 5 种。Rh 血型形成的天然性抗体极少，主要是免疫性抗体，已知有抗-D、抗-C、抗-E、抗-c 和抗-e 这 5 种。抗-D 抗体是 Rh 血型系统中最常见的抗体。Rh 抗体有完全抗体和不完全抗体两种，完全抗体在机体受抗原刺激初期出现，一般属 IgM 型。机体再次受相同抗原刺激，则产生不完全抗体，属 IgG 型。Rh 抗体主要是不完全抗体，如用这 5 种不完全抗体的血清做鉴定，可将 Rh 血型系统分为 18 个型别。在临床上，因 D 抗原的抗原性最强，出现频率高，临床意义又较大，故一般只做 D 抗原的血型鉴定。如仅用抗-D 血清进行鉴定，则凡带有 D 抗原者称为 Rh 阳性，不带 D 抗原者称为阴性。

NOTE

【器材】 小试管、记号笔、低速离心机、37 ℃水浴箱。

【试剂】

(1) Rh 抗血清：

①5 种不完全 Rh 抗血清(抗-D、抗-C、抗-E、抗-c 和抗-e)(IgG)。

②单克隆 Rh 抗血清(IgM/IgG)。

(2) 2％～5％受检者红细胞悬液。

(3) 0.067 mol/L 磷酸盐缓冲液(pH 5.5)：0.067 mol/L Na_2HPO_4 5 mL 加 0.067 mol/L KH_2PO_4 95 mL 混合而成。

(4) 1％菠萝蛋白酶(或木瓜蛋白酶)溶液：称取菠萝蛋白酶 1.0 g 溶解于 0.067 mol/L 磷酸盐缓冲液(pH 5.5)100 mL 内。

(5) 2％～5％Rh 阳性红细胞和 5％Rh 阴性红细胞悬液各 1 份。

【操作要点】

1. 酶法 取小试管(10 mm×60 mm)5 支，用记号笔标记，分别加入上述 5 种抗血清各 1 滴，再加 5％受检者红细胞悬液及 1％菠萝蛋白酶试剂各 1 滴，混匀，置 37 ℃水浴中 1 h，以肉眼观察凝集反应。

2. 盐水法 取小试管(10 mm×60 mm)5 支，分别加入上述 5 种单克隆 Rh 抗血清(IgM)各 1 滴，再加入 5％受检者红细胞各 1 滴，混匀，1000 r/min 离心 1 min，观察结果。

3. 对照管 用记号笔标记阴性、阳性，分别加入抗-D 血清(IgG)1 滴，阳性对照管加 Rh 阳性红细胞 1 滴，阴性对照管加 Rh 阴性红细胞 1 滴，再各加 1％菠萝蛋白酶溶液 1 滴，置 37 ℃水浴中 1 h，肉眼观察反应结果。

4. 结果判定 如阳性对照管凝集、阴性对照管不凝集，受检管凝集，即表示受检者红细胞上有相应抗原；受检管不凝集，即表示受检者红细胞上没有相应抗原。

应用 5 种抗 Rh 血清的检查结果可能有 18 种表型，见表 3-9。

表 3-9 用 5 种抗 Rh 血清检查结果判定

与各抗血清的反应					受检者 Rh 表型	Rh 阳性或阴性	
抗-C	抗-c	抗-D	抗-E	抗-e		临床上通称	血清学区分
＋	＋	＋	＋	＋	CcDEe	Rh 阳性	Rh 阳性
＋	－	＋	－	＋	CCDee	Rh 阳性	Rh 阳性
＋	＋	＋	－	＋	CcDee	Rh 阳性	Rh 阳性
＋	－	＋	＋	－	CCDEE	Rh 阳性	Rh 阳性
－	＋	＋	＋	－	ccDEE	Rh 阳性	Rh 阳性
－	＋	＋	－	＋	ccDee	Rh 阳性	Rh 阳性
－	＋	＋	＋	＋	ccDEe	Rh 阳性	Rh 阳性
＋	＋	＋	＋	＋	CCDEe	Rh 阳性	Rh 阳性
＋	＋	＋	＋	－	CcDEE	Rh 阳性	Rh 阳性
＋	－	－	－	＋	CCdee	Rh 阴性	Rh 阳性
－	＋	－	＋	－	ccdEE	Rh 阴性	Rh 阳性
＋	＋	－	＋	＋	CcdEe	Rh 阴性	Rh 阳性
＋	＋	－	－	＋	Ccdee	Rh 阴性	Rh 阳性
－	＋	－	＋	＋	ccdEe	Rh 阴性	Rh 阳性
＋	－	－	＋	－	CCdEE	Rh 阴性	Rh 阳性
＋	－	－	＋	＋	CCdEe	Rh 阴性	Rh 阳性

与各抗血清的反应					受检者 Rh 表型	Rh 阳性或阴性	
抗-C	抗-c	抗-D	抗-E	抗-e		临床上通称	血清学区分
+	+	−	+	−	CcdEE	Rh 阴性	Rh 阳性
−	+	−	−	+	ccdee	Rh 阴性	Rh 阴性

注:"+"表示凝集;"−"表示不凝集。

五、MN 血型定型

【原理】 根据红细胞膜表面是否具有 M 抗原和(或)N 抗原,可将 MNS 血型系统分为 M 型、N型和 MN 型 3 种表现型。利用红细胞凝集试验,可准确鉴定 MN 血型。免疫性抗-M、抗-N 抗体能引起早产、死胎、新生儿溶血病及交叉配血不合等。

【器材】 洁净小试管、记号笔、低速离心机。

【试剂】 抗-M、抗-N 血清。

【标本】 抗凝或不抗凝的血液标本都可以用于 MN 血型定型。红细胞可以悬浮于自身血清、血浆、生理盐水中或洗涤后悬浮于生理盐水中。

【操作要点】

(1) 取 2 支洁净试管,分别加 1 滴抗-M 和抗-N 试剂,并做好标记。

(2) 分别加入 2%～5%的受检者红细胞悬液 1 滴。

(3) 轻轻混匀,置室温中 5～15 min,通常 $900g～1000g$ 离心 15 s。

(4) 观察并记录反应结果。

【结果判定】 参见表 3-10。

表 3-10 MN 血型结果判定表

判定血型	抗-M	抗-N
MM 型	+	−
NN 型	−	+
MN 型	+	+

注:"+"表示凝集;"−"表示不凝集。

【临床应用】

(1) 经研究证实,木瓜蛋白酶、无花果蛋白酶、菠萝蛋白酶等对 MNS 血型系统的抗原具有破坏作用。在使用这些酶处理红细胞时,破坏了 GPA 和 GPB(二者是红细胞膜上主要的唾液酸糖蛋白,GPA 分子上有 MN 抗原,GPB 分子主要携带 Ss 抗原),因此 MN 抗原也会随之被破坏。但是用木瓜蛋白酶处理红细胞,不易破坏 S 抗原。

(2) 抗-M 及抗-N 血清系用含 M 抗原或 N 抗原的红细胞免疫家兔和再吸收后制成。每次试验应严格掌握温度和时间,同时需做阳性和阴性对照。

(3) 抗-M 和抗-N 中偶尔可见有天然抗体 IgM,引起交叉配血试验不合。IgG 型抗-M 可引起新生儿溶血病及输血反应。

(4) *MN* 和 *Ss* 为两对紧密连锁的基因,故称为 MNSs 系统。如使用抗-M/N/S/s 四种抗血清可区分为 10 种基因型;如使用抗-M、抗-N 和抗-S 三种抗血清,可区分为 6 种基因型或表型。

六、P1PK 血型定型

【原理】 P1PK 血型系统包括 3 个抗原,即 P1、P^K 和 NOR。临床上常只需用抗-P_1 血清将红细胞分为 P_1 和 P_2 两种,见表 3-11。我国汉族人群中 P_1 表型者约占 39.67%,P_2 表型者约占 60.33%。

表 3-11　P1KP 血型系统的分型

抗-P$_1$	表型	抗原	基因型
＋	P$_1$	P$_1$（＋）	P_1P_1、P_1P_2
－	P$_2$	P$_1$（－）	P_2P_2

注："＋"表示凝集；"－"表示不凝集。

【器材】　玻璃棒、记号笔、白瓷板或玻片。

【试剂】　抗-P$_1$ 分型血清、已知 P$_1$ 和 P$_2$ 型 2％红细胞悬液。

【操作要点】

（1）取划有方格的白瓷板 1 块，标明受检者 2％红细胞悬液、P$_1$ 和 P$_2$ 对照，各加抗-P$_1$ 分型血清 1 滴。然后按对应再各加受检者 2％红细胞悬液、P$_1$ 和 P$_2$ 型 2％红细胞悬液 1 滴，用玻璃棒分别混匀。

（2）转动玻片数次，放置室温中 15 min。

（3）结果判定 P$_1$ 对照应凝集，P$_2$ 对照应不凝集；受检者红细胞凝集者为 P$_1$ 型，不凝集者为 P$_2$ 型。

【注意事项】

（1）P1PK 血型鉴定应注意反应时间，否则易出现假阳性。

（2）抗-P$_1$ 常属冷凝集素 IgM，4 ℃为最适反应温度，偶尔可引起输血反应。

（叶剑荣）

第三节　交叉配血试验

　　将供血者红细胞、血清（浆）分别与受血者的血清（浆）、红细胞混合，观察是否出现凝集反应称为交叉配血试验，也称为血液相容性试验，为术前输血必做的试验，可避免输血引起的溶血反应。这是在血型鉴定基础上，进一步检查受血者和供血者血液中是否含有不相容抗原和抗体的试验。根据介质的不同分为盐水介质交叉配血试验、低离子聚凝胺交叉配血试验、抗球蛋白交叉配血试验、微柱凝胶抗球蛋白交叉配血试验、酶介质交叉配血试验等。

一、盐水介质交叉配血试验

　　【原理】　在盐水介质中，将红细胞加入血浆，若血浆中存在 IgM 类天然抗体，则可在室温下直接与含有相应抗原的红细胞结合，并呈现肉眼可见的凝集，也可激活补体引起红细胞膜损伤而出现溶血现象。血浆中 IgG 抗体无此特点。离心后，观察红细胞与血浆作用后有无凝集现象，判断供血者与受血者之间有无血型不合。

　　【器材】　小试管、标记笔、试管架、一次性吸管、微量移液器、离心机、载玻片、显微镜。

　　【试剂】　生理盐水。

　　【标本】　供血者、受血者 ABO 同型的 EDTA-K$_2$ 或枸橼酸钠抗凝全血各 3 mL。

　　【操作要点】

　　1. 制备标本　①分离血浆：取盛有供血者和受血者血液标本的试管，1000g 离心 5 min，分别取上层血浆于 2 支试管中，做标记。②洗涤红细胞：加入 1～2 倍体积的生理盐水于上述红细胞试管中，混匀，洗涤，离心（同上），弃去上清液。重复操作 2～3 次，末次洗涤后的上清液应清亮并完全弃去，获得压积红细胞。③取压积红细胞层制备成 5％红细胞悬液（0.8 mL 生理盐水中加入 1 滴压积红细胞），并做好标记。

　　2. 标记　取 2 支干净试管，分别标记主侧管和次侧管。

　　3. 加样　在主侧管内加 100 μL（2 滴）受血者血浆和 50 μL（1 滴）供血者红细胞悬液；在次侧管

内加 100 μL(2 滴)供血者血浆和 50 μL(1 滴)受血者红细胞悬液。

4. 离心　1000g 离心 15 s,或 1000 r/min 离心 1 min。

5. 观察结果　肉眼观察上清液是否溶血,再轻摇试管,观察红细胞是否凝集(必要时镜检)。

【结果判断】　ABO 同型配血,主侧管和次侧管内红细胞无凝集或溶血现象,表明受血者和供血者的血液盐水介质交叉配血相容。如果主侧管和次侧管或任一侧试管内出现红细胞凝集或溶血现象,则表明受血者、供血者血液不相容。

【注意事项】

(1) 试验前各种器材要干燥、清洁,不使用过期试剂,标本要防止污染和溶血。

(2) 红细胞要用生理盐水洗涤干净,避免血浆中的血型物质中和抗体。

(3) 试验过程应认真谨慎,严格按照步骤进行。红细胞浓度要适当,离心时间和速度要准确,注意室温的控制,防止冷抗体引起凝集反应。为防止污染,每次加样时应更换吸头。及时观察结果,必要时利用显微镜镜检。

(4) 该法只能检出 IgM 类完全抗体,不能检测 IgG 类不完全抗体。需与检测不完全抗体的配血方法(如抗球蛋白试验、聚凝胺试验、酶处理试验)联合检测,以防止漏检不完全抗体,以确保输血安全。

(5) 若出现交叉配血不相容,需重新鉴定供血者和受血者的 ABO 血型。

二、低离子聚凝胺交叉配血试验

【原理】　低离子强度溶液(low ionic strength solution,LISS)可以减少红细胞周围的阳离子,促进血型抗体与红细胞膜上相应抗原结合。聚凝胺是一种高价阳离子多聚物,溶解后产生正电荷,能够中和红细胞表面的负电荷,致使红细胞形成可逆性的非特异性凝集。再加入带负电荷的枸橼酸钠重悬液中和聚凝胺的正电荷,此时由聚凝胺引起的非特异性凝集会因电荷被中和而消失,为阴性。当血清中存在 IgM 或 IgG 类血型抗体时,红细胞可产生特异性凝集,不被枸橼酸钠重悬液解聚,仍维持肉眼可见的凝集状态,为阳性。

【器材】　小试管、标记笔、试管架、一次性吸管、微量移液器、离心机、载玻片、显微镜。

【试剂】　低离子强度溶液(LISS)、聚凝胺溶液、枸橼酸钠重悬液等。

【标本】　供血者、受血者 ABO 同型的 EDTA-K_2 抗凝全血各 3 mL。

【操作要点】

(1) 标本制备与试管标记同盐水介质法。

(2) 加样:在主侧管内加受血者血浆(清)2 滴和供血者红细胞悬液 1 滴;在次侧管内加供血者血浆(清)2 滴和受血者 2%～5% 红细胞悬液 1 滴。

(3) 每管加低离子强度溶液(LISS)0.6 mL,混匀,室温静置 1 min。

(4) 每管加入聚凝胺溶液 2 滴,混匀,室温静置 15 s。

(5) 1000g 离心 15 s,倒掉上清液,留约 0.1 mL 液体。轻摇试管,肉眼观察红细胞有无凝集现象,如无凝集,必须重做。

(6) 每管加入枸橼酸钠重悬液 2 滴,轻摇试管混匀,1 min 内肉眼观察原有凝集是否均匀散开,必要时用显微镜观察结果。

【结果判断】　如主侧管和次侧管内凝集在 1 min 内散开,为聚凝胺交叉配血试验阴性,表示受血者与供血者血液相容,可以输血;如主侧管和次侧管或者任一侧试管内凝集在 1 min 内不散开,即为特异性抗原-抗体反应,表示受血者与供血者血液不相容,不可以输血。

【注意事项】

(1) 本方法不适用于 Kell 血型系统的交叉配血。

(2) 用 EDTA-K_2 抗凝的标本做试验较佳,不能使用溶血标本。

(3) 若患者血清(浆)含有肝素,如血液透析患者,需多加 4～6 滴聚凝胺溶液以中和肝素。

（4）其他因素干扰：冷凝集素、自凝现象、不规范操作。

（5）聚凝胺试剂应保存于黑色塑料瓶中，不可使用过期无效试剂。

（6）应在 1 min 内判读试验结果。

三、抗球蛋白交叉配血试验

【原理】 该试验又称为 Coombs 试验，主要用于检查 IgG 等不完全抗体参与的抗原-抗体反应，也用于检查补体组分 C3、C4 片段参与的免疫反应。在一定条件下，IgG 类血型抗体能与红细胞膜上相应抗原结合而使红细胞致敏，但不出现肉眼可见的凝集现象。当加入抗球蛋白试剂后，该抗体（二抗）的 Fab 片段可与包被在红细胞膜上的 IgG 类血型抗体（一抗）的 Fc 片段结合发生抗原-抗体反应，通过抗球蛋白抗体的"搭桥"作用，原来已致敏的红细胞发生肉眼可见的凝集反应。根据试验目的不同，抗球蛋白交叉配血试验分为 2 种：①直接抗球蛋白试验（direct antiglobulin test, DAT），即抗球蛋白试剂直接作用于受检者红细胞，观察后者是否出现肉眼可见的凝集，可检测受检者红细胞是否已被不完全抗体和（或）补体致敏；②间接抗球蛋白试验（indirect antiglobulin test, IAT），即首先在体外将受检者（含不完全抗体的）血浆与红细胞共同孵育，再加入抗球蛋白试剂，观察红细胞是否凝集而进行的试验，可用于交叉配血试验、血清中不完全抗体的筛查和鉴定、红细胞上的血型抗原（如 Rh、Kell、Kidd、Duffy 等血型系统）的检测。

【器材】 小试管、标记笔、试管架、一次性吸管、微量移液器、离心机、载玻片、显微镜、37 ℃恒温水浴箱。

【试剂】 生理盐水、抗球蛋白试剂、IgG 型抗-D 血清、正常人 AB 型血清、阳性对照细胞（致敏的 RhD 阳性红细胞悬液）、阴性对照细胞（正常人 RhD 阳性红细胞悬液）。

【标本】 供血者、受血者 ABO 同型的 EDTA-K_2 抗凝全血各 3 mL。

【操作要点】

1. 制备标本 ①分离血浆：取盛有供血者和受血者血液标本的试管，$1000g$ 离心 5 min，分别取上层血浆于 2 支试管中，做标记。②洗涤红细胞：加入 1～2 倍体积的生理盐水于上述红细胞试管中，混匀，洗涤，离心（同上），弃去上清液。重复操作 2～3 次，末次洗涤后的上清液应清亮并完全弃去，获得压积红细胞。③制备 2%～5%红细胞悬液（0.8 mL 生理盐水中加入 1 滴压积红细胞），做好标记。④阳性对照细胞的制备：分别采取 3 个人的 RhD 阳性 O 型红细胞，混合，用生理盐水洗涤 3 次后取压积红细胞，加等量的人源性 IgG 型抗-D 血清，置 37 ℃水浴致敏 1 h 后取出，再用生理盐水洗涤 3 次，离心后弃去上清液，用生理盐水配制成 5%人源性 IgG 抗-D 致敏的 RhD 阳性 O 型红细胞悬液。⑤阴性对照细胞的制备：分别采取 3 个人的 RhD 阳性 O 型红细胞，混合，用生理盐水洗涤 3 次后取压积红细胞，加等量的正常人 AB 型血清，置 37 ℃水浴 1 h 后取出，再用生理盐水洗涤 3 次，离心后弃去上清液，最后用生理盐水配制成 5%红细胞悬液（即为正常人 RhD 阳性红细胞悬液）。

2. 标记 取 6 支干净试管，分别标记主侧管、次侧管、阳性对照管、阴性对照管、供血者自身对照管和受血者自身对照管。

3. 加样 按表 3-12 进行加样。

表 3-12 抗球蛋白交叉配血试验

反应管/滴	主侧管	次侧管	阳性对照管	阴性对照管	供血者自身对照管	受血者自身对照管
受血者血浆	2 滴	—	—	—	—	—
供血者红细胞悬液	1 滴	—	—	—	1 滴	—
供血者血浆	—	2 滴	—	—	—	—
受血者红细胞悬液	—	1 滴	—	—	—	1 滴
阳性对照细胞	—	—	1 滴	—	—	—

NOTE

反应管/滴	主侧管	次侧管	阳性对照管	阴性对照管	供血者自身对照管	受血者自身对照管
阴性对照细胞	—		—	1 滴	—	—
生理盐水	—		—	—	1 滴	1 滴
轻轻混匀,37 ℃水浴 1 h,用生理盐水洗涤各管红细胞 3 次,离心后弃去上清液						
抗球蛋白试剂	1 滴	1 滴	1 滴	1 滴	1 滴	1 滴
1000g 离心 15 s						

4. 观察结果 轻摇试管,观察红细胞是否凝集。必要时用显微镜观察结果。

【结果判断】

1. 阴性结果 受血者、供血者自身对照管内红细胞不凝集,阴性对照管内红细胞不凝集,阳性对照管内红细胞凝集。如果主、次侧管内红细胞均不凝集,表示供血者和受血者血液抗球蛋白介质交叉配血相容,可使用供血者血液对受血者进行输注。

2. 阳性结果 受血者、供血者自身对照管内红细胞不凝集,阴性对照管内红细胞不凝集,阳性对照管内红细胞凝集。如果主侧管和次侧管或任一侧试管内红细胞凝集和(或)溶血,则提示受血者、供血者血液抗球蛋白介质交叉配血不相容,供血者血液不可输注。

【注意事项】

(1) 标本采集后应立即进行试验,延迟试验或中途停止会使抗体从细胞上解离,造成假阴性结果。

(2) 抗球蛋白试剂使用前要室温平衡,按照说明书最适稀释度使用,否则可产生前带或后带现象而误认为阴性结果。

(3) 如阴性对照管内红细胞凝集或阳性对照管内红细胞不凝集,提示反应系统有问题,试验结果不可靠。应进一步分析原因,重新进行试验。

(4) 受血者或供血者自身对照管(生理盐水对照管)出现红细胞凝集、交叉配血试验结果出现红细胞凝集,表明供血者或受血者可能存在红细胞自身抗体,提示本次试验结果不可靠。应当消除受血者或供血者自身导致红细胞凝集的原因,再重新进行试验。

(5) 为证实抗球蛋白交叉配血试验阴性结果的正确性,应在试验结束后,再在主侧管和次侧管内各加入 1 滴阳性对照细胞(IgG 类抗-D 致敏的 O 型 RhD 阳性红细胞),离心后应出现红细胞凝集现象;若没有出现红细胞凝集则表明交叉配血试验结果无效,应查找原因并重新进行试验。

四、微柱凝胶抗球蛋白交叉配血试验

【原理】 按照交叉配血的试验要求,将供血者、受血者红细胞和血浆(清)分别加入含有抗球蛋白试剂的微型凝胶柱主侧管和次侧管的反应室中,置 37 ℃孵育器中孵育一定时间,如果血浆(清)中存在针对红细胞抗原的 IgG 或 IgM 类血型抗体,则形成红细胞凝集团块。凝胶柱中的凝胶具有分子筛的作用,阻止凝集的红细胞下沉,而滞留在微柱凝胶表面或凝胶中即为阳性反应;如果血浆(清)中不含有针对红细胞抗原的抗体,则红细胞分散存在,经离心通过凝胶,下沉到微柱管底即为阴性反应。

【器材】 小试管、标记笔、试管架、微量移液器、微柱凝胶试剂卡专用孵育器、微柱凝胶卡配套专用离心机。

【试剂】 用于交叉配血试验的抗球蛋白微柱凝胶试剂卡、红细胞稀释液。

【标本】 供血者、受血者 ABO 同型的 EDTA-K$_2$ 抗凝全血各 3 mL。

【操作要点】

1. 制备标本 ①分离血浆:取盛有供血者和受血者标本的试管,900～1000g 离心 5 min。分别取上层血浆于 2 支试管中,做标记。②洗涤红细胞:用生理盐水洗涤受血者红细胞和供血者红细胞各 3 次。③制备受血者和供血者 0.8％～1％红细胞悬液:用凝胶卡配套的红细胞稀释液配制成 0.8％～1％红细胞悬液,做标记。

2. 加样(先加红细胞悬液再加血浆) 吸取供血者 0.8％～1％红细胞悬液 50 μL、受血者血浆 25 μL,分别加入主侧管反应室内;吸取受血者 0.8％～1％红细胞悬液 50 μL、供血者血浆 25 μL,分别加入次侧管反应室内。

3. 孵育 将加样后的试剂卡置于专用孵育器 37 ℃孵育 15 min。

4. 离心 取出试剂卡,将孵育好的试剂卡置于专用离心机,1500 r/min,离心 10 min。

5. 观察结果 取出试剂卡,肉眼观察结果。

【结果判断】

1. 阴性结果 主侧管和次侧管内红细胞完全沉降于凝胶管底部,表明受血者与供血者血液相容,供血者血液可以输给受血者。

2. 阳性结果 主侧管和次侧管或任一侧微管内红细胞凝集块位于凝胶表面或凝胶中央和(或)出现溶血,表明受血者与供血者血液不相容,供血者血液不可以输给受血者。

【注意事项】

(1)目前临床上一般多将抗球蛋白试剂用于微柱凝胶免疫试验。

(2)不能使用溶血标本进行交叉配血试验。

(3)凝胶卡使用前要仔细检查凝胶中有无气泡、凝胶表面是否已无液体,凝胶卡使用前先离心后再加样使用。

(4)由于抗球蛋白试剂已加入微柱凝胶中,红细胞和血浆成分以不同的速度通过微柱(两者的重力加速度不同),消除了血浆中未结合的球蛋白中和抗球蛋白试剂的可能性,因此使用微柱凝胶进行交叉配血试验时,加样前红细胞可不洗涤;且对于阴性的交叉配血试验也不需加入阳性对照细胞验证阴性结果的有效性。

五、酶介质交叉配血试验

【原理】 红细胞表面含有丰富的唾液酸,带有较多负电荷,在液体中相互排斥。蛋白水解酶能消化和破坏红细胞表面的唾液酸,使红细胞表面的负电荷减少,进而使红细胞之间的排斥力减弱、距离缩短,IgG 类红细胞血型抗体分子的两个抗原结合位点能分别结合具有相应抗原的红细胞,导致红细胞发生凝集反应。

【器材】 记号笔、试管架、试管、滴管或一次性吸管、载玻片、台式离心机、37 ℃恒温水浴箱、显微镜。

【试剂】 生理盐水、1％菠萝蛋白酶溶液、阴性对照细胞(3％RhD 阳性 O 型红细胞悬液)、人源性 IgG 型抗-D 血清、正常人 AB 型血清。

【标本】 供血者、受血者 ABO 同型的 EDTA-K_2 抗凝全血各 3 mL。

【操作要点】

1. 制备标本 ①分离血浆:取盛有供血者和受血者血液标本的试管,1000g 离心 5 min,分别取上层血浆于 2 支试管中,做标记。②洗涤红细胞:加入 1～2 倍体积的生理盐水于上述红细胞试管中,混匀,洗涤,离心(同上),弃去上清液。重复操作 2～3 次,末次洗涤后的上清液应清亮并完全弃去,获得压积红细胞。③制备 3％红细胞悬液,做好标记。

2. 加样 ①取洁净试管 2 支,分别标记为主侧管和次侧管,其中主侧管加入 2 滴受血者血清和 1 滴供血者 3％红细胞悬液,次侧管加入 2 滴供血者血清和 1 滴受血者 3％红细胞悬液,再各加入 1％菠萝蛋白酶溶液 1 滴。②取洁净试管 1 支,标记为阳性对照管,加入 3％RhD 阳性 O 型红细胞悬液和人源性 IgG 类抗-D 血清各 1 滴后,再加 1％菠萝蛋白酶溶液 1 滴。③取洁净试管 1 支,标记为阴性对照管,加入 3％RhD 阳性 O 型红细胞悬液和正常人 AB 型血清各 1 滴后,再加 1％菠萝蛋白酶溶液 1 滴。④取洁净试管 1 支,标记为自身对照管,分别加入受血者血清和 3％红细胞悬液各 1

NOTE

55

滴,再加 1% 菠萝蛋白酶溶液 1 滴。

3. 孵育 轻轻混匀后,置 37 ℃水浴箱内孵育 30 min。

4. 离心 从水浴箱中取出试管并轻轻混匀,经 1000g 离心 30 s。

5. 观察结果 轻摇试管以使红细胞重悬浮,肉眼观察红细胞有无凝集,记录结果。取洁净载玻片 1 张,用两个滴管分别从主侧管和次侧管内吸取红细胞悬液 1 滴,滴在载玻片两侧,再用显微镜观察结果,记录试验结果。

【结果判断】

1. 阴性结果 受血者自身对照管内红细胞不凝集,阴性对照管内红细胞不凝集,阳性对照管内红细胞凝集,而主、次侧管内红细胞均不凝集,则表示受血者和供血者血液酶介质交叉配血相容。

2. 阳性结果 受血者自身对照管内红细胞不凝集,阴性对照管内红细胞不凝集,阳性对照管内红细胞凝集,而主侧管和次侧管或任一侧试管内红细胞凝集,则表明受血者和供血者血液酶介质交叉配血不相容。

【注意事项】

(1) 酶试剂容易失效,每批试剂要分装冻存。

(2) 酶试剂的量按要求加入。量过少可能导致假阴性,量过多可能会导致红细胞自发凝集而产生假阳性。

(3) 蛋白水解酶能将红细胞表面的多肽链切断,暴露部分抗原,因此蛋白水解酶处理后可增强一些血型系统抗原、抗体的反应,如 Rh、Kidd 和 Kell 系统;同时蛋白水解酶可破坏唾液酸,致使 M、N、S、Fy^a、Fy^b 抗原结构被破坏,使这些抗原对应的抗体被漏检,且酶反应影响因素较多,因此目前较少使用酶法做交叉配血试验。

六、交叉配血试验选择及方法学评价

交叉配血试验检测介质分为盐水介质和不完全抗体检测介质。盐水介质主要用于检出 IgM 抗体所致受血者和供血者血型不相容,但临床上最常见的迟发型输血反应多由 ABO 血型之外的其他血型(如 Rh 血型)的 IgG 抗体所致,因此,除了用盐水介质法外,至少还要用低离子聚凝胺法,有条件的还可增加抗球蛋白交叉配血试验、微柱凝胶交叉配血试验、酶介质交叉配血试验等方法。各种交叉配血试验的方法学评价,见表 3-13。

表 3-13 交叉配血试验的方法学评价

交叉配血试验类型	优点	缺点
盐水介质交叉配血	成本低,简便快捷	只能检出 IgM 类完全抗体所致的血型不相容,不能检出 IgG 类不完全抗体,容易产生假阴性结果
低离子聚凝胺交叉配血	对 Kell 系统之外的大多数血型系统敏感性高,操作简便、快速、假阳性少	影响因素多,易漏检低效价抗体,如果此试验阴性还需用抗球蛋白交叉配血试验对结果进行确认
抗球蛋白交叉配血	检测不完全抗体的最可靠方法	操作步骤烦琐,时间长,无法自动化
微柱凝胶交叉配血	敏感、特异、结果可靠;便于自动化、标准化;重复性好,结果稳定	孵育和离心时间较长,不适用于急诊标本配血,不适合 DAT 阳性受血者。易受血液成分干扰而出现假阳性
酶介质交叉配血	操作简便,敏感性高,对 Rh 和 Kidd 血型系统较敏感,对 Rh 血型抗体的检出效果尤为突出	酶保存期短,有些因素可使酶活性减弱,容易漏检相应抗体

七、交叉配血试验的临床应用

盐水介质交叉配血试验主要用于检查受血者或供血者血浆中是否存在破坏对方红细胞的 IgM 抗体;并能进一步验证 ABO 血型鉴定是否正确,确保供血者和受血者之间血液相容,防止急性溶血性输血反应的发生。低离子聚凝胺交叉配血试验主要用于急诊抢救患者,如本法出现交叉配血不相容时需做抗球蛋白交叉配血试验。两试验结果不一致时,以抗球蛋白交叉配血试验结果为准。抗球蛋白交叉配血试验在临床上未能常规应用。微柱凝胶交叉配血试验为临床上常用的方法,是未来发展的趋势。酶介质交叉配血试验临床上较少开展。

(黄燕妮)

第四节　血型物质与红细胞抗体检验

一、A、B、H 血型物质检验

【原理】　ABO 血型物质有 A、B、H 三种,存在于红细胞及组织细胞膜表面,也广泛存在于体液及分泌液中。血型物质在唾液、精液中的含量居首位,并依次存在于胃液、肠液、血清、汗液、尿液中。血型物质只存在于红细胞或组织细胞表面者,称为非分泌型;血型物质在唾液、精液、汗液、泪液中被发现者称为分泌型。唾液中 A、B、H 血型物质为半抗原,能特异性结合相应抗体,从而抑制抗体再与相应红细胞发生凝集。因此利用凝集抑制试验可测定唾液中 A、B、H 血型物质,有助于 ABO 亚型的分类及特殊情况下的血型鉴定。

【器材】　烧杯或广口试管、煮锅、小试管、标记笔、试管架、移液器、离心机。

【试剂】　已知的分泌型唾液和非分泌型唾液,市售荆豆抗-H 凝集素或用荆豆种子抽提的抗-H,标化的抗-Le^a 血清,A、B、O 型红细胞,生理盐水,2%～5% 的 A、B、O 型红细胞悬液,最适稀释度抗血清(标准化血清)。

【标本】　待检者唾液。

【操作要点】

1. 标本的制备和抗血清的标化

①唾液的留取:留取唾液 5～10 mL 放入烧杯或广口试管内,在水浴中煮沸 10 min(灭活唾液淀粉酶),以 3000 r/min 离心 10 min,留取上清液备用,如不能当天使用可放 －20 ℃ 保存数年。

②抗血清试剂的标化:取小试管分成 4 排,每排 5 支,分别标明第 1 排 A1～A5,第 2 排 B1～B5,第 3 排 H1～H5,第 4 排 Le^{a}1～Le^{a}5。各排从第 2 支试管开始,每管加生理盐水 0.1 mL。第 1～4 排的第 1 支和第 2 支试管分别加抗-A、抗-B、抗-H 及抗-Le^a 血清 0.1 mL,从第 2 支试管开始倍比稀释,于第 1 排各管加 2%～5% 的 A 型红细胞悬液 0.1 mL;第 2 排各管加 2%～5% 的 B 型红细胞悬液 0.1 mL;第 3 排各管加 2%～5% 的 O 型红细胞悬液 0.1 mL;第 4 排各管加 2%～5% 的 Le(a＋b－)型红细胞悬液 0.1 mL,振摇试管架使之混匀,置室温 1 h 后观察结果。每排以出现"2＋"凝集的最高稀释度为最适稀释度。

③设置唾液阳性和阴性对照:对 A、B、H 血型物质分泌者,使用已知 Se(分泌型)和 sese(非分泌型)人的唾液。对 Lewis 分泌者,使用 Le^a 阳性和 Le^a 阴性人的唾液。可以按照红细胞试验的结果来选择这些对照。阳性对照应该有 Le(a＋b－)的红细胞,阴性对照应该有 Le(a－b－)的红细胞。试剂对照用生理盐水。

2. 加样　①取 4 支试管进行 ABH 试验,分别标明待检者、分泌型、非分泌型和生理盐水,各加入最适稀释度抗血清 1 滴,在相应的试管中加入唾液 1 滴,在对照管中加入生理盐水 1 滴。②取 4

NOTE

支试管进行 Lewis 试验,分别标明待检者、Lewis 阳性、Lewis 阴性和生理盐水,各加入最适稀释度抗血清 1 滴,在相应的试管中加入唾液 1 滴,在对照管中加入生理盐水 1 滴。③中和抗体,混匀,室温孵育 8～10 min。④再在每管中加入 5％已洗涤并与抗体相对应的 A、B、O 型红细胞悬液各 1 滴。对 Lewis 分泌型试管滴加 Le(a+b−)红细胞。

3. 孵育　混匀,室温孵育 30～60 min。

4. 离心　3000g 离心 15 s。

5. 观察结果　肉眼观察是否凝集(必要时镜检)。

【结果判断】

(1) 分泌型对照管不凝集,非分泌型对照管凝集,生理盐水对照管凝集。待检管不凝集者为分泌型,凝集者为非分泌型。

(2) Lewis 试验阳性对照管不凝集,阴性对照管凝集,生理盐水对照管凝集。待检管不凝集者为 Le^a 阳性,凝集者为 Le^a 阴性。

【注意事项】

(1) 每次试验应有分泌型和非分泌型唾液进行对照。

(2) 应做盐水对照试验避免弱分泌型漏检,比较两者的凝集强度。

(3) 抗血清标准化后使用,避免出现假阳性或假阴性。

(4) 清洁口腔后留取唾液,避免异物或食物残渣混入。

(5) 若用于当日试验,血型物质可置 4 ℃冰箱保存;若不用,可置低温冰箱冰冻保存,可保留其活性数年。

【A、B、H 血型物质存在的意义】

(1) 测定唾液中血型物质,辅助鉴定血型。

(2) 中和 ABO 血型系统中的"天然抗体",以便检查"免疫性抗体"。

(3) 通过检查羊水,预测胎儿 ABO 血型。

(4) 由于血型物质可以中和天然抗-A 和抗-B,因此,输入混合血浆时一般不考虑血型问题。

二、红细胞不规则抗体的筛查

不规则抗体为抗-A、抗-B 以外的所有红细胞血型抗体,由免疫刺激产生,是引起血型鉴定、配血困难及输血不良反应的原因之一,主要以 IgG 抗体为主,IgM 抗体少见。

为提高血液质量,保证输血安全,提高输血治疗效果,用标准红细胞悬液筛查患者血液中的不规则抗体,有效检出常见的不规则血型抗体,并进一步明确抗体的性质,为交叉配血、ABO 血型正确定型(不规则抗体干扰反定型)提供参考依据,最大程度避免输血并发症的发生。

抗体筛查试验可检测临床上有意义的不规则抗体,让受检者的血清与已知血型的试剂红细胞即筛选谱红细胞发生反应,以发现在 37 ℃有反应的抗体,如果出现凝集则表示受检者血清中含有不规则抗体。试验的方法有盐水介质法、聚凝胺法和微柱凝胶抗球蛋白法等。抗体筛查试验需要在输血前开展,如果筛选试验结果阳性,提示要重新选择合适的血液。

(一) 盐水介质法

【原理】　当血清(或血浆)中有 IgM 类血型抗体时,可以直接与存在相应抗原的红细胞在盐水介质中交叉联结,形成肉眼可见的凝集块。

【器材】　小试管、标记笔、试管架、一次性吸管、微量移液器、离心机、载玻片、显微镜。

【试剂】　生理盐水,市售 O 型Ⅰ、Ⅱ、Ⅲ号筛选谱红细胞悬液。

【标本】　待检血清或血浆、3％待检者红细胞悬液。

【操作要点】

1. 制备标本　①分离血清(血浆):将待检者血标本以 1000g 离心 5 min,分离出血清(血浆)做标记。②制备 3％红细胞悬液:吸取 30 μL 压积红细胞,加入 1 mL 生理盐水中,混匀配制成 3％自身对照红细胞悬液,做好标记。

2. 标记 取 4 支洁净小试管,分别在试管上标记为Ⅰ、Ⅱ、Ⅲ号管和自身对照管。

3. 加样 按表 3-14 进行加样。

表 3-14 盐水介质法红细胞不规则抗体的筛查

反应管	Ⅰ号管	Ⅱ号管	Ⅲ号管	自身对照管
待检者血清(血浆)	2 滴	2 滴	2 滴	2 滴
筛选谱红细胞悬液Ⅰ号	1 滴	—	—	—
筛选谱红细胞悬液Ⅱ号	—	1 滴	—	—
筛选谱红细胞悬液Ⅲ号	—	—	1 滴	—
待检者 3% 红细胞悬液	—	—	—	1 滴
混匀后用交叉配血专用离心机 120g 离心 1 min,轻摇观察有无凝集				

4. 观察结果 轻摇试管,观察红细胞是否凝集;必要时用显微镜观察结果。

【结果判断】

(1) 自身对照管和Ⅰ、Ⅱ、Ⅲ号管均无凝集者,为不规则抗体筛查阴性,表明待检者血清(血浆)未检出红细胞不规则抗体。

(2) 自身对照管和Ⅰ、Ⅱ、Ⅲ号管均凝集者,为不规则抗体筛查阳性,表明待检者血清(血浆)中含有 IgM 类自身抗体或同时伴有 IgM 类同种免疫性红细胞不规则抗体。

(3) 自身对照管无凝集,Ⅰ、Ⅱ、Ⅲ号管中至少有 1 管出现凝集,为不规则抗体筛查阳性,表明待检者血清(血浆)中含 IgM 类同种免疫性红细胞不规则抗体。

【注意事项】

(1) 最适反应温度是 4 ℃,一般在室温下操作。

(2) 在室温下有活性而在 37 ℃无活性的抗体临床意义不大。

(3) 标本标记要清晰。

(4) 洗涤后的红细胞试剂应在 24 h 内使用,避免因污染或抗原丢失而导致试验结果错误。

(5) 滴加试剂时量要准确,避免引起前带现象及后带现象。

(6) 按规定离心速度及时间操作,以免引起假阳性或假阴性。

(二) 聚凝胺法

【原理】 聚凝胺是一种多价阳离子聚合物,在溶液中有多个阳离子团,能中和红细胞表面的负电荷,并利用正、负电荷的作用,引起红细胞非特异性、可逆的凝集。当红细胞与血清在低离子介质中孵育,不规则抗体与红细胞上相应抗原结合后,在聚凝胺作用下发生凝集,加入悬浮液后,其负电荷中和聚凝胺上的正电荷,使红细胞非特异性凝集消失,而由抗体介导的特异性凝集不消失。

利用筛选谱红细胞(Ⅰ、Ⅱ、Ⅲ)上存在的多种红细胞抗原与待检血清在聚凝胺介质中反应,如果出现凝集表示血清中存在不规则抗体。

【器材】 小试管、标记笔、试管架、一次性吸管、微量移液器、离心机、载玻片、显微镜。

【试剂】 低离子强度溶液(LISS),聚凝胺溶液,市售 O 型Ⅰ、Ⅱ、Ⅲ号筛选谱红细胞。

【标本】 血清或血浆标本。

【操作要点】

1. 制备标本 ①分离血清(血浆):将待检者血标本以 1000g 离心 5 min,分离出血清(血浆)做标记。②制备 3% 红细胞悬液:吸取 30 μL 压积红细胞,加入 1 mL 生理盐水中,混匀配制成 3% 自身对照红细胞悬液,做好标记。

2. 标记 取 4 支洁净小试管,分别在试管上标记为Ⅰ、Ⅱ、Ⅲ号管和自身对照管。

3. 加样 按表 3-15 进行加样。

表 3-15　聚凝胺法红细胞不规则抗体的筛查

反应管	Ⅰ号管	Ⅱ号管	Ⅲ号管	自身对照管
待检者血清	2 滴	2 滴	2 滴	2 滴
筛选谱红细胞悬液Ⅰ号	1 滴	—	—	—
筛选谱红细胞悬液Ⅱ号	—	1 滴	—	—
筛选谱红细胞悬液Ⅲ号	—	—	1 滴	—
待检者 3%红细胞悬液	—	—	—	1 滴
LISS 液（12 滴）	0.6 mL	0.6 mL	0.6 mL	0.6 mL
混匀后室温静置 1 min。然后各管加入聚凝胺试剂 1 滴， 混匀后以 3400 r/min 离心 15 s,轻摇试管观察有无凝集（无凝集则需要重做）				
向试管中各加入重悬液 1 滴,轻摇试管,观察凝集在 1 min 内是否散开				

4. 观察结果　观察红细胞是否凝集。

【结果判断】

（1）自身对照管和Ⅰ、Ⅱ、Ⅲ号管均无凝集者,为不规则抗体筛查阴性,表明待检者血清（血浆）中未检出红细胞不规则抗体。

（2）自身对照管和Ⅰ、Ⅱ、Ⅲ号管均凝集者,为不规则抗体筛查阳性,表明待检者血清（血浆）中含 IgG 类自身抗体或同时伴有 IgG 类同种免疫性红细胞不规则抗体。

（3）自身对照管无凝集,Ⅰ、Ⅱ、Ⅲ号管中至少有 1 管出现凝集,为不规则抗体筛查阳性,表明受检者血清（血浆）中含 IgG 类同种免疫性红细胞不规则抗体。

【注意事项】

（1）防止标本溶血,不用肝素抗凝血以免导致结果呈假阴性。

（2）加入悬浮液后,应及时观察结果,避免反应减弱或消失。

（3）防止冷凝集素、自凝现象、不规范操作等因素的干扰。

（4）聚凝胺试剂应在黑色塑料瓶中保存,检测时按量滴加聚凝胺试剂以免出现假凝集,导致结果呈假阳性。

（5）按量滴加血清,否则会提高致敏过程的离子强度,降低致敏效果。

（6）观察结果时,若加入重悬液后凝集在 1 min 内完全散开,则判定为阴性结果,需要在显微镜下观察凝集情况;判定为阳性结果时,要以立即观察的结果为准,防止时间过长引起阳性结果减弱或消失。

（三）微柱凝胶抗球蛋白法

【原理】　当受血者既往有输血史或有妊娠史时,其血清中可能含有免疫性 IgG 抗体,几乎所有能引起输血反应的临床有意义的不完全抗体,在孵育时都可以与红细胞上的抗原结合,但不引起肉眼可见的凝集反应,而抗球蛋白分子能起"搭桥"作用显示凝集,从而检出这种不完全抗体。抗球蛋白试剂有单特异性和多特异性两种类型,单特异性试剂只含有抗-IgG 或抗补体成分;多特异性试剂除含抗-IgG 成分外,还含有抗补体成分（抗-C3b 和抗-C3d）。人类某些血型同种抗体能够激活补体,因此多特异性试剂中的抗-C3b、抗-C3d 可与之结合。微柱凝胶试剂卡的微柱内部预先装有玻璃微珠或凝胶,对试剂卡（含抗球蛋白试剂）双相离心后,呈凝集反应的红细胞被阻滞于玻璃微珠或凝胶上层即为阳性反应,而没有凝集的红细胞则可通过玻璃微珠或凝胶的缝隙到达微柱的底部即为阴性反应。

【器材】　小试管、标记笔、试管架、一次性吸管、微量移液器、微柱凝胶试剂卡专用孵育器、微柱凝胶卡配套专用离心机。

【试剂】　微柱凝胶试剂卡;Ⅰ、Ⅱ、Ⅲ号 3%抗筛试剂红细胞悬液;专用稀释液（BILSS 液）。

【标本】　血清或血浆标本。

NOTE

【操作要点】

1. 制备标本 ①分离血清(血浆):将受检者血标本 1000g 离心 5 min,分离出血清(血浆)做标记。②制备 3% 红细胞悬液:吸取 30 μL 压积红细胞,加入 1 mL 生理盐水中,混匀配制成 3% 自身对照红细胞悬液,做好标记。

2. 标记 ①取出试剂卡,使用前确保试剂卡完全平衡到室温。②从凝胶卡反面观察液面高度,确保试剂液面高于凝胶水平面 3 mm 左右,否则请勿使用;撕开试剂卡上的锡纸,撕开后的微柱于 1 h 内按下表进行操作。③分别在试剂卡每个反应柱上标记为Ⅰ、Ⅱ、Ⅲ号管和自身对照管。

3. 加样 按表 3-16 进行加样。

表 3-16　微柱凝胶抗球蛋白法红细胞不规则抗体的筛查

反应管	Ⅰ号管	Ⅱ号管	Ⅲ号管	自身对照管
BILSS 液	50 μL	50 μL	50 μL	50 μL
3% 红细胞悬液Ⅰ号(抗筛红细胞)	10 μL	—	—	—
3% 红细胞悬液Ⅱ号(抗筛红细胞)	—	10 μL	—	—
3% 红细胞悬液Ⅲ号(抗筛红细胞)	—	—	10 μL	—
3% 自身对照红细胞悬液	—	—	—	10 μL
待检者血清或血浆	40μL	40μL	40μL	40μL

注意:加样时,枪头请勿碰到微柱管壁,观察微柱中的反应物

各组分是否混匀,必要时轻弹几下微柱,使反应物充分混匀

37 ℃孵育 10~30 min

用专用离心机离心 5 min,离心必须在加样后 30 min 内进行

从微柱正、反两面判读并记录结果

4. 观察结果 观察红细胞是否凝集。

【结果判断】

(1) 自身对照管和Ⅰ、Ⅱ、Ⅲ号管内红细胞完全沉降于凝胶管底部,为不规则抗体筛查阴性,表明待检者血清(血浆)中未检出红细胞不规则抗体。

(2) 自身对照管和Ⅰ、Ⅱ、Ⅲ号管内红细胞凝集块位于凝胶表面或凝胶中央和(或)出现溶血,为不规则抗体筛查阳性,表明待检者血清(血浆)中含有自身抗体或同时伴有同种免疫性红细胞不规则抗体。

(3) 自身对照管内红细胞完全沉降于凝胶管底部,Ⅰ、Ⅱ、Ⅲ号管中至少有 1 管内红细胞凝集块位于凝胶表面或凝胶中,和(或)出现溶血,为不规则抗体筛查阳性,表明待检者血清(血浆)中含 IgM 类同种免疫性红细胞不规则抗体。

【注意事项】

(1) 收集血液标本时防止标本有纤维蛋白或颗粒状物质,如标本凝块。

(2) 如果待检者标本出现假凝集,则要将红细胞充分洗涤。

(3) 在试剂凝胶卡准备时凝胶中不可有气泡、凝胶表面需有液体。

(4) 加样时防止红细胞黏附在反应腔的管壁上。

(5) 防止反应物(血清、红细胞)与抗球蛋白试剂在微柱中发生混合。

三、不规则抗体的鉴定

不规则抗体筛查试验结果阳性者,应进一步做抗体特异性鉴定。根据谱红细胞与待检血清在三种介质(盐水、酶、抗球蛋白)中反应的结果加以判定。抗体鉴定试验主要包括以下几个方面。

1. 自身细胞检查 观察待检者血清与自身细胞的反应情况,确定血清内是否存在自身抗体或自身抗体与同种异体抗体同时存在。

NOTE

2. 谱红细胞（panel red cell） 用于抗体鉴定的标准红细胞。谱红细胞是由多人份O型红细胞组成的市售商品化试剂，已明确鉴定出几种常见红细胞血型系统中的抗原。根据谱红细胞的反应格局，可明确鉴定最常见的有临床意义的不规则抗体的特异性。在抗体鉴定中，应选择多种不同的谱红细胞鉴定不同的特异性抗体。

【原理】 根据谱红细胞（1～10号共10株鉴定细胞）与待检者血清在三种介质（盐水、酶、抗球蛋白）中反应的结果加以判断。

【器材】 小试管、标记笔、试管架、一次性吸管、微量移液器、离心机、37℃水浴箱。

【试剂】 谱红细胞、生理盐水、1%木瓜蛋白酶、抗球蛋白试剂。

【标本】 待检者血清，2%～5%待检者红细胞悬液。

【操作要点】

1. 制备标本 ①分离血清（血浆）：将受检者血标本以1000g离心5 min，分离出血清（血浆）做标记。②制备3%红细胞悬液：吸取30 μL压积红细胞，加入1 mL生理盐水中，混匀配制成3%自身对照红细胞悬液，做好标记。

2. 标记 取3排试管，每排为11支，第1～10支试管标记为待测管1～10；第11支试管标记为自身对照管。

3. 加样 按表3-17、表3-18、表3-19进行加样。

表3-17 盐水介质不规则抗体鉴定的操作步骤

介质	反应物/μL	待测管1	待测管2	待测管（3～10）*	自身对照管
	待检血清	100	100	100	100
盐水介质	谱红细胞	50	50	50	—
	待检红细胞	—	—	—	50

1000g离心15 s，观察结果

注：*待测管（3～10）表示以此类推为第3～10号待测管。

表3-18 酶介质不规则抗体鉴定的操作步骤

介质	反应物/μL	待测管1	待测管2	待测管（3～10）*	自身对照管
	待检血清	100	100	100	100
	谱红细胞	50	50	50	—
酶介质	待检红细胞	—	—	—	50
	1%木瓜蛋白酶	50	50	50	50

37℃水浴箱孵育30～60 min，1000g离心15 s，观察结果

注：*待测管（3～10）表示以此类推为第3～10号待测管。

表3-19 抗球蛋白介质不规则抗体鉴定操作步骤

介质	反应物/μL	待测管1	待测管2	待测管（3～10）*	自身对照管
	待检血清	100	100	100	100
	谱红细胞	50	50	50	—
抗球蛋白介质	待检红细胞	—	—	—	50
	37℃孵育，生理盐水洗涤3次，弃去上清液				
	抗球蛋白试剂	50	50	50	50

1000g离心15 s，观察结果

注：*待测管（3～10）表示以此类推为第3～10号待测管。

4. 观察结果 用肉眼或显微镜观察各管有无凝集反应。

【结果判断】

（1）待检者自身血清加自身对照管无红细胞凝集，第 1～10 号待测管出现 ±～＋＋＋＋凝集者为阳性结果。

（2）观察各个反应相的结果，结合谱红细胞抗原格局得到抗体鉴定反应格局，确定红细胞血型抗体的特异性。血清中只存在一种或特异性单一的同种异型抗体常表现为明确的血型血清学试验反应格局。在抗体鉴定反应格局表中，每排（序号 1～10）代表一株谱红细胞表面上血型抗原的分布情况，"＋"代表该株红细胞上存在该列表头对应的抗原，"－"代表不存在对应抗原。如果待检血浆或血清与谱红细胞的反应结果，恰好与某一列表头对应的抗原在所有的谱红细胞上分布情况完全一致，就可以初步说明待检血浆或血清中存在针对该抗原的抗体。在表 3-19 中，如待检血清与谱红细胞及待检自身红细胞反应出现表 3-20 中的格局，表示待检者体内存在 IgG 类的抗-E 抗体，不存在自身抗体。

表 3-20　待检血清与谱红细胞反应格局表举例

序号	Rh					Kidd		MNS					Duffy		Diego		Kell		Lewis		P1PK	Dombrock		Yt		试验结果		
	D	C	E	c	e	Jk^a	Jk^b	M	N	S	s	Mur	Fy^a	Fy^b	Di^a	Di^b	K	k	Le^a	Le^b	P1	Do^a	Do^b	Yt^a	Yt^b	盐水	IAT	酶法
1	+	+	−	−	+	+	+	+	+	−	+	−	+	−	−	+	−	+	−	+	−	−	+	−	+	−	−	−
2	+	−	+	+	−	+	+	−	−	+	+	−	+	−	−	+	−	+	−	+	−	−	+	−	+	−	+	+
3	+	+	+	+	−	+	+	+	+	+	+	−	+	−	−	+	−	+	−	+	−	−	+	−	+	−	+	+
4	+	+	+	+	+	+	+	+	+	+	+	+	/	/	/	/	+	+	−	+	/	/	/	/	/	−	+	+
5	+	+	+	+	+	+	+	+	+	+	+	−	+	+	−	+	−	+	−	+	−	−	+	−	+	−	+	+
6	+	+	+	+	+	+	+	+	+	+	+	−	+	+	−	+	−	+	−	+	−	−	+	−	+	−	−	−
7	−	−	−	+	+	+	+	+	+	+	+	−	+	+	−	+	−	+	+	−	−	−	+	−	+	−	−	−
8	+	+	+	+	+	+	+	+	+	+	+	−	+	−	−	+	−	+	−	+	−	−	+	−	+	−	−	−
9	−	−	−	+	+	+	+	+	+	+	+	−	+	+	−	+	−	+	+	−	−	−	+	−	+	−	−	−
10	+	−	−	+	−	+	+	+	+	+	+	−	+	+	−	+	+	+	/	/	−	−	+	−	+	−	+	+
Pc			−																									

注：＋，阳性；－，阴性；/，未检测；Pc，患者细胞；IAT，间接抗球蛋白试验。

【注意事项】

（1）待检者自身血清加自身对照管应无红细胞凝集，若出现凝集则提示可能存在自身免疫性抗体。近期有过输血的患者，自身对照管出现红细胞凝集还应考虑同种抗体的存在。

（2）应该按照抗体筛选时观察到的反应或按患者表型选择谱红细胞。

（3）完全覆盖所有抗原的谱红细胞在临床上较难找齐，因此，只用一套谱红细胞很难对所有不规则抗体进行鉴定。当遇到难鉴定的情况时，可选择不同厂家的谱红细胞，鉴定不同的特异性抗体。

（4）凝集强度非常高的反应的抗体对临床非常有意义。

（5）对自身红细胞所缺少的抗原情况，需详细检查。

（6）了解患者的种族背景对抗体鉴定是有价值的，因为一些罕见表型几乎只在某些人群中被发现，如亚洲人群中的 In（b—）；黑种人中的 S—s—U、Js（b—）；白种人中更可能产生 k、Kp^b、Yt^a、Vel、Co^a 和 Lu^b 等高频抗原的抗体。

（7）ABO、Rh、MNS、Kell、Kidd、Duffy、Lewis 等血型系统主要抗原的抗体是临床上常见的抗体。其中 Rh 血型系统的同种抗体出现的频率由高到低依次为：抗-E＞抗-D＞抗-c＞抗-C＞抗-e，最多见的是抗-E 抗体。

（陈海生）

NOTE

第五节　红细胞血型检验的质量管理

一、红细胞血型检验的质量控制

（一）分析前的质量控制

1. 输血申请　输血申请单中应当准确填写患者个人基本信息、临床诊断、输血史、妊娠史、用药情况等。

2. 标本的采集　确定输血后，采血用的试管应首先粘贴标签，标签上必须包含必要的和唯一的患者信息。医护人员持输血申请单和贴好标签的试管，当面核对患者姓名、性别、年龄、病案号、病室/门急诊、床号、血型和诊断，信息无误后采集血样。

3. 标本的接收　由医护人员或专门人员将受血者血样与输血申请单送交临床输血实验室，双方进行逐项核对，必须确认输血申请单和试管标签上的信息一致。否则应当拒收标本和输血申请单，并通知用血科室重新采集标本。必须进行标本质量检查，包括标本量、是否溶血或凝血、是否从静脉输液通道抽取等，如果标本不合格需要重新抽取。受血者用于交叉配血试验的血标本必须是输血前 3 天之内的，原则上使用离体时间越短的血标本越好。反复多次输注全血或红细胞的患者，如交叉配血标本距上次输血超过 24 h 应重新采集。

4. 试剂　使用合格试剂，不要使用过期、失效试剂。抗血清要妥善保存，防止细菌等外来物或其他抗血清污染。标准血清质量必须符合要求，标准血清效价要高，亲和力及凝集力要强，严防污染，正确储存，在有效期内使用。

5. 器材　器材已经校准并符合检测要求，所用器材必须清洁、干燥，防止溶血。

6. 操作人员的技术培训　必须由具有检验资质并经过培训合格的实验室工作人员完成各项检测。

（二）分析中的质量控制

1. 严格遵守检测程序　标记要清楚；试管、滴管要专用；红细胞浓度按要求配制，红细胞与抗体比例要适当。严格遵守操作规程，反应温度、反应时间及离心条件符合要求。观察结果应仔细，阴性或弱凝集需在显微镜下检查证实。

2. ABO 血型鉴定　ABO 血型鉴定一般要求用试管法或微柱凝胶法，不宜使用玻片法，正、反定型同时鉴定，新生儿仅需要做正定型即可。复查供血者 ABO 血型（正、反定型）。建立 ABO 血型鉴定室内质控方法和规则，确保试验结果准确可靠。

3. Rh 血型鉴定　Rh 血型系统无须做反定型。一般情况下只做 RhD 抗原检查，当有特殊需要如家系调查、亲子鉴定等，以及配血试验中发现不规则抗体时，才需做全部表型定型。观察结果时，应轻轻弹动试管，结果可疑时，用显微镜观察。受血者只需要用 IgM 型单克隆抗体试剂做直接凝集试验，不需要做弱 D 确认试验。供血者标本也需进行 RhD 血型鉴定。建立 RhD 血型鉴定室内质控方法和规则，确保试验结果准确可靠。

4. 红细胞不规则抗体筛选试验　凡遇有下列情况必须按《全国临床检验操作规程》有关规定做红细胞不规则抗体筛选试验：交叉配血不合；有输血史、妊娠史或短期内需要接受多次输血者。抗体筛选试验所用的方法必须保证能够检出有临床意义的不规则抗体，为了达到这一目的，试验应当在 37 ℃孵育条件下进行。精心挑选，由 2～3 个人的 O 型红细胞组成一套试剂，尽可能包括更多血型系统的抗原，且每一种抗原有一定的阴性和阳性比例，以纯合子基因为佳，随机获得的 O 型红细胞难达要求，易造成抗体漏检。建立红细胞不规则抗体筛选试验室内质控方法和规则，确保试验结果准确可靠。

5. 交叉配血试验　试验前仔细核对输血申请单中信息与受血者血标本试管标签上信息是否

一致。试验方法必须能检测出 IgM 和 IgG 两种红细胞抗体。试验结果不出现红细胞凝集和（或）溶血现象，血液方可发出。建立室内质控方法和规则，确保试验结果准确可靠。两人值班时，交叉配血试验由两人互相核对；一人值班时，操作完毕后自己复核，核对无误后，血液方可发出。

（三）分析后的质量控制

（1）将 ABO 血型、Rh 血型和红细胞不规则抗体筛选试验结果与过去的记录进行核对，防止临床科室抽错标本。

（2）登记结果和填发报告要仔细正规，查对无误后，才能发报告。

（3）配血后，应将患者和献血者的全部标本置冰箱内保存，保存至血液输完后至少 7 天，以备复查。

（4）在患者输血过程中，输血科人员要主动与医师、护士取得联系，了解有无输血反应。如发生输血反应，应立即停止输血，查找原因。

二、红细胞血型检验的室间质量评价

（一）室间质量评价的概念和作用

室间质量评价（external quality assessment，EQA）是多家实验室分析同一样本，并由外部独立机构收集和反馈实验室上报结果来评价实验室能力的过程。EQA 也被称作能力验证，它是临床实验室质量控制的重要组成部分。输血相容性检测的 EQA 指对输血科（血库）实验室输血相容性检测的能力、水平做出分析评价。

输血相容性检测的 EQA 有助于识别不同实验室之间的差异，客观评价实验室的检测能力；帮助实验室发现问题并采取相应的改进措施；有助于改进实验室的分析能力和试验方法；提供实验室检测质量的客观证据；增强实验室用户对实验室的信心；是医院等级评审的要求，也有助于卫生行政部门和医院对实验室质量管理实现监管。通过临床输血相容性检测 EQA，规范临床输血相容性检测工作，达到安全输血的目的。

（二）输血相容性检测的 EQA 项目

目前，国家卫生健康委员会开展的临床输血相容性检测的室间质评项目包括 ABO 正定型、ABO 反定型、RhD 血型鉴定、红细胞抗体筛查和交叉配血试验，5 个检测项目均为定性试验，每个检测项目提供 5 个检测样本。

（三）输血相容性检测的 EQA 的实施要点

在实施输血相容性检测 EQA 的活动过程中，组织者应当着重关注 EQA 结果靶值的合理确定、成绩判定与证书发放标准的制定，以及 EQA 结果的及时和准确反馈；参与者应当着重关注如何正确进行质控样本的检测、不及格评价结果的分析与改进等。组织者和参与者只有对输血相容性检测 EQA 实施要点进行有效控制，才能保证 EQA 活动的质量。

1. EQA 结果靶值的确定

（1）EQA 评估实验室对靶值的确认：相容性检测项目的靶值按照 EQA 计划目标确定，制备完成的质控品首先进行目标靶值测试，同时 EQA 评估实验室严格按照相关规定进行全方位验证，并对靶值进行修正确认。

（2）参评者的公议值作为靶值：参评者与 EQA 评估实验室的检测结果出现严重偏离时，由 EQA 负责人召开输血相容性检测 EQA 专家组会议，一致通过后，由中心主任进行审核后执行。

2. EQA 成绩判定与证书发放标准

（1）EQA 成绩的要求：输血相容性检测 EQA 的 5 个检测项目均提供 5 个检测样本，5 个样本检测结果全部正确才能通过此项目。

（2）EQA 证书发放标准：对全年全部 3 次且各 EQA 项目均通过时，颁发年度优秀通过证书。对某项目未通过的参评实验室，颁发不含此检测项目的其他检测项目的合格证书。

NOTE

3. EQA 样本的检测要求 国家卫生健康委员会临床输血相容性 EQA 工作组所发放的质控物有一定的检测要求,即参评实验室接到室间质控样本后,在规定时间内,与常规工作放在一起,由常规工作人员参加操作,使用与常规工作同样的方法、同样的试剂、同样的步骤进行操作。

4. 输血相容性试验 EQA 结果的反馈 EQA 组织者及时发布参评实验室的 EQA 检测结果反馈单,并对通过率低于 80% 的检测项目提供该项目的质控报告,并定期召开 EQA 总结会。

5. 不及格 EQA 结果的分析与改进 临床输血实验室应分析造成不合格项的原因,同时分析组织者是否也存在问题。针对不同的原因,采取不同的纠正措施和预防措施,最终达到提高实验室检测能力和技术水平的目的。

第六节　红细胞血型基因检查

利用分子生物学技术检测红细胞血型,使红细胞血型分析进入崭新的阶段。分子生物学技术可作为血清学技术的补充,二者各有优势,不能相互替代。

一、关于红细胞血型的分子生物学检测技术

关于血型的分子生物学检测方法很多,如 PCR-序列特异性引物(PCR-SSP)技术、PCR-限制性片段长度多态性(PCR-RFLP)技术、PCR-DNA 测序、基因芯片、PCR 指纹图等,其中 PCR-SSP 和 PCR-DNA 测序在临床比较常用。

1. PCR-序列特异性引物(PCR-SSP)技术 根据基因座某一碱基的差异,设计一系列 3′端第一个碱基分别与各等位基因的特异性碱基相配对的序列特异性引物,特异性引物仅扩增其对应的等位基因,而不扩增其他的等位基因,扩增产物通过电泳技术分离。分析 PCR 扩增产物进行等位基因的分型。该法操作简便、特异性好、敏感高、成本低廉,为常用方法。

2. PCR-限制性片段长度多态性(PCR-RFLP)技术 用 PCR 扩增目的 DNA,再用特异性内切酶消化、切割、扩增产物成不同大小片段,经琼脂糖凝胶电泳分离酶切产物。不同等位基因的限制性酶切位点分布不同,进而产生不同长度的 DNA 片段条带,从而分析受检标本的基因多态性。此法简便、分型时间短,准确性、重复性好,大大提高了目的 DNA 的含量和相对特异性。但由于内切酶的使用,增加了研究成本,从而限制了该技术的广泛应用。

3. PCR-DNA 测序 基因测序是血型基因检测的金标准,一般采用双脱氧链终止法测定。该法需要较多的经济投入。

二、分子生物学检测技术在红细胞血型检测中的应用

1. 疑难血型的鉴定 在特殊情况下血型不易鉴定时,如 ABO 亚型、红细胞被抗体致敏或多凝集、表型被疾病干扰、血型物质过多、短期异型输血等情况下,基因分型是正确鉴定血型不可或缺的辅助手段。

2. 利用母体外周血检测胎儿的血型 孕妇外周血含有来自胎儿的 DNA,因此可以利用分子生物学技术检测胎儿的血型,既准确又无创伤。

3. RhD 变异体 基因检测可用于 RhD 变异体如弱 D、部分 D 和 D_{el} 的检查。

4. 是对红细胞血型进行深入科学研究不可或缺的研究手段 如发现 ABO 血型的新等位基因、对 ABO 血型基因突变的研究等。

能否导致血型不合而引起免疫性输血反应,最终体现在抗原上,所以到目前为止,分子生物学技术很难取代血清学技术。但是,作为血清学技术的有力补充,分子生物学技术将越来越多地应用于血型鉴定工作中。

NOTE

(李立宏)

🔲 本章小结

本章主要介绍了红细胞血型血清学检查技术(盐水介质凝集试验、酶介质凝集试验、聚凝胺试验、抗球蛋白试验、吸收放散试验和凝集抑制试验等)的原理和评价,以及在红细胞血型鉴定、交叉配血和不规则抗体检查等方面的应用、有关试验技术和质量控制。

ABO 血型鉴定主要采用盐水介质法正、反联合定型和微柱凝胶法,有多种原因可以引起正、反定型结果不一致,亚型是其中一个原因。ABO 亚型鉴定增加了抗血清和不同亚型红细胞,必要时应用吸收放散试验确认弱 A 或弱 B 亚型,凝集抑制试验可测定唾液中 A、B、H 血型物质,也有助于 ABO 亚型的分类鉴定。输血前需要常规进行 ABO、RhD 血型鉴定,必要时进行 Rh 表型分型、MN 或 P 血型定型。

交叉配血试验为输血前必做的试验,可避免输血引起的溶血反应。它是在血型鉴定的基础上,进一步检查受血者和供血者血液中是否含有不相容抗原和抗体的试验。盐水介质法主要用于检出 IgM 抗体所致受血者和供血者血型不相容,临床上除了盐水介质交叉配血试验外,还要选用偏离子聚凝胺交叉配血试验、微柱凝胶交叉配血试验、抗球蛋白交叉配血试验和酶介质交叉配血试验等能检出 IgM 抗体的方法。

不规则抗体为抗-A、抗-B 以外的所有红细胞血型抗体。不规则抗体筛查试验结果阳性时,应进一步做抗体特异性鉴定,以保证输血安全,提高输血治疗效果。

红细胞血型检验应做好质量控制,包括分析前、分析中和分析后的质量控制。分析前的质量控制包括输血申请、标本的采集、标本的接收、试剂、器材和操作人员的技术培训等。分析中的质量控制主要是严格遵守检测程序,并从 ABO 血型鉴定、Rh 血型鉴定、红细胞不规则抗体筛选试验和交叉配血试验等方面提出具体要求。还需要重视红细胞血型检验的分析后质量控制。输血科(血库)实验室应参加临床输血相容性检测室间质量评价,以规范临床输血相容性检测工作,达到安全输血的目的。

作为血清学技术的有力补充,分子生物学技术将越来越多地应用于血型鉴定工作中。

👤 案例解析

患者在膀胱癌围手术期间多次输血。已知人类的红细胞血型很复杂,难以找到血型完全相同的人,输入受血者没有的红细胞血型抗原,就可能刺激受血者产生相应的抗体。该病例很可能因为输血产生了不规则抗体(抗-A、抗-B 以外的所有红细胞血型抗体),从而引起同型配血时主侧出现凝集。

本例患者应进一步做不规则抗体筛查试验,在不规则抗体筛查试验结果阳性时,再进一步做抗体特异性鉴定。谱红细胞是市售商品化试剂,由多人份 O 型红细胞组成,已明确鉴定出常见红细胞血型系统中的抗原。根据谱红细胞的反应格局,可明确鉴定最常见的有临床意义的不规则抗体的特异性,进而寻找相应抗原阴性的供血者血液,为选择合适的血液输注提供重要信息。

(李立宏)

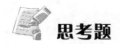 **思考题**

1. 简述间接抗球蛋白试验的原理和临床应用。
2. 简述输血相容性检测的室间质量评价的实施要点。
3. 简述分子生物学技术在红细胞血型检测中的应用。

4. 什么是 ABO 正、反定型?

5. Rh 血型鉴定时结果出现假阴性和假阳性的常见原因是什么?

6. ABO 正、反定型结果不一致的常见技术和操作原因是什么?

7. 交叉配血试验的目的和注意事项是什么?

8. 交叉配血试验的方法有哪些?各方法的原理是什么?如何选择和评价?

第四章 白细胞血型系统及检验技术

学习目标

掌握：HLA 抗原的命名；HLA 血清学检测；HLA 抗原的分子生物学检测；抗-HLA 抗体的检测。

熟悉：HLA 系统在医学上的应用。

了解：人类白细胞血型抗原分类。

扩展：粒细胞特异性抗原、抗体；粒细胞抗原、抗体检测。

案例导入

患者张某，男，49 岁，体重为 45 kg。反复发作性水肿、蛋白尿 11 年，加重伴少尿 6 个月。血红蛋白浓度为 65 g/L，血肌酐浓度为 928 μmol/L（10.5 mg/dL），尿素氮浓度为 38.9 mmol/L（109 mg/dL），诊断为慢性肾炎、尿毒症，拟进行肾移植。主要检测结果：血型 A 型，RhD 阳性。HLA 配型结果：HLA-A *（02,11），HLA-B *（40,46），HLA-DRB1 *（09,15），群体反应性抗体（PRA）阳性。现有脑死亡捐献供者李某，男，体重为 65 kg。主要检测结果：血型 A 型，RhD 阳性，传染性指标检测均正常。

请问：

1. 供者李某能将肾移植给张某吗？为什么？

2. 如果患者张某病情加重，在不能等待其他肾供体的情况下，还需进一步做哪些试验？

第一节 人类白细胞血型抗原分类

人类白细胞抗原系统包括一系列复杂的基因及其编码的蛋白质。HLA 抗原可识别"自我"与"非我"抗原刺激产生的免疫应答，具有协调细胞免疫和体液免疫的功能。

人类白细胞膜上的血型抗原可以分为三类：第一类是红细胞血型抗原，如 ABO、Rh、H、Lewis、MNS 等血型系统抗原；第二类是白细胞本身所特有的血型抗原，如粒细胞特异性抗原；第三类是白细胞与其他组织细胞共有的，也是最强的同种抗原，即人类白细胞抗原（human leukocyte antigen，HLA）。本章重点介绍白细胞表达的与输血医学有关的抗原即白细胞血型抗原。

人类白细胞表达的 HLA 在移植医学、输血医学及法医学等领域都有极其重要的作用。HLA 是人们在对移植进行组织相容性研究时发现的，组织相容性是指器官或组织移植时供者与受者相互接受的程度。组织相容性由供者与受者细胞表面组织抗原的特异性决定；若供者与受者组织抗原的特异性相同，则供者的移植物可被受者组织相容，否则供者移植物将被受者组织排斥。人们把这种代表个体特异性的同种异体抗原称为移植抗原或组织相容性抗原（histocompatibility antigen）。组织相容性抗原构成复杂的抗原系统，其中能引起快速而强烈排斥反应的抗原系统称为主要组织相容性系统（major histocompatibility system），而引起慢而弱排斥反应的抗原系统称为次

NOTE

69

要组织相容性系统(minor histocompatibility system)。编码主要组织相容性抗原的基因群称为主要组织相容性复合体(major histocompatibility complex,MHC)。

第二节　人类白细胞抗原系统

一、HLA 复合体

(一) HLA 复合体的结构

HLA 复合体位于染色体 6p21.1～21.3 区域,全长 3600 kb,包括 128 个功能性基因和 96 个假基因,共 224 个基因位点,按编码分子特性的不同,这些基因分为三类即 HLA-Ⅰ类、HLA-Ⅱ类及 HLA-Ⅲ类基因,每一类基因均含有多个位点(图 4-1)。

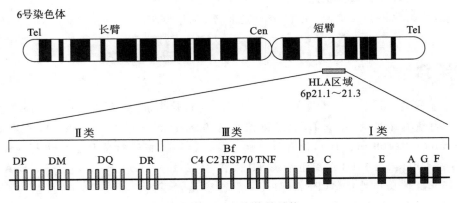

图 4-1　HLA 复合体的结构

1. HLA-Ⅰ类基因　HLA-Ⅰ类基因位于 6 号染色体短臂的顶端,长度为 2000 kb,包括经典 HLA-Ⅰ类基因和非经典的 HLA-Ⅰ类基因。

(1) 经典的 HLA-Ⅰ类基因:位于 HLA-Ⅰ类基因区的 HLA-A、B、C 三个位点基因,又称 HLA-Ⅰa 基因,经典的 HLA-Ⅰ类基因编码相应的 HLA-Ⅰ类分子的重链,而且表达量最高。

(2) 非经典的 HLA-Ⅰ类基因:HLA-E、F、G 三个位点基因,又称 HLA-Ⅰb 基因,其等位基因数量有限,编码产物分布较局限。HLA-E、G 基因可能在母胎免疫中起重要作用,另外,HLA-E 基因也参与调节 T 细胞功能。

2. HLA-Ⅱ类基因　HLA-Ⅱ类基因靠近染色体着丝粒,从中心侧开始依次为 DP、DMA、DMB、LMP2、TAP1、LMP7、FAP2、DQ 及 DR 基因亚区域。其中 DR、DP 和 DQ 为经典的 HLA-Ⅱ类基因,而 LMP、TAP 和 DM 为非经典的 HLA-Ⅱ类基因。非经典的 HLA 分子等位基因不多,表达量少,细胞分布不广泛,表达的分子不在膜上,而在细胞质内,它们与抗原加工和提呈有关,与移植和输血关系不大。

3. HLA-Ⅲ类基因　HLA-Ⅲ类基因位于 HLA 复合体的中段,长度为 1000 kb,包括与免疫系统有关的基因 C4B、C4A、C2、Bf,肿瘤坏死因子(TNFA、TNFB)和热休克蛋白 70(HSP70),分别编码 C4,C2,B 因子,TNF-α,TNF-β 和 HSP70 分子。

(二) HLA 等位基因的命名

等位基因是指在一对同源染色体上,占有相同位点的一对基因。HLA 等位基因的命名遵循以下原则。

(1) 遗传区域位点以 A、B、C、DR、DQ 及 DP 等表示。

(2) HLA 等位基因用阿拉伯数字加以区别。第一位数字的左边冠以"*"号,数字部分中第 1

个冒号前的数字用来指定该等位基因所属的等位基因家族,尽可能与 HLA 血清学家族相对应;第 1、2 个冒号间的数字用来表示等位基因编码区的差异;第 2、3 个冒号间的数字表示等位基因同义密码子的差异;第 3、4 个冒号间的数字表示等位基因内含子或 5′、3′区域内的差异。

(3) HLA 的 DR、DQ 和 DP 基因分别用 A、B 表示 α、β 链基因。

(4) 等位基因加 N 表示该基因为无效基因或不表达基因。例如,HLA 等位基因可表示为 HLA-A * 03:01:01:02:N。见表4-1。

表 4-1　HLA 命名规则

数字	1	2	3	4	5	6	7	8	9
HLA-	A*	0	3	0	1	0	1	0	2	N
前级	基因座位	等位基因组(血清学特性)		等位基因亚型(外显子区碱基取代)		碱基同义突变(外显子区沉默取代)		内含子突变(内含子区碱基取代)		基因表达的差异(无效基因)

(三) HLA 复合体的遗传特点

1. 单体型遗传　单体型(haplotype)是指连锁在一条染色体上的 HLA 各位点的基因组合。HLA 呈单体型遗传,一个二倍体细胞应含有两条 HLA 单体型,其中一条来自父亲,另一条来自母亲。所以,子女与父亲和母亲至少有一条 HLA 单体型相同,而同胞之间 HLA 基因型完全相同和完全不相同的概率均为 25%,一个单体型相同的概率则为 50%。HLA 单体型遗传的特点在法医学及器官移植配型工作中具有重要意义。

2. 多态性现象　多态性(polymorphism)是指在基因水平上一个物种内某个基因有多种变异体,即具有多个等位基因。HLA 基因多态性现象的机制如下。①复等位基因:HLA 各个位点上等位基因随机组合,导致人群中出现非常庞大的 HLA 基因型。②共显性遗传:HLA 某位点的等位基因不论是纯合子还是杂合子均能同等表达。HLA 基因的多态性是 HLA 复合体最显著的特点,它使无关个体间 HLA 型别完全相同的可能性极小,这在法医学上具有重要意义。

3. 连锁不平衡　连锁不平衡(linkage disequilibrium)是指不同位点上的两个等位基因出现在同一条单体型中的频率显著高于或低于期望值。目前,HLA 基因连锁不平衡的发生机制尚不清楚,探讨 HLA 基因连锁不平衡的发生机制有助于某些疾病的诊断和治疗。

二、HLA 抗原

(一) HLA 抗原的结构与特点

1. HLA-Ⅰ类抗原的结构与特点

(1) HLA-Ⅰ类抗原结构:所有 HLA-Ⅰ类抗原(57 kD)均由两条多肽链组成,一条是由 HLA 基因编码的糖蛋白重链(α 链,45 kD);另一条是由第 15 号染色体上非 HLA 基因编码的轻链(β2 微球蛋白,β2 m,12 kD),两者通过非共价键结合形成 HLA-Ⅰ类抗原。HLA-Ⅰ类抗原的 α 链可以区分为胞外区、跨膜区和胞内区。①胞外区:由 3 个结构域(即 $α_1$、$α_2$ 及 $α_3$)组成,每个结构域含 90～100 个氨基酸残基。位于顶部的 $α_1$ 和 $α_2$ 两个结构域构成肽结合槽,是 HLA-Ⅰ类抗原与外源多肽结合和提呈的位点。由于肽结合槽很小,蛋白质抗原必须经过加工成小片段才能与 MHC 结合并被 T 细胞识别。$α_3$ 结构域起始于 $α_2$ 的羧基端,终止于插入的质膜部分,是 HLA-Ⅰ类抗原与 T 细胞表面 CD8 分子的结合部位。②跨膜区:α 链从 $α_3$ 结构域延伸出一个短的连接区形成一个 α 螺旋,穿过质膜的脂质双分子层疏水区,使 HLA-Ⅰ类抗原锚定在膜上。③胞内区:HLA-Ⅰ类抗原 α 链最靠羧基端的 30 个氨基酸残基存于胞质中,与细胞内、外信号传递有关。

(2) HLA-Ⅰ类抗原特点:HLA-Ⅰ类抗原广泛分布于体内所有的有核细胞表面,其中,淋巴细胞表达量最高;其次是巨噬细胞、树突状细胞及中性粒细胞;而心、肝、肺组织细胞,以及肌细胞、成纤维细胞、神经细胞、角膜细胞表达水平较低。

2．HLA-Ⅱ类抗原的结构与特点

（1）HLA-Ⅱ类抗原结构：HLA-Ⅱ类抗原（HLA-DR、DQ、DP）（63 kD）的空间结构与 HLA-Ⅰ类抗原类似，是由 34 kD 的 α 链和 29 kD 的 β 链通过非共价键连接组成的糖蛋白异二聚体，两条多肽链的 2/3 以上在胞外。①胞外区：α 链和 β 链的胞外部分可分成两个有 90 个氨基酸残基的结构域，分别称为 $α_1$、$α_2$ 和 $β_1$、$β_2$。其中 $α_1$、$β_1$ 结构域相互作用共同组成肽结合槽，后者是抗原肽的结合位点。$α_2$ 和 $β_2$ 结构域都有链内二硫键，它们折叠成类似于免疫球蛋白的结构域，是 T 细胞表面 CD4 分子特异的结合部位。②跨膜区：$α_2$ 和 $β_2$ 的羧基端伸出一个短的连接区，接着是 25 个左右的疏水性氨基酸残基，这就是所谓的跨膜区。跨膜区的羧基端有几个碱性氨基酸，随后是一个亲水的短胞质尾，将整条多肽链固定在胞膜上。③胞内区：HLA-Ⅱ类抗原的羧基端伸入胞质内，参与跨膜信号的传递。

（2）HLA-Ⅱ类抗原特点：HLA-Ⅱ类抗原的表达范围极其狭窄，主要表达在巨噬细胞、树突状细胞及 B 细胞等专职抗原提呈细胞上。此外，激活的 T 细胞及单核细胞也表达 HLA-Ⅱ类抗原。而中性粒细胞、未致敏的 T 细胞，肝、肾、脑组织细胞及胎儿滋养层细胞等均不表达 HLA-Ⅱ类抗原。

此外，游离的可溶性的 HLA-Ⅰ类和 HLA-Ⅱ类抗原也可在血液、尿液、唾液、精液及乳汁中检出。

（二）HLA 抗原的命名

HLA 基因有 A、B、C、DR、DQ 及 DP 等位点，HLA 基因不同位点的产物便是相应的 HLA 抗原或 HLA 分子，例如 HLA-A 基因位点的产物是 HLA-A 抗原，HLA-B 基因位点的产物是 HLA-B 抗原等。HLA 抗原的命名应遵循下列原则。

（1）HLA-A、B、C、DR、DQ 及 DP 基因位点的产物分别命名为 HLA-A、B、C、DR、DQ 及 DP 抗原。

（2）HLA 抗原的特异性用基因位点后的数字表示，而且数字从 1 开始依次排列，相互不重复。例如有 $HLA-A_1$ 和 $HLA-A_2$，就没有 $HLA-B_1$ 和 $HLA-B_2$；有 $HLA-B_7$ 和 $HLA-B_8$，就没有 $HLA-A_7$ 和 $HLA-A_8$ 等。

（3）由细胞学技术及预处理淋巴细胞试验确定的 HLA-D 及 HLA-DP 特异性以 $HLA-D_w$ 和 $HLA-DP_w$ 表示。

（4）一般情况下，某一基因的产物单一，血清学特异性也单一，但有些 HLA 抗原可以进一步裂解，如 $HLA-A_{10}$ 可以裂解为 $HLA-A_{25}$ 和 $HLA-A_{26}$，裂解前为宽特异性，裂解后为窄特异性，因此需在其后加括号注明原来的宽特异性，如 $HLA-A_{25}$（10）或 $HLA-A_{26}$（10）等。

（5）各抗原特异性之间以"，"隔开，各位点之间以"；"隔开。

（三）HLA 的生物学功能

1．HLA-Ⅰ类分子的作用　与 HLA-Ⅰ类分子结合的多肽抗原可插入内质网的肽结合槽。适合Ⅰ类分子肽结合槽的多肽抗原一般长为 8～9 个氨基酸，来源于细胞自身合成的内源性蛋白。这些内源性蛋白可能是正常的细胞自身蛋白质、改变的自身蛋白质，可被细胞质内的大量多功能蛋白酶（LMP）降解，并通过抗原提呈载体（TAP）运输到内质网。当 HLA-Ⅰ类分子被运送到细胞表面，它们可与 $CD8^+$ T 细胞相互作用。如果 T 细胞受体结合特定的 HLA-Ⅰ类分子，这种结合会激活 T 细胞的细胞毒特性，引起炎症反应。HLA-Ⅰ类分子的抗原表达非常重要，尤其是在宿主防御病毒等病原体和恶变细胞时。由于肿瘤细胞不表达 HLA-Ⅰ类分子，因而可以逃避这种免疫监视。

2．HLA-Ⅱ类分子的作用　HLA-Ⅱ类分子也在内质网中合成。结合于 HLA 抗原结合槽的多肽有两种不同来源。外来抗原经过抗原提呈细胞（APC）捕获、处理，然后在 HLA-Ⅱ类分子协助下提呈，即外来抗原经胞吞作用进入细胞，在脂质体内被消化，与 HLA-Ⅱ类分子结合后由溶酶体转运到细胞表面，成为 $CD4^+$ T 细胞辅助的靶抗原。

三、HLA 系统在医学上的应用

HLA 抗原能刺激 B 细胞转化为浆细胞产生抗体,抗体通过激活补体产生一系列免疫反应。抗-HLA 抗体产生的原因有妊娠、输血、器官移植或某些疾病等免疫因素,因此 HLA 系统在输血医学、移植医学、法医学及一些疾病的诊断上均具有重要作用。

(一)HLA 系统在妊娠方面的应用

妊娠妇女由于母胎 HLA 不合可以产生白细胞抗体,抗体随着妊娠次数的增加而相应增多。这种抗-HLA 抗体属于 IgG,可以通过胎盘进入胎儿体内,使胎儿产生同种免疫性中性粒细胞减少症及同种免疫性血小板减少症。现代免疫学认为,母胎 HLA 相容性越大,母体就越不能识别胚胎抗原,就不能产生封闭抗体,胚胎得不到封闭抗体的保护而遭排斥,即产生病理性妊娠。有资料表明抗-HLA 抗体与病理性妊娠(如流产、不孕、妊娠高血压综合征和早产等)均有一定关系。

(二)HLA 系统在输血医学中的应用

1. 发热性非溶血性输血反应(febrile non-hemolytic transfusion reaction,FNHTR) FNHTR 的主要发病机制是输入的供血者白细胞与受血者体内的抗-HLA 抗体发生抗原-抗体反应,引起白细胞的破坏和致热原的释放,患者表现为畏寒、发热、恶心、呕吐等症状。

2. 血小板输注无效(platelet transfusion refractoriness,PTR) PTR 的发病机制是血小板表面存在 HLA 抗原,受血者产生的抗-HLA 抗体可以破坏输入的血小板,造成血小板输注无效。

3. 输血相关性急性肺损伤(transfusion-related acute lung injury,TRALI) TRALI 的发病机制是供血者血液中的抗-HLA 抗体、粒细胞特异性抗体与受血者体内的白细胞发生抗原-抗体反应,白细胞在肺循环中凝聚,患者表现为肺水肿或呼吸窘迫等。

4. 嵌合体及输血后移植物抗宿主病 嵌合体是指供者的细胞在受者体内出现。输血后嵌合体的持续存在可能导致受者体内移植物抗宿主病(GVHD)的发生。输血后的 GVHD 是否发生取决于以下因素:①受者免疫受损的程度;②所输血液成分的数量和淋巴细胞活性;③供、受者 HLA 的配合程度。利用从亲缘获得的新鲜血液成分观察输血后的 GVHD 突出显示了 HLA 系统在GVHD 中的作用。

5. 溶血性输血反应 HLA 抗原-B7、B17、A28,可在红细胞上有很弱表达,当患者存在这些抗-HLA 抗体时,可能会导致带有这些抗原的红细胞寿命缩短,引起 HTR。这种不相容通过传统的输血前试验可能检测不到。

(三)HLA 系统在移植医学中的应用

HLA 作为人体组织细胞的遗传学标志,在抗原识别、提呈、免疫应答、免疫调控及破坏外来抗原靶细胞等方面具有重要作用,是器官移植免疫排斥反应的主要抗原。

1. HLA 系统在造血干细胞移植中的应用 造血干细胞移植在恶性血液病及免疫性疾病等的治疗中具有极其重要的地位。造血干细胞来源于骨髓、外周血及脐带血,含有大量的免疫细胞如成熟的 T 细胞等,可引起严重的免疫排斥反应。因而,造血干细胞移植对供、受者之间 HLA 匹配程度的要求在所有器官移植中最为严格,最好是 HLA-A、HLA-B 及 HLA-DRB1 完全匹配。

2. HLA 系统在肾移植中的应用 影响肾移植的基因位点主要是 HLA-A、HLA-B 及 HLA-DR 位点。其中,HLA-DR 位点与肾移植的近期存活有关,而 HLA-A、HLA-B 位点与肾移植的远期存活有关。

3. HLA 系统在其他实质器官移植中的应用 ①HLA 系统在肝移植中的应用:HLA 配型在肝移植中的作用尚存在争议。临床上已经实施的肝移植手术大多 HLA 配型不完全相合,目前未观察到 HLA 配型与排斥反应及肝移植存活率的相关性。肝移植时 HLA 配型与排斥反应没有关系可能与肝脏为具有免疫特性的器官有关。②HLA 系统在胸腔器官移植中的应用:胸腔器官移植包括心脏移植、肺移植及心肺联合移植。这类移植手术大多属紧急移植手术,术前 HLA 配型难以进行。初步观察显示,HLA-A、HLA-B、HLA-DR 位点匹配可减少心脏、肺移植免疫排斥反应的发生,并提高心脏、肺移植的存活率。

(四) HLA 系统在法医学上的应用

HLA 基因终生不变,具有高度多态性,故其成为最能代表人体特异性的遗传标志。无血缘关系的个体之间 HLA 型别完全相同的概率极低,HLA 基因型或表型检测已经成为法医学上个体识别和亲子鉴定的重要手段之一。

近年来,随着分子生物学技术的发展,采用短串联重复序列检测或采用线粒体 DNA 的序列分析进行个体识别或亲子鉴定更加简便、准确。目前,上述两种技术已经取代 HLA 检测成为个体识别或亲子鉴定的重要手段。

(五) HLA 系统在一些疾病诊断中的应用

HLA 与疾病关联程度用相对危险度(relative risk,RR)来表示,RR 值越大,相关程度越大。见表 4-2。

表 4-2　HLA 系统与疾病的关联

疾病	HLA	RR
强直性脊柱炎	B27	>100
Reiter 综合征	B27	35.0
沙门菌感染后的关节炎	B27	29.7
耶尔森菌感染后的关节炎	B27	17.6
急性前葡萄膜炎	B27	14.6
亚急性甲状腺炎	B35	14
先天性肾上腺皮质增生症	B47	15.4
肾小球肾炎咯血综合征	DR2	15.9
多发性硬化症	DR2、DQ6	12
疱疹样皮肤病	DR3	56.4
干燥综合征	DR3	9.7
系统性红斑狼疮	DR3	5.8
类风湿关节炎	DR4	4.8
淋巴瘤性甲状腺肿	DR5	3.2
青少年型风湿性关节炎	DR8	8
重症肌无力	DR17	4
腹腔疾病	DQ2	>250
乳糜泻	DQ2	30
嗜睡症	DQ6	>38
1 型糖尿病	DQ8	14

第三节　粒细胞抗原系统

早在 20 世纪初期,Charles Doan 发现某些人的血清可以使其他人的白细胞发生凝集。直到

1960 年 Lalezari 等在研究 1 例新生儿同种免疫性粒细胞减少症时,发现了人类粒细胞同种抗原(human neutrophil alloantigen,HNA)。目前,已经发现的 HNA 有 7 种,归属于 5 个粒细胞抗原系统。粒细胞抗原分为两大类:一类是粒细胞与其他细胞共有的抗原,如 HLA 抗原和红细胞血型抗原等;另一类是粒细胞及其前体细胞的特异性抗原即 HNA。

一、粒细胞特异性抗原

HNA 是指仅分布于粒细胞(包括中性粒细胞、嗜酸性粒细胞和嗜碱性粒细胞)表面的抗原。但由于正常人血液中嗜酸性粒细胞和嗜碱性粒细胞数量极少,至今很难用试验方法检测,因此统称为粒细胞特异性抗原。

（一）HNA 的命名

1998 年 ISBT 发布的粒细胞抗原命名原则如下。

（1）命名为 HNA。

（2）抗原糖蛋白膜位点用数字依次编号,如 HNA-1、HNA-2 等。

（3）同一糖蛋白位点上的不同抗原用英文小写字母依次表示,如 HNA-1a、HNA-1b 和 HNA-1c 等。

（4）新发现的粒细胞抗原暂时用字母缩写命名,直至粒细胞工作委员会决定将它归入 HNA 命名系统。

（5）粒细胞抗原的等位基因编码依照国际人类基因图谱研究组的规定命名。

目前发现的 HNA 的命名见表 4-3。

表 4-3　HNA 的命名(ISBT,2009)

抗原系统	发现时间/年	发现者	糖蛋白载体(位点)	相应 CD	抗原	曾用名	等位基因
HNA-1	1960	Lalezari	FcrRⅢb	CD16b	HNA-1a	NA1	FCGR3B * 01
					HNA-1b	NA2	FCGR3B * 02
					HNA-1c	SH	FCGR3B * 03
HNA-2	1971	Lalezari	Gp56~64 kD (GpNB1)	CD177	HNA-2a	NB1	CD177 * 01
HNA-3	1964	Van leeuwen	Gp70~95 kD	—	HNA-3a	5b	未定义
HNA-4	1986	Klin	MAC-1、CR3、$\alpha_M\beta_2$-整合素	CD11b	HNA-4a	MART	ITGAM * 01 (230G)
HNA-5	1979	Decay	LFA-1、$\alpha_L\beta_2$-整合素	CD11a	HNA-5a	OND	ITGAL * 01 (2372G)

（二）HNA 的生化特性

HNA-1 抗原系统包括 HNA-1a、HNA-1b 及 HNA-1c 3 个抗原,均位于糖蛋白 FcrRⅢb 上。FcrRⅢb 只分布在粒细胞上,是 IgG1 和 IgG3 的低亲和力受体,它与 IgG 抗体的 Fc 段结合。静息的中性粒细胞主要通过 FcrRⅢb 结合免疫复合物,进而将免疫复合物从循环中清除。编码 FcrRⅢb 的基因为 FCGR3B,该基因位于 1 号染色体长臂上。

HNA-2a 是一个分子质量为 56~64 kD 的糖蛋白,编码 HNA-2a 的基因位于 19q13.2 上。HNA-3a 是一个分子质量为 70~95 kD 的糖蛋白,编码 HNA-3a 的基因位于 4 号染色体上。HNA-4a 位于 Leu-CAM 家族、整合素超家族和 β_2(CD$_{18}$)整合素上,而 HNA-5a 位于白细胞 β_2-整合素家族的 α 轻链(αL 链)上。

（三）HNA 的基因频率

不同人群中各种 HNA 的基因频率是不同的,见表 4-4。

NOTE

表 4-4　不同人群 HNA 的基因频率

人群	HNA-1a	HNA-1b	HNA-1c	HNA-1 null	HNA-2a	HNA-3a	HNA-4a	HNA-5a
巴西人	100	83	11	NT	97	86～95	96	91
巴西印度人	83	36	0	NT	NT	NT	100	96
中国人	90	52	0	0～0.2	99	NT	NT	65
日本人	88	51～61	0	<0.4	89～99	NT	NT	NT
韩国人	78	75	<1	NT	86	NT	99	96
北美洲白种人	56～62	89	5	NT	97	NT	NT	96
欧洲白种人	54～52	87～89	5～7	0.2～0.8	87～97	89～99	96	96
非洲人	46～66	78～84	23～31	4	98	NT	NT	88
印度人	44	83	16	NT	NT	NT	NT	NT

注：NT,尚无相关研究报道。

二、粒细胞抗体

粒细胞抗体是由粒细胞抗原刺激机体后产生的,包括抗 HNA-1a、抗 HNA-1b、抗 HNA-1c、抗 HNA-2a、抗 HNA-3a、抗 HNA-4a 及抗 HNA-5a 抗体 7 种,多数为 IgG,也有一些是 IgM 或 IgM 和 IgA 的混合抗体。在多数情况下,粒细胞与 IgG 抗体结合,无论是特异性结合还是非特异性结合,都能导致粒细胞在肝和脾的网状内皮系统中被破坏而清除。粒细胞的细胞毒素通常是 IgM,也可能是 IgG,但是结合补体的粒细胞抗体非常少见。这些抗体可通过免疫反应引起粒细胞破坏或成为一些输血不良反应的原因之一(表 4-5)。

表 4-5　粒细胞抗体引起的疾病及输血不良反应

粒细胞抗体	引起的疾病及输血不良反应
抗 HNA-1	新生儿同种免疫性粒细胞减少症
	自身免疫性粒细胞减少症
	输血相关性急性肺损伤
抗 HNA-2a	新生儿同种免疫性粒细胞减少症
	自身免疫性粒细胞减少症
	输血相关性急性肺损伤
	药物诱导的免疫性粒细胞减少症
	骨髓移植后同种免疫性粒细胞减少症
抗 HNA-3a	输血相关性急性肺损伤
抗 HNA-4a	新生儿同种免疫性粒细胞减少症
	自身免疫性粒细胞减少症
抗 HNA-5a	未知

三、粒细胞抗原系统的临床意义

（一）粒细胞抗体引起的输血不良反应

1. 发热性非溶血性输血反应（FNHTR）　FNHTR 的发病机制主要包括细胞因子的作用,白细胞、血小板、血浆蛋白及其抗体的作用,致热原的作用等。当患者体内产生粒细胞抗体时,输入的粒细胞与相应抗体发生抗原-抗体反应并激活补体,导致粒细胞的破坏和致热原(如白细胞介素)的释放。

2. 输血相关性急性肺损伤（TRALI） TRALI 的发病机制主要是输入含有粒细胞抗体（抗 HNA-1、抗 HNA-2a 和抗 HNA-3a）的血液制品时，供血者血液中的粒细胞抗体与受血者体内的粒细胞在肺循环中凝集形成肺浸润并激活补体。中性粒细胞在肺血管内聚集、黏附，释放蛋白酶、酸性脂质和氧自由基等，使肺血管内皮细胞受损、血管通透性增强，液体由血管内渗入肺间质和肺泡内，导致肺水肿及呼吸窘迫综合征的发生。

3. 输血相关性同种免疫性粒细胞减少症（transfusion-related alloimmune neutropenia，TRAIN） TRAIN 的发病机制是供血者血浆中含有高滴度抗 HNA 抗体（如抗 HNA-1b 抗体），而受血者体内有相应的抗原（如 HNA-1b 等），输血后通过免疫反应导致患者体内粒细胞破坏，从而引起粒细胞减少。

（二）粒细胞抗体引起的免疫性粒细胞减少症

1. 新生儿同种免疫性粒细胞减少症（neonatal alloimmune neutropenia，NAN） 这是一种与新生儿溶血病的发病机制相似的以粒细胞减少为主要表现的综合征，发病概率约为 2‰。父亲遗传给胎儿的粒细胞抗原与母亲的粒细胞抗原特异性不同，刺激母体产生 IgG 型类粒细胞抗体，通过胎盘引起新生儿粒细胞破坏。胎儿出生后，可发生感染症状，严重者可死亡。50% 以上的 NAN 患者可以检出抗 HNA-1a、抗 HNA-1b、抗 HNA-2a 抗体，少部分也可以检测出抗 HNA-1c、抗 HNA-3a、抗 HNA-4a 抗体。

2. 自身免疫性粒细胞减少症（autoimmune neutropenia，AIN） 由于机体产生针对自身粒细胞的自身抗体（包括抗 HNA-1、抗 HNA-2a、抗 HNA-4a 抗体），引起粒细胞的破坏而减少。可分为原发性 AIN 和继发性 AIN。前者无明确的病因，唯一的血清学异常是中性粒细胞减少，没有其他可能引起中性粒细胞减少的疾病或因素；后者常继发于自身免疫病，如自身免疫性贫血、系统性红斑狼疮、类风湿关节炎、传染性单核细胞增多症、各种免疫缺陷病及甲状腺疾病等，其发生机制还不十分清楚。

3. 药物诱导的免疫性粒细胞减少症（drug induced neutropenia，DIN） 该病发病机制比较复杂，是由药物作为抗原诱导机体产生的抗体破坏粒细胞，或药物相关的免疫复合物与粒细胞结合从而引起粒细胞破坏，或药物通过补体介导的免疫性粒细胞破坏等所致。可导致 DIN 的相关药物包括抗炎药、止痛药、抗精神病药、抗抑郁症药、抗惊厥药及抗生素等。常在患者接受药物治疗后数小时甚至 1～2 天时发生，之前患者常常已经接触过此种药物。

4. 骨髓移植后同种免疫性粒细胞减少症（alloimmune neutropenia after bone-marrow transplantation） 骨髓（造血干细胞）移植后由患者体内的粒细胞抗体引起的免疫性粒细胞减少，其发病机制包括同种免疫作用与自身免疫作用两种，相关抗体包括 IgM 及 IgG 抗体。

第四节 人类白细胞抗原系统检验技术

HLA 基因是具有高度多态性的人类免疫遗传基因。对 HLA 抗原和抗-HLA 抗体的检测及 HLA 基因分型是为了充分了解 HLA 多态性与人类遗传的关系，使之为人类服务。目前 HLA 检测技术已广泛应用于多个领域，如 HLA 群体遗传多态性研究、HLA 生物学功能研究、器官和造血干细胞移植供、受者组织相容性配型、HLA 与疾病的关联、药物个性化选择、造血干细胞捐献者库等，其中临床最常见的应用范围是器官移植供、受者组织相容性配型。HLA 抗原的识别和新的抗原物质的分析最初依赖血清学方法，通过一系列的特异性抗体来指定 HLA 的多态性。20 世纪 70 年代开始采用细胞学的混合淋巴细胞培养技术检测 HLA-D 抗原。自 20 世纪 80 年代以来，人们通过分子克隆技术对 HLA-Ⅰ 和 HLA-Ⅱ类基因的多样性的分子结构的认识逐渐清晰，促成 PCR 技术引入 HLA 基因分析的研究范畴。

NOTE

一、HLA 血清学检测

HLA 抗原的检测一般采用血清学的方法。最初的血清学方法是用人源的已知抗体来识别移植受者和供者的 HLA 抗原。抗-HLA 抗体首先发现于患粒细胞缺乏症的患者及输血后的患者中。因为这些抗体仅和部分人的外周血淋巴细胞反应,因此,称它们为异体免疫抗体比自然免疫抗体更确切。有生育史的女性血清中也发现了这类抗淋巴细胞抗体,推测可能是被来自父亲的抗原免疫的结果。利用血清中抗-HLA 抗体的淋巴细胞毒性,Terassaki 和 Mcdelland 应用补体依赖淋巴细胞毒(complement dependent cytotoxicity,CDC)技术进行 HLA 抗原检测和组织配型,该方法经美国国立卫生研究院(National Institutes of Health,NIH)和 WHO-HLA 委员会认可,命名为 NIH 标准方法,20 世纪 80 年代成为国际通用的组织配型方法。

补体依赖性微量淋巴细胞毒试验(complement dependent microlymphocytotoxic technique)的原理是个体的淋巴细胞膜表面可表达特有的 HLA 抗原,试验中将分离待检测的淋巴细胞加入包被了一种单克隆或多克隆的已知 HLA 分型抗体的微孔反应板中,当淋巴细胞表面的 HLA 抗原与 HLA 分型抗体特性相对应时,淋巴细胞上的抗原与该抗体可结合形成抗原-抗体复合物。抗原-抗体复合物经过补体活化的经典途径可损伤淋巴细胞膜,导致淋巴细胞膜通透性改变或细胞死亡,再添加适当的染料后,观察细胞是否被染色来判断待检测淋巴细胞是否损伤和死亡,进而判断淋巴细胞表面是否存在相应的抗原。

一般采用 Terasaki 微孔板包被 HLA 分型抗体。淋巴细胞可使用 Ficoll 或单克隆抗-T 细胞、抗-B 细胞抗体磁珠由外周血、脾脏或淋巴结分离获得。加入曙红或荧光生物染料使死亡的淋巴细胞染成红色。在相差显微镜下清楚地观察着色细胞比例(活细胞在曙红染色下未着色,荧光染色下呈绿色),以着色细胞孔进行棋盘分析确定 HLA-A、HLA-B 或 HLA-DRB 抗原特异性(图 4-2)。当试验中阳性对照死亡细胞数大于 80%,阴性对照死亡细胞数小于 2%时,表明此试验结果可靠。按 NIH 标准,计数 200 个细胞,计算出着色死亡细胞的百分率:死亡细胞的百分率为 0～10%表示阴性反应;11%～20%表示可疑阴性反应;21%～40%表示可疑阳性反应;41%～80%表示阳性反应;>80%表示强阳性反应。

由于 HLA-Ⅱ类分子仅表达于 B 细胞上,所以必须分离纯化 B 细胞进行 HLA-DR 和 HLA-DQ 抗原分型。分离 B 细胞的方法有尼龙毛吸附法或 CD20⁻ 单抗磁珠特异性捕获法。使用前必须检查所用同种抗血清和补体,以确定它们不会检出 HLA-Ⅰ类抗原,否则血清学检测 HLA-Ⅱ类抗原的结果不准确,难以与分子生物学方法结果一致。

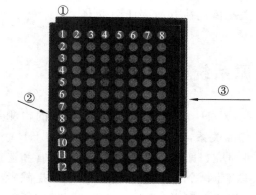
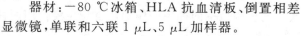

图 4-2 HLA 血清学分型方法

注:①96 孔微孔板的各孔中预先包被有针对各 HLA-Ⅰ类(或Ⅱ类)抗原的抗体;

②待检个体的外周血淋巴细胞;

③与兔补体一起孵育后,加入曙红染色,用福尔马林固定细胞后在倒置相差显微镜下观察结果。

器材:-80 ℃冰箱、HLA 抗血清板、倒置相差显微镜,单联和六联 1 μL、5 μL 加样器。

试剂:家兔补体血清,可用质量可靠的商品补体;5%曙红水溶液和中性福尔马林,或用荧光终止液;液体石蜡。

标本:

①ACD 或肝素抗凝血。

②采血量依照外周血白细胞计数而定。白细胞计数在(4～5)×10⁹ 个/L 时,采血 5 mL,如果白细胞计数少可适当增加采血量。

③当天采血标本放室温下保存,避免振荡,24 h 内检测。

④接受化疗或全身放疗的患者应在停用放疗或化疗药物 10 天后采血。

操作要点:

①自外周血分离制备淋巴细胞悬液,并调节细

扫二维码
看彩图

NOTE

胞浓度至 2.0×10^9 个/L。

②从 $-80\ ℃$ 冰箱中取出已加好 HLA 抗血清的分型板,室温(22～25 ℃)孵育 10～15 min,注明标本号。

③每孔加入 1 μL 细胞悬液于分型板中,确保每孔的细胞滴与抗血清滴融为一体。

④室温孵育 30 min。

⑤每孔加入兔补体 5 μL,室温孵育 60 min。

⑥终止反应,每孔加入 5%曙红水溶液 5 μL,在 2 min 后每孔加入 10 μL 福尔马林,或加入荧光终止液 5 μL。

⑦根据每孔死亡细胞的百分率判断抗原-抗体反应强度。

结果判断:使用倒置相差显微镜观察,被染色的死细胞呈黑色,无折光,细胞肿胀。活细胞具有很强的折光能力,呈明亮状,两者很容易区分。若加入荧光终止液,则未死细胞呈绿色,死细胞呈橙黄色,记分标准见表 4-6。

表 4-6 读数记分标准

死亡细胞的百分率/(%)	记分	结果
0～10	1	阴性
11～20	2	可疑阴性
21～40	4	可疑阳性
41～80	6	阳性
81～100	8	强阳性

注意事项:

①避免细胞损伤,否则影响待检细胞活性及抗原性。

②要应用高特异性抗血清及单克隆抗体分型板。

二、HLA 细胞学检测

混合淋巴细胞培养(mixed lymphocyte culture,MLC)是指将两份无关个体的功能正常的淋巴细胞混合进行细胞培养,由于二者的淋巴细胞膜上的组织相容性抗原不同,可相互刺激对方的 T 细胞发生增殖,导致对方的淋巴细胞分裂增殖和转化,淋巴细胞增殖程度与参加反应的个体间基因差异成正比,两者相容性差异愈大,反应愈强烈(图 4-3)。如果两个个体间 MLC 试验结果为阴性,即

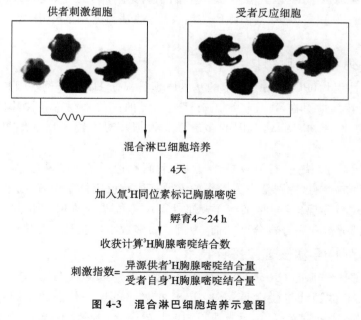

图 4-3 混合淋巴细胞培养示意图

扫二维码
看彩图

NOTE

79

没有淋巴细胞增殖，说明他们 HLA-D 相容。

最初人们认为可通过建立 MLC 反应模式确定 D 位点的等位基因，然而，现在已经明确 MLC 结果并非仅与单个 D 位点有关，它至少与 D 位点的 3 个多态性基因产物 DR、DQ 和 DP 相关。与反应有关的 HLA-D 位于第 6 号染色体上的 HLA 区域内，但在 HLA-B 区域之外。MLC 是研究细胞免疫反应，尤其是移植免疫的良好体外模型。体外进行 MLC 需 5～7 天，其在 20 世纪 70 年代用于识别 HLA-D 抗原和预测骨髓移植后移植物抗宿主病。自 20 世纪 80 年代分子生物学技术渗透到 HLA 试验领域以来，MLC 逐渐被用于预测实体器官移植后移植物抗宿主病。所以说，MLC 方法现在不但被用于 HLA-D 分型，而且被广泛用于器官移植前的组织配型。尤其在骨髓移植中，通过 MLC 配型选择最佳供体往往能获得良好的移植效果。

注意事项如下。

（1）淋巴细胞培养需要一个稳定的 pH 环境，因此淋巴细胞培养液一定要调整到 pH 6.8～7.2。最好放在 5% 的 CO_2 培养环境中培养。如果没有条件，可进行密闭培养，试管口一定要密闭。

（2）在分离淋巴细胞的操作中，可用 Hanks 液稀释全血和洗涤细胞，但效果不如使用 1640 液，1640 液 pH 稳定，细胞不易结块，如果洗涤细胞的 1640 液中加 5% 血清，还能起到保护细胞的作用。

（3）在整个操作过程中，每一步操作都要严格无菌，所有器材都必须经高压灭菌，试剂要除菌过滤。器材过火焰时，要冷却后再接触细胞悬液，以免细胞受热失活。

（4）在接触过程中，注意不要把一种细胞悬液带进另一种细胞悬液或培养液中，致使对照管转化率升高。在加细胞悬液时，力求把细胞悬液混匀，保证加量准确，以免影响复管间的重复性。

三、HLA 抗原(基因)的分子生物学检测

20 世纪 80 年代以来，HLA 基因分型技术逐步发展，其分型准确率远高于血清学方法和细胞学分型方法。血清学方法和细胞学分型方法识别的是 HLA 血清学命名的抗原，属于 HLA 低分辨水平。要达到 HLA 中、高分辨水平，必须采用分子生物学技术来确定 HLA 分子生物学基因及等位基因编码。HLA 基因分型技术主要包括 PCR-序列特异性引物（PCR-sequence specific primer，PCR-SSP）技术、PCR-序列特异寡核苷酸（PCR-sequence-specific oligonucleotide，PCR-SSO）探针技术、基因芯片技术、PCR-限制性片段长度多态性（PCR-restriction fragment length polymorphism，PCR-RFLP）技术、PCR-碱基序列测序（PCR-sequence based typing，PCR-SBT）技术、PCR-流式细胞分型技术等。其中 PCR-SBT 以其分析软件直接阅读碱基序列的良好能力，在 HLA 等位基因分析和新基因识别方面，发挥高分辨（基因编码 * 后 4 位数）基因分型的作用，改变了对 HLA 基因进行功能分析的手段。

（一）PCR-序列特异性引物技术

PCR-序列特异性引物（PCR-SSP）技术的基本原理是根据 HLA 等位基因核苷酸碱基序列的差异性，设计出一系列特异性引物，直接扩增出有序列差异的等位基因特异性片段，通过琼脂糖凝胶电泳直接判断有无扩增产物来确认基因的多态性。根据多对引物扩增的结果可以指定 HLA 基因型。

该方法操作比较简单、快速，耗时较短，结果判断简便，适用于小批量标本。但是由于特异性引物有限以及试验条件的影响，特别是为了操作的方便将所有反应体系设置在同一扩增条件下进行，可能出现假阳性带或漏带现象，同时某些罕见的 HLA 等位基因难以用此方法检出，导致错误结果。本方法可选择低分辨和高分辨分型试剂，为目前大多数临床实验室常用的方法之一。

（二）PCR-序列特异寡核苷酸探针技术

PCR-序列特异寡核苷酸（PCR-SSO）探针分型试验，用一组针对 HLA 某一位点基因高变区特异 DNA 序列的寡核苷酸探针与被检 DNA 经 PCR 扩增出的这一位点的基因片段进行分子杂交，将未杂交的探针洗脱，通过发光、显色等方法检测能特异杂交的探针，确定扩增 DNA 产物中的特异

序列存在与否,从而确定样品中可能的等位基因。

目前在 PCR-SSO 配型程序中,探针吸附到液相芯片(luminex)配套的 luminex 磁珠上。最多 100 种 luminex 磁珠可以混在一起进行分析,每种磁珠可以通过特异的荧光信号或者颜色区分开来。一种 SSO 探针可以吸附到一种磁珠上,因此,几个探针的混合物可以通过与它们相连的磁珠的颜色区分开来。液相芯片可以确定杂交到磁珠上的 PCR 产物的相对量。因此,获得的 SSO 探针相关的信号可用来确定与扩增的 DNA 样品产生阴性或阳性反应的探针的配盘,从而得出决定样品的 HLA 类型的信息。

(三)基因芯片技术

基因芯片技术是 20 世纪 90 年代的前沿分子生物学技术,可将大量靶基因片段有序地、高密度地(点与点间距小于 500 pm)排列在载体上,利用荧光标记的探针杂交,计算机扫描分析获取数据,是一种快速、高效、高容量分析生物信息的工具,特别适合于一次性进行大量靶基因的杂交探测。因此,基因芯片技术无论是在检测成本或效率方面,还是在分型技术的快捷性与精确性方面,都可能是解决众多 HLA 等位基因分型最经济、高效的方法。但是,HLA 基因芯片分型技术存在信号检测区分能力不足、方法有待标准化等问题,特别是针对 HLA 高分辨的试剂尚不成熟,目前实验室常规使用不多。

(四)PCR-限制性片段长度多态性技术

PCR-限制性片段长度多态性(PCR-RFLP)技术的原理是利用核酸内切酶可以识别特定碱基而进行酶切的特性,根据不同的 HLA 等位基因之间存在碱基序列上核酸内切酶识别的差异,选择合适的限制性核酸内切酶去消化 HLA 特定基因片段,这些不同的 DNA 基因片段经电泳紫外照射成像或染色后可出现不同的 DNA 条带图谱,从而确定 DNA 基因类型。

(五)PCR-碱基序列测序技术

HLA 对于外源性微生物免疫、肿瘤免疫及移植免疫十分重要,HLA 高分辨在研究 HLA 与疾病的关联、人类遗传学等方面也有重要的意义。由于 HLA 等位基因的变异体较多,而且 HLA-Ⅰ类基因有 2 个多态性外显子,设计完美无缺的引物或探针非常困难,并且受到 HLA 基因中大量假基因可能出现的干扰反应的影响,所以,运用 PCR-碱基序列测序(PCR-SBT)技术分析等位基因的分型将为我们提供一种更理想的分子生物学分型方法。

1. PCR-SBT 技术原理 PCR-SBT 依据 DNA 扩增中双脱氧链末端终止方法,针对 HLA 系统数以亿万计庞大的基因进行多步骤的烦琐分析,首先对待测序区进行特异性扩增反应,通过纯化扩增产物去除杂交中多余的碱基和扩增引物,然后用扩增获得的 DNA 作为模板进行上游和下游引物序列的两个方向的测序反应,以获取剪接内含子的外显子核苷酸序列。在测序反应中,当与正常碱基混合在一起的四种颜色荧光素分别标记的四种双脱氧碱基(ddNTP)掺入 DNA 复制链时,聚合反应即被终止,生成新的 DNA 分子,这样可得到一组长短不一、不同荧光色的核苷酸链终止剂结尾的 DNA 片段,经垂直长凝胶电泳过程,借助自动化程序装置中通常含有能激活染料分子的激光器和记录染料反应的监测仪,在计算机内同步将原始数据转化为色谱图格式,由专有软件根据碱基互补原则自动推算并标出模板 DNA 分子的每个位点碱基序列,将所得的一些序列与 DNA 数据库中所有已知等位基因序列进行比较分析,由此获得精确的等位基因编码。

2. PCR-SBT 对 HLA 等位基因分析的意义

(1)PCR-SBT 改变了对 HLA 基因进行功能分析的手段:PCR-SSP、PCR-SSO 等分子生物学技术对基因分型的分辨率取决于在已知序列的基础上设计的扩增引物位置和(或)用于杂交的寡核苷酸探针的数量。自 1995 年第一个抗原序列被识别以来,至 2005 年 1 月,世界范围内已被 HLA 命名委员会公布的 HLA 等位基因达到 1972 个,新增等位基因数量限制了这些方法的引物特性更新周期。PCR-SBT 技术可以清楚显示 HLA 基因高变区的全部核苷酸序列,可以直接根据基因多态性区域的测序结果进行 HLA 高分辨基因识别,不仅提高了 HLA 分型的准确性,避免漏检尚未

NOTE

发现的 HLA 等位基因,发现和鉴定特定人群的 HLA 等位基因,还能够分析基因的突变及其生物学功能,指导人工合成基因、设计引物或探针,特别是方便研究 HLA 与疾病的相关性等。现今,PCR-SBT 是发现新等位基因的主要鉴定方法,HLA 命名委员会要求 HLA 新等位基因申请命名前必须提供 I 类位点的第 2、3 外显子序列,II 类位点第 2 外显子的序列。

(2) PCR-SBT 对 HLA 基因分型达到高通量:人类基因组工作成果为 HLA-DNA 分析提供了一项基于大规模、高通量、自动化测序平台的技术,即 PCR-SBT 技术。从最初的 ABI 377 型 DNA 测序仪,到更为先进的 96 道毛细管 ABI 3730 DNA 测序仪,优化的分离胶在保证高质量的同时大大提高了试验速率,降低对序列电泳胶图的手工校正、编辑和经验值的要求,测序仪机内容纳可不断升级的 genescan 和 genotype 数据分析软件,以万分之一秒的速度将碱基数据转译为 DNA 编码。Saye 教授等采用计算机软件 Assign2.0 进行高通量基因分析和自动化的全程电子版本质量控制图检测应用,实现高通量分析的要求,世界许多国家正是依靠这一技术建立起骨髓库。

(3) PCR-SBT 对 HLA 基因分型检测结果更精确:PCR-SBT 于 20 世纪 90 年代初投入使用,检出结果更准确、精度最高,且能够检测新的等位基因,到今天已经由手工测序发展到自动测序,被认为是 HLA 基因分型的标准方法。但是,等位基因是杂合子,有时不同等位基因的组合,可以得到相同的杂合顺序 HLA 系统的多态性,当等位基因多态性位于分析区以外,有一些等位基因的顺序未被全部测定时,上述原因都可以导致模棱两可的分型结果。通常在 HLA-I 类位点测序外显子 2 和 3,而不是测序全基因序列,若外显子 2 和 3 杂合序列相同,则会产生模棱两可的结果,在 II 类位点一般测序外显子 2,如果外显子 2 杂合序列相同也不可避免产生模棱两可的结果。人们通过该研究发现,由于引物设计及试验方法都不相同,采用单一的 PCR-SSP 或 PCR-SBT 方法均不能精确鉴定出所有的 HLA 等位基因的高分辨分型结果,若 HLA 高分辨分型中同时采用 PCR-SSP 和 PCR-SBT 方法进行检测,则能提高 HLA 高分辨分型的准确性和精确度。

(六) PCR-流式细胞分型技术

PCR-流式细胞分型技术是一种反向序列特异性寡核苷酸(reverse sequence specific oligonucleotide,RSSO)DNA 分型系统,SSO 探针结合于荧光染料标记的微球上,以识别与探针互补的 HLA 等位基因,目的 DNA 经 PCR 反应扩增后,在同一管中与多达 100 种探针进行杂交,由流式细胞分析仪检测和分析后得到结果。与传统 RSSO 方法相比,这一技术不需杂交条或膜(荧光显色后电子阅读),杂交信号稳定,具备高通量能力(可同时测定 96 个标本),可自动电子化分析 HLA-A、HLA-B、HLA-DRB1 各位点的等位基因,得到中/高分辨结果,适用于造血干细胞库(包括脐血库)中大样本的 HLA 基因分型。

四、抗-HLA 抗体的检测

抗-HLA 抗体在临床上有重要意义,可诱发实体器官移植后超急性排斥反应、发热性非溶血性输血反应、血小板输注无效、输血相关性急性肺损伤等。目前,抗-HLA 抗体的检测技术主要包括:NIH 认可的补体依赖淋巴细胞毒(CDC)技术,简称 NIH-CDC,流式磁珠-群体反应性抗体(flow-panel reactive antibody,F-PRA)检测技术、酶联免疫吸附试验(enzyme linked immunosorbent assay,ELISA)和流式细胞术等。

(一) 供、受者交叉配型

基于交叉配型在临床上的重要性,交叉配型试验也日趋向更敏感的技术发展,从而可以更准确地描述受者移植前的免疫应答状态。20 世纪 90 年代,引进二硫赤藓糖醇(dithioerythritol,DTE)或二硫苏糖醇(dithiothreitol,DTT)降解连接 IgM 抗体五聚体二硫键的方法,既不影响 IgG 分子活性,也可特异识别 HLA-IgG 抗体。再采用 CDC 技术或 ELISA 检出 IgG 抗体交叉配型为阳性反应,强烈提示肾移植的不良预后。NIH-CDC 用于供、受者交叉配型的试验方法见图 4-4。

NOTE

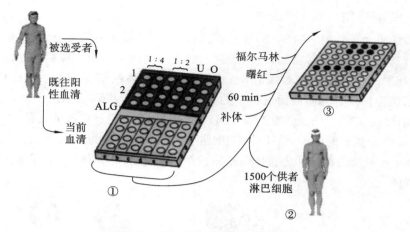

图 4-4 NIH-CDC 试验方法示意图

注:①反应板中有双份空白(O),未稀释患者血清(U),1:2培养液稀释的患者血清,1:4稀释的患者血清,阳性对照的山羊抗人淋巴细胞球蛋白(ALG)。该反应板分两个部分,上半部分为既往的患者阳性血清,下半部分为当前待测血清。

②加入供者的淋巴细胞和补体孵育 60 min,加入染料显色。

③该结果显示未稀释、1:2稀释的既往阳性血清及山羊抗人淋巴细胞球蛋白出现阳性。

(二)群体反应性抗体试验

群体反应性抗体(panel reactive antibody,PRA)百分比是指在含有绝大部分 HLA 抗原特异性的细胞群中,被待检血清溶解的百分比。n 人份标准细胞中含有绝大部分 HLA 抗原特异性,与待检血清及补体共同孵育后有 m 份细胞被溶解,由此计算出 PRA 百分比为$(m/n) \times 100\%$,由溶解细胞的特异性得知抗体的特异性。群体反应性抗体试验用于移植前受者的抗-HLA 抗体的筛选,可作为器官移植预后的参考指标,高 PRA 状态的受者对所接受的移植器官将构成较大的威胁,尤其在实体器官移植时。

试验原理:将多个不同个体的淋巴细胞,即配组淋巴细胞,采用 NIH-CDC 法测定未知血清中的抗-HLA 抗体。配组淋巴细胞的制备是使用包含 HLA-A、HLA-B、HLA-Cw 座位 35 个抗原,HLA-DR、HLA-DQ 座位 8 个抗原的 30 份配组淋巴细胞,检测受者血清。留有空白基因频率。结果以死亡细胞的百分率大于 40% 为阳性反应。PRA 强度用阳性百分数表示。用电子计算机进行反应强度、反应格局和特异性鉴定。见图 4-5。

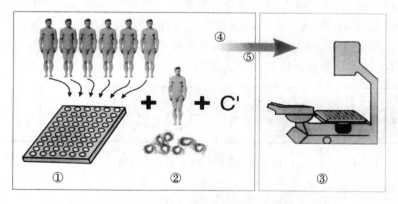

图 4-5 NIH-CDC 法进行群体反应性抗体试验示意图

注:①微板的每孔装有每月等待移植的受者的血清,并将其冷冻保存。

②制备配组淋巴细胞并且溶解反应微板,将淋巴细胞和补体加入微板中。

③加入染料后用相差显微镜观察每孔的反应。

④加入福尔马林固定。

⑤计算 PRA 结果:阳性反应数/总细胞份数。

NOTE

（三）酶联免疫吸附试验（ELISA）

当上述试验结果为阴性时，原因可能是没有抗体，也可能是所存在的抗体不能结合补体（尽管这种抗体可通过其他途径损伤移植物）或靶细胞上结合的抗体太少而不能引起细胞膜裂解。20世纪90年代发展起来的ELISA，可区别抗体量太少和没有抗体的情况，提高NIH-CDC的敏感性。当患者血清的细胞毒性反应为阴性而血清中的抗体却可吸附于供者靶细胞上时，即发生所谓的细胞毒阴性-吸附阳性（CYNAP）现象（图4-6）。通过对NIH-CDC进行修改的几种替代方法也可检测这种抗体，其中一种是延长时间的NIH-CDC（细胞与血清孵育时间为60 min，免疫复合物与补体孵育时间为120 min），可加强低亲和力抗体与细胞的结合及补体在细胞上的固定从而识别出针对供者的抗-HLA抗体。

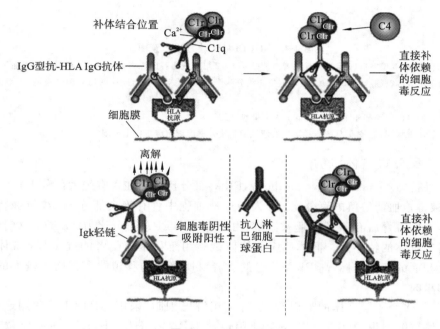

图 4-6　CYNAP 现象

试验原理：将纯化的HLA抗原按照相应的分布包被在Terasaki微孔板上，待测血清中的抗-HLA抗体与微孔板上的HLA抗原结合后，加入抗人IgG免疫球蛋白酶联抗体，底物在酶的催化下呈蓝色为阳性，无色为阴性。使用固相混合抗原板（LAT-Mix）筛查IgG型抗-HLA抗体，固相抗原板（LAT）分析确定抗-HLA抗体的强度和抗体特异性。结果使用酶标仪读板，根据阴性对照和阳性对照颜色的深浅，获得cut-off分值，判读出0分、2分、4分、8分，OD值≥4分为PRA阳性，在此基础上确定PRA强度及分析抗体特异性。见图4-7。

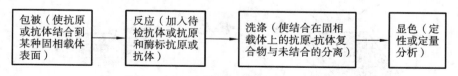

图 4-7　ELISA-PRA 的基本原理

（四）荧光磁珠流式细胞术

随着单克隆抗体结合技术的出现，1983年，Garovoy等开始利用流式细胞术（flow cytometry，FCM）检测抗-HLA抗体，不依赖补体就可以敏感地检测到抗供者的抗-HLA抗体。方法一：受者血清和供者淋巴细胞反应体系中加入补体，但未引起细胞裂解，即淋巴细胞毒试验结果为阴性。方法二：在受者血清和供者淋巴细胞的反应体系中加入荧光标记的兔抗人免疫球蛋白，用FCM检测阳性结果（图4-8）。

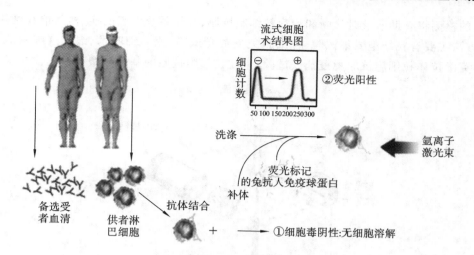

图 4-8 流式细胞交叉配型示意图

注:①将补体加入受者的血清和供者的淋巴细胞的混合液中没有引起细胞溶解。
②将荧光标记的兔抗人免疫球蛋白加入混合液用流式细胞术监测得到阳性结果。

流式细胞交叉配型试验是将供者细胞与受者血清孵育后,加入异硫氰酸荧光素(fluorescein isothiocyanate,FITC)标记的山羊抗人 IgG 或 IgM 抗体以及分别加入藻红蛋白(phycoerythrin,PE)标记的抗-CD19 或抗-CD20 单克隆抗 B 细胞抗体和叶绿素蛋白(PerCP)标记的抗-CD3 单克隆抗 T 细胞抗体,三色荧光标记单抗具有同时识别 IgG 抗 T 或抗 B 反应性抗体,而忽略由于抗体与自然杀伤细胞或单核细胞结合所形成的假阳性背景,试验设计阴性对照、供者自身血清对照作为监视系统(图 4-9)。

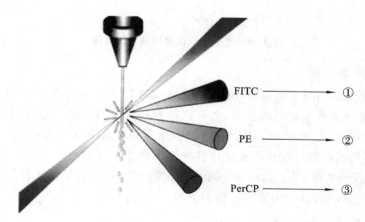

图 4-9 单一氩离子激光三色荧光分析图

当试验中反应细胞流经流式细胞仪检测器时,其中带有抗原-抗体复合物的淋巴细胞发出荧光(图 4-10),由流式细胞仪提供细胞大小(前向光散射)、细胞颗粒度或内部复杂性(侧向光散射)及平均荧光强度等信息,经计算机结合两个光散射参数来估计细胞大小和颗粒度,分出 3 群不同的细胞:淋巴细胞、单核细胞及粒细胞。若受者血清与 T 细胞反应的荧光强度值中位数的漂移(shift)超过 20 个荧光单位,或者受者血清与 B 细胞反应的荧光强度值中位数的漂移超过 30 个荧光单位,则为流式细胞交叉配型试验阳性,表明靶细胞上有抗体结合。

五、粒细胞抗原、抗体的检测

粒细胞血型包括属于 MHC 的 HLA 系统和属于 MHC 的粒细胞血型。粒细胞和粒细胞血型抗原,可以存在于全血、除冷冻红细胞以外的红细胞制剂、血小板制剂和血浆制剂中。因此,粒细胞与输血传播疾病有关联;粒细胞血型抗原,尤其是 HLA 抗原,与不良输血反应有强关联。粒细胞抗原、抗体的检测将有助于及时诊断和治疗粒细胞抗原、抗体系统引起的疾病,目前粒细胞抗原、抗体的检测方法主要有粒细胞凝集试验、粒细胞免疫荧光试验、流式细胞术、绵羊红细胞混合被动凝集试验、单克隆抗体粒细胞抗原免疫捕获试验、中性粒细胞抗原的基因分型等。

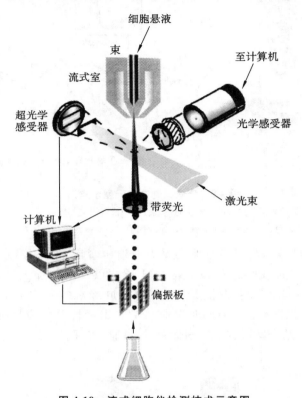

图 4-10 流式细胞仪检测技术示意图

(一)粒细胞凝集试验

粒细胞凝集试验(granulocyte agglutination test,GAT)的原理是抗体介导中性粒细胞凝集。首先运用 Ficoll 溶液分离出新鲜的粒细胞,然后将待测粒细胞与标准抗血清反应或标准粒细胞与待测血清反应,一般在 30 ℃孵育 4~6 h。当粒细胞遭遇相应血清抗体时,中性粒细胞会聚集而出现凝结现象,依据凝集情况来判断抗原或抗体特异性。该方法可检测抗 HNA-1、HNA-2、HNA-3、HNA-4、HNA-5 抗原的抗体,并且是唯一一种可鉴定抗 HNA-3a 特异性抗体的方法。粒细胞凝集试验结果可靠,但敏感性差,目前实验室已很少使用。

(二)粒细胞免疫荧光试验

粒细胞免疫荧光试验(granulocyte immunofluorescence test,GIFT)检测粒细胞抗原时,利用荧光标记的粒细胞抗体与待测粒细胞反应,当待测粒细胞存在相应的抗原时形成抗原-抗体复合物,通过荧光显微镜检测荧光情况,从而判定是否存在相应的粒细胞抗原。

检测粒细胞抗体是利用荧光标记抗人 IgG 抗体和荧光显微镜测定抗原-抗体反应。在血清孵育前,将全血中分离的新鲜中性粒细胞经 1% 多聚甲醛处理,以阻断抗体非特异性地结合到中性粒细胞 Fc 受体上,并稳定细胞膜。然后,将处理的中性粒细胞加入用荧光染料标记的抗人 IgG 抗体和患者血清中,检测结合在中性粒细胞上的抗体,在 37 ℃孵育后,为防止抗人 IgG 抗体非特异性地结合中性粒细胞 Fc 受体,需要用 F(ab′)抗人 IgG 抗体。待检血清中抗体的结合会在中性粒细胞外产生统一着色,强烈反应运用荧光显微镜容易辨认。该试验干扰因素多,目前,一般运用流式细胞仪取代荧光显微镜进行检测。

(三)流式细胞术

流式细胞术检测中性粒细胞的抗原或抗体在技术上与粒细胞免疫荧光试验相似,不同的是,前者用流式细胞仪确认中性粒细胞抗原或抗体，而后者是用荧光显微镜。流式细胞仪比荧光显微镜更容易将待检血清的反应同阳性、阴性对照血清的反应做比较得出结果。检测粒细胞抗体的原理是利用新鲜全血离心分离获取标准粒细胞，然后将粒细胞与待测血清反应，当待测血清存在相应粒细胞抗体时，可形成抗原-抗体复合物，洗涤后加入荧光染料标记的抗人 IgG 抗体 Fc 受体，形成免疫荧光复合物，应用流式细胞仪检测荧光的情况，来判断待测血清是否存在相应的粒细胞抗体。

（四）绵羊红细胞混合被动凝集试验

绵羊红细胞混合被动凝集试验是用制备的粒细胞抗原筛检抗体。这种测定法可以成批地制备粒细胞测试盘，并冰冻保存待用。用 3% 蔗糖溶液从分离的中性粒细胞中提取抗原。将中性粒细胞提取物用于包被 U 形底的 Terasaki 板。待测血清和孔中包被的中性粒细胞提取物在 22 ℃孵育 3 h，结合的抗体用包被有抗人 IgG 的绵羊红细胞检测。制备好的抗原包被板在 -80 ℃至少可保存 1 年。这种测定法已被证实可检测抗 HNA-1a、HNA-1b、HNA-2a、HNA-3a 的特异性抗体。但是该试验是待验证的一种新方法。

（五）单克隆抗体粒细胞抗原免疫捕获试验

单克隆抗体粒细胞抗原免疫捕获试验（MAIGA）可以检测抗特异性中性粒细胞膜糖蛋白的抗体。中性粒细胞和待检血清一起孵育、洗涤，再和抗特异性中性粒细胞膜糖蛋白的鼠单克隆抗体一起孵育、再洗涤，然后用弱洗涤剂溶解中性粒细胞。检测孔里固定有特异性抗鼠 IgG 抗体，可溶性糖蛋白-单克隆抗体复合物被捕获。加入结合碱性磷酸酶的特异性抗人 IgG 抗体，然后加入底物，用分光光度计测定反应强度。

MAIGA 方法可用来检测抗 FcγRⅢb（CD16）、NB1 gp（CD177）、白细胞功能抗原-1（LFA-1 或 CD11a）和补体成分 C3bi 受体（CR3 或 CD11b）的抗体，也将用于检测抗 HNA-1、HNA-2、HNA-4 和 HNA-5 的抗体。用来自一组已知为 HNA-1 表型的献血者的中性粒细胞可以辨别特异性抗 HNA-1a、HNA-1b 的抗体。另外，测定的抗体有时是直接针对 FcγRⅢb 的，对 HNA-1a、HNA-1b 或 HNA-1c 没有特异性。MAIGA 方法可以识别特异性粒细胞糖蛋白抗体，即使同时存在抗-HLA 抗体。

因此，大多数实验室进行抗体检测的策略，是采用粒细胞凝集试验和粒细胞免疫荧光试验或流式细胞术来筛检血清中的中性粒细胞抗体，或者检测抗-HLA 抗体的试验筛检中性粒细胞反应的血清。如果血清既能和中性粒细胞反应，又存在抗-HLA 抗体，那么可用 MAIGA 或类似的方法来检测是否同时存在抗中性粒细胞和抗-HLA 抗体。由于单克隆抗体捕获试验有时可以鉴定另外一些方法不能检测到的抗体，一些实验室用 MAIGA 方法检测所有血清样本。

（六）中性粒细胞抗原的基因分型

HNA-1a、HNA-1b 和 HNA-1c 分别由 FCGR3B＊01、FCGR3B＊02 和 FCGR3B＊03 编码。FCGR3B＊01 和 FCGR3B＊02 之间有 5 个核苷酸的区别，其中一个不引起相应氨基酸的改变。FCGR3B＊02 和 FCGR3B＊03 之间有 1 个核苷酸的不同。虽然区分单个核苷酸多态性通常较简单，但是由于 FCGR3B 和编码 FcγRⅢa 的基因 FCGR3A 高度同源，FCGR3B 等位基因的基因定型变得复杂。在 FCGR3B＊01 和 FCGR3B＊02 间不同的 5 个核苷酸中，FCGR3A 有 3 个核苷酸与 FCGR3B＊01 相同，有 2 个核苷酸与 FCGR3B＊02 相同。所以，大多数实验室采用 PCR 和特异性序列引物鉴定 FCGR3B 的等位基因。这三个等位基因各有一套独特的引物来进行扩增。其方法有 PCR-RFLP、PCR-SSP、PCR-SBT 和多重 SNPshot 技术等。

HNA-2a 基因定型的方法尚未找到。HNA-2a 阴性表型是由 CD177 mRNA 剪接突变所引起的。从 HNA-2a 阴性中性粒细胞的人获得的 CD177 mRNA 包含一段长度可变的与 CD177 内含子序列同源的额外序列。然而，从 HNA-2a 阴性中性粒细胞的人取得的 CD177 基因组 DNA 从未检测到突变。或许通过分析中性粒细胞 CD177 mRNA 额外序列可以辨别 HNA-2a 阳性和阴性表型，但是用 mRNA 做试验比用 DNA 做试验难得多，当前还没有实验室通过测定粒细胞 mRNA 来评定 HNA-2a 抗原的表达。

NOTE

🔲 本章小结

HLA 是人们在对移植进行组织相容性研究时认识的。组织相容性是指器官或组织移植时供者与受者相互接受的程度。由供者与受者细胞表面组织抗原的特异性决定的,编码主要组织相容性抗原的基因群称为 MHC。

人类 MHC 称为 HLA 复合体或 HLA 系统,HLA 复合体位于 6p21.3 区域,是调控人体特异性免疫应答的主要基因系统。按编码分子特性的不同,HLA 复合体的基因分为 HLA-Ⅰ类、HLA-Ⅱ类及 HLA-Ⅲ类基因,其编码的产物相应称为 HLA-Ⅰ类分子、HLA-Ⅱ类分子及 HLA-Ⅲ类分子。HLA 等位基因以及 HLA 分子的命名均遵循一定的原则。HLA-Ⅰ类分子广泛分布于体内所有的有核细胞表面,HLA-Ⅱ类分子主要表达在巨噬细胞、树突状细胞及 B 细胞等专职抗原提呈细胞表面。

HLA 复合体的遗传特点包括单体型遗传、多态性现象及连锁不平衡。单体型遗传及多态性现象使 HLA 系统在法医学上具有重要意义。

HLA 系统与输血医学、移植医学和法医学均有密切的联系,还与一些疾病如强直性脊柱炎等相关。HLA 系统引起的输血反应主要包括 TRALI、FNHTR、PTR 及输血后 GVHD。

HNA 有 7 种,归属于 5 个粒细胞抗原系统,即 HNA-1(HNA-1a、HNA-1b、HNA-1c)、HNA-2、HNA-3、HNA-4 和 HNA-5。每种 HNA 都有相应的抗体。HNA 及其相应抗体可引起 TRALI、FNHTR 及多种免疫性粒细胞减少症(包括 NAN、AIN、DIN、骨髓移植后同种免疫性粒细胞减少症及输血相关性同种免疫性粒细胞减少症)。

HLA 抗原检测一般采用血清学的方法,是用人源的已知抗体来识别移植受者和供者的 HLA 抗原,常见的方法是补体依赖淋巴细胞毒试验,该方法易受被检血清及血清特性、淋巴细胞特性、反应温度和时间、补体特性及结果判定等因素的影响。混合淋巴细胞培养(MLC)试验已经明确 MLC 结果并非仅与单个 D 位点有关,它至少与 D 位点的 3 个多态性基因产物 DR、DQ 和 DP 抗原相关。抗-HLA 抗体检测主要有 NIH 认可的补体依赖淋巴细胞毒技术、酶联免疫吸附试验、流式磁珠-群体反应性抗体检测技术和流式细胞术。

HLA 分子生物学分型技术分型准确率远高于血清学方法和细胞学分型方法,达到了 HLA 中、高分辨水平,主要包括 PCR-序列特异性引物技术、PCR-序列特异寡核苷酸探针技术、基因芯片技术、PCR-限制性片段长度多态性技术、PCR-碱基序列测序技术、PCR-流式细胞分型技术等。其中 PCR-碱基序列测序技术以其分析软件直接阅读碱基序列的良好能力,在 HLA 等位基因分析和新基因识别方面,发挥高分辨(基因编码 * 后 4 位数)基因分型的作用,改变了对 HLA 基因进行功能分析的手段。

粒细胞血型包括属于 MHC 的 HLA 系统和属于 MHC 的粒细胞血型。粒细胞和粒细胞血型抗原,可以存在于全血、除冷冻红细胞以外的红细胞制剂、血小板制剂和血浆制剂中。因此,粒细胞与输血传播疾病有关联;粒细胞血型抗原,尤其是 HLA 抗原,与不良输血反应有强关联。粒细胞抗原、抗体的检测方法有粒细胞凝集试验、粒细胞免疫荧光试验、流式细胞术、绵羊红细胞混合被动凝集试验、单克隆抗体粒细胞抗原免疫捕获试验、中性粒细胞抗原的基因分型等。

案例解析

1. 供者李某的肾不能移植给张某,虽然两人血型都是血型 A 型,RhD 阳性,供者李某的传染性指标检测也正常,但受者张某的群体反应性抗体(PRA)阳性,受者可能有针对供者的抗-HLA 抗体,导致移植后发生排斥反应。

2. 如果患者张某病情加重,在不能等待其他肾供体的情况下,张某需要检测 PRA 的特异性,而供者李某也需要检测 HLA 分型,同时供、受者做淋巴细胞毒交叉配合试验,如果张某没有针对李某的抗-HLA抗体,而且淋巴细胞毒交叉配合试验阴性,才能考虑将李某的肾移植给张某。

（沈长新）

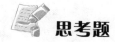

思考题

1. HLA如何命名？HLA系统在医学上的应用有哪些？
2. 补体依赖淋巴细胞毒试验的原理是什么？影响因素有哪些？
3. 群体反应性抗体检测试验的原理是什么？
4. HLA基因分型的方法主要有哪些？
5. PCR-序列特异性引物（PCR-SSP）技术进行HLA基因分型的原理是什么？
6. 粒细胞抗原、抗体的检测方法有哪些？

NOTE

第五章　血小板血型系统及检测技术

学习目标 ▌⋯

掌握:血小板血型抗原的分类;血小板输注效果的判断方法、临床意义及固相红细胞吸附试验的原理。

熟悉:血小板血型国际命名法则;微柱凝胶血小板抗体筛查试验。

了解:血小板抗原、抗体的其他检测方法。

扩展:血小板生理;血小板减少相关疾病的鉴别诊断及治疗。

案例导入

病例一:患者,女,32 岁,因 G_1P_0 孕 30 周合并特发性血小板减少性紫癜(ITP)入院。入院时主述头晕、心悸、气急、少量多次牙龈出血和鼻衄。查体:脉搏 120 次/分,轻度贫血貌,牙龈肿胀,胸腹部皮肤有散在出血点,皮肤、两膝关节有片状淤血斑。实验室检查:Hb 80 g/L,PLT 10.2×10^9/L。入院输注单采血小板 2 个治疗量,并进行保胎治疗,孕 35 周行剖官产手术,术中输注 3 个治疗量血小板。手术顺利,术后 PLT 54×10^9/L。

病例二:患者,男,29 岁,体表面积为 1.93 m²,血型 O 型 RhD 阳性,不规则抗体筛查阴性。临床诊断:重症急性胰腺炎,急性肾功能衰竭。住院期间患者体温在 36～37 ℃,无出血点,脾脏稍微肿大,血培养阴性。患者入院后 2 个月血小板不明原因进行性下降,遂开始输注 O 型 RhD 阳性机采血小板,第 1 次输注后 1 h 查 CCI 值 8.486,有效,随后的 8 次输注均无效(CCI<7.5)。复查 PLT,最高为 15×10^9/L,第 10 次进行血小板配型输注仍无效。第 11 次和 12 次应用丙种球蛋白(IVIG)、糖皮质激素治疗,同时输注配型相合血小板后出血症状消失,血小板逐渐提高,恢复到正常水平。

请问:

1. 如何评价血小板输注的效果?

2. ITP 的发病原因和治疗措施是什么?

3. 血小板抗体配型有哪些方法?

血小板通过黏附、聚集、释放、促凝、收缩等功能参与止血,其数量异常或功能缺陷是导致出血性疾病或血栓性疾病的重要病因。血小板输注是预防或治疗出血性疾病的重要手段,临床应用日益广泛,但血小板抗原系统比较复杂,免疫系统受到刺激后会产生相应抗体,影响临床治疗效果。本章将讨论血小板抗原、血小板抗体及其临床意义和实验室检测方法。

第一节　血小板血型系统抗原及抗体

血小板血型系统抗原主要有两大类,即血小板相关抗原和血小板特异性抗原。血小板相关抗原(platelet-associated antigen)是血小板表面存在的与其他细胞或组织共有的抗原,又称血小板非特异性抗原或血小板共有抗原,包括组织相容性抗原和红细胞血型系统相关抗原。血小板特异性

NOTE

90

抗原存在于血小板和巨核细胞表面,由血小板特有的抗原决定簇组成,表现出血小板独特的遗传多态性,又称为人类血小板抗原(human platelet antigen,HPA)。血小板特异性抗原是构成血小板膜结构的一部分,是位于血小板膜糖蛋白(glycoprotein,GP)上的抗原表位。近年来发现有很少的血小板特异性抗原也存在于其他细胞和组织上。

一、血小板相关抗原

(一)红细胞血型抗原

血小板表面存在 ABO、Lewis、I 和 P1PK 血型系统的抗原,不存在 Rh、Duffy、Kell、Kidd 和 Lutheran 血型系统的抗原。血小板表面的 A、B 抗原主要有两个来源:大部分是血小板本身固有的,即从巨核细胞分化而来;小部分是从血浆中吸附的。这些抗原物质在不同个体的血小板表面的含量差异很大,即使是同一个体的血小板上的红细胞血型抗原量也不同。A 或 B 抗原高表达的血小板输给 O 型受血者容易导致血小板输注无效。少数 O 型个体存在高效价抗-A、抗-B,如血小板输注给 A 型或 B 型受血者,也可加速血小板的破坏。因此,目前普遍推荐血小板应该选择 ABO 血型同型输注。另外,对于危重患者无法实施 ABO 同型输注时,可输注 ABO 不同型血小板进行抢救。

(二)HLA 系统血型抗原

血小板表面存在 HLA-Ⅰ类抗原,即 HLA-A、HLA-B 和 HLA-C 位点的抗原,未发现血小板表面存在 HLA-Ⅱ类抗原。但在细胞因子的刺激下,血小板表面会表达 HLA-DR 抗原。血小板上的 HLA 抗原大部分是内源性生成的完整的膜蛋白,仅小部分是从血浆中吸附的。输血引起 HLA 同种免疫抗体的产生与基础疾病、免疫抑制剂的使用以及血液制品中所含白细胞量等因素有关。供者的白细胞含有 HLA-Ⅰ、HLA-Ⅱ类抗原,输注后可刺激受者产生 HLA 同种抗体,导致输入的血小板被破坏。妊娠也是产生抗-HLA 抗体的常见原因,妊娠次数与产生抗-HLA 抗体呈正相关。目前推荐血液制品在输注前要进行白细胞滤过处理以减少由白细胞产生的不利影响。用 0 ℃的氯喹或酸溶液处理血小板能够除去血小板表面的 HLA 抗原,可用于治疗血小板输注无效。

二、血小板特异性抗原

(一)血小板膜糖蛋白

HPA 是构成血小板膜结构的一部分,是存在于血小板膜糖蛋白上的抗原表位。血小板膜糖蛋白主要有 GPⅠa、GPⅠb、GPⅡa、GPⅡb、GPⅢa、GPⅣ、GPⅤ、GPⅥ等,表5-1 列出主要的血小板膜糖蛋白及其功能。多种糖蛋白构成了血小板血型抗原系统,血小板特异性抗原主要存在于 GPⅠa、GPⅠb、GPⅡb、GPⅢa 上。

表 5-1 主要的血小板膜糖蛋白

名称	CD 编码	分子质量(kD)	功能
GPⅠa	CD49b	160	GPⅠa/Ⅱa 复合物,是胶原受体
GPⅠb	CD42 c	165	GPⅠb/Ⅸ复合物,是血管性假血友病因子(vWF)受体,参与黏附反应,缺乏时黏附功能降低
GPⅠc	CD49f	148	GPⅠc/GPⅡa 复合物,是纤维连接蛋白(Fn)受体
GPⅡa	CD31	140	见 GPⅠa、GPⅠc
GPⅡb	CD41	147	GPⅡb/Ⅲa 复合物,是纤维蛋白原(Fg)的受体
GPⅢa	CD61	110	参与血小板聚集,是 vWF 和 Fn 受体
GPⅣ	CD36	88	是凝血酶敏感蛋白(TSP)的受体
GPⅤ	CD42d	85	是凝血酶受体,缺乏时导致巨大血小板综合征
GPⅥ	—	61	是胶原受体,参与血小板活化、黏附和聚集
GPⅨ	CD42a	23	见 GPⅠb

NOTE

CD 为分化抗原(cluster of differentiation,CD)的缩写。表中 CD 是细胞膜表面的分化抗原群/分化抗原簇,CD49 已进一步划分为 CD49a、D49b、CD49 c、CD49d、CD49e 和 CD49f,它们的基因定位于不同的染色体上,但具有较高的同源性。

至少 5 种具有多态性的糖蛋白(GPⅠa、GPⅠb(α 和 β)、GPⅡb、GPⅢa 及 CD109)与同种免疫有关,3%～5%亚洲人和黑种人缺乏 GPⅣ(CD36),输血或妊娠后可能导致抗体产生。截至 2017 年,人们通过血清学方法已检出 35 个 HPA 抗原。最新的研究发现,HPA 并非血小板特有,如 HPA-1 和 HPA-4 也存在于内皮细胞、成纤维细胞、平滑肌细胞上;HPA-5 存在于活化的 T 细胞和内皮细胞上等。

(二) 血小板特异性抗原系统

1990 年国际血液学标准化委员会/国际输血协会(ICSH/ISBT)血小板研讨会统一了血小板特异性抗原系统的国际命名方法,按照抗原发现和命名的先后顺序用数字编号,对偶抗原中频率高的命名为 a,频率低的命名为 b,对于仅通过同种抗体鉴定得到,但未发现其对偶抗原的标记为 w,有待以后正式命名。

在现有的 35 个血小板抗原中,基因多态性大多由相应血小板膜糖蛋白结构中的单核苷酸多态性(SNP)引起,仅 HPA-14w 是由 3 个核苷酸缺失导致 1 个氨基酸缺失所致(表 5-2、图 5-1)。HPA 等位基因受控于第 5、6、17 和 22 号基因,每个等位基因控制合成 1 种抗原,其表达互不影响,是常染色体双等位基因共显性控制模式。

表 5-2　血小板特异性抗原系统

系统	抗原	基因频率	染色体	糖蛋白	CD	DNA 多态性	蛋白质多态性
HPA-1	HPA-1a	0.9945	17	GPⅢa	CD41	T176	Leu33
	HPA-1b	0.0055				C176	Pro33
HPA-2	HPA-2a	0.9339	17	GPⅠbα	CD42b	C482	Thr145
	HPA-2b	0.0661				T482	Met145
HPA-3	HPA-3a	0.5786	17	GPⅡb	CD41	T2621	Ile843
	HPA-3b	0.4214				G2621	Ser843
HPA-4	HPA-4a	0.9928	17	GPⅢa	CD61	G506	Arg143
	HPA-4b	0.0072				A506	Gln143
HPA-5	HPA-5a	0.9611	5	GPⅠa	CD49b	G1600	Glu505
	HPA-5b	0.0072	5	GPⅠa		A1600	Lys505
	HPA-6bw	0.015	17	GPⅢa	CD61	G1544A	Arg489Gln
	HPA-7bw	0	17	GPⅢa	CD61	C1297G	Pro407Ala
	HPA-8bw	0	17	GPⅢa	CD61	C1984T	Arg636Cys
	HPA-9bw	0	17	GPⅡb	CD41	G2602A	Val837Met
	HPA-10bw	0	17	GPⅢa	CD61	G263A	Arg62Gln
	HPA-11bw	0	17	GPⅢa	CD61	G1976A	Arg633His
	HPA-12bw	0	22	GPⅠbβ	CD42c	G119A	Gly15Glu
	HPA-13bw	0	5	GPⅠa	CD49b	C2483T	Thr799Met
	HPA-14bw		17	GPⅢa	CD61	1909～1911 AGG 缺失	Lys611 缺失

续表

系统	抗原	基因频率	染色体	糖蛋白	CD	DNA多态性	蛋白质多态性
HPA-15	HPA-15a	0.5375	6	CD109	CD109	T2108	Tyr703
	HPA-15b	0.4624	6	CD109	CD109	C2108	Ser703
	HPA-16bw		17	GPⅢa	CD61	C497T	Thr140Ile
	HPA-17bw		17	GPⅡb/Ⅲa	CD41/61	C662T	Thr195Met
	HPA-18bw		5	GPⅠa	CD49b	G2235T	Gln716His
	HPA-19bw		17	GPⅢa	CD61	A487C	Lys137Gln
	HPA-20bw		17	GPⅡb	CD41	C1949T	Thr619Met
	HPA-21bw		17	GPⅢa	CD61	G1960A	Gln628Lys
	HPA-22bw		17	GPⅡb	CD41	A584C	Lys164Thr
	HPA-23bw		17	GPⅢa	CD61	C1942T	Arg622Trp
	HPA-24bw		17	GPⅡb	CD41	G1508A	Ser472Asn
	HPA-25bw		5	GPⅠa	CD49b	C3347T	Thr1087Met
	HPA-26bw		17	GPⅢa	CD61	G1818T	Lys580Asn
	HPA-27bw		17	GPⅡb	CD41	C2614A	Leu841Met
	HPA-28bw		17	GPⅡb	CD41	G2311T	Val740Leu
	HPA-29bw		17	GPⅢa	CD61	C98T	Thr7Met

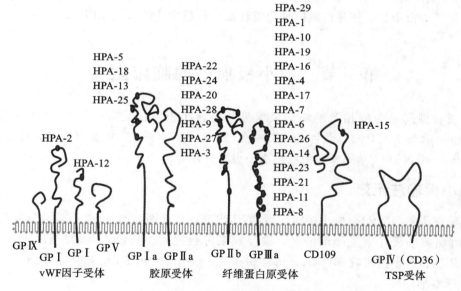

图 5-1　血小板膜糖蛋白及抗原表位

扫二维码
看彩图

1. HPA-1 血型系统　　HPA-1 是最早被人们认识且具有临床意义的血小板同种特异性抗原，定位于 GPⅢa 分子上。GPⅢa 多肽链上第 33 位氨基酸的变化(Leu33Pro)决定了 HPA-1a/HPA-1b 的特异性，这一特异性是由 HPA cDNA 链上 T176C 多态性决定的。HPA-1a 与 HPA-1b 的基因频率在白种人中分别为 0.89 和 0.11，在汉族人中分别为 0.996 和 0.004，汉族人 HPA-1a 的基因频率明显高于白种人。HPA-1 是引起免疫性血小板减少的主要抗原系统，但汉族人群由于 HPA-1a 基因频率极高，因此由 HPA-1a 抗体引起血小板输注无效的发生率很低。

2. HPA-2 血型系统　　HPA-2 抗原决定簇位于 GPⅠbα 链上，HPA cDNA C482T 核苷酸的突变引起 GPⅠbα 多肽链 Thr145Met 的转变，产生 HPA-2a 和 HPA-2b 抗原。HPA-2a 和 HPA-2b 的基因频率在白种人中分别为 0.91~0.93 和 0.07~0.09；汉族人与白种人 HPA-2 的基因频率相差不大。其抗体多为 IgM 型，可直接使血小板凝集。

3. HPA-3 血型系统　　HPA-3 抗原决定簇位于 GPⅡb 上，单核苷酸 T2621G 变异引起多肽链

NOTE

Ile843Ser 的转变,产生 HPA-3a 和 HPA-3b 抗原。有研究表明 HPA-3 的分布在汉族人群中有明显的南北方差异。

4. HPA-4 血型系统　HPA-4 抗原决定簇位于 GPⅢa 上,单核苷酸 G506A 变异引起多肽链 Arg143Gln 的转变,产生 HPA-4a 和 HPA-4b 抗原。

5. HPA-5 血型系统　HPA-5 抗原决定簇位于 GPⅠa 上,其特异性在于 cDNA G1600A 多态性引起 Glu505Lys 的转变,产生 HPA-5a 和 HPA-5b 抗原。

6. HPA-15 血型系统　HPA-15 抗原决定簇位于 CD109 糖蛋白上,其特异性在于 cDNA C2108T 多态性引起 Ser682Tyr 的转变,产生 HPA-15a 和 HPA-15b 抗原。

7. HPA 其他血型抗原　其他低频抗原,其中 19 个抗原位于 GPⅡb 或 GPⅢa 上。这些抗原均与胎儿-新生儿同种免疫性血小板减少症(fetal-neonatal alloimmune thrombocytopenia,FNAT)有关,母亲血清中发现的特异性抗体仅与父亲血小板上的 GPⅡb/Ⅲa 反应。多数抗原均局限于首报的病例,而 HPA-6bw 和 HPA-21bw 例外,这两个抗原在日本人群中的分布频率分别是 1% 和 2%。另外,HPA-9bw 也在数例 FNAT 病例中被检出。

三、血小板抗体

血小板表面存在众多复杂的血型抗原,主要有 HPA 以及相关抗原(HLA-A、HLA-B 位点抗原和 ABO 抗原)。输血、妊娠或骨髓移植等免疫刺激可引起同种血小板抗体(抗-HPA 抗体、抗-HLA 抗体)的产生。抗体的产生和相应抗原在群体中的分布频率有关,抗原不配合的比例越高,产生抗体的机会也越高。血小板抗体是造成同种免疫性血小板减少症的直接原因。

第二节　血小板血型的临床意义

与血小板血型同种免疫相关的疾病最常见的是血小板输注无效(PTR)、输血后紫癜(post-transfusion purpura,PTP)、新生儿同种免疫性血小板减少症(neonatal alloimmune thrombocytopenia,NAITP)、原发性免疫性血小板减少症等。

一、血小板输注无效

血小板输注无效(PTR)指血小板输注后,临床出血症状无明显改变,血小板数量升高未达到预期值,甚至出现血小板计数下降的情况。输注效果可通过血小板校正增加指数(corrected count increment,CCI)和血小板回收率(percentage platelet recovery,PPR)来衡量(注:公式计算中血小板本身容量忽略不计)。

$$CCI = \frac{[输血后血小板计数(\times 10^9/L) - 输血前血小板计数(\times 10^9/L)] \times 体表面积(m^2) \times 100}{输入的血小板总数(\times 10^{11})}$$

$$体表面积(m^2) = 0.0061 \times 身高(cm) + 0.0128 \times 体重(kg) - 0.1529$$

临床实际工作可参考表 5-3,快速计算,方便临床及时评价输血治疗效果。

表 5-3　体表面积略算简表

身高/cm	身高×0.0061	体重/kg	体重×0.0128	身高/cm	身高×0.0061	体重/kg	体重×0.0128
145	0.8845	40	0.5120	166	1.0126	61	0.7808
146	0.8906	41	0.5248	167	1.0187	62	0.7936
147	0.8967	42	0.5376	168	1.0248	63	0.8064
148	0.9028	43	0.5504	169	1.0309	64	0.8192
149	0.9089	44	0.5632	170	1.0370	65	0.8320
150	0.9150	45	0.5760	171	1.0431	66	0.8448

NOTE

身高/cm	身高×0.0061	体重/kg	体重×0.0128	身高/cm	身高×0.0061	体重/kg	体重×0.0128
151	0.9211	46	0.5888	172	1.0492	67	0.8576
152	0.9272	47	0.6016	173	1.0553	68	0.8704
153	0.9333	48	0.6144	174	1.0614	69	0.8832
154	0.9394	49	0.6272	175	1.0675	70	0.8960
155	0.9455	50	0.6400	176	1.0736	71	0.9088
156	0.9516	51	0.6528	177	1.0797	72	0.9216
157	0.9577	52	0.6656	178	1.0858	73	0.9344
158	0.9638	53	0.6784	179	1.0919	74	0.9472
159	0.9699	54	0.6912	180	1.0980	75	0.9600
160	0.9760	55	0.7040	181	1.1041	76	0.9728
161	0.9821	56	0.7168	182	1.1102	77	0.9856
162	0.9882	57	0.7296	183	1.1163	78	0.9984
163	0.9943	58	0.7424	184	1.1224	79	1.0112
164	1.0004	59	0.7552	185	1.1285	80	1.0240
165	1.0065	60	0.7680	186	1.1346	81	1.0368

结果判定:输注后 1 h CCI<7.5,24 h CCI<4.5,说明血小板输注无效。

$$血小板回收率(PPR)=\frac{[输血后血小板计数(\times10^9/L)-输血前血小板计数(\times10^9/L)]\times血容量(L)}{输入的血小板总数(\times10^{11})}\times100\%$$

$$血容量(L)=体重(kg)\times75\ mL/kg\times10^{-3}$$

结果判定:输注后 1 h PPR<30%,24 h PPR<20%,说明血小板输注无效。

如一个身高为 170 cm、体重为 65 kg 的患者,输注前血小板计数为 $8\times10^9/L$,接受 1 个治疗量的单采血小板(按每袋含 2.5×10^{11} 个血小板计算),输注后 1 h 血小板计数为 $30\times10^9/L$,查表得到体表面积 1.72 m^2;计算得到血容量 4.875(L),判断血小板输注有效性如下:

$$CCI=15.136$$
$$PPR=42.9\%$$

认为输注有效果,但应注意除应用 CCI、PPR 以外,活动性出血患者临床出血症状的改善应是判断输注效果的重要内容,另外还应注意同时应用两个指标评价有效性时,可能出现相互矛盾的结果,应使用其中一项并结合使用习惯和临床实际情况综合判断。

二、影响血小板输注效果的原因

1. 非免疫因素 脾大伴功能亢进、感染、发热、药物作用(阿司匹林、肝素、两性霉素 B 等)、DIC 等,均可使血小板破坏或消耗增加,从而导致 PTR。还有脓毒血症、严重出血、异基因移植、输注前血小板储存条件不佳或储存时间较长、血栓性血小板减少性紫癜、全身放射治疗等也可导致 PTR。

2. 免疫因素 有妊娠史或输血史的患者,其血清中可产生血小板同种抗体,当再次输入具有相应抗原的血小板后,会产生血小板抗原、抗体的免疫反应,导致输入的血小板大量被巨噬细胞所吞噬破坏,血小板计数不升高甚至下降。免疫因素包括抗-HLA 抗体、抗-HPA 抗体、抗-ABO 抗体、免疫复合物等。输注血小板后产生抗体的发生率与输注的次数呈正相关。抗-HLA 抗体是免疫性 PTR 的主要原因,约占免疫因素的 80%。反复输注血小板的患者有 50%～70% 可产生抗-HLA 抗体。欧美国家 PTR 多数是由抗-HPA-1a 抗体引起的,我国 HPA-1a 阳性者比例高于99%,阴性者很少,故抗-HPA-1a 抗体引起的 PTR 并不多见。输注方法提倡输注 ABO 血型相合的血小板。

NOTE

三、输血后紫癜

输血后紫癜（PTP）是输血后发生的急性出血症状，起病发生在输注红细胞、血浆或血小板后5～15 天，大部分患者突然出现严重的血小板减少性紫癜（PLT<10×10^9/L），主要表现为皮肤淤点、淤斑和黏膜出血，严重者有内脏出血，甚至发生颅内出血而危及生命。多发生在有输血史和妊娠史的女性。PTP 是一种自限性疾病，多数情况下可在 21 天内恢复（PLT>100×10^9/L）。一般认为与血小板抗体产生有关，可通过血小板抗体检测辅助诊断，该病可应用糖皮质激素进行治疗，也可用血浆置换配合免疫球蛋白静脉输注治疗，急性期可选择抗原阴性的血小板输注。

四、血小板输注无效和输血后紫癜的预防

为减少免疫因素引起的血小板输注无效和输血后紫癜的发生，可采用配合型血小板输注。

1. ABO 血型选择　按照 2012 版《全血及成分血质量要求》标准，每袋单采血小板混入的红细胞量≤8.0×10^9 个，每 200 mL 全血制备的浓缩血小板，红细胞混入量≤1.0×10^9 个。为避免抗体产生，非急救情况下，最好选用 ABO 同型血小板输注，单采血小板输注前不需要进行交叉配型。

2. RhD 血型选择　对于急救情况，RhD 阴性患者输注 RhD 阳性血小板是合理的，但对于需长期使用血小板的患者或育龄妇女最好选用 RhD 阴性血小板，因为血小板表面虽然没有 RhD 抗原，但血小板制品中可能混有的红细胞可刺激产生抗-D 抗体。对于育龄妇女，可以注射 RhD 免疫球蛋白，封闭抗原，避免产生抗体。

3. 血小板抗体筛查和交叉配型　为解决血小板输注产生的同种免疫反应，最好在血小板输注前进行血小板抗体筛选，对血小板抗体阳性的患者进行"配合型血小板输注"，目前国内外已有部分地区建立血小板血型库，为血小板输注无效患者提供 HLA 和 HPA 相合的血小板，提高血小板的输注效果。血小板供应充足的地区可进行血小板交叉配型，进行配合型输注，减少血小板输注无效的发生率。

五、新生儿同种免疫血小板减少症

新生儿同种免疫血小板减少症（NAITP）与 HDN 的发病机制相似，遗传自父亲的基因使胎儿和母亲的血小板血型不合，胎儿的血小板抗原刺激母体产生血小板同种抗体，产生的抗体通过胎盘进入胎儿体内，与胎儿血小板发生反应导致胎儿或新生儿血小板被破坏。NAITP 是最常见的导致胎儿或新生儿血小板减少的原因，最严重的并发症是颅内出血。该病在白种人的发病率为 1/2000～1/1000，其中 75% 左右的 NAITP 是由抗-HPA-1a 抗体引起的，20% 是由抗-HPA-3 抗体引起的；但是在汉族人群中，由于 HPA-1a 抗原频率极高，故推测抗-HPA-3a 抗体可能是引起 NAITP 的主要原因。

本病经常发生于第一胎，婴儿出生时或出生后几小时到几天后出现严重而广泛的淤点和淤斑。严重者可出现内脏和中枢神经系统出血、脑水肿等症状，实验室检查示血小板显著减少，死亡率达 13%。因此，对母体和胎儿进行 HPA DNA 分型可为 NAITP 的产前诊断提供依据。本病的治疗措施主要是静脉注射免疫球蛋白，同时给患儿输注相合的血小板，以纠正患儿的血小板数。也可以给患儿进行换血治疗以纠正患儿的血小板减少。预防主要是对母亲进行血浆置换以降低母亲体内的抗体含量，减少对胎儿或新生儿的影响。NAITP 的诊断一旦确立，母亲再次妊娠时有同样的患病风险。此时给予静脉注射免疫球蛋白或类固醇激素可以达到比较好的治疗效果。

六、原发性免疫性血小板减少症

原发性免疫性血小板减少症又称特发性血小板减少性紫癜（idiopathic thrombocytopenic purpura，ITP），是一种免疫性血小板破坏过多造成的出血性疾病。儿童患者（急性型）的发病原因多是病毒抗原激发体内产生抗体，抗体附着于血小板上并致敏血小板，后者被单核-巨噬细胞系统

NOTE

破坏。成人患者(慢性型)的发病多是由不明原因产生的血小板抗体与血小板膜糖蛋白结合,血小板在单核-巨噬细胞系统中被破坏,引起血小板减少所致。

　　急性型多见于 3～7 岁儿童,紫癜出现前常有呼吸道感染史。起病急,常伴发热、皮肤紫癜、黏膜出血和内脏出血等,严重者可发生颅内出血。本病有自限性,多数病例在半年内自愈。慢性型多见于青壮年,常无诱因,起病缓慢,以皮肤、黏膜出血和月经量过多为主,病程长达数年,有反复发作倾向。

　　临床一般表现为血小板减少、出血时间延长、肝脾不大、骨髓巨核细胞成熟障碍、血小板抗体增多,排除继发性血小板减少症后,可作为主要诊断指标。治疗常采用激素或注射免疫球蛋白,抑制抗体生成,抑制抗原-抗体反应,血小板成分输血一般仅用于 ITP 急救治疗或切脾术前准备。

第三节　血小板血型检测技术

　　血小板血型(抗原和抗体)的实验室检测为协助临床诊断血小板血型抗原引起的同种免疫反应提供了重要依据。国际输血协会血小板免疫学工作组推荐使用多种方法进行血小板抗体的检测,包括使用糖蛋白特异性检测方法、使用完整血小板的检测方法以及 HPA 基因分型的方法,以便建立一套完善的体系进行血小板血型抗原和抗体的鉴定。

一、血清学检测

　　血小板血型血清学检测包括血小板抗原鉴定、抗体筛查和鉴定以及交叉配血,主要用于提高临床血小板输注效果和评估胎母血小板血型不合导致的流产风险。以下介绍目前国内外常用的血小板血清学检测方法。

(一)固相红细胞吸附试验

　　固相红细胞吸附试验(SPRCA)广泛用于血小板抗体(HLA 和 HPA)检测和交叉配合试验,也可用于血小板抗原鉴定以及血小板自身和药物依赖性抗体检测。简易致敏红细胞血小板血清学试验(simplified sensitized erythrocyte platelet serology assay,SEPSA)和单克隆抗体固相血小板抗体试验(monoclonal antibody solid phase platelet antibody test,MASPAT)均属于这一技术。

　　【原理】　在 U 形聚苯乙烯塑料微孔板上包被抗人血小板单克隆抗体,通过离心,将抗体检测用的血小板悬液与单克隆抗体结合,在微孔中形成血小板单层,随后加入待检血浆(或血清)标本,在低离子强度介质中孵育,待检的血小板抗体与血小板结合,洗涤去除未结合的成分,再分别加入鼠抗人 IgG 试剂和人 IgG 致敏的指示红细胞,当待检血小板抗体为阳性时,指示红细胞通过抗人 IgG 的桥联作用与血小板单层上的血小板抗体结合,被黏附在血小板单层上,离心后呈均匀的红细胞层,平铺在反应孔底部表面;当待检血小板抗体为阴性时,指示红细胞在离心力的作用下聚集于反应孔底部中央。不同厂家试剂盒的技术原理会存在一定差异。由于氯喹或酸可以破坏血小板表面的 HLA 抗原,血小板经预处理,可区分抗-HPA 抗体和抗-HLA 抗体。见图 5-2。

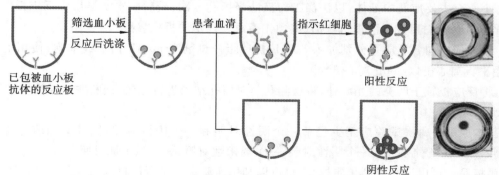

筛选血小板　　　患者血清　　　指示红细胞
反应后洗涤

已包被血小板
抗体的反应板

阳性反应

阴性反应

图 5-2　固相凝集试验模式图

扫二维码
看彩图

NOTE

固相凝集试验又分为直接固相凝集试验和间接固相凝集试验。直接固相凝集试验可检测待检血小板是否已在体内致敏血小板抗体(如自身抗体),类似于红细胞直接抗球蛋白试验;间接固相凝集试验可检测待检血浆(血清)能否在体外致敏血小板筛选细胞,类似于红细胞间接抗球蛋白试验。由于检测用的血小板是完整的细胞,因此检出的抗体可能为 HLA、HPA、ABO、药物性或其他血小板相关的 IgG 抗体。

【仪器】 移液器、试管、水平离心机、微板振荡器、37 ℃孵育箱、平板离心机、洗瓶(或洗板机)、定时器。

【试剂】 固相凝集试剂盒(包括微孔板、低离子强度溶液(LISS)、阳性对照血清或一个强阳性加一个弱阳性对照血清、阴性对照血清、抗球蛋白试剂、IgG 致敏红细胞等)、浓缩洗涤液、蒸馏水。

【耗材】 试管、移液器、吸头、试管、吸水纸、记号笔、微孔板封盖纸。

【标本】

1. 待检标本 推荐使用无促凝剂的血清或血浆(EDTA 抗凝)标本。采集后延期检测的血清或血浆标本,按说明书要求保存。

2. 准备抗体筛选用血小板 抗体筛选用的血小板,可选择富血小板血浆(PRP)或血小板浓缩液(PC)或商品化冻干血小板,不同试剂盒血小板悬液的适宜浓度要求不同,需参照说明书进行配制并储存。

(1) 制备 PRP:取 3 人份 O 型 EDTA 抗凝血,每人份各 3～5 mL,以 200g 水平离心 10 min,取上层 2/3 PRP,3 人份等量混合成抗体筛选用血小板。

(2) 制备 PC:选择有效期内 3 人份 O 型单采浓缩血小板,等量混合。按照浓缩血小板︰生理盐水=1︰10 的体积比稀释成抗体筛选用血小板。

(3) 商品化冻干血小板:按照说明书要求稀释后直接使用。

【操作步骤】

(1) 按照试验要求的数量取出微孔条和其他试剂,将试剂置于室温进行复温,未使用的微孔条,在保持密封干燥的条件下储存于 4 ℃试剂冰箱。浓缩洗涤液用蒸馏水按说明书要求稀释成洗涤工作液。

(2) 按照标本要求准备抗体筛选用血小板。

(3) 在每个微孔中加入 50 μL 上述制备的抗体筛选用血小板悬液,轻摇反应板,用平板离心机 50g 离心 5 min,使血小板固定到微孔底部。

(4) 小心弃去反应孔中的液体,以洗涤工作液洗涤微孔 3 次,最后 1 次洗涤后,将反应板倒置于吸水纸上压干,切勿拍打,或以洗板机洗涤(应预先摸索并设定洗板机参数)。

(5) 每孔中立即加入 100 μL 低离子强度溶液,再分别向阳性对照质控孔内加入 50 μL 阳性对照血清,阴性对照质控孔加入 50 μL 阴性对照血清,待检反应孔加入 50 μL 待检血清(或血浆),低离子强度溶液将由紫色变为天蓝或青绿色,如仍为紫色,则提示可能漏加标本。

(6) 微孔条封盖,轻混匀,将微孔板放入 37 ℃孵育箱孵育 30 min。

(7) 小心弃去反应孔中液体,以洗涤工作液洗涤微孔 5 次,最后 1 次洗涤后将反应板倒置于吸水纸上压干,切勿拍打,或以洗板机洗涤(应预先摸索并设定洗板机参数)。

(8) 立即依次向各反应孔分别加入 50 μL 抗球蛋白试剂和 50 μL 指示红细胞(使用前必须混匀),使用平板离心机以 200g 离心 5 min。

(9) 将反应板置于明亮的光源处,将检测孔与对照孔结果进行比较,判断并记录检测结果。

【质量控制】

1. 基本原则 每次试验应至少包括一个阴性对照和一个阳性对照,阳性对照应选择弱阳性(++的反应强度)质控品;或一个阴性对照、一个弱阳性对照、一个强阳性对照。

2. 质控品 可以选择商品化质控品,也可以利用实验室标本资源自制质控品。

3. 质控结果分析 质控结果与预期靶值相符,结果在控,受检标本检测结果可用;质控结果与预期靶值不相符,结果失控,受检标本检测结果不可用,需查找原因、纠正影响因素后,重复检测。

【结果判定】

阳性或弱阳性反应(微孔底部形成一层平铺的红细胞)表明血清中存在血小板抗体。阴性反应(红细胞聚集在微孔板底部,振荡后可重新分散)表明血清中不存在血小板抗体或 HLA 特异抗体。

【结果解释】

非典型的结果解释如下。

(1)针眼:在 U 形孔底部形成紧密的红细胞团,并在细胞团中间出现一个小孔。可能原因:①洗涤后加指示红细胞前残留的洗涤液较多;②指示红细胞浓度过低或溶血。

(2)边缘模糊的细胞团:细胞团紧密(类似于阴性对照),但边缘模糊。可能原因:①洗涤后加指示红细胞前残留的洗涤液较多;②指示红细胞浓度过低或溶血。

(3)水泡:细胞团形状类似于阴性对照,但在其边缘出现小水泡。可能原因:①洗涤力度过大;②指示红细胞溶血;③标本中存在纤维蛋白。

(4)扁平细胞团:细胞团略大于阴性对照,但边缘清晰而且无其他黏附。可能原因:①洗涤后加指示红细胞前残留的洗涤液较多;②离心力过低。

(5)斑点:在黏附单层上出现斑点样小孔,孔内无红细胞黏附。可能原因:①洗板机针头位置设置过低;②洗板机洗液冲速过快;③手工洗涤不当。

(6)纤维蛋白干扰:指示红细胞与纤维蛋白凝结,呈假的黏附状。可能原因:①高纤维蛋白标本;②血清标本凝固不彻底;③血浆标本抗凝不彻底;④标本离心不彻底。

由于固相凝集试验使用完整血小板细胞进行检测,故检测出的抗体可能为抗-HLA 抗体和抗-HPA 抗体,也可能为其他的血小板相关抗体如抗-ABO 抗体、自身抗体、药物性抗体等。

【注意事项】

(1)固相凝集试验一般仅用于血小板抗体筛选或血小板配型,不用于血小板抗体特异性鉴定。不同厂家试剂盒操作程序存在差异,需要严格遵守试剂盒使用说明书的要求进行操作。

(2)本试验操作中的离心参数(离心力和离心时间),包括 PRP 制备、血小板固相化、加入指示红细胞后的离心等步骤,均应参照试剂盒使用说明书、离心机使用说明书等要求,进行摸索后确定。

(3)微孔洗涤时,应使用滴管滴加而不是以冲射方式加入洗涤液,以避免破坏已结合的血小板层;吸水纸压干时不能用力拍板。

(4)血小板均匀悬浮、未发生聚集是试验成功的关键之一,陈旧或已发生聚集的血小板会影响检测结果,注意不能将血小板放置于 4 ℃冰箱中储存。血小板悬液的浓度不适合会影响试验结果,应参照相应试剂盒要求,配制合适浓度的血小板悬浮液。

(5)指示红细胞保存不当,会出现溶血、絮状物凝块、细菌污染等,均会影响检测结果。

(6)孵育条件建议 37 ℃水浴 30 min,也可采用 37 ℃空气浴 35~40 min,但空气浴易产生静电,导致血小板发生聚集,从而引起假阳性反应。

(7)可能的假阳性原因:

①试验前试剂没有置于室温中复温。

②标本污染:有颗粒物、聚集物或脂类含量高。

③试剂污染。

④标本未正确离心。

⑤指示红细胞加入量过少。

⑥离心机参数设置不当。

(8)可能的假阴性原因分析:

①试验前试剂没有置于室温中复温。

②血清(血浆)标本加入量不足。

③微孔洗涤不当,残留过多或洗涤液污染。

NOTE

④标本处理不当。

⑤洗涤方式不当。

⑥试剂问题。

⑦离心力过高。

⑧孵育过度或不足。

(二)微柱凝胶法血小板抗体筛查试验

微柱凝胶法已广泛用于红细胞血型、抗体筛查和交叉配血中,基于同样原理,血小板抗体微柱凝胶法筛查也开始应用于临床,根据加入的反应物不同可进行血小板抗体筛查和血小板交叉配型。下面介绍微柱凝胶法血小板抗体筛查试验。

【原理】 微柱凝胶中依次加入受检者血清、血小板、指示红细胞。指示红细胞上包被有鼠抗人血小板抗体,该抗体 Fc 段结合在人红细胞膜上,Fab 段与血小板结合,如果受检者血清中存在血小板抗体,该血小板抗体 Fab 段亦与血小板抗原结合,相邻的血小板抗体 Fc 段通过抗球蛋白搭桥连接成网络状凝集复合物,即以抗球蛋白为桥,连接血小板抗体、血小板和指示红细胞,形成抗球蛋白-血小板抗体-血小板-指示红细胞免疫复合物,形成凝集网络。该复合物在一定离心力下,不能穿过凝胶层,浮于凝胶表面或位于凝胶中;如果受检者血清中抗血小板抗体,则不能形成上述网络状血凝复合物,指示红细胞沉于微柱凝胶管尖底部。见图 5-3。

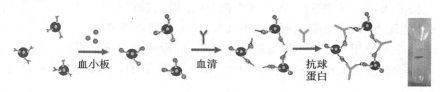

血小板　血清　抗球蛋白

图 5-3　微柱凝胶法血小板抗体筛查试验原理图

【器材】 卡式离心机、孵育器、加样器。

【试剂】 血小板抗体检测卡、指示红细胞、血小板阴性对照。

【标本】

1. 待检标本 推荐使用无促凝剂的血清或血浆(EDTA 抗凝)标本。采集后延期检测的血清或血浆标本,按说明书要求保存。

2. 准备抗体筛选用血小板 选择富血小板血浆(PRP)或血小板浓缩液(PC)或商品化冻干血小板,不同试剂盒血小板悬液的适宜浓度要求不同,需参照说明书进行配制并储存。

(1)制备 PRP:取 3 人份 O 型 EDTA 抗凝血,每人份各 3～5 mL,以 200g 水平离心 10 min,取上层 2/3 PRP,3 人份等量混合成抗体筛选用血小板。

(2)制备 PC:选择有效期内 3 人份 O 型单采浓缩血小板,等量混合。按照浓缩血小板:生理盐水＝1:10 的体积比稀释成抗体筛选用血小板。

(3)商品化冻干血小板:按照说明书要求稀释后直接使用。

【操作步骤】

(1)取微柱凝胶血小板抗体检测卡,标记 S、N(S 指受检标本、N 指阴性对照)。

(2)将标记 S 孔依次加入受检者血清、抗体筛选用血小板、指示红细胞各 50 μL。

(3)将标记 N 孔依次加入血小板抗体阴性血清、抗体筛选用血小板、指示红细胞各 50 μL。

(4)根据凝胶血小板抗体检测卡离心要求离心,观察结果。

【质量控制】

(1)凝胶血小板抗体检测卡与离心机必须配套,不能混用。

(2)凝胶血小板抗体检测卡使用前必须经过离心。

(3)加样器加样必须以 45°角沿管壁加到样品孔内。

NOTE

【结果判定】

阳性结果:红细胞凝集块位于凝胶表面或者凝胶中,表明受检者血清中存在血小板抗体。阴性结果:红细胞完全沉降于凝胶管底部,表明受检者血清中无该混合血小板抗体。

【注意事项】

(1)如为阳性结果,可以将此 3 人份 O 型血小板分别检测,以确定其阳性反应的血小板。

(2)如为阴性反应,不能排除可能含有血小板抗体,可以再另取 3 人份的血小板进行检测,以提高可能存在的血小板抗体的检出率。

(3)不宜将多于 3 人份的血小板混合,因为弱反应性抗原可能由于被稀释而漏检。

(三)血小板免疫荧光试验

【原理】 血小板免疫荧光试验(platelet immune fluorescence test,PIFT)原理是将血小板附于一种特殊的玻璃孔或生物膜上,与被检血清反应,洗涤,以异硫氰酸荧光素(FITC)标记的羊抗人 IgG 抗体避光静置反应后,在荧光显微镜下观察结果,根据血小板反应标记荧光的强度,与阴性、阳性对照比较,鉴定血清中抗体的反应。用已知 HPA 抗体特异性的抗血清可鉴定待测血小板 HPA 特异性。用一组已知 HPA 抗原的血小板,可以鉴定待检血清中血小板抗体(图 5-4)。在血小板交叉配型试验中,根据献血者血小板和患者血清的反应结果,可用以选择适合的血小板进行输注。

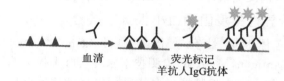

图 5-4 血小板免疫荧光试验原理图

扫二维码
看彩图

【器材】 荧光显微镜。

【试剂】 生物载片、血小板(人源)异硫氰酸荧光素(FITC)标记的羊抗人 IgG 抗体、阳性对照、阴性对照、pH 7.2 磷酸盐缓冲液(PBS)、吐温 20、封片介质、盖玻片。

【标本】 人血清或 EDTA、肝素或枸橼酸盐抗凝的血浆。

【操作步骤】

1. 加样 将加样板放在泡沫板上,按顺序分别滴加 30 μL 稀释后血清至加样板的每一反应区,避免产生气泡。加完所有待测样本后再开始温育。

2. 温育 将载片覆有生物薄片的一面朝下,盖在加样板的凹槽里,反应立即开始。确保每一样品均与生物薄片接触且样品间互不接触。室温(18~25 ℃)温育 30 min。

3. 冲洗 用烧杯盛 PBS 吐温缓冲液,以流水冲洗载片,然后立即将其浸入装有 PBS 吐温缓冲液的洗杯中浸泡至少 5 min。有条件的情况下可用旋转摇床进行振荡。洗杯中的 PBS 吐温缓冲液最多冲洗浸泡 16 张载片,之后要更换新的 PBS 吐温缓冲液。

4. 加样 滴加 25 μL FITC 标记的羊抗人 IgG 抗体(荧光二抗)至洁净加样板的反应区,加完所有的荧光二抗方可进行下一步温育。建议使用连续加样器。FITC 标记的荧光二抗使用前需混匀。操作时,可在第一次温育的同时滴加荧光二抗至另一个加样板的反应区。

5. 温育 从洗杯中取出一张载片,5 s 内用吸水纸擦去背面和边缘的水分后,立即盖在加样板的凹槽里。注意:为防止破坏基质,不要擦拭反应区的间隙。确保生物薄片与液滴接触良好,然后继续下一张。室温(18~25 ℃)温育 30 min,注意避免阳光直射载片。

6. 冲洗 用烧杯盛新的 PBS 吐温缓冲液,以流水冲洗载片,然后立即将其浸入装有 PBS 吐温缓冲液的洗杯中浸洗至少 5 min。有条件的情况下可用旋转摇床进行振荡。

7. 封片 将盖玻片直接放在泡沫板的凹槽里。滴加封片介质至盖玻片,每一反应区最多 10 μL。从 PBS 吐温缓冲液中取出一张载片,用吸水纸擦干背面和边缘的水分,注意不要擦拭反应区间隙。将载片覆有生物薄片的一面朝下,放在已准备好的盖玻片上,立即查看并轻轻调整使盖玻片

NOTE

嵌入载片的凹槽里。

8. 结果判断　显微镜下观察荧光模型(观察细胞基质用 40×物镜。激发滤片,450～490 nm;分光滤镜,510 nm;阻挡滤镜,515 nm。光源:100 W 汞灯)。

【质量控制】

(1)血小板抗体阳性样本的荧光模型必须与阳性对照的荧光模型基本一致。

(2)如果阳性对照不出现特异性的荧光模型或阴性对照出现特异性荧光,则结果不可用,试验必须重做。

【结果判断】

生物薄片上的所有血小板表面出现一种特异性的均匀荧光,如果只是少数细胞出现荧光,不应判断为阳性。

【注意事项】

(1)为防止载片表面发生冷凝而破坏基质,只有当载片平衡至室温后,方可打开包装袋。用记号笔在生物载片上做上相应的标记,不要触及生物薄片。

(2)试剂使用前应充分混匀。

(3)洗杯中的 PBS 吐温缓冲液浸泡 16 张载片后要更换新的 PBS 吐温缓冲液。

(4)不同厂商生产的试剂反应条件不同,应以试剂说明书为准。

(四)单克隆抗体特异性免疫固定血小板抗原试验

【原理】　单克隆抗体特异性免疫固定血小板抗原(monoclonal antibody specific immobilization of platelet antigen,MAIPA)检测技术原理是血小板筛选细胞(或谱细胞)首先与待检血清(血浆)反应,再与鼠抗人血小板膜糖蛋白特异性单克隆抗体反应,经洗涤和裂解血小板,阳性反应得到血小板单克隆抗体-血小板膜糖蛋白-待检血小板抗体三聚体复合物,阴性反应得到血小板单克隆抗体-血小板膜糖蛋白二聚体复合物。将该复合物加入已包被羊抗鼠 IgG 抗体的微孔板中,孵育后被捕获固定,洗涤,加入酶标羊抗人 IgG 抗体和底物,经酶反应显色后测量光密度值即可实现血小板抗体筛选(或鉴定)。

按照血小板抗体检测的目的不同,检测用血小板可以为 O 型混合血小板(抗体筛选用)或已知糖蛋白基因型(如 HPA、HLA、CD36 等基因型)的血小板谱细胞(抗体鉴定用)。为避免三聚体形成过程中单克隆抗体和待检抗体之间发生竞争性抑制,所选用的糖蛋白单克隆抗体应与待检抗体识别不同的糖蛋白抗原表位,而且表位间距也不会影响各自的结合能力。所以,在实际检测中对于同一个血小板膜糖蛋白,最好选用多个远距离表位抗体,以避免竞争性抑制导致的假阴性结果。见图 5-5。

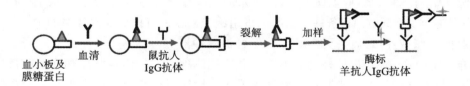

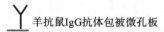

图 5-5　单克隆抗体特异性免疫固定血小板抗原试验原理图

【仪器】　移液器、离心机、EP 管离心机(常温离心机和 4 ℃离心机)、血细胞计数仪、37 ℃温育箱、4 ℃冰箱、洗瓶(或洗板机)、酶标仪定时器。

【试剂】　包被缓冲液、羊抗鼠 IgG 抗体、TBS/BSA 缓冲液、洗液、血小板裂解液、酶标羊抗人 IgG 抗体、酶底物、底物缓冲液、阳性对照血清及血小板、阴性对照血清及血小板、终止液、去离子水等。

NOTE

【耗材】 微孔板、1.5 mL EP 管、试管、一次性加样枪头、吸水纸、微孔板封盖纸。

【标本】

(1) 待检标本推荐使用无促凝剂的血清标本,也可使用 EDTA 抗凝血浆标本;采集后延期检测的血清或血浆标本应参照试剂说明书要求保存。

(2) 抗体筛选用血小板(见固相凝集法)。

【操作步骤】

1. 羊抗鼠 IgG 包被微孔板

(1) 按照待检血清数量、单克隆抗体种类、检测用血小板数量(双孔)、阴阳性对照和空白孔数等,计算所需用的微孔数量。

(2) 按照所需包被的微孔数,取适量羊抗鼠 IgG 抗体,以包被缓冲液稀释至工作浓度(3 μg/mL),然后分别于酶标板各孔(包括空白孔)加入 100 μL 羊抗鼠 IgG 抗体稀释液。

(3) 将酶标板密封后,置于 4 ℃包被过夜。

(4) 取出 4 ℃保存的过夜预包被微孔板,弃包被液,用吸水纸巾按压。

(5) 每孔加入 200 μL 洗液,轻摇洗涤、弃洗液,用吸水纸巾按压,每孔再加入 200 μL 洗液待用。若不立即进行后续试验,应用塑料薄膜封板,并将微孔板重新放入 4 ℃冰箱,可保存 1 周。

2. 血小板悬液制备 取适量 EDTA 抗凝全血制备的富血小板血浆或机采血小板浓缩液,以 TBS/BSA 缓冲液洗涤 1 次,重悬后进行血小板计数,并调整血小板浓度约为 1×10^{12}/L。

3. 血小板抗原-抗体复合物形成

(1) 按照待检血清数量、单克隆抗体种类、检测用血小板数量、阴阳性对照数量计算 EP 管数目,在每个 EP 管中加入检测用血小板 30 μL(约 3×10^7 个血小板),按照反应布局加入待检血清标本 40 μL,37 ℃温育 30 min。

(2) 于各管加入 100 μL TBS/BSA 缓冲液,洗涤血小板 1 遍(8000g 离心 1 min),以 30 μL TBS/BSA 缓冲液重悬血小板,按照反应格局加入糖蛋白单克隆抗体 10 μL(抗体工作浓度可参照试剂说明并经预试验验证),37 ℃温育 30 min。

(3) 以 TBS/BSA 缓冲液洗涤 3 次(每次加入 100 μL TBS/BSA 缓冲液重悬血小板,8000g 离心 1 min,弃上清)。

(4) 加 100 μL 血小板裂解液,混匀后置 4 ℃裂解 30 min。4 ℃条件下,14000g 离心 30 min,离心后的上清液即为三聚体(单克隆抗体-血小板膜糖蛋白-待检抗体)或二聚体(单克隆抗体-血小板膜糖蛋白)。

(5) 取若干空白 EP 管,各加入洗液 200 μL,并加入离心后的上清液 50 μL,混匀。

4. 固相捕获

(1) 取出 4 ℃保存已包被羊抗鼠 IgG 的酶标微孔板,除空白孔外,每孔加入 100 μL 上述稀释后的血小板裂解液至微孔板中(注意双孔),2 个空白对照孔中各加入 100 μL TBS 缓冲液。

(2) 置 4 ℃反应 90 min。

(3) 弃微孔内液体,用 200 μL TBS 缓冲液洗涤酶标板 4 次,每次弃上清后都用吸水纸吸干残余液体。

(4) 用洗液将酶标二抗进行 1∶4000(甘油保存时 1∶2000)稀释至工作浓度,在每孔中加稀释后的二抗溶液 100 μL。

(5) 置 4 ℃孵育 120 min。

(6) 用 200 μL TBS 缓冲液洗涤酶标板 6 次,每次弃上清后都用吸水纸吸干残余液体。

(7) 在洗涤后的微孔中快速加入 100 μL 活化底物溶液,室温避光显色 15 min。

(8) 每孔加入 100 μL 0.5 mol/L H_2SO_4 终止反应。

(9) 在酶标仪上选择合适波长,读取每孔的吸光度。若不能及时检测,应将酶标板避光保存,并在 30 min 内完成检测。酶标仪波长选择应视酶-底物的不同组合而异:AP-PNPP(碱性磷酸酶-

NOTE

对硝基苯磷酸二钠)组合,可选择主波长 405 nm,参考波长 490 nm;HRP-OPD(辣根过氧化物酶-邻苯二胺)组合,可选择主波长 492 nm,参考波长 630 nm;HRP-TMB(辣根过氧化物酶-四甲基联苯胺)组合,可选择主波长 450 nm,参考波长 630 nm。

(10)结果计算:以空白对照孔调零,测量 OD 值。

$$OD\ 空白＝空白双孔平均值$$

测试孔和阴阳性对照孔:△OD＝双孔 OD 平均值－OD 空白

【质量控制】

1. 基本原则　每次试验应至少包括一个阴性对照和一个阳性对照。当次试验同时检测不同血小板膜糖蛋白抗体时,每种糖蛋白抗体均应至少包括一个阴性对照和一个阳性对照。推荐所有检测孔和阴阳性对照孔均做复孔检测。

2. 质控品　可以选择商品化质控品,也可以利用实验室标本资源自制质控品并确定靶值。

3. 质控结果分析　质控结果与预期靶值相符,结果在控,受检标本检测结果可用;质控结果与预期靶值不相符,结果失控,受检标本检测结果不可用,需查找原因、纠正影响因素后,重复检测。

【结果判定】

1. 结果判定标准　当一次试验同时检测不同血小板膜糖蛋白抗体时,每种糖蛋白抗体均应计算相应的 cut-off 值,cut-off 值＝每种糖蛋白阴性对照 OD 值×2。

(1)待检标本 OD 值≥cut-off 值,判为阳性。

(2)待检标本 OD 值＜cut-off 值,判为阴性。

2. 结果解释

(1)阳性结果,说明该患者血液中含有与抗血小板膜糖蛋白单克隆抗体特异性相同的抗体。

(2)应用 MAIPA 试验进行血小板抗体特异性鉴定时,应根据反应结果结合血小板谱细胞抗原格局,综合判定抗体特异性。

(3)应用 MAIPA 试验进行血小板抗体特异性鉴定时,若阳性反应格局不符合意外抗体特性,如待检标本抗 HPA-1a 和抗 HPA-1b 同时阳性,或待检标本 HPA-1a 抗原(等位基因)阳性,同时抗 HPA-1a 抗体阳性,应考虑本试验无效、可能含有其他血小板特异性抗体或待检标本含有自身抗体等情况。推荐重新采集标本、重复试验、更换检测试剂或检测自身抗体。

(4)当同一标本的同一个糖蛋白分别使用多个单克隆抗体进行检测时,由于单克隆抗体与待检抗体的竞争抑制,可能会出现有的单克隆抗体对应的检测孔呈阳性反应,而有的单克隆抗体对应的检测孔呈阴性反应,此时应以阳性反应的检测孔为准。

(5)当酶标二抗选用抗-IgG(而非抗-IgG＋IgM＋IgA 混合物)时,本方法会漏检 IgM 类和 IgA 类血小板抗体。

(6)MAIPA 试验也可能漏检某些低效价、低亲和力的血小板抗体。

【注意事项】

(1)MAIPA 试验主要应用于血小板抗体特异性鉴定,也可用于血小板抗体筛选和血小板配型。

(2)可导致试验失败的因素有溶血标本、试剂细菌污染、孵育时间和温度不当、微孔板洗涤不当、底物未避光、检测用血小板过量或不足、ABO 血型不合等。

(3)待检标本中含有免疫复合物或其他免疫球蛋白凝集时,可导致假阳性结果。溶血、脂血、高胆红素等标本可能导致结果不准确。

(4)糖蛋白特异性单克隆抗体是 MAIPA 技术的核心试剂,各实验室应建立适合本实验室的单克隆抗体谱。由于商品化临床诊断用抗体谱的缺乏,各实验室可以使用研究用抗体谱或实验室自有抗体谱。

(5)当使用实验室自制的 MAIPA 试剂,或商品化试剂和自制的阴性对照组合使用时,cut-off 值的计算方法应预先确认并文件化。

（6）应用 MAIPA 试验进行血小板抗体筛选时，若使用随机混合 O 型血小板，有可能漏检针对血小板低频抗原的抗体，如针对 HPA-1b、HPA-2b、HPA-4b、HPA-5b 等的抗体。

（7）由于血小板表面 HPA-15 抗原数量相对较少，且抗原不稳定，因此在检测 HPA-15 系统抗体时，应采用新鲜的血小板作为抗原，并且保证每孔检测要有足够数量的血小板（1×10^8 个）。

（五）改良的抗原捕获酶联免疫吸附试验

改良的抗原捕获酶联免疫吸附试验（modified antigen capture ELISA，MACE）的原理是将血小板谱细胞（或筛选细胞）和待检血清（血浆）在 37 ℃ 孵育后，洗涤去除未结合标本，再进行裂解，得到的裂解液为"待检抗体-血小板膜糖蛋白"二聚体免疫复合物，该复合物可被预先包被在微孔板中的特异性膜糖蛋白单克隆抗体捕获，经洗涤后，以酶标 IgG 抗体和相应的底物反应显色后用酶标仪定量检测，从而判断标本中是否存在血小板抗体。按照血小板抗体检测的目的不同，检测用的血小板可以为 O 型混合血小板（抗体筛选用）或已知膜糖蛋白基因型（如 HPA、HLA、CD36 等基因型）的血小板谱细胞（抗体鉴定用）。部分商品化试剂盒还利用特异性单克隆抗体，预先将已知基因型的特定血小板膜糖蛋白捕获在微孔板中，形成一个已知基因型的抗原谱。试验时，只需要直接在微孔板中加入待检血清（血浆），即可进行后续的 ELISA 检测。见图 5-6。

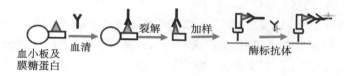

血小板及膜糖蛋白　血清　裂解　加样　酶标抗体

特异性膜糖蛋白单克隆抗体包被板

图 5-6　改良的抗原捕获酶联免疫吸附试验原理图

【仪器】　移液器、试管水平离心机、EP 管离心机、37 ℃ 温育箱、洗瓶（或洗板机）酶标仪、振荡器、定时器。

【试剂】　MACE 试剂盒（包括预包被微孔板、细胞悬浮液、工作洗涤液、标本稀释液、酶标二抗、酶底物和底物缓冲液、终止液、3 mol/L NaOH、阴性和阳性对照血清、细胞裂解液、正常的冻干血小板对照，不同的试剂盒可能包含不同的试剂组成）、去离子水/蒸馏水等。根据检测需要可选择不同的商品化的 MACE 试剂盒。

【耗材】　EP 管、试管、一次性加样枪头、吸水纸、记号笔、微孔板封盖纸等。

【标本要求】

（1）待检标本推荐使用 EDTA 抗凝的血浆标本，或无促凝剂的血清标本，标本不得有污染。

（2）采集后延期检测的血清或血浆标本，应参照试剂说明书要求保存。

（3）抗体筛选用的血小板，应选择 3 人份 O 型血小板混合；抗体鉴定用的血小板，应选择已知 HPA 或其他血小板抗原基因型的血小板谱细胞。如果不能立即检测，血小板标本应置于室温保存。

【操作步骤】　严格按照商品化试剂盒使用说明书的要求进行操作，以下以 MACE 试剂盒检测 HLA-Ⅰ类抗体和 CPⅡb/Ⅲa 抗体为例。

（1）按照试验要求的数量取出微孔条和其他试剂，将试剂置于室温进行复温，未使用的微孔条在保持密封干燥的条件下储存于 4 ℃ 冰箱。

（2）配制工作洗涤液：将浓缩洗涤液用去离子水/蒸馏水，按照 1∶9 的比例进行稀释（1 体积浓缩洗涤液加 9 体积去离子水/蒸馏水），混匀，待用。

（3）将待检标本编号，并为其分配合适的微孔，将微孔做好标记。

（4）准备抗体检测用血小板：可以使用新鲜的富血小板血浆（PRP）（PLT$>400 \times 10^9$/L）、血小板浓缩液（PC）或试剂盒提供的冻干血小板（按照试剂说明书进行冻干复苏）。取 2～3 mL PRP 或 0.25 mL PC 或冻干复苏血小板，2000g 离心 10 min，弃上层血浆，加入 400 μL 细胞悬浮液，重悬细胞后重复离心,将血小板洗涤 3～4 次,末次用吸水纸吸尽上清,加入与血小板团等体积(约 300 μL)的细胞悬浮液,重悬血小板备用。

(5)待检血清与血小板反应:按照待检血清数量、检测用血小板数量、阴阳性对照等,计算反应用 EP 管数量。在每个 EP 管中各加入 15 μL 血小板悬液,在阴性(或阳性)对照管加入 150 μL 阴性(或阳性)对照血清,待检管加入 150 μL 待检标本血清(或血浆),混匀。37 ℃水浴箱孵育 35 min(如为干式孵育器,孵育时间为 45 min),然后以 400 μL 细胞悬浮液洗涤血小板 2 次,彻底弃上清。加入 1×细胞裂解液 180 μL,充分混匀以保证血小板裂解完全。

(6)二聚体的微孔捕获:按照反应管数计算所需的微孔数量(微孔数＝反应管数×2+2 个空白),按需取出,剩余微孔板立即放入保护袋内,密封保存。标记微孔,除空白孔外,分别于阴阳性对照及待检微孔中加入 50 μL 对应裂解血小板液,封板,37 ℃水浴箱孵育 35 min(如为干式孵育器,孵育时间为 45 min)。

(7)连接酶标二抗:将酶标二抗用标本稀释液按照 1：100(或参照试剂盒说明书)稀释至工作浓度。倒弃微孔板中反应液,用吸水纸按压吸干,每孔加 300 μL 工作洗液,洗板 3～4 次,最后一次务必将残留洗液弃尽。除空白孔外,每孔加 50 μL 稀释的酶标二抗。封板,37 ℃水浴箱孵育 35 min(如为干式孵育器,孵育时间为 45 min)。

(8)酶-底物显色:以 500 μL 去离子水/蒸馏水溶解底物对硝基苯磷酸二钠(PNPP),以底物缓冲液按照 1：100(或参照试剂盒说明书)稀释底物至工作浓度,注意避光。弃去微孔板中反应液,用吸水纸按压吸干,每孔加 300 μL 工作洗液,洗板 3～4 次,最后一次务必将残留洗液弃尽。除空白孔外,每孔加 100 μL 稀释的底物。避光置室温 30 min,每孔加入 100 μL 终止液,空白孔加 200 μL 终止液。

(9)测量 OD 值:以空白对照孔调零,使用酶标仪设置测量波长为 405 nm(或 410 nm)、参考波长 490 nm 处获取 OD 值,记录并保存结果。若不能及时检测,应避光保存并在 30 min 内完成检测。

【质量控制】

(1)每次试验应至少包括一个阴性对照和一个阳性对照。当次试验同时检测不同血小板膜糖蛋白抗体时,每种糖蛋白抗体均应至少包括一个阴性对照和一个阳性对照,以检测仪器或试剂是否在控,推荐所有检测孔和阴阳性对照孔均做复孔。

(2)质控品可以选择配套商品化质控品,也可以利用实验室标本资源自制质控品并确定靶值。

(3)质控结果分析:结果在控,受检标本检测结果可用;结果失控,受检标本检测结果不可用,需再查找原因、纠正影响因素后,重复检测。

【结果判定】

(1)当一次试验同时检测不同血小板膜糖蛋白抗体时,每种糖蛋白抗体均应计算相应的 cut-off 值,cut-off 值＝每种糖蛋白阴性对照 OD 值×2。待检标本 OD 值≥cut-off 值,判为阳性;待检标本 OD 值＜cut-off 值,判为阴性。

(2)应用 MACE 试验进行血小板抗体特异性鉴定时,应根据反应结果结合血小板谱细胞抗原格局,综合判定抗体特异性。

【注意事项】

(1)可导致试验失败的因素有溶血、脂血、高胆红素等标本,试剂细菌污染、孵育时间和温度不当、微孔板洗涤不当、底物未避光、试剂加样错误、检测用血小板过量或不足、ABO 血型不合等。

(2)待检标本中含有免疫复合物或其他免疫球蛋白凝集时,可导致假阳性结果。

(3)空白孔不得加入标本或血小板试剂。

(4)微孔板必须做好标记,避免出现差错,加样顺序应一致,以避免反应时间不一致。

(5)酶标二抗试剂比较黏稠,在稀释时应注意将加样枪头反复冲洗 2～3 次,并充分混匀。

(6)在加入底物 PNPP 后的孵育时间和温度控制非常关键,不得随意改变。

（7）应用 MACE 试验检测血小板表面致敏的自身抗体时，尤其是血小板计数偏低的患者，应确保待检标本血小板总数 $\geqslant 1 \times 10^7$ 个。

（8）应用 MACE 试验进行血小板抗体筛选时，若使用随机混合 O 型血小板，有可能漏检针对血小板低频抗原的抗体，如针对 HPA-1b、HPA-2b、HPA-4b、HPA-5b 等的抗体。

（六）流式细胞术

【原理】 用荧光素标记的抗球蛋白和血小板膜糖蛋白单抗（如 CD42、CD61 等）与血小板避光孵育，通过流式细胞仪的光学系统对阳性血小板荧光强度进行检测，利用计算机分析数据，从而得到目标血小板的平均荧光强度值。该方法是一种灵敏、快速、可靠的检测血小板反应性抗体的方法，可以测定血清中游离的血小板抗体（间接试验），也可以检测患者已致敏的血小板（直接试验），也可以进行血小板交叉配合试验。试验具体步骤按仪器和试剂盒说明书操作。下面以流式细胞术检测血小板 PAIgG（全血法）为例，简要介绍。

【器材】 流式细胞仪。

【试剂】 小鼠抗人 CD61-FITC、小鼠抗人 IgG-PE、小鼠 IgG-PE、乙二胺四乙酸二钾（EDTA-K_2）、PBS（pH 7.4，内含 0.35%BSA、13 mmol/L 枸橼酸钠、10 mmol/L EDTA-K_2）。

【标本】 空腹静脉血，EDTA 抗凝血 2 mL，置室温 20 ℃，30 min 内检测。

【操作步骤】

1. 细胞洗涤及悬液制备 取上述 EDTA 抗凝全血 150 μL 于含有 1.85 mL PBS 的离心管中，200g 离心 5 min，弃上清；加入 2 mL PBS，混匀后经 500g 离心 5 min，弃上清；按此方法再洗涤 2 次；离心管中加入 0.4 mL PBS 混匀，重悬细胞。

2. 免疫荧光染色 取 2 支流式细胞术专用塑料试管，分别标记对照管 1、测试管 2。在 1 管中加入小鼠 IgG-PE 及小鼠抗人 CD61-FITC 各 10 μL；在 2 管中加入小鼠抗人 IgG-PE 及小鼠抗人 CD61-FITC 各 10 μL。两管中分别加入制备的细胞悬液 50 μL，混匀后置室温，避光反应 30 min。

3. 检测 设阈值为 FL1（FITC），根据 FITC 与侧向角散射设定血小板门，测定 5000～10000 个血小板，分析阳性血小板的百分率。

【结果判断】 实验室应先测定正常人标本，设置本实验室的参考标准，建议以测定值 $\geqslant$ mean ＋2SD 为阳性判断标准（mean：正常人平均值）。

【质量控制】

1. 对照组的设置 在流式细胞术中所测得的量都是相对值，不是绝对值。如需知道绝对值时必须设置对照组样品。对照组样品包括有阴性对照和阳性对照。

2. 阴性对照的设置 在试验过程中，如做间接标记法，可设置与一抗无关的试验，即在试验中不加一抗而只加上带有荧光标记的第二抗体作为阴性对照管。在试验过程中，假设做直接标记法，可设置理论上的阴性细胞作为阴性对照管，试验过程及步骤与试验组务必相同。做间接标记法时，同样也可同时设置"阴性细胞"的阴性对照管。在试验过程中，假设做直接标记法，可取一管试验组细胞，加上与试验抗体所标记的荧光颜色相同的同型对照来作为阴性对照。

【注意事项】

（1）在试验过程中，在保证试验的科学性和准确性的基础上，应尽量减少试验工序，缩短过程。由于间接标记法的工序多，试验过程长，如再加上操作不熟练，则细胞更容易丢失和受损，而造成试验结果的误差。因此，在条件允许的范围内，建议尽量做直接标记法而不去做间接标记法，以保证试验的真实性和准确性。

（2）同一种细胞需同时做双标记时，须做双标记的同型对照，且两种抗体所标记的荧光颜色务必不同。

二、分子生物学检测

由于难以获得高质量、强特异性的人类血小板抗原（HPA）对应的抗体，目前用于 HPA 分型的试剂不多,因此血清学方法鉴定 HPA 还有困难。随着分子生物学技术的发展和人们对血小板抗原系统、基因结构的深入研究,血小板基因分型方法不断得到完善,常用的血小板基因分型方法与检测单核苷酸多态性的检测方法类似。

1. 血小板 PCR-限制性内切酶片段长度多态性(PCR-RFLP)技术　PCR-RFLP 技术的原理是限制性内切酶能够识别 DNA 序列上的特异性位点,并切割产生一定长度的 DNA 片段。相应基因片段用含单核苷酸多态性(single nucleotide polymorphism,SNP)区域的引物进行扩增,扩增产物进行聚丙烯酰胺或琼脂糖凝胶电泳,最后在紫外灯下进行 DNA 片段的带型分析。根据这些片段的分布格局指定相应的基因型。该方法的特点是利用限制性内切酶相应位点扩增产物,不需探针杂交,但应注意的是所测 HPA 基因需有合适的限制性内切酶位点。

2. 血小板 PCR 等位基因特异性寡核苷酸探针(PCR-allele specific oligonucleotide probe,PCR-ASO)技术　PCR-ASO 是用一对特异性引物扩增包含 HPA 等位基因多态性的一段 DNA,然后将 PCR 扩增产物点样固定于杂交膜上,分别与 2 个 5′端标记有地高辛的特异性寡核苷酸探针进行杂交。这 2 个探针仅有一个碱基的差别,如在 HPA-1 系统中,分别针对 HPA-1a 和 HPA-1b。可根据杂交结果判断 HPA 特异性。PCR-ASO 具有特异性强的优点,但杂交过程比较费时、烦琐,杂交背景较强或杂交信号较弱时,结果难以判断。

3. 血小板 PCR-序列特异性引物(PCR-sequence specific primer,PCR-SSP)技术　PCR-SSP 是最简单常用的血小板 HPA 分型方法。将多态性核苷酸设计为引物的 3′端,就可以分别扩增 HPA 等位基因,只需用电泳和肉眼观察结果。该技术具有快速、简便和可靠的优点。在分型过程中,除引物设计必须合理特异外,在反应中要仔细调节 Mg^{2+} 浓度,严格控制退火温度。一般在同一反应体系中加入另一对引物(通常扩增人生长激素基因 HGH 的一段)作为内参照,该内参照引物总会产生一个 DNA 片段,与 HPA 基因型无关,作为 PCR 有效性的质控。

4. 基因芯片技术　基因芯片又称 DNA 芯片或生物芯片。该技术是利用正向杂交的方法,制成针对 HPA 基因 SNP 位点的 DNA 芯片,用荧光标记的 HPA 型特异性探针分别与芯片进行杂交,用软件分析样品的杂交结果,从而确定样品的 HPA 基因型。其特点是高通量、快速、准确。

5. 血小板 HPA 碱基序列测序(HPA-sequence based typing,HPA-SBT)技术　HPA-SBT 通过对 DNA 碱基序列的检测和比对,进行血小板基因分型和鉴定,是最有价值的血小板基因分型方法之一。

本章小结

　　血小板血型(包括血小板抗原及其对应抗体)在临床医学和输血实践中具有重要意义,利用可能的方法检测血小板抗体,可以提高血小板输注的安全性和有效性;在此基础上,为发现新的血小板抗原提供有效的手段。传统研究血小板血型的方法主要依靠血清学分型。

　　近年来,随着分子免疫学、分子生物学的发展和各种仪器(如流式细胞仪、荧光显微镜、免疫电镜等)在医学领域的应用,血小板血清学检测方法有了很大进展,一些分子生物学技术也开始应用于血小板血型分型。

　　血清学方法简单、快速、成本低,血型抗原的血清学定型是基因分型的前提;而且,目前还没有合适的分子生物学方法进行血小板抗体检测和血小板交叉配合试验。分子生物学方法结果准确、可靠,样本要求低(不需要血小板)。二者各有所长,应相互参考、相互补充。目前,血小板血型抗原分型主要运用分子生物学技术,而血小板抗体检测和交叉配合试验主要运用血清学技术。针对不同的检测目的,各实验室可以根据各种检测方法的特点,选择适合自己的试验方法。

案例解析

　　病例分析:

　　病例一:ITP 患者体内可产生血小板抗体,与血小板结合后被单核-巨噬细胞系统破坏,导致血小板减少、出血。本病例中患者血小板计数为 $10.2\times10^9/L$,有出血症状,有发生严重出血的危险,通过输注血小板和相关治疗后,母子平安。从本病例中应知晓 ITP 的发病原因是自身抗体导致血小板减少。血小板减低有出血风险时,应积极治疗,治疗措施包括应用激素或注射免疫球蛋白,抑制抗体生成,抑制抗原-抗体反应。血小板成分输血一般仅用于 ITP 急救治疗或切脾术前准备。另外,除 CCI 和 PPR 值判断外,临床出血情况的好转也是判断输注效果的重要依据。

病例二:血小板多次输注容易刺激机体产生血小板抗体,导致随后血小板输注无效,但目前受方法学限制,且由于抗体量少或漏检等因素,当血小板抗体检测阴性时进行配合型血小板输注,也不能保证血小板输注 100% 有效。临床治疗实践中常应用激素,抑制单核-巨噬细胞的吞噬和破坏作用,抑制血小板抗体生成,提高血小板的生存时间,改善输注效果。

(杜肖刚)

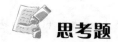

思考题

1. 简述血小板抗原如何分类、如何命名。
2. 如何判断血小板输注的效果?
3. 简述固相红细胞吸附试验的原理。

第六章 血站与职能

学习目标

1. 掌握：血站的职能和无偿献血的意义。
2. 熟悉：血液采集、检测、制备、储存和运输的基本方法和基本原理。
3. 了解：临床输血管理体系。

案例导入

某献血者，女，28 岁，身高 165 cm，体重 60 kg，经健康征询和体格检查，并进行了血液谷丙转氨酶、血型等项目检测，献血 400 mL。

请问：

1. 献血前健康检查和血液检测项目有哪些？
2. 我国对于献血年龄、献血间隔是如何规定的？
3. 献血前后需注意什么事项？

第一节 血站的分类及职能

一、血站的设置

目前我国所有血站、血库、单采血浆站、脐带血造血干细胞库统称为采供血机构。采供血机构分为血站和单采血浆站。血站又分为一般血站和特殊血站，一般血站分为血液中心、中心血站和中心血库。特殊血站包括脐带血造血干细胞库和国家卫生行政部门根据医学发展需要设置的其他类型血库。

（一）设置标准

1. 一般血站

（1）血液中心：每个省级行政区域只设一个血液中心，一般设在直辖市或省会城市，由省级卫生行政部门批准设置，并承担省级行政区域内血站的质量控制与评价工作。血液中心实验室应当承担区域集中化检测任务。直辖市、省会市、自治区首府市已经设置血液中心的，不再设置中心血站；尚未设置血液中心的，可以在已经设置的中心血站基础上加强能力建设，履行血液中心的职责。

（2）中心血站：在设区的市级人民政府所在城市，可规划设置一所相应规模的中心血站，由省级卫生行政部门批准设置。因采血量和地域面积较大，在规划血液中心承担集中化检测任务的基础上，省级卫生行政部门应当根据服务人口数量、采供血数量、地域特点、交通运输状况、血站分布密度以及检测技术水平等，统筹规划承担血液集中化检测任务的中心血站。

（3）中心血库：在血液中心或中心血站难以覆盖的县（市），可以根据实际需要由省级卫生行政部门批准设置一所中心血库。中心血库可以设置在当地县级综合医院内。

（4）血站分支机构：根据采供血工作的需要，经省级卫生行政部门批准，血站可以设置分支机

NOTE

构,在规定的服务区域内提供相应服务。血站分支机构所开展的业务应当根据其规模、保障范围以及交通状况等确定。血站分支机构命名应当规范,如"血站名称＋分站所在地行政区划名称＋分站"。

（5）储血点:为满足区域内临床用血需求,经省级卫生行政部门批准,血站可以设置储血点,开展血液储存和血液供应服务。

（6）采血点:血站可以设立固定采血点和流动采血点。根据服务区域实际情况及采供血发展预期提出采血点设置需求,设置采血点应当报省级卫生行政部门备案。采血点由其所在区域的血站负责运行管理。采血点应当设置在人群聚集区或人流量较大的商业区。

2. 特殊血站 2010 年以前全国规划设置 4～10 个脐带血造血干细胞库。符合规划的省级行政区域范围内,只能设置一个脐带血造血干细胞库。脐带血造血干细胞库不得在批准设置地以外的省、自治区、直辖市设置分支机构或采血点。目前我国批准设置了七个脐带血造血干细胞库,分别是北京市、天津市、上海市、浙江省、山东省、广东省、四川省脐带血造血干细胞库。

3. 单采血浆站 单采血浆站设置在县（旗）及县级市,采浆区域的选择应保证供浆员的数量,能满足原料血浆年采集量不少于 30 吨。单采血浆站不得与一般血站设置在同一县行政区划内,经血传播的传染病流行或高发的地区不得规划设置单采血浆站,前一年度和本年度自愿无偿献血未能满足临床用血的设区的市辖区范围内不得新建单采血浆站。

▎ **思考题** ▎

一般血站分类的依据是什么?

（二）一般血站设置的目标和原则

1. 目标 构建横向到边、纵向到底、覆盖城乡的血站服务体系,确保血站服务体系与当地社会经济发展相适应,与医疗服务体系发展相一致,与医疗保障体系发展相协调,满足群众日益增长的临床用血需求。省级卫生行政部门应当充分评估辖区内医疗卫生资源的分布和发展状况,并结合地区实际情况,统一规划辖区内血站,合理配置血站资源,逐步建立形成"质控上收、服务下沉"的血站服务模式,推进血站标准化建设,实施血站规范化管理,加强各级血站的资源整合和纵向联系,实现区域内各级血站分工协作,确保临床用血安全、充足和有效。

2. 原则

（1）政府主导原则:各地政府应当确保血站发展人员、经费及建设等资源需求,坚持血站的公益性。血站设置规划应遵循区域卫生规划工作的有关要求,与医疗机构设置规划相衔接,政府应当将其中与血站设置有关的要求,通过血站设置规划予以落实。

（2）科学发展原则:血站设置规划应当有利于构建布局合理、安全高效的血站服务体系,推动血液事业科学发展。各地应当统筹规划血站及其分支机构、采血点和储血点,明确功能任务、数量布局、服务区域范围。

（3）服务可及原则:血站设置规划应当符合卫生事业发展的要求,重点加强偏远地区和农村地区的血液供应保障,实现血液供应全覆盖。

（4）安全有效原则:血站设置规划应当有利于提高血液安全保障能力,通过规划设置血液集中化检测实验室,提高血液质量,保证血液安全。提高血液应急保障能力,有效保障突发公共卫生事件的医疗救治。

（三）一般血站设置状况

血液中心的设置由省、自治区、直辖市人民政府卫生行政部门初审,由国务院卫生行政部门审核批准。设置中心血站、中心血库或血站分支机构的由所在地的人民政府卫生行政部门初审,省、自治区、直辖市人民政府卫生行政部门审核批准。

二、血站的职能

（一）血站的性质

我国血站是不以营利为目的，采集、提供临床用血的公益性卫生机构。《中华人民共和国献血法》赋予我国血站的宗旨是"保证医疗临床用血需要和安全，保障献血者和用血者身体健康"。其性质可归纳为以下几个方面。

1. 公益性 公益性是我国血站最显著的特征。我国 1998 年颁布的《中华人民共和国献血法》第八条明确了血站是采集、提供临床用血的机构，是不以营利为目的的公益性组织。设立血站向公民采集血液，必须经国务院卫生行政部门或者省、自治区、直辖市人民政府卫生行政部门批准。血站是采集、制备、提供临床用血的机构，提供的服务是为了满足人们身体健康的需要，体现了共同利益、共同需要、共同受益的本质特性。

2. 专门性 血液是医疗救治工作中不可缺少的特殊产品，其功能和作用是其他任何药物都不能替代的。输血是医疗救治工作中不可缺少的辅助治疗手段，因此血站同医疗机构一样具有治病救人的特点。由于人类尚不能制造出可供临床使用的血液替代品，输血又是许多传染病的重要传播途径，因此，血站通过检测血液来预防和控制经输血途径传播的疾病。《血站管理办法》规定以省、自治区、直辖市为区域实行统一规划设置血站、统一管理采供血和统一管理临床用血的原则，这是政府卫生行政部门根据不同卫生领域的特征，优化卫生资源配置，建立健全血液管理体系，对卫生事业进行宏观调控的具体措施之一。在一定区域内和无偿献血模式下，血站的工作是一种行政许可行为，呈现出集中统一的特点。

3. 社会性 无偿献血工作作为卫生健康工作的重要组成部分，必须动员全社会参与，形成富有生机和活力的整体联动新机制，推进无偿献血工作向纵深发展。血站要协助政府和卫生行政部门组织无偿献血，落实无偿献血的各项优惠政策。同时血站还要做好大量的宣传工作，如宣传无偿献血光荣，科学献血无碍健康，积极推行科学用血、成分用血，满足献血人员对血液检测结果的知情权等。

思考题

我国血站的宗旨是什么？主要性质有哪些？

（二）血站的职能

1. 血液中心 血液中心应当设置在直辖市、省会市、自治区首府市。其主要职责如下。

（1）按照省级人民政府卫生行政部门的要求，在规定范围内开展无偿献血者的招募、血液的采集与制备、临床用血供应以及医疗用血的业务指导等工作。

（2）承担所在省、自治区、直辖市血站的质量控制与评价工作。

（3）承担所在省、自治区、直辖市血站的业务培训与技术指导。

（4）承担所在省、自治区、直辖市血液的集中化检测任务。

（5）开展血液相关的科研工作。

（6）承担卫生行政部门交办的任务。

2. 中心血站 中心血站应当设置在设区的市。其主要职责如下。

（1）按照省级人民政府卫生行政部门的要求，在规定范围内开展无偿献血者的招募、血液的采集与制备、临床用血供应以及医疗用血的业务指导等工作。

（2）承担供血区域范围内血液储存的质量控制。

（3）对所在行政区域内的中心血库进行质量控制。

（4）承担卫生行政部门交办的任务。

3. 中心血库 中心血库应当设置在中心血站服务覆盖不到的县级综合医院内。其主要职责

NOTE

是,按照省级人民政府卫生行政部门的要求,在规定范围内开展无偿献血者的招募、血液的采集与制备、临床用血供应以及医疗用血业务指导等工作。

4. 储血点 储存采供血机构的合格血液,负责向采供血机构指定的医疗机构发放临床用血。不得开展血液采集、加工、分离和检测业务。储血点储存血液的质量控制及血液供应均由采供血机构统一管理。

三、我国输血服务体系简介

(一)我国输血服务体系的发展

中国输血事业的发展已经历了数十年,1921—1932 年北京协和医院采用直接输血法开展了临床输血,并对献血者进行登记、体检、编号。1944 年在昆明建立了第一家血库——军医署血库。1953 年,为适应朝鲜战争的救护需要在沈阳市设立了第一家大型血库——沈阳中心血库。最初的输血工作仅能在京、津等少数地区的医院开展。1958 年后输血工作开始由专门的采供血机构开展,血液中心或血站成立,并且规模不断壮大。20 世纪 70 年代后期,输血工作受到各级卫生行政部门的高度重视,采供血机构的数量从 1978 年的数十家到 1996 年底增加到数百家。

另外,血液检测的项目不断增加,检测技术水平不断提高。20 世纪 50 年代,除血型外几乎不能进行其他检查;20 世纪 60 年代开展了体检与化验项目,主要有血型、血红蛋白及肝功能检查;20 世纪 70 年代增加了乙肝表面抗原检查;1980 年增加了梅毒试验;1993 年增加了丙肝抗体的检验,并开始在高危人群中增加艾滋病病毒和梅毒的检测;1995 年开始对全部献血者进行上述检测,并根据国情要求复检,检测试剂与检测方法正逐步与世界接轨,其中北京、上海等大城市的血液检测已经基本与世界发达国家同步。这些检测项目对于保证血液质量、减少艾滋病等经血传播的疾病有着重要意义。核酸检测也已在众多血站被列为常规检测项目,国家对血液安全问题予以极大的重视。

在输血组织机构及其体系管理方面,从最初的附属于医院的血库发展到今天全国 400 多家独立的三级输血机构,有了质的飞跃;在血液技术管理方面,检验项目的增加,极大地增强了血液的安全性,保证了受血者的利益;在质量管理方面,目前国内所有的输血机构都达到了血站基本标准的要求,其中一部分血站还通过 ISO 9000 的认证,从侧面反映出管理层对血液质量的重视程度;在信息管理方面,由以前的手工信息管理到计算机单机管理再到今天的网络化信息管理,特别是自动化设备对数据的自动采集的实现,保证了输血机构信息管理的可靠性与真实性。

虽然输血机构在管理上取得了很大的成绩,但目前也存在一些问题,如:人员素质参差不齐,非专业技术人员较多,人事管理困难较大,人员业务知识的培训基本还是师带徒的传统模式,这些矛盾突出存在于一些成立较早的血站中。随着血液事业的发展,人员素质的参差不齐已经成为妨碍血站发展的主要因素。对于这个事实,很多的管理人员已经有了清醒的认识,国家卫生行政部门从 2001 年开始运作血站全员考核,为血站人员素质的全面提高提供了一个良好的契机。

随着输血机构的迅猛发展,输血管理学作为管理学的一个分支,在我国的输血事业中发挥了越来越重要的作用。

(二)输血服务体系的组织管理

我国输血服务组织包括卫生行政管理部门(含献血管理部门)、输血行业管理社团(输血协会)、各级各类采供血机构、直接服务临床的用血机构——医院输血科、输血血液科研机构等。

1. 输血服务组织的领导机构 我国各级卫生行政部门负责本行政区域的采供血、医疗用血和采供血机构的监督管理,即国家卫生健康委员会,省、自治区、直辖市卫生健康委员会,地、市(盟)卫生健康委员会,市、县(旗)卫生健康委员会,自上而下统一规范化监督管理。担任了采供血任务的军队医院血站由中央军委后勤保障部卫生行政部门直接领导。

2. 输血服务组织的行业管理社团——输血协会 中国各级输血协会在同级卫生行政部门领导下执行输血协会章程。其宗旨是团结广大输血工作者,认真贯彻国家有关输血工作的方针、政策,发扬救死扶伤的人道主义精神,促进输血科学技术的提高,推动输血事业的发展,积极开展学术交流,开发推广输血新技术,接受卫生行政部门的委托参与地方输血法规和输血事业发展规划的制定、采供血机构的评审验收,对技术规范和质量控制进行咨询,编写有关输血的科普宣传材料等,发挥其参谋助手的作用。

3. 输血服务组织的运营机构 指采集、筛查、制备、储存血液,并提供临床用血的机构,通常称采供血机构,是不以营利为目的的公益性组织,按其区域、功能、采供血量分为如下几种。

(1)省、自治区、直辖市血液中心:负责辖区的采供血业务,一般年采供血量在当地处于领先水平。承担科研、教学工作,具备较先进的仪器设备,技术力量雄厚,是全省的输血业务中心,并进行输血业务技术指导等。

(2)地(市)中心血站:负责所在辖区的采供血工作,年采供血量在当地处于中等水平,设有较完善的行政、业务管理体系和必备的采供血成分分离和输血研究设施,对辖区内基层血站及医院血库具有业务指导责任。

(3)县(市)中心血库:负责所在县的采供血工作,一般年采供血量相对较少,接受所在地区的中心血站的业务指导。

(4)1999年经原卫生部和中国人民解放军总后勤部卫生部联合发文批准的军队采供血机构:设于各区域军队医院中,主要任务是平时承担自采自供,战时负责开设野战血站及满足应急突发事件的临床用血需求。

各省、自治区、直辖市人民政府卫生行政部门根据本行政区域人口、医疗资源、临床用血需要等实际情况和当地卫生发展规划制定本地区采供血机构设置规划。

4. 输血服务组织的临床应用机构 主要指医院输血科。它是医院内独立的科室,从所在辖区卫生行政部门指定的血站领取血液及血液成分制品,并在医院内储存保管,临床需用时负责血型鉴定和交叉配血试验,随时满足临床对血液及成分血的需要,配合临床医师严格掌握输血的适应证和禁忌证。在输血治疗前向用血者或家属说明输血的用途和可能发生的输血反应及经输血传播疾病的可能性。积极开展自身输血,推广成分输血,按输血技术操作规范和制度科学合理用血。

5. 输血服务组织的研究机构 目前我国输血研究机构有独立的中国医学科学院输血研究所和中国医学科学院血液学研究所等。这些国家级的输血和血液研究机构通过开展输血相关的免疫血液学研究、输血风险因素和风险度研究、血型分型辅助技术的应用、血液病原体核酸检测的推广等,打破了基础医学与药物、医学技术研发,临床及公共卫生之间固有的屏障,在基础研究与临床医疗之间建立更直接有效的联系,以提高医疗总体水平。

通过建立经血液传播的病原体检测与鉴定平台,进一步提升经血液传播的病原体的常规检测、应急处置和综合防控能力;开展血液和血液制品中病原体的去除和灭活工艺的研究,不断降低风险因素,提高血液和血液制品的安全性;在采供血机构和医院逐步完善和推行血液预警、监测制度,监测和报告已知和未知的输血副反应事件,对监测结果定期进行分析评估,并制定相应的对策、干预措施和决策支持。

在我国的部分省、市也设立了相对独立的输血研究机构,这些研究机构除承担本地区下达的输血科研题目外,还承担国家下达的课题,为国家和地区培训输血专业人才。还有部分血液中心、中心血站设立了输血研究室,与医院科研和临床相结合,从事血型、成分输血、血液治疗、输血相关问题等的应用研究。

6. 输血服务组织的其他机构 主要指特殊血站——脐带血造血干细胞库。

脐带血造血干细胞库是指以人体造血干细胞移植为目的,具有采集、处理、保存和提供造血干细胞的能力,并具有相当研究实力的特殊血站。设置特殊血站是为了合理利用我国脐带血造血干细胞资源,促进脐带血造血干细胞移植高新技术的发展,确保脐带血造血干细胞应用的安全性和有效性。任何单位和个人不得以营利为目的进行脐带血采供活动。

脐带血造血干细胞库的设置必须经国务院卫生行政部门批准。国务院卫生行政部门根据我国人口分布、卫生资源、临床造血干细胞移植需要等实际情况,制定我国脐带血造血干细胞库设置的总体布局和发展规划。

第二节　献血者招募

一、安全献血

事实证明,安全的血液挽救人的生命,不安全的血液危害人的生命和健康。要保证血液的安全,不仅要进行严格的血液检测,还要注重安全献血。因此,需要加强安全献血的宣传教育,提高全体公民安全献血的意识,规范并严格执行献血者的选择程序,构筑血液安全的第一道防线。

(一)血液的生理

血液由血细胞和血浆两种成分组成。其中血细胞包括红细胞、白细胞、血小板,这些是血液中的有形成分,占血液总容量的 $40\%\sim50\%$;血浆占血液总量的 $50\%\sim60\%$。血浆中 $91\%\sim92\%$ 是水分,其余 $8\%\sim9\%$ 为各种血浆蛋白、化学物质、凝血因子及新陈代谢物质。血液中所有的有形成分都经历着新生、成熟、衰老、死亡的新陈代谢过程。红细胞平均寿命为 120 天,白细胞寿命为 $9\sim13$ 天,血小板寿命为 $8\sim11$ 天。

血液具有运输各种物质、调节酸碱平衡、参与免疫防御的功能,并能维持细胞内、外间平衡及起到缓冲作用。因而,输血能改善血流动力学,提高携氧功能,维持氧化过程;补充血浆蛋白,维持渗透压,保持血容量,改善机体生化功能;纠正凝血功能障碍,达到止血目的等。

正常人体血液占体重的 $7\%\sim8\%$,即每千克体重有 $70\sim80$ mL 血液,一个 50 kg 体重的人的血液为 $3500\sim4000$ mL。一般情况下,这些血液并不是全部参与到血液循环中,有 $15\%\sim25\%$ 储存于肝、脾、肺和皮下毛细血管中。在人们从事剧烈活动或失血时,这些储备的血液会立即释放出来,参与到血液循环中,以维持人体正常的生理功能。

人体外周血中红细胞数和血红蛋白含量相对稳定,主要与骨髓的红细胞增殖有关。正常红细胞在骨髓中经早幼红细胞、中幼红细胞、晚幼红细胞连续发育形成成熟红细胞,加上外周血的全部红细胞共同组成红细胞系统。在正常人体中每天约有总数 0.8% 的红细胞衰亡,同时又有同样数量的红细胞生成。

红细胞的重要生理功能是运输氧气和二氧化碳,由红细胞中的血红蛋白来完成。我国健康成人男性每立方毫米血液中含有 450 万～500 万个红细胞,女性为 380 万～460 万个。血红蛋白含量:男性每 100 mL 血液中含有血红蛋白 $13.5\sim15.7$ g,女性每 100 mL 血液中含有血红蛋白 $11.3\sim13.7$ g。

白细胞为无色、有核的细胞,在血液中一般呈球形。白细胞可分为中性粒细胞、嗜酸性粒细胞、嗜碱性粒细胞、单核细胞和淋巴细胞五类。各类白细胞均参与机体的防御功能。

血小板是一种多功能的细胞,其主要功能是生理性止血。它来源于骨髓巨核细胞。血小板进入血液后,其寿命为 $8\sim11$ 天,正常人体内血小板数为 $(100\sim300)\times10^9$/L。

‖ 思考题 ‖

目前我国规定献全血的间隔时间为 6 个月,献单采血小板的间隔时间为 2 周,请从血液生理方面予以解释。

(二)献血的类型

1. 根据献血动机分类　根据献血动机,可分为家庭互助或替代献血、有偿供血和无偿献血三种类型。

NOTE

115

1）家庭互助或替代献血　此形式被许多国家普遍采用。在一些国家,医院要求患者家属献血或提供一定数量的献血者。有时,患者家属会付钱或用其他方式来感谢献血者。在此献血类型中有两种基本形式,第一种形式是家庭成员或替代献血者捐献的血液归入血库,需要时供应临床,受血者输注的不是家庭成员或替代献血者的血液;第二种形式是所谓的"定向献血",即献血者受特殊要求给指定的患者献血。由于亲属之间输血容易发生移植物抗宿主病,此病一旦发生,患者死亡率高达90％以上,因此,世界卫生组织全球艾滋病项目和世界血液安全机构强烈反对定向献血的形式。世界卫生组织在1989年明确提出:如果采用家庭互助或替代献血形式,血液必须存入血站,不能直接给指定的患者输注。

此类型献血的优点:当自愿无偿献血者数量不足时,家庭互助或替代献血可以帮助缓解供血不足的情况;另外,献血者一旦意识到自己的血液可用来拯救患者的生命,他们将来可能会变成自愿无偿献血者。

此类型献血的缺点如下。

（1）增加了患者或亲属的压力和负担;

（2）家庭成员很可能明知自己不适合献血而迫于压力去献血,如健康状况不佳或有经血传播疾病;

（3）单纯的家庭互助或替代献血由于血型或数量问题而不能完全满足患者的需要;

（4）如果家属成员中无合格的献血者或不愿献血,患者家属可能会去寻找有偿供血者。

2）有偿供血　有偿供血是指为了获得金钱或其他报酬而献血的献血者。

此类型献血的缺点如下。

（1）付钱给供血者会破坏无偿献血和血液安全的体系,给血液安全带来威胁;

（2）很多有偿供血者来自贫困地区,他们受金钱驱使而供血,他们的健康状况可能不佳,缺乏营养或有经血传播疾病,有可能不按规定时间频繁供血,给他们自身的健康和受血者的安全带来危害。

（3）影响和谐社会的建立。

3）无偿献血　自20世纪50年代初期有关学者报告了关于输血传播肝炎的论述,人们开始意识到输血能挽救生命,也能传染疾病。艾滋病的暴发,引起了全世界对经血传播疾病的极大关注。因此,全球发起了从"源头"上解决安全血液问题的呼吁,也就是提倡"无偿献血"来解决临床用血的来源问题。自愿无偿献血者指的是"自愿提供自身的血液、血浆或其他血液成分而不获取任何经济报酬的人"。也就是说,为救治他人,自愿捐献血液或血液成分而不收取金钱或其他报酬,称为无偿献血。报酬不包括:徽章、证书或小纪念品,补偿献血者为献血而支付的交通费,献血过程中为献血者提供的餐点。据世界卫生组织关于血液安全的全球数据库（2008）的报告,全球62个国家中,有100％或者接近100％（99％以上）的血液供应来自自愿无偿献血。全球有40个国家的自愿无偿献血者所占比例不足25％。世界卫生组织的目标是到2020年实现全球所有国家的血液供应均来自自愿无偿献血。

无偿献血的优点如下。

（1）无偿献血者不以经济利益而献血,没有任何压力,故其捐献的血液可能更加安全;

（2）无偿献血者可能更愿意经常性献血,这对建立稳固的献血者队伍,保证充足和安全的血液供应有利;

（3）固定的无偿献血者每次献血时都经过了检测,并经常受到血液安全重要性的教育,更不易传播疾病。

2. 根据献血方式分类　根据献血的方式,可分为献全血和献成分血两种类型。

（1）献全血:一次献血200～400 mL,可以全血形式供临床使用,也可将其分离为血液成分供临床使用。

（2）献成分血:献成分血是指通过血细胞分离机对血液成分进行分离采集,目前主要有单采血浆、单采血小板等。

3. 特殊献血

（1）HLA献血：献血者与患者人类白细胞抗原（HLA）相合，所献血液专供此患者使用，为HLA献血。

（2）稀有血型献血：我国汉族人群中RhD抗原阴性者约占0.3%，他们的血型通常被称为稀有血型。另外，其他低频率抗原者的血型也称为稀有血型。

（3）缺乏抗原献血：由缺乏IgA抗原的人献血，专供含有IgA抗体阳性患者使用，称为IgA献血。

4. 试剂献血 献血者血液中红细胞具有特殊的血型物质，或血清中含有特殊的抗体，可提取红细胞或血清用于制备血型检测试剂。

5. 特异抗体献血 某些含有特异抗体如麻疹、白喉、铜绿假单胞菌、乙型肝炎、D抗体的献血者，其血浆可以制备特异性免疫球蛋白，供临床使用。

6. 造血干细胞献血 通过特定的细胞分离机单独分离采集外周血造血干细胞，提供给患者治疗使用。

7. 自体献血 在自身健康允许的情况下，采集血液或血液成分，于体外保存，在手术中或手术后需要时再回输给自己。自体输血是最安全的输血形式，可避免经输血传播的疾病，避免产生同种免疫反应，同时可节约用血。

> **思考题**
>
> 为什么自愿无偿献血是最好的献血类型？

（三）无偿献血的发展

1. 1978年以前 1951—1953年，在东北地区一些城市的医院血库和沈阳中心血站为支援中国人民志愿军，开展了4万多人参加的志愿无偿献血。1965年国务院批准在7个大城市建立血站的计划。至此，这些城市开始了有领导、有计划、有组织，依照系统分配献血指标的志愿、义务献血。但是，全国未建血站的地区医院血库和少数已建血站的医院血库仍然自采自用，血源均来自有偿供血者。

2. 1978—1998年 1978年国务院批转原卫生部《关于加强输血工作的请示报告》，明确规定在全国范围内实行公民义务献血制度，以改变有偿供血为主的献血形式。

（1）公民义务献血：公民义务献血是指在单位、家庭、系统内部互助献血。各单位有一定的献血指标，公民献血后，采供血机构或单位对献血者给予一定的营养补助，或给予休假等鼓励，以示对献血公民的关怀。各省市先后成立了公民义务献血委员会或领导小组，制订有关管理办法、规定或条例。政府每年下达年度献血计划，由献血委员会办公室或血站组织实施。后来，这种献血形式也被称为计划无偿献血或指令性计划献血。在此阶段，依然存在有偿供血。

（2）1978年以后，国家发布了一系列文件加强献血和输血工作的管理。1984年起国家号召无偿献血，提出了输血管理"三统一"原则，推动了义务献血工作，使献血形式由有偿供血转为有组织的义务献血。

3. 1998年以后 1997年12月29日我国颁布《中华人民共和国献血法》。《中华人民共和国献血法》规定我国实行无偿献血制度，于1998年10月1日起正式实施。《中华人民共和国献血法》的实施是中国输血史上重要的里程碑，标志着中国输血事业进入了一个新时期，翻开了我国无偿献血事业发展的新篇章，全国年献血总量从1998年的近100吨增加到2010年的3935吨，年无偿献血总人次更是从30余万增长到1180万，无偿献血占临床用血的比例从5.47%上升到99%，稳步实现了由计划无偿献血到自愿无偿献血的转轨。

自1998年《中华人民共和国献血法》颁布实施的二十多年来，我国的无偿献血事业取得了显著成绩,临床用血需求量以每年10%～15%的速度快速增长。据国家卫生健康委员会网站显示,2015年,我国人口献血率为1%,达到世界卫生组织推荐的1%水平,但远远低于发达国家的献血率。我国无偿献血工作仍处于初级阶段。虽然我国临床用血已从依赖有偿供血向无偿献血平稳过渡,但血液季节性或局部紧缺的现象时有发生,血液安全隐患仍然存在且情况日益复杂,东、中、西部在血液供应与需求方面的发展也不均衡。

(四)无偿献血的意义

1. 保证医疗临床用血需要和安全　医疗临床用血在临床治疗和战备中都起着重要作用。现阶段人造血液不能广泛应用,且价格昂贵,还不能取代血液,医疗临床用血只能靠公民献血来解决。因此,献血是以互助为原则,由健康人献出适量血液,去挽救他人生命的一种高尚行为。

2. 保障献血者和用血者的身体健康　输血是现代医疗的重要手段,是人类认识自己、征服疾病的伟大发现,它在临床医学领域中有着拯救生命、治疗疾病的重要作用。但是,血液是一种复杂的维持生命的物质,血液在采集、储存、使用过程中,必须确保质量,避免污染,防止经血液传播疾病。虽然为保障输血安全,我国对血液的采集、检验、监控、储存和运输都有着严格的规定,但是,根据现有的检测手段,漏检现象在所难免,一些经输血传播疾病的现象时有发生。因此,只有依法实行无偿献血制度,禁止血液买卖,才能杜绝经血液途径传播疾病的隐患,保证医疗临床用血的安全。

3. 促进社会主义物质文明和精神文明建设　实行无偿献血制度,不仅能保障医疗临床用血的需要,保证输血安全,达到治病救人的目的,还是一种"我为人人,人人为我"的社会共济行为,是一种无私的奉献行为,是人道主义精神的重要体现。献血事业的发展程度,是社会文明程度的标志之一。当前,世界很多国家已经做到临床用血全部来自无偿献血。实行无偿献血制度,有助于弘扬中华民族团结、友爱、互助的传统美德,是建设社会主义精神文明的具体表现。因此,无偿献血,是促进精神文明建设的一项具体措施,每个公民都应当积极参与。

(五)确定低危献血者

低危献血者是指传播输血相关传染病危险性低的献血者。确定低危献血者,从固定的低危献血人群中采集血液是保障血液安全的重要途径。目前,血液安全面临更加严峻的挑战,根据国家卫生行政部门公布的艾滋病疫情评估报告,我国艾滋病疫情正从高危人群向一般人群扩散,性传播是主要的途径,且在学生中发现的艾滋病病毒感染者和患者数量呈逐年上升趋势。研究发现高危行为并不只局限于高危行业,在各行业的一般人群中同样存在高危行为,且青年人居多。男男同性恋者和有多个性伴侣者是主要高危人群,一般人群向高危人群转换是不可预测的,多次献血者或固定献血者也可能存在高危行为,同样有感染艾滋病病毒的危险。这些现象大大增加了血站选择安全献血者的难度,也是目前血液安全面临的主要挑战。

从低危人群中采集安全血液是一项复杂而又艰巨的系统工程。虽然我国现已实现了临床用血百分之百来自公民自愿无偿献血,但这只是无偿献血的初级阶段,我国公民安全献血的意识还比较薄弱,安全献血宣传还不够到位,献血者中艾滋病病毒携带者的比例有逐年上升趋势。因此,确保从低危人群中采集血液任重道远。

‖ 思考题 ‖

什么是低危献血者?

二、献血者教育、动员和招募

血液安全和血液充足是采供血机构一直以来希望达到的目标。这一目标的实现,面临着许多挑战,需要政府强有力的领导,需要社会各界的大力支持,需要采供血机构的不断努力。采供血机构要以低危人群为招募对象,建立健全无偿献血工作的长效机制和应急机制,持续开展无偿献血的宣传教育活动,普及无偿献血知识,积极营造"血液安全从我做起"的社会氛围,促进人们成为固定的自愿无偿献血者,努力实现由随机献血向固定和预约献血转变,由一次偶然献血向多次重复献血转变,保障充足的血液供应,构筑起"血液安全的第一道屏障"。

安全的献血者是保证血液安全的第一道重要防线,具有健康生活方式的定期献血者所献出的血液是最为安全的血液。世界卫生组织号召"血液安全从我做起",倡导健康的生活方式,鼓励定期献血。我国《全国无偿献血表彰奖励办法(2014年修订)》规定,固定无偿献血者指至少献过3次血,且近12个月内献血至少1次,并承诺未来一年之内再次献血的献血者。

(一)估算血液需求量

临床血液需求量因各地经济和医疗技术发展水平不同而存在较大的差异。据世界卫生组织估计,献血率达到人口1%以上通常即可满足本国对安全血液的基本需要。在拥有较先进卫生系统的国家中,所需献血率要高些,一些发达国家需要有4%～5%的献血率才能满足临床用血需要。世界卫生组织关于血液安全的全球数据库(2008)报告中指出,高收入国家的全血献血率中位数为36.4/1000(13.3～64.6),中等收入国家为11.6/1000(1.65～36.2),低收入国家为2.8/1000(0.4～8.2)。

为估计满足临床医疗用血需要的献血人数,应先估算临床用血需求量,才能合理地安排献血者招募和血液采集计划,避免血源过剩、浪费或不足。

一般有以下两个方法估算血液需求量。

方法1:根据一段时间内某一限定地理区域内临床用血的历史情况,分析其发展趋势,结合临床用血影响因素的变化情况综合估算下一阶段临床用血的需求量。

方法2:1971年世界卫生组织提出每年每个急诊床位需使用6.7单位血液。以医院急诊床位数乘以6.7来估算每年该医院所需血液的单位数。

(二)献血者教育、动员和招募的目标

(1)促进潜在献血者了解献血的意义,了解献血是极其重要的挽救生命的行为。

(2)促进人们行为的改变,使之成为无偿献血者,进而成为固定的自愿无偿献血者。

(3)确保潜在献血者了解血液安全的重要性,促使他们在健康状况不佳或有经血传播疾病危险时退出献血。

(三)献血者教育、动员和招募的内容

(1)无偿献血的意义、血液的生理知识、献血是否影响健康、献血是否会感染疾病、哪些人可以献血、哪些人不可以或暂时不能献血,以及献血前、中、后的注意事项等。

(2)不安全血液的危害性、艾滋病的流行趋势、什么是高危行为、什么是窗口期感染、什么是自检不合格退出或延期献血、什么是保密性弃血、如何进行献血后回访等。

(3)血站的公益性属性。

(四)献血者教育、动员和招募的方法

不同的招募对象因其社会经济状况、受教育程度、接收信息渠道等情况的不同,应针对性地采取献血者教育、动员和招募的方法。只有这样,才能做到有的放矢,确保献血者招募活动取得预期的效果。随着人们生产生活方式和意识形态的不断变化,献血者教育、动员和招募的方法也应不断调整和改进,如新媒体微博为群众提供了有效沟通互动的平台,可利用其进行宣传教育。

加强献血者宣传教育,引导公民安全献血,要注重从血液生理知识和无偿献血知识方面宣传教育,努力引导健康适龄公民参加无偿献血,以满足日益增长的临床用血需要,另外还要时刻提醒公民注意安全献血,做一个对受血者和社会负责任的献血者。

一般而言,献血者教育、动员和招募的主要方法如下。

(1)通过报纸、杂志、广播、电视、电影、网络、电话、短信等形式开展献血者教育、动员和招募工作。

(2)编写献血宣传画、简报、专刊等,制作幻灯片、电视短片等来宣传献血知识、国内外献血动

NOTE

态,表彰献血新人新事。

(3) 在城市、乡村人口密集的公共场所、交通要道等处设置献血的宣传板、宣传广告等。

(4) 组织文艺宣传,电视专场讲座、演讲、座谈等形式宣传无偿献血先进事迹。

(5) 利用各种重大节日、纪念日,如世界献血者日,开展献血咨询、知识竞赛等活动。

(6) 对献血者进行表彰和奖励。国家卫生健康委员会、中国红十字会、中国人民解放军总后勤部每两年对无偿献血先进城市和个人进行表彰,各省、市也可举办相应的表彰奖励活动,使无偿献血者受到全社会的尊敬。

(7) 召开专家、学者座谈会,对经血传播疾病的危害性进行广泛宣传,倡导无偿献血和安全献血,保障血液安全,保护受血者的健康。

(8) 邀请社会知名人士为无偿献血工作做形象代言,现身说法,引导市民参加献血。

(9) 进机关、高校、社区等招募团体献血者献血,使其成为献血淡季和应急献血的重要保障。

(五) 献血者教育、动员和招募效果的评估

为验证献血者教育、动员和招募的方法是否有效,需要对招募活动进行评价,这对于持续改进献血者招募工作是非常重要的。针对开展评价而言,首先必须设置一些可用来衡量招募效果的统计学指标。例如,每年的献血人次、定期献血者比例、献血者中带有经血传播传染病的人数、应急献血招募时献血者的响应度等。在一个周期结束后对预先设置的指标进行回顾性分析,以此来评估献血者教育、动员和招募的效果。此外,应对每次献血者教育、动员和招募的活动做好记录,以便对每次活动的预期效果进行监控。

评估献血者教育、动员、招募工作的效果如何,可以参考以下指标。

(1) 无偿献血人数是否增加。

(2) 再次献血或定期献血人数是否增加。

(3) 每年每人平均献血次数是否增加(在规定的献血时间范围内)。

(4) 由于有经血传播疾病而不得不退出献血的献血者人数是否减少。

(5) 血液短缺或告急的次数或天数是否减少。

第三节　血液采集

一、献血者健康检查

(一) 献血者健康检查标准

中华人民共和国卫生部和中国国家标准化管理委员会 2011 年 12 月 30 日发布了修订后的《献血者健康检查要求》(GB 18467—2011)国家标准,这是我国献血者健康检查依据。

1. 献血者有下列情况之一者不能献血

(1) 呼吸系统疾病,如慢性支气管炎、支气管扩张、支气管哮喘、肺气肿以及肺功能不全等。

(2) 循环系统疾病,如各种心脏病、高血压、低血压、四肢动脉粥样硬化、血栓性静脉炎等。

(3) 消化系统疾病,如慢性胃肠炎、活动期的或经治疗反复发作的胃及十二指肠溃疡、慢性胰腺炎、非特异性溃疡性结肠炎等。

(4) 泌尿系统疾病,如急、慢性肾小球肾炎,慢性肾盂肾炎、肾病综合征、慢性泌尿道感染以及急、慢性肾功能不全等。

(5) 血液系统疾病,如贫血(缺铁性贫血、巨幼红细胞贫血治愈者除外)、真性红细胞增多症、粒细胞缺乏症、白血病、淋巴瘤及各种出、凝血性疾病。

(6) 内分泌系统疾病及代谢障碍疾病,如脑垂体及肾上腺疾病、甲状腺功能性疾病、糖尿病、肢端肥大症、尿崩症等。

（7）免疫系统疾病,如系统性红斑狼疮、皮肌炎、硬皮病、类风湿关节炎、大动脉炎等。

（8）慢性皮肤病,特别是传染性、过敏性及炎症性全身皮肤病,如黄癣、广泛性湿疹及全身性银屑病等。

（9）过敏性疾病及反复发作的过敏,如经常性荨麻疹、支气管哮喘、药物过敏等,单纯性荨麻疹不在急性发作期间可献血。

（10）神经系统疾病,如脑血管病、脑炎、脑外伤后遗症、癫痫等,以及有惊厥病史或反复晕厥发作者。

（11）精神疾病,如抑郁症、躁狂症、精神分裂症、癔症等。

（12）克-雅病及有家族病史者,或接受可能来源于克-雅病病原体感染的组织或组织衍生物（如硬脑膜、角膜、人垂体生长激素等）治疗者。

（13）各种恶性肿瘤及影响健康的良性肿瘤。

（14）传染性疾病患者及感染者,如病毒性肝炎患者及感染者、获得性免疫缺陷综合征（艾滋病）患者及人类免疫缺陷病毒（HIV）感染者,麻风病患者及感染者,其他性传播疾病患者及感染者（如梅毒患者、梅毒螺旋体感染者、淋病患者、尖锐湿疣患者等）。

（15）各种结核病,如肺结核、肾结核、淋巴结核及骨结核等。

（16）寄生虫及地方病,如血吸虫病、丝虫病、钩虫病、肺吸虫病、囊虫病、肝吸虫病、黑热病、克山病和大骨节病等。

（17）某些职业病,如放射性疾病、尘肺、硅肺,有害气体、有毒物质所致的急、慢性中毒等。

（18）某些药物的使用,如长期使用肾上腺皮质激素、免疫抑制剂、镇静催眠药、精神类药物治疗的患者;既往或现有药物依赖、酒精依赖或药物滥用者,包括吸食、服食或经静脉、肌肉、皮下注射等途径使用激素、镇静催眠药或麻醉类药物者等。

（19）易感染经血传播疾病的高危人群,如有吸毒史、男男性行为和多个性伴侣者等。

（20）异体组织器官移植受者:曾接受过异体移植物移植的患者,包括接受组织、器官移植（如皮肤、角膜、骨髓、骨骼、硬脑膜移植等）的患者。

（21）接受过胃、肾、脾、肺等重要内脏器官切除者。

（22）曾使受血者发生过与输血相关的传染病的献血者。

（23）医护人员认为不适宜献血的其他疾病。

2. 献血者有下列情况之一者暂不能献血

（1）口腔护理（包括洗牙等）后未满三天;拔牙或其他小手术后未满半个月;阑尾切除术、疝修补术及扁桃体手术痊愈后未满三个月;较大手术痊愈后未满半年者。

（2）良性肿瘤:妇科良性肿瘤、体表良性肿瘤手术治疗后未满一年者。

（3）妇女月经期及前后三天,妊娠期及流产后未满六个月,分娩及哺乳期未满一年者。

（4）活动性或进展性眼科疾病病愈未满一周者,眼科手术愈后未满三个月者。

（5）上呼吸道感染病愈未满一周者,肺炎病愈未满三个月者。

（6）急性胃肠炎病愈未满一周者。

（7）急性泌尿道感染病愈未满一个月者,急性肾盂肾炎病愈未满三个月者,泌尿系统结石发作期。

（8）伤口愈合或感染病愈未满一周者,皮肤局限性炎症愈合后未满一周者,皮肤广泛性炎症愈合后未满两周者。

（9）被血液或组织液污染的器材致伤或污染伤口以及施行文身术后未满一年者。

（10）与传染病患者有密切接触史者,自接触之日起至该病最长潜伏期。甲型肝炎病愈后未满一年者,痢疾病愈未满半年者,伤寒病愈未满一年者,布鲁菌病病愈未满两年者。一年内前往疟疾流行病区者或疟疾病愈未满三年者,弓形虫病临床恢复后未满六个月者,Q 热完全治愈未满二年。

（11）口服抑制或损害血小板功能的药物（如含阿司匹林或阿司匹林类药物）停药后不满五天

NOTE

者,不能献单采血小板及制备血小板的成分用全血。

(12)一年内输注全血及血液成分者。

(13)寄生虫病:蛔虫病、蛲虫病感染未完全康复者。

(14)急性风湿热:病愈后未满两年或有后遗症者。

(15)性行为:曾与易感经血传播疾病高危风险者发生性行为未满一年者。

(16)旅行史:曾有国务院卫生行政部门确定的检疫传染病疫区或监测传染病疫区旅行史,入境时间未满疾病最长潜伏期者。

3. 免疫接种或者接受生物制品治疗后献血的规定

1)无暴露史的预防接种

(1)接受灭活疫苗、重组 DNA 疫苗、类毒素注射者:无病症或不良反应出现者,暂缓至接受疫苗 24 h 后献血,这类疫苗包括:伤寒疫苗、冻干乙型脑炎灭活疫苗、吸附百白破联合疫苗、甲型肝炎灭活疫苗、重组乙型肝炎疫苗、流感全病毒灭活疫苗等。

(2)接受减毒活疫苗接种者:接受麻疹、腮腺炎、脊髓灰质炎等减毒活疫苗最后一次免疫接种两周后,或风疹活疫苗、人用狂犬病疫苗、乙型脑炎减毒活疫苗等最后一次免疫接种四周后方可献血。

(3)有暴露史的预防接种:被动物咬伤后接受狂犬病疫苗注射者,最后一次免疫接种一年后方可献血。

2)接受生物制品治疗者　接受抗毒素及免疫血清注射者于最后一次注射四周后方可献血,包括破伤风抗毒素、抗狂犬病血清等。接受乙型肝炎人免疫球蛋白注射者一年后方可献血。

(二)献血前体检和化验条件

1. 献血者一般检查

(1)年龄:献血年龄为 18～55 周岁;既往无献血反应、符合健康检查要求的多次献血者主动要求再次献血的,年龄可延长至 60 周岁。

(2)体重:男≥50 kg,女≥45 kg。

(3)血压:12.0 kPa(90 mmHg)≤收缩压<18.7 kPa(140 mmHg);8.0 kPa(60 mmHg)≤舒张压<12.0 kPa(90 mmHg);脉压≥4.0 kPa(30 mmHg)。

(4)脉搏:60～100 次/分,高度耐力的运动员脉搏≥50 次/分,节律整齐。

(5)体温:正常。

(6)一般健康状况:

①皮肤、巩膜无黄染,皮肤无创面感染,无大面积皮肤病。

②四肢无重度及以上残疾,无严重功能障碍及关节无红肿。

③双臂静脉穿刺部位无皮肤损伤,无静脉注射药物痕迹。

2. 献血前血液检测

(1)血型检测:ABO 血型(正定型)。RhD 血型(初次献血者做测定)。

(2)血红蛋白(Hb)浓度测定:男性≥120 g/L;女性≥115 g/L。如采用硫酸铜法:男性≥1.0520,女性≥1.0510。

3. 献血量及献血间隔

(1)献血量:全血献血者每次可献全血 400 mL,或者 300 mL,或者 200 mL。

注:上述献血量均不包括血液检测留样的血量和保存液的量。

(2)献血间隔:

①全血献血间隔:不少于 6 个月。

②单采血小板献血间隔:不少于 2 周,不大于 24 次/年。因特殊配型需要,由医师批准,最短间隔时间不少于 1 周。

③单采血小板后与全血献血间隔:不少于 4 周。

④全血献血后与单采血小板献血间隔：不少于 3 个月。

二、血液采集和保存

（一）静脉穿刺部位的准备

1. 选择穿刺部位 应选择无损伤、炎症、皮疹、皮癣、瘢痕的皮肤区域作为穿刺部位。

2. 选择穿刺静脉 采血时选择上肢肘部静脉,采血者应熟练掌握其解剖特点。肘部浅静脉见图 6-1。选择穿刺静脉时注意以下几点。

（1）选择上肢肘部清晰可见、粗大、充盈、饱满、弹性好、较固定、不易滑动的静脉。

（2）肘正中静脉和贵要静脉是经常选择的静脉,头静脉也是肘部较大的静脉,但易滑动,在前两支静脉不易触及时选用。

（3）用食指指腹上下左右触摸,确定其位置、粗细和弹性,评估并确定穿刺位点和路径。

（4）使用止血带可使静脉充盈,便于触及和穿刺。

> **思考题**
>
> 献血时静脉穿刺一般选择什么静脉？

3. 穿刺部位消毒 使用有效的消毒剂消毒,现多采用 0.2% 的安尔碘进行消毒。必要时可先用肥皂水清洗双臂和手,重点清洗肘窝部位,然后用清水冲洗干净并拭干,再用有效的消毒剂消毒。消毒皮肤时要以穿刺点为中心,自内向外螺旋式旋转涂拭,切忌往返涂拭。消毒面积不小于 6 cm×8 cm。这种消毒方法并不能达到完全无菌,只能达到外科的洁净程度,消毒部位尽可能短时间暴露于空气中,尽快穿刺静脉可以最大限度地保证血液免受污染。个别献血者对碘酒等消毒剂过敏,遇到这种情况时,则应采用其他有效的消毒剂进行消毒。

（二）全血采集

在静脉穿刺部位消毒区上方几厘米处系止血带或用血压计袖带系紧并加压至 5.3～8 kPa(40～60 mmHg),以能阻断静脉回流而不阻断动脉血流为宜,此时表浅静脉充盈,显露清楚(图 6-1)。

采血者将采血袋上的采血针头端的采血管打折后,拔下护针帽,一手绷紧皮肤,另一手用拇指、食指、中指持穿刺针柄,针头斜面向上或稍倾斜(以减少皮肤阻力),针与皮肤成 30°～45°角刺入皮肤,当针头刺入皮肤后改变角度成 10°角左右,沿静脉走向平稳刺入静脉,针尖入静脉后须沿静脉方向前进 1 cm 左右,可见血液流出,此时固定针柄位置,用消毒棉球覆盖针眼,并用胶布固定。

将采血袋轻轻摇动,使流出的血液与保存液充分混匀后放于摇摆的采血秤上,嘱献血者有节奏地做松握拳动作,每次持续 10～12 s。

如需第二次穿刺,在另一手臂选择穿刺部位和静脉,使用新采血袋的采血针进行穿刺。

采集过程中,密切观察血流情况,并有规律地摇动采血袋,使血液与保存液充分混匀,遇有血流不畅时,应及时处理,调整针头位置,以防采血中断。当不易观察血流时,则注意观察穿刺部位有无异常以及采血袋重量是否增加。

采集过程中,采血者可将血型标签贴在采血袋上。顺利采血 200 mL 一般在 3 min 内完成,400 mL 在 6 min 内完成。200 mL 全血采集时间大于 5 min,或 400 mL 全血采集时间大于 10 min,应给予特殊标识,所采集的全血不可用于制备血小板;200 mL 全血采集时间大于 7 min,或 400 mL

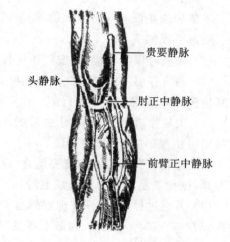

图 6-1 肘部浅静脉

贵要静脉
头静脉
肘正中静脉
前臂正中静脉

NOTE

全血采集时间大于 13 min,所采集的全血不可用于制备新鲜冰冻血浆。

采血达到采集量时,嘱献血者松拳,用止血钳在距针尾部 2～3 cm 处夹住血流导管,松开血压计或止血带,拔出针头,再嘱献血者用三个手指压住棉球 10～15 min,采血完毕。

将采血袋与止血钳之间的塑料导管用热合机封为几段,然后在靠近止血钳的封口处剪断,几段小导管内的血液留作复检血型及临床配血用(图 6-2)。

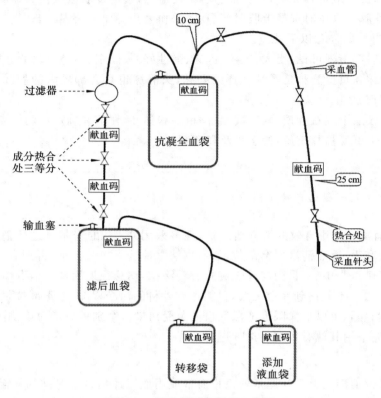

图 6-2 采血袋采血过程示意图

采集后的血液应立即放入冷藏箱或已预冷的储血箱中降温、冷藏。

注意事项如下。

(1)采血时应精神集中,按操作规程进行。

(2)遇有穿刺不顺利或血流不畅时,不可惊慌,要分析原因并采取相应措施及时纠正,必要时请其他医护人员协助。若进行第二次穿刺,需更换一套采血器材。

(3)因献血者个体差异,止血带的压力要求有所不同,压力不足时则穿刺静脉充盈不佳,压力过高则可使深部静脉回流受阻。

(4)穿刺针头的深浅位置要适宜,应使针头斜面全部处于静脉内。若穿刺浅,针头斜面部分未入静脉,则血液易漏出血管造成血肿,若穿刺过深可能穿透静脉。

(5)采血过程中,应仔细观察献血者有无异常情况发生,如精神不安、面色苍白、出冷汗等。若发现异常应立即停止采血,对献血者及时进行护理。

(6)血液采集量的计算:我国规定每次献血量为 200～400 mL,使用塑料血袋采血难以用容积计算,故采用称重法计算采血量。全血比重按 1.050 计算,用下列公式计算出血液采集量:

$$采血量(mL)=[采血后血袋质量(g)-采血前血袋质量(g)]/1.050$$

(7)采血时所使用的一次性物品、敷料,使用后应投入医疗废弃物的专用桶内,最后统一消毒处理。

(三)单采血液成分

随着输血医学及相关科学技术的发展,血液的采集已不限于只采集全血,现已能采集多种细胞成分和血浆。1968年血细胞分离机诞生,经过多年的应用和改进,现已有了多种机型。这些血细胞分离机有电脑自动控制系统,可根据需要选择程序,可以单采血液的某一种成分并选择所需数量。由此,采血技术本身也演变成为制备血液中某种成分的技术。目前,常用的单采成分包括单采血小板、单采血浆和外周血造血干细胞。

一般的采集程序如下。

(1)开启血细胞分离机并进行初始化。

(2)静脉穿刺前按照血细胞分离机操作说明,选择拟单采的血液成分的采集程序并设定相应参数。同时为了预防献血者发生枸橼酸盐中毒反应,采血前可选择补充钙剂。

(3)采集过程中,工作人员应持续观察机器的工作状态、抗凝剂的滴速,并对献血者进行监护。同时还应做好采集过程的各项关键指标的记录,包括采集时间、品种、体外循环的血量、抗凝剂的使用量、交换溶液的量、血液成分的质量以及献血者的状态等。

(4)如果单采程序采集的是血小板,则按照不同的血细胞分离机的要求使血小板充分解聚并混匀,在20~24 ℃的环境下振荡保存。

（四）血液的保存

全血保存主要是红细胞的保存,其目的是尽可能延长离体血液的有效保存期。血液保存的关键在于:①防止血液凝固;②添加红细胞代谢所需要的能量物质和维持红细胞膜稳定的物质;③增强红细胞释放氧的能力;④维持适宜的pH;⑤降低储存温度以降低细胞代谢;⑥抗溶血剂以及优良容器的选择。

1. 血液保存液

(1)ACD保存液:由枸橼酸-枸橼酸钠-葡萄糖组成,在4 ℃可保存全血21天。该保存液中含有足量的葡萄糖,使红细胞有维持新陈代谢的能量来源,维持红细胞的功能完整。低温储存可以减慢红细胞代谢速率,从而使葡萄糖不被迅速消耗,并抑制糖酵解中间代谢产物的生成。ACD保存液中的枸橼酸盐的量应该足以结合保存单位血中含有的钙离子,以达到使血液完全抗凝的目的,枸橼酸盐也有阻止糖酵解的作用。

(2)CPD保存液(枸橼酸盐-磷酸盐-葡萄糖):CPD保存液在ACD保存液基础上添加了磷酸盐(phosphate,P),并提高了pH,使2,3-二磷酸甘油酸下降速度减慢,磷酸盐也可被用于能量代谢,在4 ℃时可保存全血21天,红细胞输注后体内存活率达80%以上。现在各国逐步放弃ACD而推广使用CPD保存液。

(3)CPD-A保存液(枸橼酸盐-磷酸盐-葡萄糖-腺嘌呤):CPD-A保存液在CPD保存液基础上添加了腺嘌呤(adenine,A),腺嘌呤是高能化合物ATP的前体,增加腺嘌呤可以促进ATP的生物合成,有利于维持红细胞的生理活性,大大延长了血液(红细胞)的有效保存期,使之由21天延长到35天。保持红细胞存活力最重要的物质是葡萄糖和三磷酸腺苷(ATP),同时必须在ATP、葡萄糖和pH之间保持平衡。CPD-A保存液含有的葡萄糖和腺嘌呤能帮助红细胞在保存期内维持ATP的含量,枸橼酸盐则能防止血液发生凝固。20世纪70年代后,世界上大多数国家已用CPD-A保存液取代CPD保存液,目前我国大多数血站已采用CPD-A保存液。

2. 红细胞的保存

(1)红细胞的液态保存:我国规定红细胞保存温度为2~6 ℃。实施红细胞输注的主要原因是为了恢复或帮助维持机体的携氧能力、维持机体的血液循环量。如果血液不是储存在2~6 ℃之间,它的携氧能力会大大降低;同时,2~6 ℃对降低葡萄糖的消耗速度是至关重要的。将血液中任何细菌的生长抑制到最低程度,是在这个温度范围内保存血液的另一个重要原因。如果血液储存在6 ℃以上,那么在采集过程中由于疏忽而进入血液的细菌可能会繁殖到一定程度,对受血者有致命的危险。2 ℃的温度下限同样非常重要,这是因为红细胞对冰冻非常敏感。如果血液被冰冻,红细胞膜会破裂释放出血红蛋白,发生溶血,若这种血液被用于输注,也会对受血者有致命的危险。

(2)红细胞的冷冻保存:目前常用的红细胞保护剂是甘油。红细胞的冷冻保存首先需要将红细胞甘油化,以有效保护红细胞进入冰冻状态,然后将甘油化的红细胞置于低温(−196~−65 ℃)长期保存,保存期可长达 10 年。需要应用时将冷冻保存的红细胞适当加温融化,通过洗涤去甘油,再用一定量的生理盐水或红细胞保存剂悬浮红细胞,供患者输注。

思考题

红细胞的保存温度是什么?为什么红细胞要在此温度范围内保存?

3. 血浆的保存　新鲜冰冻血浆(FFP)在采血后 6~8 h 内从全血中分离出来,并在−50 ℃ 以下速冻机中速冻成固体状,置于−25 ℃ 以下保存。输注新鲜冰冻血浆可以恢复或者维持患者的凝血因子。维持血容量时建议使用晶体或胶体代血浆,只有在晶体或胶体不能得到或急救时才使用血浆。血浆含有水、电解质、凝血因子和蛋白质(主要是白蛋白)。大多数凝血因子在冷冻温度下都是稳定的,但如果血浆不是保存在−25 ℃ 或更低温度下,凝血 Ⅷ 因子和 Ⅴ 因子的活力会衰减,进而导致血浆的凝血功能大大降低。如果血浆中不含有 Ⅷ 因子或者 Ⅴ 因子,那么给患者输注血浆以期提高机体凝血功能是没有意义的。冰冻血浆的保存温度没有下限,−25 ℃ 或−25 ℃ 以下均可。

思考题

新鲜冰冻血浆中不稳定的凝血因子有哪些?

4. 血小板的保存　目前血小板的保存有常温保存和冰冻保存两种方法,前者可保存浓缩血小板 3~5 天,后者则可长期保存血小板。

(1)血小板的常温保存:血小板因其本身固有的特性,目前标准的保存温度是 20~24 ℃,并不断振荡。20~24 ℃ 时血小板不易发生形态变化,且容易保持其生理活性。振荡的目的是使大量、浓缩的血小板处于分散状态,不在体外发生聚集,以保持其输入体内的黏附、聚集功能。由于浓缩血小板悬浮在血浆中,血浆是细菌良好的生长繁殖基质,20~24 ℃ 时细菌容易生长繁殖,因此在浓缩血小板的制备和保存过程中要特别注意无菌操作,防止细菌污染。

(2)血小板的冷冻保存:血小板的冷冻保存已有几十年历史,目前已投入临床应用。因为血小板冷冻保存后损失较大,体内存活率较低,一般冷冻血小板融化、洗涤后,止血效果只有新鲜血小板的 55% 左右。因此,冷冻血小板主要适合于外科、妇产科的应急使用等。目前常用的冷冻保护剂有二甲基亚砜(dimethyl sulfoxide,DMSO)和甘油。

三、献血者献血后的生理恢复

对于采血后献血者的生理恢复,国内外已进行了大量的研究。20 世纪 60 年代以前,人们主要是通过献全血后检测血容量和血液中各成分恢复情况进行研究。20 世纪 70 年代,由于成分输血以及血细胞分离机的出现,人们可以只采集血液中某一种主要成分,这时期则重点研究单采血液成分后献血者的生理恢复。进入 20 世纪 80 年代,随着生理学和检测技术的进步,人们开始从血液流变学和血流动力学方面研究献血者献血后的变化及生理恢复。研究显示,献血后献血者的生理恢复情况因献血量、献血间隔时间、性别、个体差异、献血者营养状况及所献成分不同而异。结果证明,健康者按规定献全血或血液成分能较快地恢复到正常生理水平,不会影响身体健康,而且还促进血液新陈代谢,有利于血液的更新。国外曾有报道,对 66 岁以上献血组与同一地区出生、年龄性别分布相似的未献血组进行对比,发现献血组比未献血组平均寿命延长 3.5 年。

1. 血容量的恢复　健康人的血液约占体重的 8%,且总量是相对恒定的。一次采血 200 mL 约占血液总量的 5%,400 mL 约占血液总量的 10%。献血后献血者到茶点室喝饮料时即开始补充液体,而且机体自身很快进行调节。首先是组织液渗入血管内,经 1~2 h 即可恢复血容量,然后丢失的血浆蛋白质则由肝脏加速合成进行补充。

2. 红细胞、血红蛋白的恢复　献血后红细胞的减少与献血量有关,据国内调查资料,一次献血

200 mL,男性红细胞平均下降 $0.3 \times 10^{12}/L$、血红蛋白平均下降 7 g/L,而女性分别为 $0.39 \times 10^{12}/L$ 和 7～15 g/L。献血后可见献血者血液中网织红细胞增多,一般 4～9 天达最高峰,平均网织红细胞可达 1.2%,说明骨髓造血活跃。若献 200 mL 全血,红细胞及血红蛋白恢复至献血前水平需要 7～10 天,且通常男性较女性恢复快。

3. 白细胞、血小板的恢复 献血后献血者白细胞及血小板的变化不完全一致,多数献血者白细胞应有所降低,分类淋巴细胞相对增加,也有白细胞数量在献血后反而增加者;血小板也如此,有的增加,有的减少。因白细胞和血小板本身在体内生存期较短,更新换代快,献血后两者在几天内即可恢复到原水平。现在的采血技术可以在短期内多次大剂量地采集白细胞或血小板单一成分而不影响它们的恢复,因此献 200 mL 或 400 mL 全血对这两种成分的影响是很小的。

4. 血流动力学与血液流变学的变化 国内外学者研究了献血者献血前后的血流动力学与血液流变学的变化,结果:①献血 400 mL 对献血者动脉压无明显影响。献血后短时间内,心脏每分钟血液输出量与每搏输出量均下降,同时外周阻力增加,说明血压的维持靠外周阻力增加起主导作用。献血几天后心脏每分钟血液输出量和总外周阻力恢复到献血前水平。②献血后全血黏度、血浆黏度等均较献血前有所下降,说明献血后血液流变学有所改善,有利于血液流动和氧气的运输。血液黏度是临床常用的、反映血液流变学的重要客观指标之一。血液黏度是指血液在血管中流动时,其内部各分子间产生的内摩擦力,是反映血液流动状态的重要指标,包含血液的流体动力学性质和凝固特性两个方面。一旦血液黏度增高,势必引起血液流动阻力的增大,血流速度变慢,进而引起大量脂质、脱落的内皮细胞等沉积在血管内膜上,形成血管沉积物。血管沉积物形成后血液中的纤维蛋白、血小板等血液固有成分就会趁机在血管沉积物上聚集,使血管腔狭窄甚至形成血栓。献血减少了体内一部分黏稠血液,再通过正常的饮水,补充了所需血容量,使得血液得到自然稀释,进而使稀释后血液的流变学状态得到良好的恢复。如大部分献血者献血后感觉头脑清晰、身体轻松,提示献血对人体循环系统有良好的促进作用。

第四节 血液检测

血站血液检测是预防输血传播性疾病的重要环节。献血者血液检测的大部分项目都是围绕输血传播性疾病的筛选展开的。血液检测实验室的主要任务是根据国家相关法规对献血者捐献的血液进行规定项目和方法的检测。目前已知经输血传播的疾病有几十种,随着科技的发展,还会发现新的经输血传播的疾病。一个国家或地区开展多少输血传播性疾病检测项目,受经输血传播的疾病的流行强度和预后、经济承受能力、献血模式等因素的影响。发达国家检测项目普遍较多,如美国开展的筛选项目有乙型肝炎表面抗原、乙型肝炎核心抗体、人类免疫缺陷病毒抗体和抗原、丙型肝炎抗体、梅毒螺旋体、人类嗜 T 细胞病毒(HTLV);对于特殊受血者,还可以对献血者进行某些特殊检测,如对骨髓移植及免疫缺陷患者,还要对献血者做巨细胞病毒检测。

一、检测项目和方法

按照《全血及成分血质量要求》(GB 18469—2012)和《血站技术操作规程(2019 版)》要求,我国现行的血液检测项目和方法与以往相比变化较大,减少了输血传播性疾病的发生,保障了输血安全。我国规定强制性的检测项目主要包括输血传播性疾病检测项目和血型项目。

(一)检测项目

(1)人类免疫缺陷病毒(HIV)感染标志物,包括:①人类免疫缺陷病毒核酸(HIV RNA);②人类免疫缺陷病毒 1 型抗体(抗-HIV-1)和人类免疫缺陷病毒 2 型抗体(抗-HIV-2),或者抗-HIV-1、抗-HIV-2 和 p24 抗原(HIV Ag/Ab)。

(2)乙型肝炎病毒(HBV)感染标志物,包括:①乙型肝炎病毒核酸(HBV DNA);②乙型肝炎病毒表面抗原（HBsAg）。

（3）丙型肝炎病毒（HCV）感染标志物，包括：①丙型肝炎病毒核酸（HCV RNA）；②丙型肝炎病毒抗体（抗-HCV），或者 HCV 抗原或抗体（HCV Ag/Ab）。

（4）梅毒螺旋体感染标志物：梅毒螺旋体特异性抗体（抗-TP）。

（5）谷丙转氨酶（ALT）。

（6）血型检测，包括 ABO 血型和 RhD 血型。

（7）血红蛋白检测。

（8）采前血小板计数和血细胞比容测定。

（9）国家和省级卫生行政部门规定的地方性、时限性输血相关传染病标志物，如抗-HTLV 等项目。

思考题

目前我国常规检测的血液项目有哪些？

（二）检测方法

血液检测的方法主要包括三类：生化指标检测、免疫学指标检测和分子生物学（核酸）检测。不同的检测项目所采用的检测方法不一样（表 6-1）。对献血者进行传染病筛查与临床传染病检测不同，检测方法应敏感性更高、特异性更好、操作简便且易于自动化，因此有些方法在献血者传染病检测中应用较少。生化指标检测是指检测机体在感染病原体以后器官功能改变引起的生化指标的变化，如肝功能检查，其是诊断病毒性肝炎的重要依据；脑脊液蛋白、糖及氯化物定量的不同，可区别不同病原体引起的中枢神经系统感染；其他如肾功能、电解质及酸碱度检查，在某些病原体感染时亦很重要。这类检测方法操作简单、价格便宜，但因为其是最间接的检测方法，特异性和敏感性较差，因此在献血者传染病筛查中很少应用。只有谷丙转氨酶（ALT）纳入了献血者传染病筛查的指标，现有符合规定的检测方法为速率法，用于献血者初筛时可适当采用赖氏法、干化学法等。免疫学指标检测是指检测病原体感染机体后的抗原和机体产生的特异性抗体。具体符合规定的检测方法主要包括酶联免疫吸附试验、放射免疫测定、免疫印迹试验。该类方法特异性和敏感性都较好，而且操作简单、价格便宜，易于自动化，因此是目前献血者传染病筛查的主要方法之一，如 HBsAg、抗-HCV、抗-HIV-1/2、抗-TP 等指标的检测。分子生物学（核酸）检测是直接检测感染病原体核酸（DNA 或 RNA）的方法，该方法特异性强、敏感性好，可以缩短免疫学指标检测的窗口期。因此从 20 世纪 90 年代末开始，西方发达国家逐渐将其应用到献血者传染病筛查中，我国也从 2016 年实现了采供血机构 HIV/HBV/HCV 血液核酸检测全覆盖。

表 6-1 血液检测项目和方法

序号	检测项目	检测标本	常用检测方法
1	ALT	血清或血浆	速率法
2	HBsAg	血清或血浆	ELISA、CLIA、PCR、TMA
3	抗-HIV-1/2	血清或血浆	ELISA、CLIA、PCR、TMA
4	抗-HCV	血清或血浆	ELISA、CLIA、PCR、TMA
5	抗-TP	血清或血浆	ELISA、CLIA
6	血红蛋白测定	全血	硫酸铜法、血细胞计数仪法
7	血小板和血细胞比容	全血	血细胞计数仪法

1. ALT 检测　ALT 是人体内促进氨基酸和 α-酮酸氨基转移的酶之一，血清中含量较低，肝脏中最高（约 2850 U）。肝组织中的 ALT 含量为心脏、肌肉、肾脏组织的数倍。正常人血清中 ALT 含量≤40 U/L，当肝受损时，此酶即释放于血清中，因此血清中含量增加。该指标在肝炎的诊断及

NOTE

防治方面具有重要临床价值,也是血站系统对献血者血液进行筛查的一项重要指标。在早期由于ELISA 诊断试剂的局限性,ALT 检测在预防 TP-NANB(梅毒、非 A 非 B 型肝炎)中发挥了重要作用。检测 ALT 的方法很多,在献血者筛查中进行 ALT 检测的方法主要包括:酮体粉法、赖氏法、速率法(包括干化学试纸条法、微量速率法及全自动生化速率法)和丙酮酸氧化酶动力学法等。目前,我国《献血者健康检查要求》(GB 18467—2011)中明确规定对我国献血者血液须进行 ALT 检测的方法为速率法,其检测结果≤50 U/L 为合格标准。

2. 酶联免疫吸附试验

(1)适用范围:酶联免疫吸附试验(ELISA)适用于实验室对血液标本进行 HBsAg,抗-HCV、抗-HIV-1 和 2、梅毒抗体等检测。

(2)原理:酶联免疫吸附试验是以酶标记抗体或抗原为主要试剂的免疫检测方法。1971 年Engvall 和 Weeman 等仿照放射免疫分析建立酶免疫测定(EIA),用酶标记抗原做定量测定;1974年 Voler 在酶免疫测定基础上,使用聚苯乙烯塑料板来分离带酶的免疫复合物和游离的酶结合物,建立酶联免疫吸附试验。其特点如下:①敏感性高,特异性强;②可定性定量检测可溶性抗原及抗体;③操作简便,重复性好,既可用肉眼观察结果,也可用酶标仪测定,便于大规模检测。

3. 化学发光免疫分析方法

(1)适用范围:该方法可用于输血相关传染病标志物检测,但目前采供血机构较少使用该方法检测输血相关传染病标志物。

(2)基本原理:化学发光免疫分析法(CLIA)是把免疫反应与发光反应结合起来的一种分析技术,既具有发光检测的高度敏感性,又具有免疫分析法的高度特异性。CLIA 中主要有两个系统,即免疫反应系统和化学发光系统。免疫反应系统与放射免疫测定中的抗原-抗体反应系统相同;化学发光系统则是利用某些化合物如鲁米诺(luminol)、异鲁米诺(iso-luminol)、金刚烷(AMPPD)及吖啶酯(acridine ester,AE)等经氧化剂氧化或催化剂催化后成为激发态产物,当其回到基态时就会将剩余能量转变为光子,随后利用发光信号测量仪器测量光子的产额。将发光物质直接标记于抗原或抗体上,经氧化剂或催化剂的激发后,即可快速稳定地发光,其产生的光子的强度与所测抗原的浓度呈相关性。亦可将氧化剂或催化剂标记于抗原或抗体上,当抗原-抗体反应结束后分离多余的标记物,再与发光底物反应,其产生的光子的强度也与待测抗原的浓度呈相关性。

4. 核酸检测 核酸检测是直接检测病原体核酸的一系列技术的总称。这类技术按照其研发思路可以分为两类:①用探针直接与病原体核酸杂交,然后进行检测,或将杂交后的信号放大后检测,如多分支 DNA 杂交信号放大技术(bDNA)、侵染检测技术、杂交捕获技术等,这类技术在临床检测中应用较多,在献血者筛查中应用较少;②将病原体核酸扩增放大后再进行检测的方法,统称为核酸检测技术(nucleic acid testing,NAT),此类方法是献血者传染病筛查中核酸检测的主要方法,其基本步骤包括核酸提取、扩增和检测。

5. 血红蛋白测定 献血前血红蛋白测定,可采用硫酸铜比重法。此方法系选择与献血体检最低标准相适合的硫酸铜比重液进行测定,可于短时间内进行大量的筛选工作。美国、加拿大、日本等许多国家均采用此法。硫酸铜比重法由手指或肘静脉采集血液进行检测。其规定标准如下:男性血红蛋白值≥1.0520(相当于血红蛋白含量≥120 g/L);女性血红蛋白值≥1.0510(相当于血红蛋白含量≥115 g/L)。

硫酸铜溶液的比重随外界温度的变化有所不同。因此,配制硫酸铜比重液应在 20 ℃进行,然后,在使用当天再根据温度进行调配。使用时应分装于清洁干燥的小杯或小试剂瓶中,每瓶 100 mL。将一滴血液距离溶液表面 1 cm 处轻轻滴下,形成一层蛋白质铜盐,如果血液比重大于规定要求,则 15 s 内沉于溶液中,表示达到要求,可以献血。若血液比重小于规定要求,则血滴悬浮或升至溶液上部,表示血红蛋白未达到献血要求,应暂缓献血。这是一种定性试验,只能测定是否符合献血要求,而不能精确测定血红蛋白的含量。

为提高检测的准确性,避免对献血者的误淘汰或误采,很多国家已使用小型血红蛋白检测设备

（如 Hemocue）对硫酸铜比重法检测处于临界值的样品进行定量检测，既提高了检测准确性，也合理控制了检测成本。

6. 血细胞计数仪检测血小板计数和血细胞比容　对于成分献血和特殊种类的献血者，除上述检测项目外，还有另外一些检测项目，如血小板献血者应增加血小板计数和血细胞比容的检测。用血细胞计数仪对献血者血样进行检测。检测前注意样品的质量，血细胞比容（HCT）≥ 0.36，采前血小板计数（PLT）$\geq 150 \times 10^9$/L 且$< 450 \times 10^9$/L 即可献血。

> **思考题**
>
> 目前我国血液核酸检测有哪些项目？

二、血液检验实验室管理

（一）血液检验实验室管理标准

1998 年 10 月 1 日《中华人民共和国献血法》的实施，结束了我国几十年来以有偿供血为主的状况，无偿献血工作进入了一个快速发展阶段，血站实验室质量管理也开始进入规范化的轨道。此时，血站还没有自己行业的实验室质量管理体系标准。血站的管理者们逐步认识到标准化、规范化、体系化管理是血站质量管理发展的必然趋势。1999 年，上海、海南、辽宁等血液中心先后将 ISO 9000 标准引入血站质量管理并开展认证工作，随后，全国相继有几十家血站通过了 ISO 9000 的认证。这期间实验室管理也是按照 ISO 9000 标准进行管理。但由于 ISO 9000 是一个适用于各行各业的通用标准，概括性、包容性比较好，而其针对性和可操作性稍显不足，引入我国的时间也不长，因此，在血液检测实验室管理的具体应用上还是遇到了一些问题。

2003 年，卫生部组织血站行业专家借鉴国外采供血行业相关标准，结合我国的实际，开始起草制定我国的血站行业标准。到 2006 年，正式颁布实施《血站质量管理规范》和《血站实验室质量管理规范》两个强制性管理体系标准，标志着我国血站管理法规及标准日趋完善，血液检测实验室也进入了法制化管理阶段。

近些年，中国合格评定国家认可委员会陆续将国际标准化组织相关标准引入我国，作为我国的质量管理标准。代表性的实验室认可标准有：ISO/EC 17025（检测和校准实验室能力的通用要求）和 ISO 15189（医学实验室质量和能力的要求）。在 2013 年 4 月 1 日前我国部分实验室采用 ISO/EC 17025 管理模式。按照中国合格评定国家认可委员会要求，从 2013 年 4 月 1 日起开始受理血站实验室 ISO 15189 认可申请，同时不再受理血站实验室 ISO/EC 17025 初次申请和复评申请。目前我国部分血液检测实验室采用 ISO 15189 认可模式进行实验室管理。由于 ISO 15189 是医学实验室专用管理标准，更适合血站实验室的管理实际，相信在不远的将来，还会有更多的血站实验室会选择 ISO 15189 作为质量管理体系标准。

1. ISO 15189（医学实验室质量和能力的要求）　ISO 15189 规定了医学实验室为证明其按质量体系运行、具有技术能力并能提供正确的技术结果所必须满足的要求。该标准适用于医学实验室服务领域内现有的所有学科；在其他服务领域和学科内的同类工作也可适用。

该标准的核心内容为"管理要求"和"技术要求"。"管理要求"包括 15 条要求，分别为：①组织和管理责任；②质量管理体系；③文件控制；④服务协议；⑤受委托实验室的检验；⑥外部服务和供应；⑦咨询服务；⑧投诉的解决；⑨不符合的识别和控制；⑩纠正措施；⑪预防措施；⑫持续改进；⑬记录控制；⑭评估和审核；⑮管理评审。"技术要求"包括 10 条要求，分别为：①人员；②设施和环境条件；③实验室设备、试剂和耗材；④检验前过程；⑤检验过程；⑥检验结果质量的保证；⑦检测后过程；⑧结果报告；⑨结果发布；⑩实验室信息管理。

2.《血站质量管理规范》　2006 年 4 月我国颁布了《血站质量管理规范》。该规范是参考了国际相关的标准，并结合我国采供血行业实际情况制定的。它是血站行业强制性法规，是血站质量管理必须要达到的最低要求。该规范针对采供血全部过程,对献血服务、血液制备、血液保存、血液供应等做了详细规定,而对血液检测只进行了简略的规定,对血液检测的详细规定在《血站实验室质量管理规范》中体现。

3.《血站实验室质量管理规范》　我国 2006 年 5 月颁布了《血站实验室质量管理规范》。该规范是为了加强血站实验室的标准化、规范化、科学化建设和管理,保证血液检测的准确性,保证临床用血安全,根据《中华人民共和国献血法》《病原微生物实验室生物安全管理条例》《血站管理办法》而制定的。该规范对血站实验室执业行为进行了详细规定。对实验室而言,应同时遵从《血站实验室质量管理规范》和《血站质量管理规范》中的相关规定,以保证实验室按照安全、准确、及时、有效和保护献血者隐私等原则开展血液检测工作。

(二)血液检验实验室管理主要内容

实验室管理主要根据行业强制性标准及其他标准对人、机、料、法、环、信、控等要素,从检验前、检验中、检验后全过程进行全面质量管理,确保检测结果可靠、报告及时,确保只有检测结果符合国家质量标准的血液才能用于临床。

1. 实验室质量管理体系的建立　实验室质量管理体系包括实验室管理组织结构、确保资源的充分合理配置、对检验前中后过程进行控制、持续改进实验室质量四个方面内容。具体步骤如下:①确立标准模式:在建立质量管理体系标准时,需要确立采用的管理标准,如 ISO15189(医学实验室质量和能力的要求)、《血站实验室质量管理规范》、ISO9000(质量管理要求)等。标准模式是实验室质量管理体系建立的基础和依据。②过程策划:策划实验室的各种项目安排,包括资源配置、过程优化、流程再造等。③文件编写:这是实验室质量管理体系建立的重点内容,符合法规要求和实验室工作要求是文件编写的标准。实验室体系文件一般包括质量手册、程序文件、作业文件和记录四层,编写过程中要注意文件的层次,上下层文件不能互相矛盾。④贯标实施:实验室相关人员都应按文件进行详细的培训考核与实施。⑤质量监督、审核和管理评审:常用的质量监督方法包括测量、分析以及所采取的纠正措施和预防措施。定期进行内部审核和管理评审可有效全面提高实验室管理质量。

2. 检测前过程管理　检测前过程是指按照时间顺序从献血者准备开始,直到检测程序启动的这段过程。检测前过程管理是保证检测结果可靠的前提,管理的根本目的是获得真实有效的原始标本并保证标本与捐献的血液同源,标本信息具有可追溯性。由于检测前管理涉及采血、运输、检验等多部门人员,接口环节较多,任一环节的疏漏或不规范均可能导致检验结果的误差。因此,在管理上,各部门达成共识非常关键,应建立共同遵守的标本采集相关程序,明确标本送检、采集等相关要求,具体应包括标本标识、标本管选择、标本留取、标本运送和接收、标本处理和保存等。

3. 检验过程人员管理　血液检测岗位是血站的关键岗位。根据《血站实验室质量管理规范》相关规定,只有具备检验技术人员资格者方可从事血液检测工作,并需经过专业技术培训和岗位考核,经血站法定代表人核准后方可上岗。在实际工作中,还应定期对已经上岗的人员的能力进行评审,以保证人员能够持续胜任血液检测工作。

4. 检验过程仪器设备的质量保障　血液检测实验室无论采用手工还是自动化检测都离不开仪器设备。因此,加强仪器设备的科学管理,使之处于良好状态,对保证检测质量尤为重要。实验室应遵从仪器设备说明书的建议进行仪器设备的维护和校准,保证仪器设备始终处于良好的工作状态。经过大修、搬迁的仪器设备,在使用之前需进行确认,必要时应进行计量检定或校准。新购进的仪器设备经确认符合要求后才能正式用于血液检测。确认包括安装确认、运行确认和性能确认,实验室可根据实际情况选择有效的确认内容。如果使用多台设备检测同一个项目,应对设备之间的性能和差异进行比较,以确保检测结果的一致性。如果使用自动化检测设备操作标本和试剂加样以及试验过程,应对自动化设备运行参数的设置实施权限管理,防止因误修改导致检测程序的错误。仪器设备设置参数应有书面记录,并定期将其与实际设置参数对照,确保设置无误。

5. 检验过程试剂的管理　合格的试剂是保证检测质量的前提和物质基础。选用的试剂应符合国家相关标准,有充分的外部供给和质量保证服务。试剂与耗材的生产商和供应商应具有国家法律、法规所规定的相应资质。应对每批新进试剂检查、验收及质量抽检,符合要求后方可用于血液检测。对合格、待检、不合格试剂应严格管理,分区存放。

6. 检验过程实验用水的管理　水是实验室常用的溶剂,每一项工作都离不开水,如试剂配制、冻干品复溶、玻璃器皿的洗涤,以及仪器、设备的洗涤维护等都需要水处理,因此,实验室用水的质量与检测质量密切相关。

实验室应加强试验用水管理,以确保试验用水的安全与质量。目前我国对分析实验室的用水标准进行了规范,而对临床实验室尚未制定出规范。由于分析实验室用水标准不能完全适用于其他实验室,因此,血液检测实验室可参照分析实验室用水标准,结合实际工作选择不同级别的试验用水。实验室应建立试验用水检查制度,明确规定水质检测的标准和频次;水质检测应有完整的记录;当水质不符合要求时,实验室应有纠正措施。

7. 室内质量控制(internal quality control,IQC)　室内质量控制(简称"室内质控")是实验室质量保证体系中的重要组成部分,其目的是监测检测过程是否稳定,检测结果是否可靠。血站血液检测主要包括用于血清学抗体或抗原检测的 ELISA 试验,用于 HBV/HCV/HIV DNA 或 RNA 检测的 NAT 试验,以及 ALT 测定。ELISA 试验室内质控通常采用试剂盒阴阳性对照、弱阳性质控品实时监控试验的有效性,同时采用弱阳性质控品(推荐 S/CO 值为 2~4)和 Levey-Jennings 质控图监控试验的稳定性。ALT 定量测定试验通常采用 Levey-Jennings 质控图监控 ALT 测定的精密度和有效性。NAT 试验以及其他定性试验可借鉴 ELISA 的质控方法进行监测。

(1)室内质控的准备工作如下:

①每一位从事实验室工作的人员必须掌握质控相关知识,对质控的重要性要有充分认识,对自己所从事的检测项目的原理、操作步骤、影响因素等要有充分的了解,能熟练地进行所从事的检测操作。

②应建立室内质控的标准操作程序,对室内质控的项目、方法、失控标准、失控原因的分析与处理、失控报告等相关内容做出明确规定。

③对仪器设备进行维护校准,使之处于最佳工作状态。

④实验室应尽可能购买商品化的质控品,如自制,需有制备的标准程序。实验室应根据实际情况结合以下几个原则认真选择和使用最适合的质控品:a. 质控品应和检测标本具有相同的基质状态;b. 瓶间差异小;c. 质控品的浓度应接近试验或临床决定水平,试验决定水平是指针对定性试验而言,即使用测定接近 cut-off 值(弱阳性)的室内质控品;临床决定水平是针对定量检测来说,即使用具备临床诊疗价值的浓度水平的室内质控品。另外,质控品应按说明书规定正确使用和保存,与待测标本在相同的检测条件下进行检测。

⑤应通过实验室信息管理系统实现质控数据统计处理和质控图绘制的自动化和信息化。

(2)Levey-Jennings 质控法:目前多数实验室采用 Levey-Jennings 质控图监控 ELISA 或 CLIA 试验过程的稳定性,发现随机误差和系统误差。

①质控规则:质控规则的表示方法如下。用 A_L 方式表示质控规则,"A"代表质控测定值个数,"L"是从正态统计量得到的质控界限。例如,1_{3s} 质控规则指一个质控结果超出了均值加减 3 倍标准差(s)界限。实验室可根据不同的试验(定量或定性试验)和自身实际情况选择适宜的质控规则,监控试验的稳定性和有效性。常用的质控规则包括以下几个方面。

1_{2s}:1 个质控测定值超过均值±$2s$,仅用作"警告"规则,并启用其他规则来检验质控数据。

1_{3s}:1 个质控测定值超过均值±$3s$,判断为失控,此规则主要对随机误差敏感。

2_{2s}:2 个连续的质控测定值同时超过均值+$2s$,或均值-$2s$,判断为失控,此规则主要对系统误差敏感。

R_{4s}:在同一批次内,一个质控测定值超过均值+$2s$,另一个质控测定值超过均值-$2s$,判断为失控,此规则主要对随机误差敏感。

NOTE

3_{1s}:3 个连续的质控测定值同时超过均值$+1s$,或均值$-1s$,判断为失控,此规则主要对系统误差敏感。

4_{1s}:4 个连续的质控测定值同时超过均值$+1s$,或均值$-1s$,判断为失控,此规则主要对系统误差敏感。

$7r$:7 个连续的质控测定值呈现出向上或向下的趋势。

$7_{\bar{x}}$:7 个连续的质控测定值落在均值的一侧,判断为失控,此规则主要对系统误差敏感。

$10_{\bar{x}}$:10 个连续的质控测定值落在均值的一侧,判断为失控,此规则主要对系统误差敏感。

实验室可选择 Levey-Jennings 质控图常规使用的 1_{3s} 规则作为在控与失控的判断规则,如发现违背 1_{3s} 规则的情况,说明试验过程没有处于受控状态,应查找原因予以解决。实验室应根据实际情况,同时选择一个监控试验系统误差的规则,如 $7_{\bar{x}}$ 规则,以发现由于仪器、试剂、环境条件等因素引起的系统误差。

②质控图的建立:

a.设定质控图均值和标准差:在实验室常规检测条件下,连续测定同一批号的弱阳性质控品 10～20 天,收集至少 20 个质控数据,对数据进行离群值检验,剔除超过均值$±3s$ 以外的数据,再计算均值及标准差,以此控制后续试验过程,直至试剂或质控品批号更换。但需注意,由于核酸和血清学试剂可能存在较大的批间差异,积累质控数据计算的方式可能增大室内质控的标准差和变异度,因此如两批试剂的质控均值和标准差有显著差异,建议针对新批号试剂重新计算质控均值和标准差。

实验室在构建质控图的过程中,如果发现试验变异度过大,应采取措施,稳定各个环节试验条件,将变异度控制在可接受范围内。通常情况下,ELISA 试验的变异系数宜控制在 20% 以内。

b.设定质控图控制限:控制限通常是以标准差的倍数来表示。Levey-Jennings 质控图将 $\bar{x}±3s$ 设置为控制限,即控制上限值为 $\bar{x}+3s$,控制下限值为 $\bar{x}-3s$。如果质控图的控制下限值小于 1,说明实验室采用的控制低限(LCL)已经低于试验性能低限(LSL),试验过程变异较大,实验室应当查找原因,改进过程,降低试验变异度(CV)。

c.绘制质控图:以 Y 轴为质控品的测定值(S/CO 值),X 轴为质控个数或单位时间。Y 轴刻度上各水平线分别为均值、$\bar{x}±1s$、$\bar{x}±2s$、$\bar{x}±3s$ 上下限,描点绘图。

当采用 1_{3s} 规则,可采用单点质控图,将质控数据逐一点于质控图上进行观察,以发现试验随机误差。

当采用 $7_{\bar{x}}$ 规则,可根据实验室情况,采用单点质控图或将一个单位时间内(通常为一天)所有质控数据的均值点于质控图上进行观察,以发现检测系统的变化和趋势。

d.质控图框架的重建:如果更换新批号试剂,鉴于 ELISA 或 CLIA 试验的特性和试剂不同批号间的不稳定性,可能两批试剂质控均值和标准差存在显著差异,如需要应重新建立质控图框架。

如果更换新批号质控品,在试剂批号不变的情况下,可采用将新批号质控品和旧批号质控品同时检测的方式,以确保在旧质控品使用结束前,获得计算新质控品均值和标准差的数据,建立质控图框架。

如果质控图在使用过程中,出现均值的偏移和标准差变化,需分析并消除产生偏差的原因,必要时应重新调整质控图框架。

③失控情况的分析处理:如出现违背试验有效性判定规则,应视为试验无效。查找原因,采取纠正措施后重新试验。

如违背实验室选择的质控规则,出现随机误差或系统误差,实验室应分析产生误差的原因。引起误差的因素通常包括操作上的失误,试剂、校准物、质控品的失效;试剂、质控品更换批号或保存末期发生变化;仪器使用维护不当;在质控图建立过程中采用的数据不足造成均值和标准差不适宜等。应采取纠正措施,消除产生误差的因素。如果所选择弱阳性质控品超过规定的 S/CO 值上限,应关注违背$-3s$ 规则时的试验状况,必要时对阴性结果重新检测。应保存失控情况分析处理记录。

NOTE

（3）即刻法（Grubbs 氏法）：对于不能每天进行血液检测、质控数据量少的实验室，必须保证每次试验满足试剂盒质控要求，弱阳性质控品 S/CO 值≥1。在此基础上，可适时采用 Grubbs 氏法进行室内质控。该方法只需连续测定 3 次，即可对第 3 次检验结果进行检验和控制。具体计算方法如下。

①计算出测定结果（至少 3 次）的平均值（$\bar{x}$）和标准差（s）。

②计算 SI 上限值和 SI 下限值：

$$SI 上限 = (x 最大值 - \bar{x})/s$$

$$SI 下限 = (\bar{x} - x 最小值)/s$$

③查表 6-2，将 SI 上限和 SI 下限与 SI 值表中的数值进行比较。

表 6-2　SI 值表

n	n_{3s}	n_{2s}	n	n_{3s}	n_{2s}
3	1.15	1.15	12	2.55	2.29
4	1.49	1.46	13	2.61	2.33
5	1.75	1.67	14	2.66	2.37
6	1.94	1.82	15	2.70	2.41
7	2.10	1.94	16	2.75	2.44
8	2.22	2.03	17	2.79	2.47
9	2.32	2.11	18	2.82	2.50
10	2.41	2.18	19	2.85	2.53
11	2.48	2.23	20	2.88	2.56

当 SI 上限值和 SI 下限值＜n_{2s}时，表示处于控制范围之内，可以继续进行测定，并重复以上计算；当 SI 上限和 SI 下限有 1 值处于 n_{2s} 和 n_{3s} 值之间时，说明该值在 2s～3s 范围，处于"警告"状态；当 SI 上限 和 SI 下限有 1 值大于 n_{3s} 时，说明该值已在 3s 范围之外，属"失控"。数值处于"失控"状态应舍去，重新测定质控品和标本。舍去的只是失控的这次数值，其他测定值仍可继续使用。当检测的次数超过 20 次以后，可转入使用常规的 Levey-Jennings（简称 L-J）质控方法进行质控。

（4）双质控法："即刻法"只需连续 3 次即可对第 3 次结果进行质控，虽然弥补了 L-J 图连续测定 20 次才能进行质控，但前 2 次的试验结果是否在控仍然没有解决。"双质控法"对前 3 次试验结果进行质控，确保每一次检测结果都在控。

当更换质控血清批号时，将新批号质控血清在旧批号质控血清使用结束前与旧批号质控血清一起测定。旧批号质控血清数据点入上一质控图，新批号质控结果按"即刻法"分析。等旧批号质控品使用结束时，从第 3 或第 4 次试验开始运用新批号质控品进行质量控制。

当更换试剂批号时，在旧批号试剂使用结束前将新批号试剂与旧批号试剂同时试验 3 次，两种试剂均加入同批号质控血清和部分相同样本；旧批号试剂的质控结果点入质控图，新批号的质控结果按照"即刻法"分析。等旧批号试剂使用结束时，从第 3 或第 4 次试验开始运用新批号试剂对标本进行试验。

（5）室内质控数据的管理：实验室应定期对所有检测项目的室内质控数据进行统计分析，对质控图进行评价和维护，以确保室内质控的有效运行。实验室应定期对所有检测项目的室内质控数据、质控图以及失控报告单整理后进行存档。实验室负责人（或由负责人指定的授权人）应定期对室内质控的记录进行审核并签字。

8. 室间质量评价（EQA）

（1）血站开展 EQA 的目的：①保证实验室检测的准确度；②帮助实验室考察其检测工作质量，并与其他实验室比对；③为评审/注册、发证提供证据；④考察评价市场上的分析系统（仪器、试剂、试剂盒）的质量并协助生产单位改进质量。

（2）EQA的作用：①识别实验室间的差异，评价实验室的检测能力；②识别问题，并采取相应的改进措施；③改进分析能力和试验方法；④确定重点投入和培训需求；⑤实验室质量的客观证据；⑥支持实验室认可；⑦增加实验室用户信心；⑧实验室质量保障的外部监督工具。

（3）开展EQA的注意事项：

①参评实验室必须以与其常规检测样品相同的方式来检测EQA样品。

a. EQA样品必须由进行常规工作的人员使用该实验室的常规检测方法进行检测；

b. 参评实验室检测EQA的次数必须与常规检测样品的次数一致；

c. 将EQA结果报告给EQA组织者之前，不同参评实验室之间不得就EQA结果进行交流；

d. 参评实验室不得将EQA样品或样品的一部分送到另外一个实验室进行检测；

e. 参评实验室进行EQA样品检测时，必须将处理、准备、审核及检验的每一步骤和结果的报告文件化。

②重视EQA结果，查找失控原因、持续改进、提升检测质量。

不及格结果常涉及的问题如下：①书写错误；②方法学错误；③技术问题；④EQA样品问题；⑤室间质量评价问题等。如果实验室能找出发生问题的原因，将有助于对不及格结果进行改进。通过采取纠正和预防措施，杜绝类似情况的再次发生，提高检测质量。

9. 检测后过程质量管理 检测后过程质量管理主要包括检测结果的审核发布、检测后标本的保存与处理及咨询服务。

（1）检测结果的审核发布：保证检测结果准确、报告及时是检测后过程质量管理的核心，也是保障临床用血安全、及时的关键。实施全面质量管理的目的就是出具准确、及时的报告。

检测结果的分析和检测结论的判定应由经过培训和评估可以胜任并得到授权的技术人员进行。检测结果产生后，授权的技术人员应对每批标本（包含完整质控的一次检测为一批）的试验过程和关键控制点进行检查，对试验的有效性进行判断，以确定该批结果的准确和有效。根据实验室既定的判定规则，将其编写或设置成计算机程序，对每一份标本做出检测结论的判定。实验室对判定规则程序的编写、设置、修改和启用均应实施授权管理。

（2）检测后标本的保存和销毁：根据《血站管理办法》规定，血清（浆）留样标本需保存至血液使用后两年，其目的是保证血液检测结果的溯源性。除此之外，留样标本也利于检验人员的自我保护，利于在科研工作中开展回顾调查。保存期满的留样标本，按相关规定实施标本销毁。标本的销毁应按照《医疗卫生机构医疗废物管理办法》和《医疗废物管理条例》中相关规定进行处理。

10. 核酸检测的管理 核酸检测技术因其高度的灵敏性和特异性，可以有效地缩短病毒特异抗原和抗体免疫测定的"窗口期"，从而减少输血风险，提高输血安全水平。欧美等许多国家和地区早在20世纪90年代末就已将核酸检测作为常规技术纳入献血者血液筛查。我国从2010年6月开始在全国采供血机构开展血液病毒核酸检测试点工作，核酸检测试点工作进一步证实了在我国献血者血液筛查工作中开展核酸检测技术的必要性和重要性。国家卫生行政部门及时修改相关的法规及标准，调整献血者血液筛查策略，于2012年6月将核酸扩增检测技术列为血液常规筛查的可选择方法之一。

11. 实验室信息系统的管理 实验室每时每刻都会产生大量的检测信息，巨大的数据信息使得原来的人工管理模式越来越难以适应实验室发展的需要，实验室信息系统（laboratory information system，LIS）早已成为实验室现代化管理必不可少的资源，它为管理检测全过程及其他资源提供了良好的方法。

（1）LIS的风险评估和确认：实验室应选择符合国家规定的实验室信息管理系统，LIS供应商应负责安装、使用、维护等方面的培训，提供LIS的操作和维护说明书。由于任何一个计算机软件都存在风险，而不是零风险，因此，实验室应对选择的LIS及其处理、传输和存储信息的机密性、完整性和可用性等安全属性进行评估，确保实验室检测数据的完整性、保密性、可用性、实时性和稳定性。在使用前要进行充分确认，以保证LIS符合预期的使用要求。

NOTE

（2）LIS 的安全要求：为确保 LIS 的安全，实验室应加强制度管理，防止出现各种不安全操作，禁止安装游戏软件、使用盗版软件、在互联网下载不安全软件等。另外，实验室还应投入足够的资源确保 LIS 的安全，如使用物理的安全措施（防火墙、硬盘保护卡、前置机等），安装正版杀毒软件并定期升级病毒数据库，及时清理计算机病毒。

（3）权限控制管理：人员岗位职责不同，其 LIS 操作权限也有差异，应根据工作需要和人员的职责实施分级授权管理，对软件运行参数的设置应建立权限控制。通过权限管理实现对操作人员的应用范围的限制，控制不同用户对数据的查询、录入、更改等权限，防止非授权人员对 LIS 的侵入和更改，达到管理和控制风险的目的。员工应定期对登录的密码进行修改，工作完成后应及时退出系统，禁止给他人使用，防止被他人盗用。

（4）LIS 的应急管理：在实际的日常工作中，工作人员完全依赖 LIS 管理检测过程，一旦 LIS 出现故障甚至瘫痪，将影响血液检测乃至影响向临床发血的及时性和有效性。因此，实验室应该建立 LIS 应急预案和恢复程序，在应急预案和恢复程序中应能做到本地数据安全保护、本地应用的高可用性、异地数据安全保护、异地应用的连续性。本地数据安全保护是指对实验数据定期备份，当系统发生故障和人为错误时，可以通过恢复备份数据来保证工作正常进行；系统一旦发生局部意外（如操作系统故障、断电、网络故障等），可以在最短的时间内迅速确保系统应用继续进行，这就是本地应用的高可用性。然而本地数据安全保护、本地应用的高可用性并不能预防重大灾难，如机房破坏等，因此，就要建立异地备份系统，最好设置实时自动异地备份，不应在同一台服务器上进行数据备份。

12. 实验室生物安全管理　由于从事血液检测的实验室会涉及已知和未知的病原微生物，工作人员会受到潜在致病微生物感染的威胁。如果病原微生物从实验室泄漏，将可能在实验室及其周围，甚至更广的范围内造成疾病传播或流行。因此，加强实验室生物安全管理是非常必要的。血站血液检测实验室属于二级生物防护实验室。

本章小结

　　献血服务和血站职能管理是输血医学学科的重要组成部分，也是安全输血的第一道防火墙。本章节内容包括血站的分类及职能、献血者招募、血液采集、血液检测四个部分。学习者可以清晰了解献血的意义、献血流程和血液采集步骤，也可以详细了解我国血液检测现状和检测方法。

　　血液安全是从献血者"血管"到用血者"血管"全过程的安全，安全的血液不仅仅依赖于先进科学的检测技术，献血者的招募环节、从低危献血者中采集血液也是非常重要的。1998 年，《中华人民共和国献血法》的实施有效推动了我国无偿献血的发展。经过 20 多年的发展，逐步形成了具有我国特色的无偿献血模式。我们在学习输血医学检验技术时，也要关注安全血液的来源，安全血液需要低危人群捐献。我们在学习工作过程中，也要身体力行参与无偿献血，努力推动我国安全输血事业的发展。

案例解析

　　1. 在本章第三节详细介绍了献血者健康检查标准，包括永久不能献血的 23 种情况、暂不能献血的 16 种情况和免疫接种对献血的影响。

　　在献血前要对献血者进行体检和化验，如体重、血压等一般检查；献血前必须检测的项目包括血型检测、血红蛋白测定，其他如谷丙转氨酶、血细胞比容等项目可根据实际情况选择性检测。

　　2. 我国规定献血年龄为 18～55 周岁；既往无献血反应、符合健康检查要求的多次献血者主动要求再次献血的，年龄可延长至 60 周岁。

　　对于献血者献血间隔，我国规定全血献血间隔不少于 6 个月；单采血小板献血间隔不少于 2 周,不大于 24 次/年;单采血小板后与全血献血间隔不少于 4 周;全血献血后与单采血小板献血间隔不少于 3 个月。

3. 献血前一天和当天不要吃油腻食物,不要饮酒。不能空腹献血,以免在献血过程中出现头晕、心慌、出汗等一些反应,应当吃一些清淡食物如馒头、稀饭等。

献血前三天不要服药,如服用阿司匹林会降低血小板的某些功能。献血前一周内,若有上呼吸道感染、发热或腹泻等不适,以及女性处于月经期间都应暂缓献血。

献血后穿刺点上的敷料应保留至少 4 h,献血后 24 h 内不剧烈运动、高空作业和过度疲劳。献血后要多补充水分,食用易消化的食物,避免饮酒,保证充足的睡眠。

(李天君)

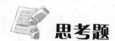 **思考题**

1. 一位体重为 50 kg、身高为 180 cm 的男子献血时,一次献血量最多为多少毫升?
2. CPD-A 血液保存液包括哪些成分? 保持红细胞存活力最重要的物质是什么?

NOTE

第七章 成分血制备与管理

学习目标 ┃...

1. 掌握：临床常用成分血液制品的种类及临床应用范围。
2. 熟悉：成分血的制备与保存方法、管理要点。
3. 了解：单采粒细胞的方法与应用。

案例导入

　　某患者，因化工厂爆燃导致全身皮肤70%烧伤入院抢救，医师除给予清创、患处敷药、补液、抗感染等必要的处置外，还开具了血常规、血液生化、血型检验申请单，请问：

　　1. 血型检验的目的是什么？

　　2. 该患者需要输入哪种血液制品？

第一节 成分血制备

一、成分血制备概述

　　成分血是指通过离心、过滤、照射等方法制备的治疗性血液成分。制备方式有2种，一种是将保存在采血袋中的全血分离制成一种或几种血液成分，如悬浮红细胞、去白细胞悬浮红细胞、浓缩血小板、新鲜冰冻血浆及冷沉淀凝血因子等；另一种是使用血细胞分离机，从严格筛选出的献血者血管内采集出一种或几种单独的血液成分，而制成的单采成分血，如单采血小板、单采新鲜血浆（后冰冻）、单采粒细胞等。

知识链接

成分输血的发展史

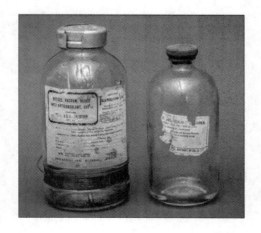

　　1818年，Blundell第一次把血液输给严重出血的产妇，取得了良好的治疗效果，输血8例，成功5例，并于1828年将该疗法发表于《柳叶刀》杂志。人们逐渐认识到输血在临床治疗上的重要地位，但一直采用输注全血的方式。第二次世界大战期间，大量战伤急救患者需要输注大量血液，但限于当时的条件，全血只能保存7～10天。因此不得不将全血分为血浆和血细胞两个部分分别进行储存。Baxter实验室开发了第一种商用的无菌真空器皿——真空输血瓶。可储存全血、混合血浆。

图片中左边是真空输血瓶(容量 600 mL,储存 500 mL 血液加 100 mL 生理盐水),右边是另一公司生产的血浆冻干瓶。

美国红十字会第一任主任 Charles R. Drew 为血浆的制备做出了巨大贡献;美国生化学家 Edwin Cohn 发明了低温乙醇法用以分离血浆蛋白,并开发了血浆套装(冻干血浆十无菌盐水)。他还发现血浆中的血清白蛋白能够维持血管的胶体渗透压,对控制伤员的失血性休克很有效果,挽救了许多士兵的生命。血浆的应用为成分输血打下了基础,并促进了血细胞分离、保存和应用的发展,战后普及到民用。特别是 20 世纪 70 年代初,塑料制品的应用和大型冷冻离心机的面世,为血液成分分离提供了良好的条件,称为输血史上一次重要的革命。临床医师逐渐意识到成分输血的优越性,全血输注量逐渐减少,我国在 20 世纪 90 年代末成分血输注量达 90% 以上,成为评价输血技术和医师治疗水平的标准之一。目前用物理方法分离各种血液成分的技术和质量水平已标准化,一些重要的血液成分已实现了单采应用,并广泛开展干细胞提取、保存、移植和免疫治疗,甚至可利用生物工程技术制备各种血液成分。

(一) 以采集的全血为原料血制备成分血

1. 从全血中分离制备成分血 将采集到多联采血袋(图 7-1)中的全血,放入大容量低温离心机,在一定的条件下进行离心。由于各种血液成分的相对密度不同,可将全血分层:血浆的密度为 1.025~1.030,在最上层,呈浅黄色;红细胞的密度为 1.090~1.111,在最下层,呈红色;血小板为 1.030~1.060,淋巴细胞为 1.050~1.078,粒细胞为 1.080~1.095,三者形成一灰白色的膜层,介于血浆和红细胞之间(图 7-2)。利用虹吸或挤压的方法,将它们逐一分到多联血袋的其他空的转移袋中,从而制备成各种血液成分。

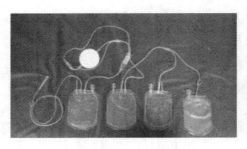

图 7-1 多联采血袋

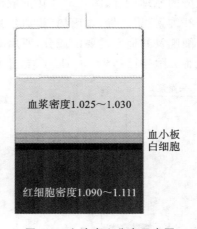

血浆密度1.025~1.030

血小板
白细胞

红细胞密度1.090~1.111

图 7-2 血液离心分离示意图

扫二维码
看彩图

扫二维码
看彩图

思考题

血细胞比容测定时,血液依次分为哪几层?

2. 去白细胞成分血 先将全血或含白细胞的成分血的多联采血袋连接一个白细胞过滤器,利用其机械阻滞和物理吸附作用去除白细胞,再进行离心制备而成。

(二) 血细胞分离机单采成分血

临床对各类成分血的应用数量和比例不同,采用全血进行成分血制备的方式无法满足临床要求,因而研发人员开始探索有选择的采集与制备某种成分血的技术。20 世纪初,GoTui 首先提出了单采血浆法,20 世纪 60 年代中期血细胞分离机的问世,才使各种血液成分的单采变为现实。随着相关技术的不断改进,目前多种血液成分的安全、有效的自动采集已实现。从献血者体内采集血

NOTE

液并连续分出预期的成分血,同时将其他血液成分回输给献血者,该技术简称为单采(apheresis)。目前血液中心或血站通常采用以下 3 大类血液单采机。

1. 离心式血细胞分离机 利用血液各种成分的相对密度、体积的不同,通过采用密度梯度离心法,在体外将采集的全血依次分为血浆、血小板、造血干细胞、淋巴细胞、粒细胞和红细胞层,从中选择收集所需要的血液成分,从而得到浓度、纯度较高的单一成分血。离心式血细胞分离机在国内外的应用最为广泛,又分为连续性和非连续性 2 种。

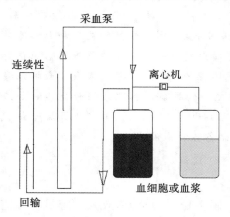

图 7-3 连续性血细胞分离机

(1)连续性血细胞分离机(图 7-3):血液从献血者的一条静脉采出,连续不断地进入血细胞分离机,经过不停离心、分离并采集所需的成分后,其余成分经另一条静脉通道回输,中途不间断,直至完成一次单采。优点:采集所需时间短,献血者的血容量波动变化小,献血不良反应发生率低;缺点:需要同时穿刺献血者两侧手臂的血管。

(2)非连续性血细胞分离机(图 7-4):分离采集成分血时,只需一条静脉通道,血液采集工作是在血流间断的情形下进行的。血液从献血者的静脉采出,进入血细胞分离机,待血液达到一定容量后,离心机系统开始工作,分离采集所需成分血后,将其余成分再经原路回输,待回输完毕后,再进行下一个循环。优点:只需穿刺献血者一侧手臂的血管;缺点:采集所需时间较长,献血者血容量波动变化大,易引起献血不良反应。

2. 滤膜式血细胞分离机 基于具有筛孔功能特性的特殊膜材料可滤过高分子量蛋白,不能滤过细胞成分的原理设计(图 7-5)。因此它的应用仅限于献血者的血浆单采。选用的滤过膜材料主要有乙酸纤维素、聚乙烯、聚丙烯、聚氯乙烯和其他合成材料。目前国内外还有专用的过滤机器用于滤除白细胞及其他不需要的成分,所用滤器分为采血机构应用型和床旁应用型,也可为两者通用型。白细胞去除率已达到 99% 以上,红细胞回收率>90%。

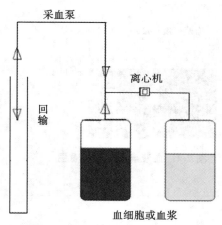

图 7-4 非连续性血细胞分离机工作原理

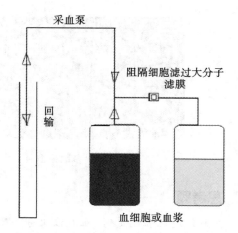

图 7-5 滤膜式血细胞分离机工作原理

3. 吸附柱式血细胞分离机 该分离机主要用于治疗性血浆置换,目前应用最广泛的是免疫吸附。利用抗原、抗体反应的特异性,将抗原或抗体固定在载体上制备成吸附柱,当患者的血液通过吸附柱时,相应的抗体或抗原被吸附、清除。如葡萄球菌蛋白 A(SPA)免疫吸附柱可在体外选择性清除血液制品中的 IgG。

二、红细胞成分血的制备与保存

红细胞成分血是指以全血内红细胞为主要组分的一类成分血,主要包括浓缩红细胞、悬浮红细胞、去白细胞悬浮红细胞、洗涤红细胞、冰冻解冻去甘油红细胞以及年轻红细胞等。通常在采血后8 h内制备完毕。

（一）浓缩红细胞

浓缩红细胞(concentrated red blood cells)也称压积红细胞或少血浆红细胞,是将采集到多联(二联)血袋中的全血分离出大部分血浆后剩余的成分所制成的红细胞成分血。

制备浓缩红细胞通常至少需要二联采血袋或多联采血袋。其中主袋(第一袋)内含红细胞保存液,第二袋为转移袋(空袋)。制备过程如下。

1.血液离心 将采集全血的多联血袋平衡后对称装入离心机内,在温度为2～6 ℃条件下,以5000g离心7 min。

2.分离 轻轻将离心后的血袋垂直悬挂或放在分浆夹内,去掉血袋与血浆管之间的隔离塞,挤压血袋让大部分血浆流入转移袋内,或用虹吸方式将大部分血浆转移至空的转移袋内。

3.热合 核对血袋上的献血条码,如一致则用热合机热合断离,封闭连接血袋和转移袋之间的分浆管,即制成1袋浓缩红细胞和1袋血浆。

4.质量控制 一个单位(200 mL)全血制成的浓缩红细胞质量指标见表7-1。

表7-1 浓缩红细胞血液制品的质量指标和规格要求

质量指标	规格要求
外观	肉眼观察应无色泽异常、溶血、凝块、气泡等情况;血袋完好,并保留注满全血经热合的导管至少35 cm
容量	(120±12) mL(200 mL 全血);(180±18) mL(300 mL 全血);(240±24) mL(400 mL 全血)
血细胞比容	0.65～0.80
血红蛋白含量	≥20 g(200 mL 全血);≥30 g(300 mL 全血);≥40 g(400 mL 全血)
储存期末溶血率	<红细胞总量的0.8%
无菌试验	无细菌生长

5.保存 在2～6 ℃冷藏保存。含ACD-B、CPD保存液的浓缩红细胞保存期为21天;含CPDA-1(含腺嘌呤)保存液的浓缩红细胞保存期为35天。

（二）悬浮红细胞

将采集到多联血袋内的全血中的大部分血浆分离后,剩余部分加入红细胞添加液制成的红细胞成分血,称为悬浮红细胞(suspended red blood cells)。

对某种血液制品进行再加工时,针对某一血液成分而加入的能保留和(或)营养该血液成分的生物学特性、维持其生理功能的一类药剂称为添加液。用于红细胞保存的添加液主要有:MAP(甘露醇-腺嘌呤-磷酸盐)、SAGM(氯化钠-腺嘌呤-葡萄糖-甘露醇)、AS系列等。其中SAGM和MAP是在SAG配方的基础上改良形成的。①SAG由氯化钠-腺嘌呤-葡萄糖组成;②在SAG保存液中加甘露醇(红细胞保护剂),即形成了SAGM保存液;③在SAGM中加入少量磷酸盐,即形成了MAP保存液。各种红细胞添加液组成成分见表7-2,特别注意红细胞添加液的各"种类"与"对应的全血保存液"要严格对应,即全血保存液若为ACD-B,则悬浮红细胞内只能添加MAP。

表7-2 常见的红细胞添加液及红细胞保存时间

种类	成分及含量/(g/L)							对应的全血保存液	保存时间/天
	枸橼酸钠·2H₂O	枸橼酸·H₂O	磷酸二氢钠·2H₂O	葡萄糖	氯化钠	腺嘌呤	甘露醇		
MAP	1.50	0.20	0.94	7.21	4.97	0.14	14.57	ACD-B	35
SAGM	—	—	—	9.00	8.77	0.17	5.25	CPD	35

NOTE

续表

种类	成分及含量/(g/L)							对应的全血保存液	保存时间/天
	枸橼酸钠·2H$_2$O	枸橼酸·H$_2$O	磷酸二氢钠·2H$_2$O	葡萄糖	氯化钠	腺嘌呤	甘露醇		
AS-1	—	—	—	22.00	9.00	0.27	7.5	CPD	42
AS-3	—	0.42	2.85	11.00	7.18	0.30	—	CP2D	42

悬浮红细胞的制备需采用三联或多联血袋,其中一袋为含有保存液和全血的采血袋,另外两个为转移袋。其中一个转移袋为空袋,另一个转移袋含有红细胞添加液。制备过程如下。

1. 离心 将全血进行离心(5000g,7 min)。

2. 分离 利用分浆夹法或虹吸法,将离心后血袋中的血浆轻轻转移至空的转移袋,将红细胞转移到含有添加液的转移袋中并混匀。

3. 热合 核对血袋上的献血条码,无误后进行红细胞-血浆导管分离热合,生成1袋悬浮红细胞和1袋血浆。

4. 质量控制 容量为标示量±10%,血细胞比容为0.50~0.65;外观、血红蛋白含量、储存期末溶血率、无菌试验同"浓缩红细胞"。

5. 保存 在2~6 ℃条件下,加入MAP、SAGM添加液的红细胞保存期为35天,加入AS系列添加液的红细胞保存期为42天。

(三) 去白细胞悬浮红细胞

使用白细胞过滤器清除悬浮红细胞中几乎所有的白细胞,使其数量低于一定数值的红细胞成分血;或使用白细胞过滤器,将多联血袋采集的全血中几乎所有的白细胞清除,并将其中的大部分血浆分离出去,再向剩余物内加入红细胞添加液而制成的红细胞成分血,统称为去白细胞悬浮红细胞(suspended leukocyte-reduced red blood cells)。

思考题

血液制品中的白细胞对受血者的危害有哪些?

白细胞去除技术是指在保证血液制品质量的前提下,对血液制品中的白细胞进行有效的清除。白细胞去除技术主要包括:①离心去除法:通过离心分离的方法去除白细胞,现已不被采用。②滤器去除法:利用机械阻滞以及白细胞的黏附作用而滤除血液制品中的白细胞。根据过滤材料的不同,白细胞过滤器分为尼龙纤维、棉花纤维、乙酸纤维、聚酯纤维、玻璃纤维、聚乙烯醇多孔板过滤器等。由于红细胞和血小板的生物学特性差异较大,因此,白细胞过滤器又可分为用于红细胞制剂的白细胞过滤器和用于血小板制剂的白细胞过滤器。我国绝大多数血站都采用过滤法。白细胞过滤器已经更新到第三代产品,见表7-3。

表7-3 血液过滤器的发展历史

代数	材料	作用
第一代	孔径170~260 μm的网状微聚体	去除大的微聚体颗粒,预防ARDS
第二代	一类为孔径20~40 μm的网状聚酯或塑料;另一类是柱状纤维或泡沫	类似筛网截留细胞,吸附微聚体颗粒、细胞碎片,预防ARDS、FNHTR
第三代	聚酯纤维无纺布作为高效滤芯材料	高效去除白细胞,还能从PLT中选择性去除白细胞

去白细胞悬浮红细胞的制备通常需要四联以上的采血袋,以白细胞过滤器法滤除白细胞。

(1) 将全血首先滤除白细胞后再制备悬浮红细胞,方法同"悬浮红细胞"的制备。将采集全血的采血袋悬挂,利用压力差,全血通过白细胞过滤器过滤后,转移至一个空袋中。核对血袋上的献血条码,如一致则用热合机热合封闭连接管,移去空的全血袋及白细胞过滤器,生成1袋去白细胞的全血。需在血液采集后48 h内完成。

(2)将采集的全血制备成悬浮红细胞再滤除白细胞,首先参照"悬浮红细胞"的制备方法处理采集的全血,然后参照上述步骤(1)将悬浮红细胞用白细胞过滤器去除白细胞。

(3)质量控制:血细胞比容0.45~0.60;血红蛋白含量≥18 g(200 mL全血),≥27 g(300 mL全血),≥36 g(400 mL全血);白细胞残留量≤2.5×10^{6}个(200 mL全血);≤3.8×10^{6}个(300 mL全血),≤5.0×10^{6}个(400 mL全血);外观、容量、储存期末溶血率、无菌试验同"悬浮红细胞"。保存方法同"悬浮红细胞"。

(4)白细胞去除的临床意义:献血者的白细胞输入患者体内(同种异体输血)可引起一系列不良反应,常见的有发热性非溶血性输血反应(FNHTR)、白细胞抗原同种免疫导致的血小板输注无效(PTR)、亲白细胞病毒(如CMV)所致的输血疾病传播以及其他输血不良反应(输血相关性急性肺损伤、急性呼吸窘迫综合征)等。因此,去除血液制品的白细胞,对保障输血安全及临床治疗具有重要意义。

(四)洗涤红细胞

采用特定的方法,用大量等渗溶液洗涤保存期内的全血或悬浮红细胞,去除几乎所有血浆成分和部分非红细胞成分,并将红细胞悬浮在氯化钠注射液或红细胞添加液中。所制成的红细胞成分血称为洗涤红细胞(washed red blood cells)。

洗涤红细胞通常用于特定的受血者,血液输注前,需要将检测后的备用红细胞制剂进行以下处理:首先使用无菌接合机将待洗涤红细胞悬液袋导管和洗涤溶液联袋进行无菌接合连通。将洗涤溶液移至红细胞袋内,液体量约为100 mL/单位,夹紧导管,混匀,按照制备"悬浮红细胞"的离心程序进行离心操作。离心后将血袋轻轻取出垂直放入分浆夹中,将上清液转移至空袋内,夹紧导管。重复洗涤3次后,将适量(50 mL/单位)保存液移入已完成洗涤的红细胞,混匀后热合,贴标签入库备用。

需要注意的是:原料血处理前应仔细检查,要求储血袋无破损及渗漏,血液外观正常,在有效期内。制成的洗涤红细胞应符合质量标准(表7-4)。保存温度为2~6 ℃,如果在开放环境制备或最后以生理盐水混悬,洗涤红细胞保存期为24 h。如果是在闭合无菌环境中制备且最后以红细胞保存液混悬,洗涤红细胞保存期与洗涤前的红细胞悬液相同。

表7-4 洗涤红细胞的质量指标和规格要求

质量指标	规格要求
外观	肉眼观察应无色泽异常、溶血、凝块、气泡等情况;血袋完好,并保留注满洗涤红细胞或全血经热合的导管至少20 cm
容量	(125±12.5) mL(200 mL全血);(188±18.8) mL(300 mL全血);(250±25) mL(400 mL全血)
血红蛋白含量	≥18 g(200 mL全血);≥27 g(300 mL全血);≥36 g(400 mL全血)
上清蛋白质含量	≤0.5 g(200 mL全血);≤0.75 g(300 mL全血);≤1.0 g(400 mL全血)
溶血率	同"浓缩红细胞"
无菌试验	同"浓缩红细胞"

(五)冰冻红细胞与冰冻解冻去甘油红细胞

采用特定的方法将采集6天内的全血或悬浮红细胞制品中的红细胞分离出来,并将一定浓度和容量的甘油与其混合后,使用速冻设备进行速冻或直接置于−65 ℃以下的条件下保存的红细胞成分血,称为冰冻红细胞(frozen red blood cells)。其最大优点是可以长期保存。

NOTE

为防止冰冻引起红细胞的解体死亡,须在冰冻的过程中加入防冻剂(甘油最为常用)。根据是否能穿透细胞膜,将常用防冻剂分为两类:一类是细胞内防冻剂(可降低溶液的冰点,增加不冻水量),如甘油、二甲基亚砜(DMSO);另一类是细胞外防冻剂(能使溶液的冰点降低,增加不冻水量,还可能影响冰的形成),如羟乙基淀粉(hydroxyethyl starch,HES)、乳糖。

冰冻红细胞的制备与保存技术多应用于稀有血型(目前主要是指 RhD 阴性)的红细胞保存,是临床稀有血型紧急用血的重要保障措施。目前,冰冻红细胞的制备方法有两种:高浓度甘油慢冻法和低浓度甘油超速冷冻法,前者较为常用。

低浓度甘油超速冷冻法是由美国纽约血液中心 Rowe 首先建立的。其方法是在浓缩红细胞中加入等体积甘油化试剂,将浓缩红细胞快速(1.5~2.0 min)冷冻并保存在−196 ℃液氮中。使用时先放 45 ℃水浴快速解冻,离心去甘油后再用 16%甘露醇生理盐水 300~350 mL 洗涤离心去上清,然后加生理盐水或含 0.2%葡萄糖的生理盐水 1000~2000 mL,离心去上清后加入等体积的上述溶液即可。

冰冻红细胞使用前需要解冻、去甘油处理。采用特定的方法将冰冻红细胞溶解后,清除几乎所有的甘油,并将红细胞悬浮于一定量的 NaCl 注射液或红细胞保存液中的红细胞成分血,称为冰冻解冻去甘油红细胞。它是红细胞成分血制品之一。

甘油的洗脱方法一般分为盐水洗涤法和糖浆洗涤法。盐水洗涤法较为常用,冰冻解冻去甘油红细胞通常悬浮于一定量的生理盐水注射液中。糖浆洗涤法又名团聚法,是利用 50%葡萄糖和10%蔗糖溶液反复洗涤,最终用生理盐水制成红细胞悬液。

1. 冰冻红细胞制备　①取拟冰冻保存的全血或悬浮红细胞,离心去除上清液,用无菌接合技术将红细胞转移至容量适当的、适宜于冰冻保存的转移袋内。②在无菌条件下,缓慢滴加复方甘油溶液至红细胞袋内,边加边振荡,使其充分混匀。在室温中静置,平衡 30 min 后,置−65 ℃或−120℃以下保存。

2. 冰冻红细胞使用前的处理　冰冻红细胞在输注前,需要进行解冻去甘油处理方能使用。分为解冻、离心分离红细胞、去甘油和热合四个环节。①解冻:从低温冷冻保存箱中取出冰冻红细胞,立即放入 37~40 ℃恒温水浴箱中,轻轻振动使其快速融化,直至冰冻红细胞完全解冻。②分离红细胞:于 2~6 ℃离心(5000g,7 min)(同"洗涤红细胞"),移去上清液。③去甘油:每单位红细胞加入 9%NaCl 溶液 80 mL,静置 10 min,再加 0.9%NaCl 溶液 100 mL,混匀,同上离心;弃去 2/3 上清液(留约 50 mL),再加 0.9%NaCl 溶液 200 mL 后离心;去上清后加 0.9%NaCl 溶液 250 mL,反复洗涤 1~2 次,直至上清液无溶血。④热合:移去上清液后每单位红细胞加入 0.9%NaCl 溶液 100mL,热合封口血袋。

┃ 思考题 ┃

冰冻红细胞制备及使用前处理如此耗时耗力,其临床应用价值有哪些?

---

3. 质量控制　冰冻解冻去甘油红细胞的质量指标和规格要求见表 7-5。含 20%甘油的冰冻红细胞在−120 ℃以下保存;含 40%甘油的冰冻红细胞在−65 ℃以下保存,保存期为自采血之日起10 年;冰冻解冻去甘油红细胞的保存温度为 2~6 ℃,保存期为 24 h,应尽早使用。

表 7-5　冰冻解冻去甘油红细胞的质量指标和规格要求

质量指标	规格要求
外观	肉眼观察应无色泽异常、溶血、凝块、气泡等情况;血袋完好,并保留注满解冻去甘油红细胞经热合的导管至少 20 cm
容量	(200±20) mL(200 mL 全血);(300±30) mL(300 mL 全血);(400±40) mL(400 mL 全血)
血红蛋白含量	≥16 g(200 mL 全血);≥24 g(300 mL 全血);≥32 g(400 mL 全血)

续表

质量指标	规格要求
游离血红蛋白含量	≤1 g/L
白细胞残留量	≤$2.0×10^7$ 个（200 mL 全血）；≤$3.0×10^7$ 个（300 mL 全血）；≤$4.0×10^7$ 个（400 mL 全血）
甘油残留量	≤10 g/L
无菌试验	无细菌生长

（六）年轻红细胞

年轻红细胞（young red blood cells）制剂主要包括网织红细胞和有核红细胞。成熟红细胞的平均半寿期为 29 天，而年轻红细胞的半寿期为 45 天，在体内存活时间长。输注年轻红细胞可延长输血间隔时间，减少输血次数。国外大多使用血细胞分离机制备，国内使用离心法结合手工方法进行制备。其保存温度同"悬浮红细胞"。

三、血小板的制备和保存

（一）浓缩血小板

将采集的全血于室温保存 6 h 内，或以保存液 20～24 ℃保存和运输后 24 h 内，在室温条件下将血小板分离，并悬浮于一定量血浆内的血小板制剂称为浓缩血小板（platelet concentrates，PC）。制备过程如下：

1. 采集原料血 ①使用三联以上的采血袋，主袋含抗凝剂或红细胞保存液；转移袋 2～3 个。其中有 1～2 个空白转移袋，还有一个含红细胞保存液。②采集全血 200～400 mL 注入主袋内。其中 200 mL 全血应 5 min 内采完，400 mL 全血应在 10 min 内采完。③如主袋内仅含抗凝剂，则室温保存时间不超过 6 h；含有 ACD 或 CPD 保存液的全血 20～24 ℃保存时间不得超过 24 h。

2. 制备浓缩血小板

（1）富血小板血浆（platelet-rich plasma，PRP）法（轻离心法）：①轻离心：采集的全血在 20～24 ℃条件下离心（1220g，5 min）。②分离：将富含血小板的血浆转移至空的转移袋；将另一转移袋内的红细胞保存液转移至主袋（红细胞袋）。③热合：核对献血条形码，信息一致后热合断离。可生成 1 袋悬浮红细胞和 1 袋富血小板血浆。

（2）少血小板血浆（platelet-poor plasma，PPP）法（重离心法）：①重离心：在 20～24 ℃条件下，将富含血小板的血浆袋离心（4650g 5 min，或者 3000g 20 min），上清为血浆，沉淀物为血小板。②分离：留取适量血浆，将多余的血浆转移至移空的转移袋。③热合：核对信息后，热合断离。生成 1 袋浓缩血小板和 1 袋少血小板血浆。将血小板袋室温静置 1～2 h 待自然解聚后轻轻混匀，制成浓缩血小板混悬液。

（3）白膜法：使用四联采血袋，主袋含抗凝剂或红细胞保存液，第 2、3 个转移袋为空袋，第 4 个转移袋含红细胞保存液。①重离心：将采集的全血在 20～24 ℃条件下重离心。②分离：将大部分血浆转移至第 1 个空白袋；将残留的适量血浆及白膜层转移至第 2 个空白袋，白膜层含血小板及白细胞。将第 4 袋中的红细胞保存液转移至主袋（红细胞袋），充分混合即为悬浮红细胞。③热合：核对血袋上的献血条形码，如一致则热合断离，制成悬浮红细胞袋、白膜层血浆袋和少血小板血浆袋。④轻离心：将白膜层血浆袋和清空的转移袋在 20～24 ℃条件下一起进行轻离心，将富含血小板的血浆（上层）转移至空袋，制成浓缩血小板，热合断离，进行血小板等细胞计数后贴标签。⑤弃去残留的白细胞。

┃ 思考题 ┃

血小板的平均寿命有多长？

3. 质量控制　浓缩血小板的质量指标和规格要求见表 7-6。

表 7-6　浓缩血小板的质量指标和规格要求

质量指标	规格要求
外观	肉眼观察应为黄色云雾状液体,无色泽异常、蛋白析出、气泡及重度乳糜出现等情况;血袋完好,并保留注满血小板经热合的导管至少 15 cm
容量	25～38 mL(200 mL 全血);38～57 mL(300 mL 全血);50～76 mL(400 mL 全血)
pH	6.4～7.4
血小板含量	$\geqslant 2.0 \times 10^{10}$ 个(200 mL 全血);$\geqslant 3.0 \times 10^{10}$ 个(300 mL 全血);$\geqslant 4.0 \times 10^{10}$ 个(400 mL 全血)
红细胞混入量	$\leqslant 1.0 \times 10^{9}$ 个(200 mL 全血);$\leqslant 1.5 \times 10^{9}$ 个(300 mL 全血);$\leqslant 2.0 \times 10^{9}$ 个(400 mL 全血)
无菌试验	无细菌生长

4. 保存　制备的浓缩血小板在 20～24 ℃保存,并持续轻缓振摇。储存于普通血袋时保存期为 24 h;储存于血小板专用血袋时保存期为 5 天;当密闭系统变为开放系统,保存期为 6 h,且不超过原保存期。

(二)混合浓缩血小板

1. 定义　采用特定的方法将 2 袋或 2 袋以上的浓缩血小板合并在同一血袋内的血液制品称为混合浓缩血小板。

2. 单袋浓缩血小板的制备　方法同"浓缩血小板"的制备。

3. 混合浓缩血小板的制备　将合格的 ABO 同型的几袋浓缩血小板通过无菌接合技术汇集在同一个血袋内,混匀。

4. 质量控制　当数袋浓缩血小板汇集到同一个血袋时,须保持可追溯性,汇集后保存期为 6 h,且不超过原保存期。当无专用血小板保存设备进行持续轻缓振摇时,保存期为 24 h,且不超过原保存期。

(三)添加液汇集浓缩血小板

添加液汇集浓缩血小板又称汇集血小板(pooled platelet),是将 5 袋相同血型的 400 mL 全血中的浓缩血小板混合,滤除白细胞后再以血小板添加液作为悬浮介质,制成的血小板制剂。制备过程如下。

1. 准备血小板添加液　血小板的保存介质通常为血浆。近年来欧洲等国家开始利用晶体盐溶液作为血小板的保存介质,即血小板添加液(PAS)。其优点为:节约血浆资源;减少由血浆引起的过敏及发热反应和输血相关性肺损伤;适用于 ABO 不相容性血小板输注;有益于血小板制品的病原体灭活等。

PAS 主要由乙酸盐、磷酸盐、枸橼酸、镁离子、钾离子和氯化钠组成。其中乙酸盐是血小板代谢所需的营养物质;磷酸盐可提高 PAS 的缓冲能力;枸橼酸可抑制血小板活化;镁离子和钾离子可抑制血小板的糖酵解,减少乳酸的产生,并有维持血小板膜稳定的作用;氯化钠用于调节 PAS 的渗透压。不同 PAS 商品制剂中所用上述成分含量不同,常见 PAS 的种类见表 7-7。

表 7-7　常见血小板添加液

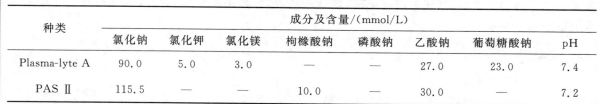

种类	成分及含量/(mmol/L)							
	氯化钠	氯化钾	氯化镁	枸橼酸钠	磷酸钠	乙酸钠	葡萄糖酸钠	pH
Plasma-lyte A	90.0	5.0	3.0			27.0	23.0	7.4
PAS Ⅱ	115.5	—	—	10.0		30.0	—	7.2

续表

种类	成分及含量/(mmol/L)							
	氯化钠	氯化钾	氯化镁	枸橼酸钠	磷酸钠	乙酸钠	葡萄糖酸钠	pH
PAS Ⅲ	77.3	—	—	10.8	28.2	32.5	—	7.2
PAS Ⅲ M	69.3	5.0	1.5	10.8	28.2	32.5	—	7.2
Composol	90.0	5.0	1.5	11.0	—	27.0	23.0	7.0

2. 汇集白膜法制备添加液混合浓缩血小板

（1）单一血单位的白膜制备：取用四联采血袋采集的原料全血，于温度 20～24 ℃下重离心，将富含血小板的白膜层挤出，放 20～24 ℃条件下静置过夜。

（2）混合浓缩血小板的制备：将合格的 ABO 同型的几袋白膜成分通过无菌接合技术汇集到同一血袋中，加入血小板添加液稀释混合的白膜成分，混匀。将稀释后的白膜成分在 20～24 ℃条件下轻离心，将上层富含血小板的悬液挤入转移袋，即制成 1 袋添加液混合浓缩血小板。也可通过白细胞过滤器除去白细胞，制成去白细胞的混合浓缩血小板制品。

（3）向混合浓缩血小板中加入 PAS，即制成添加液汇集浓缩血小板或称汇集血小板。汇集血小板的质量指标、规格要求和保存条件同浓缩血小板。

▌ **思考题** ▌

从临床治疗效果看，首选哪种血小板制剂？为什么？

四、血浆的制备和保存

（一）新鲜冰冻血浆

利用采集后储存于冷藏环境中的全血，在最短 6 h（保存液为 ACD）到 8 h（保存液为 CPD 或 CPDA-1）内，分离出血浆并速冻为固态而制成的血浆制品，称为新鲜冰冻血浆（FFP）。制备过程如下。

1. 血浆分离 按"浓缩红细胞"或"悬浮红细胞"制备方法操作。

2. 速冻 ①拟速冻的血袋严格逐袋平放。②将新鲜血浆快速冻结，要求在 60 min 内使血浆的中心温度降至－30 ℃以下。

3. 质量控制 原料血应符合以下要求：①使用二联以上的采血袋采集血液。②采集的全血冷藏保存时间不超过 8 h。③采血顺畅。200 mL 全血采集不超过 7 min；400 mL 全血采集不超过 13 min。制成的血液制品符合以下质量标准（表 7-8）。保存于－18 ℃以下。保存期为自采血之日起 1 年，解冻后 2～6 ℃保存，应在 24 h 内输注。

表 7-8 新鲜冰冻血浆质量控制项目和要求

质量控制项目	要求
外观	肉眼观察融化后的新鲜冰冻血浆，应为黄色澄清液体，无色泽异常、蛋白析出、气泡及重度乳糜等情况；血袋完好，并保留注满新鲜冰冻血浆经热合的导管至少 10 cm
容量	标示量±10%（mL）
血浆蛋白含量	≥50 g/L
因子Ⅷ含量	≥0.7 U/mL
无菌试验	无细菌生长

（二）冰冻血浆

1. 定义 采用特定的方法在全血有效期内，将血浆分离出并冰冻呈固态的成分血，或从新鲜

NOTE

冰冻血浆分离出冷沉淀凝血因子后将剩余部分冰冻呈固态的成分血,称为冰冻血浆(frozen plasma,FP)。

2. 分类 冰冻血浆有以下几种制品。

(1)保存期内的全血,按照"浓缩红细胞"或"悬浮红细胞"制备方法分离出血浆并冰冻呈固态。

(2)新鲜冰冻血浆在有效期内分离出冷沉淀凝血因子后,将剩余的血浆冰冻呈固态。

(3)新鲜冰冻血浆超过1年保存期后自然转为冰冻血浆。

3. 质量控制 因子Ⅷ含量没有要求;外观、容量、血浆蛋白含量、无菌试验同"新鲜冰冻血浆"。冰冻血浆也在-18 ℃以下保存。保存期为自血液采集之日起4年,解冻后2~6 ℃保存,应在24 h内输注。

┃ 思考题 ┃

请查阅资料,新鲜冰冻血浆与冰冻血浆的临床治疗效果有何不同?

(三)血液制品病原体的灭活

1. 血液制品病原体灭活的必要性 血液制品病原体灭活是指利用物理学、化学、靶向核酸化学、生物学等方法将成分血中的病原体去除或杀灭,从而减少输血传播性疾病。

随着血液筛查和检测水平的不断提高,血液的安全性得到了很大提高,大大降低了经血传播疾病的输血感染风险,但以下因素仍可造成漏检。

(1)献血者或患者正处于"窗口期":窗口期是指病原体感染后直到出现可检出病原体标志物前的时期。处于"窗口期"感染的献血者虽然已经存在病毒血症,血液具有传染性,但血液中相应病原体筛查呈阴性。而处于"窗口期"感染的受血者在输血前血液筛检也可能呈阴性,容易造成"输血后感染"的假象。

(2)检测试剂敏感性与特异性的制约:在一定时期,检测试剂不可能检出所有抗体、抗原等病毒标志物阳性的标本,即使是世界公认的优质试剂,由于敏感性和特异性等原因也不可能有100%的检出率,仍然存在漏检现象。

(3)检测操作的人为误差:由于检测前、中、后各种原因导致的人为差错,即使使用全自动化检测设备和电脑管理,标本的漏检也是不可能完全避免的。

(4)检测项目的局限性:血液筛查不可能覆盖所有已知的经血传播疾病的病原体,此外,还有许多新的病原体不断出现。

2. 常用血液病原体灭活的方法及原理

(1)亚甲蓝/光照法:适当波长和频率的光子可激发亚甲蓝产生单态氧和自由基,单态氧和自由基与病毒核酸以及病毒脂质包膜结合,在可见光的作用下发生化学反应,使病毒核酸断裂,包膜破损,从而达到灭活病毒的效果。

(2)补骨脂(S-59)/长波紫外线法:在没有紫外光的情况下,补骨脂(一种低分子量的呋喃类香豆素)能反向插入DNA或RNA的螺旋区域,在紫外光的激发下,补骨脂与DNA或RNA中的嘧啶相互作用形成共价化合物单体,然后与核苷酸发生交联,从而使病原体的基因组无法复制。该方法对包膜病毒和部分非包膜病毒(如轮状病毒、嵌杯样病毒、蓝舌病毒)都具有杀灭作用。

(3)核黄素(维生素B2)/可见光照射法:维生素B2由1个核醇、异咯嗪环和糖基侧链组成,具有可逆的氧化还原特性。核醇可以结合到DNA或RNA核酸链上,在紫外光/可见光的照射下吸收光子的能量,通过可逆性氧化还原反应转移电子,使核酸链上的鸟嘌呤残基断裂,导致病原体核酸链结构发生改变,使其丧失复制活性,从而杀灭病原微生物。

3. 灭活病原体的血浆制品

(1)病毒灭活新鲜冰冻血浆:采集后储存于冷藏环境中的全血,按新鲜冰冻血浆的要求分离出血浆后,采用亚甲蓝(methylene blue)病毒灭活技术等进行病毒灭活并速冻呈固态的成分血,称为病毒灭活新鲜冰冻血浆。其制备过程如下。①连接病毒灭活耗材：根据血浆规格选择不同规格的血浆病毒灭活耗材，使用无菌穿刺技术（或无菌接合技术）连接血浆和血浆病毒灭活耗材。②加入亚甲蓝：将血浆倒挂在低温操作台的支架上，打开导管夹，使血浆流经固体"亚甲蓝添加元件"，亚甲蓝溶解于血液并一起流入光照袋。③热合分离：核对血袋上的献血条形码，如信息一致，则热合断离，弃去原血浆袋。④光照：将光照袋平放在照光架上，在温度 2～8 ℃、光照强度（简称照度）30000 Lux 条件下，光照 30 min。⑤滤除亚甲蓝：光照结束后，将血浆倒挂，血浆流经活性炭过滤器，即可滤除亚甲蓝，得到病毒灭活新鲜血浆。⑥速冻、保存：方法同"新鲜冰冻血浆"。⑦质量标准：亚甲蓝残留量≤0.30 μmol/L，因子Ⅷ含量≥0.5 U/mL，其他同"新鲜冰冻血浆"。

（2）病毒灭活冰冻血浆：采用亚甲蓝病毒灭活技术，对有效期全血分离出的血浆或从新鲜冰冻血浆中分离出冷沉淀凝血因子后剩余的血浆，进行病毒灭活并冰冻保存，所制备的成分血称为病毒灭活冰冻血浆。制备及保存方法同"病毒灭活新鲜冰冻血浆"；亚甲蓝残留量等指标同"冰冻血浆"。

五、冷沉淀凝血因子的制备和保存

保存期内的新鲜冰冻血浆在 1～6 ℃融化后，分离出大部分血浆，剩余的白色不溶解物，在 1 h 内速冻呈固态的成分血，称为冷沉淀凝血因子，俗称冷沉淀（cryoprecipitate，CRYO）。冷沉淀凝血因子主要含凝血因子Ⅷ、纤维蛋白原（fibrinogen，Fg）、血管性假血友病因子（vWF）、因子ⅩⅢ和纤维结合蛋白（fibronectin，Fn）等。

凝血因子冷沉淀现象由美国科学家 Pool 博士于 1964—1965 年发现，当加热至 37 ℃时，沉淀物又溶解为液态。用于制备冷沉淀凝血因子的起始原料为新鲜冰冻血浆，制备方法分为离心法和虹吸法。

1. 离心法 ①取出待制备冷沉淀凝血因子的新鲜冰冻血浆，置 2～6 ℃冰箱中过夜融化或在 2～6 ℃水浴装置中融化。②当血浆基本融化时，取出血浆，在 2～6 ℃的环境下重离心。③将大部分上层血浆移至空袋，制成冰冻血浆。存留的 20～30 mL 血浆与沉淀物混合，热合分离血袋，制成冷沉淀凝血因子。

2. 虹吸法 ①将新鲜冰冻血浆袋置于 2～6 ℃水浴装置中，另一空袋悬于水浴箱外，位置低于血浆袋，两袋之间形成一定的高度落差。②血浆融化后，随时被虹吸至空袋中，当融化至剩余 40～50 mL 血浆与沉淀物时，闭合导管，阻断虹吸。将血浆与沉淀物混合，热合分离血袋，制成冷沉淀凝血因子。

3. 质量控制 冷沉淀凝血因子的质量控制项目和要求见表 7-9。保存温度低于－18 ℃，保存期为自血液采集之日起 1 年。解冻后 2～6 ℃保存，应在 24 h 内输注，解冻并在开放系统混合后应在 4 h 内输注。

表 7-9 冷沉淀凝血因子的质量控制项目和要求

质量控制项目	要求
外观	肉眼观察融化后的冷沉淀凝血因子，应为黄色澄清液体，无色泽异常、蛋白析出、气泡及重度乳糜出现等情况；血袋完好，并保留注满血浆经热合的导管至少 10 cm
容量	标示量±10%
纤维蛋白原含量	≥75 mg（200 mL 全血）；≥113 mg（300 mL 全血）；≥150 mg（400 mL 全血）
因子Ⅷ含量	≥40 U（200 mL 全血）；≥60 U（300 mL 全血）；≥80 U（400 mL 全血）
无菌试验	无细菌生长

六、单采成分血的制备和保存

（一）单采血小板

使用血细胞分离机在全封闭条件下，自动将符合要求的献血者的血小板自体内分离并悬浮于

NOTE

一定量血浆内,制成的单采成分血称为单采血小板(apheresis platelets)。

1. 捐献要求 捐献者除符合规定捐献全血的检查标准外,还需符合以下要求。

(1) 血液要求:①血细胞比容(HCT)≥0.36;②采前血小板(PLT)计数≥150×10⁹/L且<450×10⁹/L;③预测采后血小板计数≥100×10⁹/L。

(2) 时间要求:单采血小板间隔时间为不少于2周且不大于24次/年。因特殊配型需要,经医师批准,最短间隔时间不少于1周。每次采集过程需要1.0~1.5 h。

(3) 献血量要求:每次可献1个至2个治疗单位,或者1个治疗单位及不超过200 mL血浆。全年血小板和血浆采集总量不超过10 L。

(4) 其他要求:①口服抑制或损害血小板功能的药物(如含阿司匹林类药物)停药后超过5天者;②捐献者应肘静脉粗大,充盈良好;③采集前宜吃清淡食物(如稀饭、馒头),切忌空腹献血。

2. 血小板采集 使用离心式血细胞分离机进行自动采集和分离,根据仪器的操作说明书进行。采集程序如下:①开机自检;②选择程序;③输入参数;④安装管路;⑤核对身份;⑥穿刺采集;⑦血液还输;⑧拆卸耗材;⑨结束关机。

3. 质量控制 单采血小板的质量控制指标和规格要求见表7-10,其他同"浓缩血小板"。

表7-10 单采血小板的质量控制指标和规格要求

质量控制指标	规格要求
外观	同"浓缩血小板"
容量	125~200 mL,储存期为24 h;250~300 mL,储存期为5天
pH	同"浓缩血小板"
血小板含量	≥2.5×10¹¹个/袋
白细胞混入量	≤5.0×10⁸个/袋
红细胞混入量	≤8.0×10⁹个/袋
无菌试验	同"浓缩血小板"

(二)去白细胞单采血小板

使用血细胞分离机,在全封闭的条件下自动将符合要求的献血者的血小板分离,并去除白细胞后悬浮于一定量血浆内的单采成分血,称为去白细胞单采血小板。

1. 献血者的要求 同"单采血小板"。

2. 血小板采集 用配套的去白细胞采集血袋或具有去白细胞功能的血细胞分离机进行自动采集和分离。采集方法同"单采血小板"。

3. 质量控制 白细胞残留量≤5.0×10⁶个/袋,其他同"单采血小板"。

(三)单采新鲜冰冻血浆

使用血细胞分离机在全封闭的条件下自动将符合要求的献血者血液中的血浆分离出并在6 h内速冻呈固态的单采成分血,称为单采新鲜冰冻血浆。

1. 献血者的要求 我国规定,采集单采新鲜冰冻血浆要与单采血小板同时进行,故献血者的要求同"单采血小板"。

2. 制备方法 使用血细胞分离机,按照设定的程序采集血浆成分。

3. 质量控制 同"新鲜冰冻血浆"。

(四)单采粒细胞

使用血液单采机在全封闭的条件下自动将符合要求的献血者血液中的粒细胞分离出并悬浮于一定量的血浆内的单采成分血,称为单采粒细胞。

利用血液单采机并根据设定的粒细胞单采程序,采集献血者血液中的粒细胞。因一次采集量为1.5×10¹⁰~3.0×10¹⁰个粒细胞,所以在采集前需让献血者口服一定剂量的粒细胞动员剂(皮质类固醇药物或粒细胞集落刺激因子),使骨髓和边缘池的粒细胞释放进入循环池,从而提高外周血中粒细胞的含量。质量标准见表 7-11。保存温度为 20～24 ℃,保存期 24 h,辐照后应尽早使用。

表 7-11　单采粒细胞的质量控制项目和要求

质量控制项目	要求
外观	肉眼观察应无色泽异常,无凝块、溶血、气泡及重度乳糜出现等情况;血袋完好,并保留注满单采粒细胞经热合的导管至少 20 cm
容量	150～500 mL
中性粒细胞含量	$\geqslant 1.0 \times 10^{10}$ 个/袋
红细胞混入量	血细胞比容$\leqslant 0.15$
无菌试验	无细菌生长

(五)洗涤血小板制剂

血小板制剂中含有血浆成分,对于血浆输注引起不良反应的患者必需输注血小板时,应将单采血小板用晶体盐溶液洗涤去除血浆后,制备成洗涤血小板再进行输注。目前,我国对于洗涤血小板的应用还很少,相关质量标准也有待完善。洗涤血小板保存温度与"浓缩血小板"相同,悬浮于 0.9% NaCl 溶液中可保存 24 h。

七、辐照血液

(一)血液辐照技术简介

1. 技术原理　血液辐照技术(blood irradiation technology)于 20 世纪 70 年代在国外得到应用,20 世纪 90 年代在国内逐步普及应用。该项技术目前已经越来越多地应用于造血干细胞移植患者的输血,辐照可灭活血液中的淋巴细胞,是预防输血相关性移植物抗宿主病(TA-GVHD)发生的有效手段。

用于血液辐照的射线有 γ 射线和 X 射线两种,前者一般使用两种放射性同位素源,分别为 ^{60}Co(钴,半衰期 5.3 年)和 ^{137}Cs(铯,半衰期 30.2 年);而 X 射线一般由直线加速器远距离操纵并加速电子,达到很高的速度产生冲击效果。γ 射线和 X 射线辐照血液后,引起血液中淋巴细胞损伤的原理相同。一方面通过电离辐射作用杀伤淋巴细胞,以粒子或次级电子形式快速穿透有核细胞,直接损伤 DNA;另一方面依靠生物损伤作用杀伤淋巴细胞,射线照射后,间接产生离子或自由基,使细胞丧失有丝分裂的活性和停止增生。辐射作用只发生在瞬间,辐照后的血液及成分血没有放射活性,对受血者无任何放射杀伤作用。γ 射线在血液辐照技术(血液辐照仪)中的应用较为广泛。

2. 辐照血液的临床应用

(1)免疫功能严重损害者:免疫缺乏症和免疫缺陷病、大剂量化疗、接受嘌呤类和免疫抑制剂治疗、造血干细胞移植、急性白血病贫血等患者。

(2)免疫功能低下者:老年人(年龄大于 50 岁)、低体重的新生儿、早产儿等。

(3)供血者与受血者有亲缘关系者(一般指 Ⅰ、Ⅱ 级亲属血液)。

(4)输血量较大者以及 6 个月以下的婴儿:输血、新生儿溶血病换血等患者。

3. 注意事项

(1)冰冻解冻去甘油红细胞、冷沉淀凝血因子和血浆因不含淋巴细胞,不需辐照处理。

(2)白细胞滤除不能替代血液辐照。

(3)经辐照处理的血液制品的运输、保存、配血及输注等操作规程,均参照同类血液制品的要求执行。

(4)辐照后的血液应尽快使用,不宜长时间保存。

(二)辐照血液的制备与保存

使用照射强度为 25～30 Gy 的 γ 射线对血液制品进行照射,使血液制品中的 T 细胞失去活性

NOTE

所制成的成分血,称为辐照血液。经辐照后的血液制品,其质量控制要求与原血液制品的要求相同。

1. 辐照剂量 血液制品的辐照剂量,以既能灭活淋巴细胞,又能维持其他成分血的功能与活力,且引起损伤最小为原则,并以被辐照物质的吸收量来计算。吸收量以戈瑞(Gy)为单位,其大小取决于照射量。FDA 在 1993 年把辐照中心剂量定为 25 Gy,其他部位不低于 15 Gy;欧洲学术委员会制定的辐照剂量范围为 25～40 Gy,英国为 25～50 Gy。国内一般推荐 25～30 Gy。

2. 血液辐照质量保证

(1)照射剂量:中心剂量定为 25 Gy,其他部位不低于 15 Gy。

(2)剂量分布:核对中心剂量率,并测定照射物表面的相对剂量分布。^{137}Cs 每年检测 1 次相对剂量分布图,^{60}Co 每半年测定 1 次。

(3)放射性物质衰变的校正:^{137}Cs 每年 1 次,^{60}Co 每季度 1 次。

3. 辐照血液的保存

(1)辐照全血或辐照红细胞:保存温度为 2～6 ℃;辐照应在全血采集后 14 天内完成,辐照后保存期为 14 天。美国血库协会(AABB)规定红细胞辐照后保存不超过 28 天,最好尽快输注,输血后体内恢复率应大于 75%。

(2)辐照血小板:辐照对血小板功能影响较小,可在其保存期内任何时间辐照。保存温度、保存期与原制剂相同,辐照后宜尽快使用。

(3)辐照粒细胞:粒细胞在制备后应立即辐照并输注,不得保存。

八、成分血制备的管理要点

(一) 管理基本要求

1. 设备与环境 设备数量及功能应能满足制备工作的要求,用于成分血制备的关键设备应按规定进行定期的维护和校准,确保其运行的稳定性和可靠性;成分血制备的环境应该卫生整洁,定期消毒,尽可能以密闭系统制备成分血。制备成分血使用开放系统时,制备室环境应该达到 10000级、操作台局部应达到 100 级(或在超净台中进行),以避免微生物的污染。

2. 冷链 制备的成分血需要冷藏保存时,应尽可能缩短室温下的制备时间,制备过程应实施冷链控制。

3. 制备方法 成分血制备的方法和程序必须经过确认,以确保血液的安全有效,成分血制备的品种必须符合《全血及成分血质量要求》(GB 18469—2012)。

4. 质量控制 必须执行血液常规抽检程序,定期对抽检结果进行统计分析和偏差调查,并采取纠正和预防措施,确保持续改进。

(二) 过程管理要求

1. 物料 物料质量及其生产和供应方的资质应符合相关法规的要求。

2. 起始血液 起始血液的保存和运输应当符合国家有关规定的要求,并制定起始血液的验收标准。

3. 血液标识 制备过程应注意献血条码和标签等标识的保护,防止其脱落或粘连,在原袋和转移袋(或外接血袋)分离之前,应当检查每个血袋上献血条码的一致性,宜采用计算机系统进行核对,以避免人为差错。

4. 过程目视检查 制备全过程要注重每袋血每一个环节的目视检查,检查是否有渗漏、损坏、献血条码等标识脱落以及疑似细菌污染或其他异常情况。

5. 质量记录 制备过程要形成质量记录,记录信息包括人员、设备、耗材信息、方法步骤、环境条件、操作人员签名等,以实现其相关信息的可追溯性。

九、人造血液替代品研制的重大进展

人造血液替代品的研发已有近 70 年的历史,但至今仍是困扰学术界、工业界等的科学难题。

近年来,美国圣路易斯华盛顿大学和伊利诺伊大学香槟分校的研究人员合作,将血红蛋白包裹到人工合成的纳米材料当中,制成了一种血液替代品 ErythroMer。它能够避免血管收缩,从而降低心脏病和卒中的发生风险;同时,这类替代品携带病毒的风险比血液要小得多。前期动物实验已证实,ErythroMer 除具备携氧功能外,还能根据体内 pH 变化,促进氧气从肺部输送到身体最需氧的器官。一旦研究成功,ErythroMer 可以制成冻干粉末,保存一年或数年,医护人员可以随身携带。使用时,将其溶解于灭菌水中即可现场输注。此外,该产品还具有免疫沉默的特性,进入人体后不会诱发免疫系统的攻击,因此可以输给任何血型。它将在急救手术、血液病治疗等方面得到广泛应用。尽管 ErythroMer 应用前景巨大,但还需在临床试验验证其安全性和疗效的基础上,大幅降低生产成本,这样才能满足未来对人造血液替代品的需求。

第二节　血液的隔离与放行

血液的隔离与放行是采供血过程的重要环节,是确保血液安全的有效措施。正确对血液进行隔离与放行,主要是为了防止不合格血液的误发放。

一、血液的隔离

1. 物理隔离　设立待检测血液隔离存放区,对待检测的血液和不合格血液进行物理隔离。实施物理隔离的有效方法是设立独立的隔离库。为了利用现有的冷藏设施,减少人员和交接环节,可将隔离库附设在成分制备室或发血室。隔离库应根据血液状态分为合格、不合格、待检、待定 4 个区域。合格区存放经过检测合格、贴上合格标签、等待批放行通知的血液;不合格区放置检测结果不合格的血液,加锁双人管理;待检区放置等待检测的血液;待定区放置检验结果可疑,需要再次检验确定结果的血液。可以使用不同颜色的标签标识四种类型的血液,区与区之间有隔离设施。

2. 信息隔离　对检测合格的血液应用计算机打印标签与不合格血液进行标识隔离。对采集中出现的不足量、凝块血,制备中发现的脂肪血、离心破袋等通过人工标识隔离,打印粘贴不合格标签。

3. 隔离操作　应用计算机管理信息系统进行隔离操作,血液隔离时,应逐袋扫描进入隔离区的待加工、不合格、待检、待定血液,分区存放,采用不同颜色标牌明显标识。进出血液隔离区域的血液应做好交接和记录,记录至少包括血型、数量、时间、交接人及签名等。

二、血液的放行

1. 批放行规则　放行人员必须经过培训并考核合格,经过授权,才能承担放行工作。在质量文件中明确规定"批"概念,从血液采集开始执行。"批"可以按照自然天区分,也可以按采集地点、时间段等区分,特殊情况下也可以按采集人次区分,如单采血小板。血液放行人员依据血液批检测报告,清点、核对每批血液中不合格血液的数量是否与检测阳性血液、其他不合格血液的总数相符,若相符则将不合格血液安全转移。

2. 血液放行　对检测不合格、外观不合格、异常采集、制备过程中产生的不合格和符合保密性弃血的血液,先进行标识,贴上不合格标签,并移交至不合格库。将检测报告中尚未最终判定结果的血液继续隔离并做好标识。确认检测合格及血液外观检查合格的血液,逐袋打印并粘贴标签和包装。当批血液中所有不合格血液都得到标识和报废后,打印血液放行记录,签署姓名、日期和时间,将合格血液放行至合格血液储存库,与合格库人员进行核对、交接和签收。在放行过程中确保血液的冷链保护,应尽可能地减少血液在非冷链保护环境中停留的时间。质量管理部门负责监督或审核血液批放行。

NOTE

第三节 血液的储存、发放和运输

一、血液的储存

各种血液成分按不同的储存条件、品种、血型分类存放,按采血日期先后顺序排列,并明确标识。血液储存区还必须采取一定的防火、防盗、防鼠和防虫措施。全血构成复杂,成分种类繁多,不同的血液成分储存条件差异很大,不可能对全血的所有成分用一种条件储存。不同的血液成分储存条件不一样(表 7-12)。

表 7-12 血液成分的储存运输条件

编号	品名	储存温度	运输温度	最终有效期限	备注
1	全血	2~6 ℃	2~10 ℃	ACD/CPD/CP2D:21 天; CPD-A:35 天	
2	红细胞	2~6 ℃	2~10 ℃	ACD/CPD/CP2D:21 天; CPDA-1:35 天; 特殊添加液:42 天; 开放系统:24 h	
3	冰冻解冻去甘油红细胞	2~6 ℃	2~10 ℃	解冻后 24 h	
4	冰冻红细胞(40%甘油) 冰冻红细胞(20%甘油)	≤−65 ℃ ≤−120 ℃	冷冻状态	10 年	采集后 6 天内冷冻
5	悬浮红细胞	2~6 ℃	2~10 ℃	ACD/CPD/CP2D:21 天; CPDA-1:35 天; 特殊添加液:42 天; 开放系统:24 h	
6	洗涤红细胞	2~6 ℃	2~10 ℃	添加剂为生理盐水时有效期为 24 h;在密闭系统中采用红细胞保存液混悬,保存期同全血	
7	浓缩血小板	20~24 ℃(频率 60 次/分,振幅 5 cm,连续轻缓振荡)	20~24 ℃	合并或开放系统:4 h 密闭系统:24 h~3 天 (依收集袋不同)	无振荡时最多保存 24 h
8	单采血小板		20~24 ℃	24 h~5 天 (依收集袋的不同)	无振荡时最多保存 24 h
9	单采粒细胞	20~24 ℃	20~24 ℃	24 h	尽快输注
10	冷沉淀凝血因子	≤−25 ℃	保持冰冻状态	自采集日起 12 个月内	在 1~6 ℃解冻血浆(FFP),1 h 内重新冰冻冷沉淀

NOTE

154

续表

编号	品名	储存温度	运输温度	最终有效期限	备注
11	新鲜冰冻血浆 冰冻血浆	≤−25 ℃	保持 冰冻状态	≤−25 ℃:12 个月 ≤−65 ℃:4 年	CPD/CP2D/CPDA-1: 8 h 以内呈冰冻状态 ACD:6 h 以内呈冰冻状态
12	辐照红细胞	2～6 ℃	2～10 ℃	采集后 14 天内辐照，辐照后保存期 14 天	
13	辐照单采血小板	20～24 ℃	20～24 ℃	原保存期无变化	无振荡时最多保存 24 h
14	辐照粒细胞	20～24 ℃	20～24 ℃	原保存期无变化	尽快输注

二、血液的发放

1. 血液的发放原则　一般按照"先进先出"原则发放各类血液，对于临床客观上有特殊输血要求的患者，可以依照临床适应证的需求发放储存时间相对较近的血液。

2. 血液发放前的检查　血液发放人员依据血液预约单从相应合格库中按量取出血液，检查血液标签、外观、容量有无异常；发现异常血液另行存放于隔离冰箱，由当班负责人再次核对后统一处理。

3. 血液的分发

（1）申请和预约：发血部门通过不同方式接受用血医院的血液预约和取血申请，包括电话预约、网站预约、发血窗口受理等方式，记录预约或申请用血的单位、血液品种、血型、规格和数量等，并核对。

（2）血液分发：发血人员通过目测方式检查血液的有效期和外观，内容包括血袋标签异常、血液颜色异常、溶血、脂肪血、凝块、絮状物、气泡、血袋渗漏、血袋破损及其他异常。逐袋扫描已经检查正常的血液，打印血液发放单和血液发放明细，并核对数量、血型是否一致。

（3）血液装运和接收：将血液按不同储存条件分别装箱，血液运输箱外面明确标识血液种类和运输目的地，附装箱清单，记录装箱时温度状况。血液运送到目的医院时，用血单位检查、核对血液发放单和实物、温度无误后签收。运输人员将送达时温度状况记录在运输单上，并由接收医院签字确认。

三、血液的运输

1. 冷链　血液冷链是指血液和血液制品在采集、制备、储存和运输整个过程中必须维持在正确的温度条件下，以保证血液和血液成分的生物活性和功能。

"冷链"是一套用于血液和血液成分储存和运输的系统，采用尽可能安全、有效的方法维持血液和血液成分的各项功能。"冷链"涉及两个要素：①组织和实施血液、血液成分储存和运输的人员；②安全储存和运输血液、血液成分的设备。人们通常认为"冷链"只是冰箱或冷冻箱、运输箱等血液储存、运输设备的集合，而忽视了人的作用。如果工作人员处理不当，即使有最好、最先进的储存设备和运输工具，"冷链"也将不起作用。

▌ **思考题** ▌

影响冷链的因素有哪些？

2. 血液的运输　血液运输是指血液从某一地点向另一地点运送的物流活动。街头采血、医院到血站取血或血站向医院送血、血液由输血科运往临床科室，以及平时和战时紧急抢救用血时，全国各地相互支援，都会涉及血液的运输问题。血液运输的关键问题是运输中温度的维持（冷链保

NOTE

护)和防止剧烈振荡,以保持血液成分的有效性和抑制可能存在的细菌生长。因此,要建立血液运输操作规程,规范血液运输管理,确保血液运输温度控制在规定范围内。

使用专用血液运输箱运送血液到用血单位。专用血液运输箱应由抗压材料制造,配备冷源板或冰袋,外附温度显示器,运输全过程要有温度监控,以保证血液(成分)在运输全过程处于正常保存温度范围内;运输箱表面要有明确标识,以标明血液种类、运输目的地等。不同的血液和血液成分应按照品种分别装箱,在不同温度下分别运输。血液装箱时,应做到小心轻放、适量装箱避免挤压;血液运输人员必须在发出血液后 2 h 内送达用血医院。

不同血液成分的运输温度见表 7-12。

🔲 本章小结

除全血外,成分血输注在临床应用更为广泛,成分血是指通过离心、过滤、照射等方法制备的治疗性血液成分。制备方式有 2 种,一种是将保存在采血袋中的全血分离制成一种或几种血液成分,如悬浮红细胞、去白细胞悬浮红细胞、浓缩血小板、新鲜冰冻血浆及冷沉淀凝血因子等;另一种是使用血细胞分离机,从严格筛选出的献血者血管内采集出一种或几种单独的血液成分,而制成的单采成分血,如单采血小板、单采新鲜血浆(后冰冻)、单采粒细胞等。临床常用的成分血制品有红细胞、血小板、血浆、凝血因子及血浆蛋白制品,粒细胞制品应用较少。此外还有辐照血液制品。

其中红细胞制剂主要用于纠正严重贫血,有浓缩红细胞、悬浮红细胞、去白细胞悬浮红细胞、洗涤红细胞、冰冻解冻去甘油红细胞和年轻红细胞等。它们所采用的保存液成分、制备技术、临床应用范围略有不同,但主要质量指标的规格要求大致相同。其中洗涤红细胞需在洗涤完成后 24 h 内尽快输注,冰冻红细胞可长期保存,其他红细胞制剂可因保存液成分不同,保存期限在 21～42 天不等,保存温度需控制在 2～10 ℃。

血小板制剂主要用于治疗和预防血小板减少所引起的出血,有浓缩血小板、混合浓缩血小板、去白细胞单采血小板和洗涤血小板等,而单采血小板临床治疗效果最佳。血小板制剂需在保存液中 20～24 ℃保存,并持续轻缓振摇。储存于普通血袋时保存期为 24 h;储存于血小板专用血袋时保存期为 5 天;当密闭系统变为开放系统时,保存期为 6 h,且不超过原保存期。

血浆制品可用于补充血容量、血浆蛋白和部分凝血因子。包括新鲜血浆(采集 6 h 内)、新鲜冰冻血浆和冰冻血浆。新鲜血浆临床较少应用且不安全。冰冻的血浆可长期保存,其中新鲜冰冻血浆保存 1 年后自然转为冰冻血浆,临床输注最为安全的是灭病毒血浆。采用亚甲蓝/光照法、补骨脂(S-59)/长波紫外线法、核黄素(维生素 B2)/可见光照射法处理新鲜冰冻血浆及冰冻血浆后,可使病毒失活,防止处于感染"窗口期"的血液制品输入患者体内而发生输血传播性疾病。冷沉淀凝血因子(俗称冷沉淀)制品中主要含凝血因子Ⅷ、Fg、vWF 等,是采用新鲜冰冻血浆通过离心法或虹吸法获得的。

白细胞滤除只是针对粒细胞,因此必要时需要采用 γ 射线和 X 射线破坏淋巴细胞,得到辐照血液。防止免疫功能严重损害或低下者、输血量较大者以及 6 个月以下的婴儿输血后发生移植物抗宿主反应。但冰冻解冻去甘油红细胞、冷沉淀凝血因子和血浆因不含淋巴细胞,不需辐照处理。

制备成分血的关键设备应按规定进行定期的维护和校准,确保其运行的稳定性和可靠性,且环境符合要求,除血小板外均需冷链控制。制备方法经过确认,血液品种必须符合《全血及成分血质量要求》(GB 18469—2012)。严格进行过程管理。

案例解析

在本节案例中,患者因大面积烧伤,导致血浆大量丢失、血细胞大量被破坏。医师申请血型检验是为了给患者进行输血治疗。应输注新鲜冰冻血浆和浓缩红细胞。

(郑文芝)

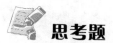 **思考题**

1. 临床常用的成分血制品有哪些?
2. 红细胞与血小板的保存温度是否相同? 为什么?
3. 什么叫单采血小板?

第八章　临床输血

　学习目标 ▌...

1. 掌握：全血、血小板、临床常用血浆制品等输注的适应证和禁忌证；不同红细胞制剂的临床适用范围；大量输血的定义和输注原则；大量输血的死亡三联征的含义；DIC的定义。

2. 熟悉：各血液制品的保存条件和时间；全血、不同红细胞制剂、血小板、临床常用血浆制品等的输注剂量、用法及疗效判断；临床血浆蛋白制品输注的适应证和禁忌证；大量输血中的相关操作建议；国际血栓与止血学会的DIC诊断评分系统。

3. 了解：输血相关机构及其职责；临床输血过程；粒细胞输注适应证、禁忌证、输注剂量、用法、疗效评价及注意事项；冷沉淀的输注剂量、用法及疗效判断；临床血浆蛋白制品的输注剂量、用法及疗效判断；自身输血及其主要方式；肝移植输血，婴幼儿、较大儿童和老年人输血；临床输血相关法律、法规和标准。

第一节　临床输血机构及管理

案例导入

患者，男，外伤致左上肢大出血，疼痛、活动障碍1 h入院，精神极差，未见大小便，左手活动障碍，左手冰凉，左手血运差。查体：T 36.8 ℃，P 110 次/分，R 21 次/分，BP 82/50 mmHg。急诊诊断为急性失血性休克，立即进行抗休克治疗并送入手术室进行手术治疗。请问：

1. 为什么急诊医师对该患者是先行抗休克治疗而不是先输血？

2. 临床上患者如果需要进行输血治疗，需要进行哪些步骤才可输血？

3. 该患者如果进行输血治疗，是输全血还是红细胞制剂？为什么？

一、临床输血相关机构设置及职责

（一）临床用血管理委员会或临床用血管理工作组及职责

1. 机构　根据《医疗机构临床用血管理办法》要求，二级以上医院和妇幼保健院应当设立临床用血管理委员会，负责本机构临床合理用血管理工作。主任委员由院长或者分管医疗的副院长担任，成员由医务部门、输血科、麻醉科、开展输血治疗的主要临床科室、护理部门、手术室等部门负责人组成。医务、输血部门共同负责临床合理用血的日常管理工作。

其他医疗机构应当设立临床用血管理工作组，并指定专（兼）职人员负责日常管理工作。

2. 职责

（1）认真贯彻临床用血管理相关法律、法规、规章、技术规范和标准，制订本机构临床用血管理的规章制度并监督实施。

（2）评估确定临床用血的重点科室、关键环节和流程。

（3）定期监测、分析和评估临床用血情况，开展临床用血质量评价工作，提高临床合理用血水平。

（4）分析临床用血不良事件，提出处理和改进措施。

（5）指导并推动开展自体输血等血液保护及输血新技术。

（6）承担医疗机构交办的有关临床用血的其他任务。

（二）输血科或血库及职责

1. 机构　《医疗机构临床用血管理办法》明确规定：医疗机构应当根据有关规定和临床用血需求设置输血科或者血库，并根据自身功能、任务、规模，配备与输血工作相适应的专业技术人员、设施、设备。不具备条件设置输血科或者血库的医疗机构，应当安排专（兼）职人员负责临床用血工作。用血量较大的各级各类医院如三级综合医院、三级肿瘤医院、三级血液病医院、三级心血管病医院等应设置输血科；三级儿童医院、三级中西医结合医院、三级传染病医院、二级综合医院、二级肿瘤医院等应设置血库。

2. 职责

（1）建立临床用血质量管理体系，推动临床合理用血。

（2）负责制订临床用血储备计划，根据血站供血的预警信息和医院的血液库存情况协调临床用血。

（3）负责血液预订、入库、储存、发放工作。

（4）负责输血相关免疫血液学检测。

（5）参与推动自体输血等血液保护及输血新技术。

（6）参与特殊输血治疗病例的会诊，为临床合理用血提供咨询。

（7）参与临床用血不良事件的调查。

（8）根据临床治疗需要，参与开展血液治疗相关技术。

（9）承担医疗机构交办的有关临床用血的其他任务。

二、血液预订、入库、储存与管理

医疗机构的输血科或血库具备一定的血液储备能力，称为血液库存。血液库存优良与否可通过血液储存天数用出率来进行评价，储存短天数用出的比率越高表明血液库存调控能力越好。

（一）血液预订

根据择期用血量、安全库存量、实际库存量进行比较，进而确定补充库存血液的品种和数量，向采供血机构预订血液并确定送血时间。择期用血量主要是针对手术患者在手术过程中可能需要的用血量，为医师申请用血的数量。安全库存量即为库存各型血液的最低储存量，一般不少于 3 天常规医疗用血量。

（二）血液入库

全血、血液成分入库前要认真核对验收。核对验收内容包括：运输条件、物理外观、血袋封闭及包装是否合格，标签填写是否清楚齐全（血站的名称、献血编号或条形码、血型、血液品种、标识量、采血日期及时间或制备日期及时间、有效期及时间、储存条件）等，并做好登记。

（三）血液储存

将血液按不同品种、血型和采血日期（或有效期）分别储存于专用储血设备的不同区域内，并明显标识。保存温度和保存时间见表 8-1。

表 8-1　血液保存条件和保存时间

血液成分	保存条件	保存时间
全血	(4±2) ℃	ACD 或 CPD,21 天;CPDA-1,35 天;CPDA-2,42 天

NOTE

血液成分	保存条件	保存时间
浓缩红细胞	(4±2)℃	ACD 或 CPD,21 天;CPDA-1,35 天;CPDA-2,42 天
去白细胞浓缩红细胞	(4±2)℃	ACD 或 CPD,21 天;CPDA-1,35 天;CPDA-2,42 天
悬浮红细胞	(4±2)℃	ACD 或 CPD,21 天;CPDA-1,35 天;CPDA-2,42 天
洗涤红细胞	(4±2)℃	添加液为 0.9% NaCl 溶液的为 24 h;在密闭系统中洗涤且最后以红细胞保存液混悬的则与洗涤前红细胞悬液相同
冰冻红细胞	−120 ℃以下(20%甘油) −65 ℃以下(40%甘油)	自采血之日起 10 年
冰冻解冻去甘油红细胞	(4±2)℃	添加液为 0.9% NaCl 溶液的为 24 h;在闭合无菌环境中解冻且最后以红细胞保存液混悬(MAP 液),保存期为 7 天
年轻红细胞	(4±2)℃	ACD 或 CPD,21 天;CPDA-1,35 天;CPDA-2,42 天
浓缩血小板	(22±2)℃(轻振荡)	普通袋,24 h;专用袋,5 天
单采血小板	(22±2)℃(轻振荡)	ACD-A 或经开放处理和(或)使用普通袋,24 h;未经开放处理且使用专用袋,5~7 天
单采粒细胞	(22±2)℃	24 h
新鲜冰冻血浆	−18 ℃以下	自采血之日起 1 年
单采新鲜冰冻血浆	−18 ℃以下	自采血之日起 1 年
冰冻血浆	−18 ℃以下	自采血之日起 4 年
冷沉淀凝血因子	−18 ℃以下	自采血之日起 1 年

血液保存条件执行《血液储存要求》(WS 399—2012)国家卫生行业标准。应当保证储血设备运行有效,有不间断的温度监测与记录。当储血设备的温度自动监控系统和(或)储血设备报警装置发出报警信号时,应立即查找原因,及时解决并记录。

储血设备内严禁存放其他物品;储存红细胞的冰箱及血小板保存箱每周至少消毒一次,消毒方法应对血液质量及储血设备无影响;遇到污染或血袋泄漏,应及时对被污染物体表面进行清洁与消毒。每月对冰箱内及频繁接触物体的表面进行微生物培养,细菌菌落总数应≤10 CFU/cm²。储血室和储血冰箱内空气培养每月一次,每 15 min 直径 9 cm 平皿内细菌菌落总数应≤4 CFU。低温冰箱应定期化霜。

(四)血液管理

1. 血液库存统计 建立、实施血液库存统计程序。该程序包括血液库存、患者用血、血液入库、血液出库的详细信息。利用计算机管理,可根据库存统计确定血液的分配、与血站预订血液的种类和数量,并且可查询患者的用血量、病种的用血量、病房的用血量等相关信息,亦可根据不同的时间间隔对血液的出入库及库存进行用血统计和核对,并汇总。

2. 血液储存温度监控 建立、实施血液温度监控程序。使用人工监控时,应至少每 4 h 监测记录温度 1 次;使用自动温度监测管理系统时,应至少每日人工记录温度 2 次,2 次记录间隔 8 h 以上;温度监控记录至少应保存到血液发放之后 1 年,以保证可追溯性。

3. 发血 建立、实施发血管理程序,包括输血记录单和发血前核对。

(1)输血记录单:输血科或血库根据交叉配血结果,确定供血者与患者的血液是否相合或相容。相合则可随时发血;相容则应根据临床患者输血治疗的迫切程度、国家规范以及本医疗机构临床用血管理规定来决定是否相容性发血,此属于应急用血管理范畴。符合发血要求的一定要填写输血记录单并核对无误后方可发血。

（2）发血前核对：输血科或血库接到取血单后，根据输血记录单上供血者的相关信息从储血冰箱取出相对应的血液成分。取出前，应观察供血者血液是否有溶血，确认无溶血后将血袋取出并检查是否有血液凝块、是否有肉眼可见的细菌污染表现、血袋是否有渗漏；认真检查血袋标识（姓名、血型、血量、种类、血袋编号、采血日期、保存日期）是否清楚，与输血记录单是否完全对应；再次核对与患者血型及既往血型（电脑存档）是否一致。与取血人员共同核对均无误后，双方签字、登记并发放血液。

凡血液或外包装有下列情形之一的，一律不得发出：①与受血者 ABO 血型不相容的血液；②标签脱落、破损、字迹不清；③血袋有破损、漏血；④血液中有明显凝块；⑤血浆呈乳糜状或暗灰色；⑥血浆中有明显气泡、絮状物或粗大颗粒；⑦未摇动时血浆层与红细胞的界面不清或交界面上出现溶血；⑧红细胞层呈紫红色；⑨过期或其他须查证的情况。

三、临床输血程序及管理

（一）建立临床输血程序

建立覆盖输血全过程的输血管理程序，以确保临床安全、有效输血。

（二）临床输血过程及管理

1. 临床输血治疗决策 临床医师在决定为患者进行异体输血治疗时，除了临床输血指征外，还应综合考虑以下因素：①临床整体治疗进程的时限；②输血治疗是否为唯一可选择的有效治疗方法；③是否有其他有效治疗方法代替异体输血；④输血治疗的缺陷和血液成分疗法的潜在危害性；⑤血液成分的质量及安全性；⑥输血风险是否能避免或降到最低；⑦血液成分的种类和剂量；⑧如何管理和监控血液成分；⑨在临床可接受的时限内，有无特效疗法纠正血液学的不足；⑩患者是否完全知晓医疗决定、潜在益处和风险、是否拒绝输血等。

2. 临床输血告知 建立、实施输血告知程序并签署《输血治疗知情同意书》。签署《输血治疗知情同意书》是输血治疗过程中非常重要的环节。一方面，其能证明受血者或被授权人了解输血相关的不良反应，并决定是否选择输血治疗，是对患者在接受医疗服务过程中的知情权、选择权、决定权的保护；另一方面，其能证明医师履行了对患者进行输血治疗说明的告知义务，可减少医疗机构和医护人员的医疗纠纷，规避风险。《输血治疗知情同意书》至少应包括以下内容：输血目的、输血方案、输血品种、输血风险、患者或受委托人是否同意等。

3. 临床输血申请 在患者或被授权人签署《输血治疗知情同意书》后，由经治医师逐项填写《临床输血申请单》，经主治医师以上主管医师核准签字，连同受血者血标本一并提前送往输血科或血库备血。《临床输血申请单》至少应包括以下内容：受血者姓名、性别、年龄、病案号、科室、病区、床位号、临床诊断、输血目的；既往输血史、妊娠史、受血者属地；预订输血成分、输血量、输血日期；受血者血型、血红蛋白浓度（Hb）、血细胞比容（HCT）、血小板数量（PLT）、谷丙转氨酶（ALT）、乙型肝炎表面抗原（HBsAg）、丙型肝炎抗体（抗-HCV）、人类免疫缺陷病毒抗体（抗-HIV 1/2）、梅毒抗体（TP-Ab）；申请医师签字、上级主管医师审核签字、填写申请日期等。急救用血可先用血后补办手续。

4. 输血申请单的审核 建立、实施输血申请审核程序。输血科（血库）应对输血申请单进行审核，审核内容包括受血者的个人基本信息、血型、临床诊断、输血指征、输血目的等。发现存在不合理输血或有其他疑问时，应及时与临床医师联系，以确保输血安全有效。

5. 血液成分选择 根据《临床输血申请单》中临床输血目的确定最适当的血液成分，同时需要根据不同的病种选择相应库存时间的血液，凡对库存时间无要求的病种进行输血，按照采血日期采用"先进先出"的原则，以避免血液过期造成血液浪费。

6. 血液发放与领取 建立、实施血液发放与领取的程序。取血人持取血单到输血科或血库取血，发血人将核对无误的输血记录单和相应血液成分移交给取血人，取血人认真仔细核对相关内容确认无误后,双方在输血记录单上签字,随后发血人发放血液,取血人领取血液回病房。

7. 临床核对与输血

(1)取血人将血液取回病房后,应立即将血液交给临床输血护士,并做好交接手续。

(2)取回的血液应尽快输用,不得自行储血。

(3)输血前由两名医护人员核对交叉配血报告单及血袋标签各项内容,检查血袋有无破损渗漏,血液颜色是否正常。准确无误方可输血。

(4)输血前将血袋内的成分轻轻混匀,避免剧烈振荡。血液内不得加入其他药物,如需稀释只能用静脉注射生理盐水。

(5)输血时,由两名医护人员携带病历,共同到患者床旁核对患者姓名、性别、年龄、病案号、门急诊/病室、床号、血型等信息,确认与配血报告单相符,再次核对血液后,用符合标准的输血器进行输血。

(6)输血前后使用静脉注射生理盐水冲洗输血管道。连续输用不同供血者的血液,前一袋血液输尽后,用静脉注射生理盐水冲洗输血器,再接下一袋血液继续输注。

(7)输血过程中应先慢后快,再根据病情和年龄选择适宜输注速度,并严密观察受血者有无输血不良反应,如出现异常情况应及时处理:①减慢或停止输血,用静脉注射生理盐水维持静脉通道;②立即通知值班医师和输血科或血库值班人员,及时检查、治疗和抢救,并查找原因,做好记录。

(8)疑为溶血性或细菌性输血反应,应立即停止输血,用静脉注射生理盐水维持静脉通道,及时报告上级医师,在积极治疗抢救的同时,做以下核对检查。

①核对用血申请单、血袋标签、交叉配血试验记录。

②核对受血者及供血者 ABO 血型、Rh(D)血型。用保存于冰箱中的受血者与供血者血样、新采集的受血者血样、血袋中血样,重测 ABO 血型、Rh(D)血型、不规则抗体筛选及交叉配血试验(包括盐水相和非盐水相试验)。

③立即抽取受血者血液,一管加肝素抗凝剂,分离血浆,观察血浆颜色,测定血浆游离血红蛋白、血浆结合珠蛋白含量。另一管不加抗凝剂,分离血清,5~7 h 内测定血清胆红素含量,进行直接抗球蛋白试验并检测相关抗体效价,如发现特殊抗体,应进一步鉴定。

④如怀疑细菌性输血反应,抽取血袋中血液做细菌学检验。

⑤尽早检测血常规、尿常规及尿血红蛋白。

(9)输血完毕,对发生输血反应者,医护人员要逐项填写患者输血反应回报单,并返还输血科或血库保存。输血科或血库每月统计上报医务处(科)。

(10)输血完毕后,医护人员将输血记录单(交叉配血报告单)粘贴在病历册中,并将血袋送回输血科或血库,受血者和供血者的标本必须在 2~8 ℃条件下至少保存 7 天。

8. 输血病例记录 输血完毕后,主管医师应对输血过程在病历中进行详细记录,包括输血时间,输注血液血型、类型、血量,输注过程是否顺利,以及有无输血反应发生等。在病程记录中应对输血疗效进行描述。护理记录中应由负责护士进行血液输注记录并签字。

第二节 全 血 输 注

全血(whole blood,WB)是采集人体一定量的血液加入含有血液保存液的血袋中,不做任何加工的一种血液制品。全血中的有效成分主要有红细胞、血浆蛋白以及部分稳定存在的凝血因子,其主要功能是携氧和维持血浆渗透压。我国将 200 mL 全血规定为 1 个单位。新鲜采集的全血内还含有血小板,全血主要用于分离血液成分,各种纯度高、疗效好的成分血制剂基本取代了全血的临床应用。

一、适应证与禁忌证

（一）适应证

临床进行全血输注必须严格掌握适应证。主要针对需同时补充红细胞和扩充血容量的患者。产后大出血、大手术、严重创伤等各种原因引起的急性失血，失血量超过自身血容量的 30％并出现休克症状时，需在补充晶体液和胶体液的基础上再输注全血。

（二）禁忌证

各种需要成分血输注的临床指征。

二、剂量和用法

（一）剂量

全血输注剂量视病情而定，根据全血输注适应证、患者年龄、一般状况、心肺功能等因素决定。新生儿溶血病者需要血液置换治疗时，应根据病情选择合适的血液成分制剂，若必须采用全血，应掌握出入平衡。体重 60 kg 的成人，每输注 1 个单位全血可提高血红蛋白约 5 g/L；儿童按 6 mL/kg（体重）输入全血可提高血红蛋白约 10 g/L。

（二）用法

全血输注时，应使用标准输血器，最好使用白细胞过滤器；特殊患者还应该进行血液辐照处理，以减少输血不良反应。输注速度应按照先慢后快的原则进行。一般而言，开始速度为 5 mL/min，数分钟后可适当加快，1 个单位全血控制在 30～40 min 输完比较合适。临床上可根据患者具体情况进行调整，严重急性失血患者的输注速度可适当加快；婴幼儿、心功能不全及老年患者，输注速度可适当减慢。

三、疗效判断

全血输注后，经治医师应及时观察患者贫血症状是否得到改善，以及复查患者血常规以判断输血治疗效果，并对输血疗效进行评估记录。血常规检查主要关注输血后血红蛋白浓度和红细胞数量的变化是否达到预期值。

四、注意事项

输血是组织细胞的移植，同样存在异体免疫过程。所以，输血作为临床一种治疗方法，应慎重进行。尤其是全血，因成分复杂，输注后易引起患者诸多不良反应。

（1）全血中的血浆可扩充血容量，因此血容量正常的贫血患者，不宜通过输注全血来纠正贫血，避免发生输血相关性循环超负荷（transfusion-associated circulatory overload，TACO），亦不适用于老年人、婴幼儿、心功能不全等患者。

（2）全血中的红细胞、白细胞、血小板、血浆蛋白等，含多种复杂的血型抗原。这些抗原一旦进入患者体内，可刺激机体产生相对应的抗体，再次输血容易发生同种免疫（alloimmunization）等不良反应。

（3）全血保存过程中产生的细胞碎片较多，对机体有较大危害。

（4）全血保存时间太长，其内所含微聚物质增多，输血量大的时候容易引起肺微血管栓塞。

（5）尽管血液经过程序严格的筛查检测，但仍然存在发生输血传播疾病的可能。

（6）全血资源非常宝贵，应合理利用，过多使用全血是一种浪费。

NOTE

第三节 红细胞输注

红细胞输注(red blood cell transfusion)是根据患者的具体病情,选择不同种类的红细胞制剂进行输注治疗。主要目的是为患者补充红细胞,纠正贫血,改善组织供氧能力。红细胞输注适用于循环红细胞数量减少导致的携氧功能不足或组织缺氧且有临床症状者,也可以用于输注晶体液或胶体液无效的急性失血患者;但不能用来扩充血容量、提升胶体渗透压、促进伤口愈合、改善患者自我感觉等。在输血技术较发达的国家和地区,红细胞输注率在95%以上,是现代成分血输注水平高低的主要标志之一。

不同的患者对氧的需求有显著的个体差异,红细胞输注治疗应结合临床评估,而不是单凭实验室数据。血红蛋白浓度等指标在决定是否需要输注红细胞中有重要的参考价值,但不是决定性指标。还应综合考虑患者的一般情况、失血的速度及量、贫血的原因及程度、机体代偿能力等众多因素,权衡输血的利弊,再决定是否输注红细胞并选择合适的红细胞制剂进行输注。

一、红细胞制剂种类

1. 悬浮红细胞制剂 悬浮红细胞适用于临床上大多数需要快速补充红细胞、提高携氧能力的贫血患者,如:手术或外伤引起的急性失血者;心、肾、肝功能不全者;血容量正常的慢性贫血者;儿童慢性贫血者需要输血治疗等。该制剂静脉输注流畅,输注前一般不需要再加生理盐水稀释。

2. 浓缩红细胞制剂 浓缩红细胞制剂具有与全血相同的携氧能力,但容量只有全血的一半,且所含抗凝剂、乳酸、钾离子等也比全血少,适用于心、肝、肾功能不全但需要输血治疗的患者。但由于该制剂过于黏稠、临床输注困难、无红细胞保存液,现已较少使用。

3. 去白细胞红细胞制剂 去白细胞红细胞制剂主要包括去白细胞浓缩红细胞和去白细胞悬浮红细胞。由于滤除了几乎所有的白细胞,上述制剂的临床输血不良反应较少。去白细胞红细胞制剂只适用于:①需反复输血治疗的患者,如再生障碍性贫血、珠蛋白生成障碍性贫血、白血病等。②因反复输血治疗体内已产生白细胞或血小板抗体的患者。③准备做器官移植的患者。

4. 洗涤红细胞制剂 洗涤红细胞去除了几乎所有血浆成分和部分非红细胞成分(白细胞、血小板等)。其中手工洗涤红细胞可去除制剂中80%以上的白细胞和99%以上的血浆蛋白;使用机器洗涤后的红细胞制剂中,白细胞可减少至$5 \times 10^8/L$以下,几乎不含血浆蛋白。输注洗涤红细胞可明显减少输血不良反应的发生,适用于:①输注全血或血浆后发生过敏反应且必须输血治疗的患者;②自身免疫性溶血性贫血患者;③阵发性睡眠性血红蛋白尿且必须输血治疗的患者;④高钾血症及肝肾功能障碍且必须输血治疗的患者。

5. 冰冻解冻去甘油红细胞制剂 主要用于稀有血型患者的输血治疗。

6. 年轻红细胞制剂 年轻红细胞制剂含有较多网织红细胞,细胞内酶活性较高,在体外需要较长时间发育为成熟红细胞。该制剂主要用于需要长期反复输血治疗的患者,可延长输血间隔,减少输血次数,减少或延缓因输血过多所引起的继发性血色病的发生。

7. 辐照红细胞制剂 输注辐照红细胞可预防输血相关性移植物抗宿主病的发生。主要适用于有免疫缺陷或免疫抑制的患者输血、新生儿换血、宫内输血、选择近亲供者血液输注等。

二、剂量和用法

1. 剂量 各种红细胞制剂输注剂量视病情和患者自身情况而定,原则上无须使血红蛋白浓度上升至正常水平,以能改善和满足组织器官的供氧需求即可。红细胞所需输注剂量可根据下列公式进行计算:

$$输注红细胞单位数 = \frac{Wt \times V \times (期望\ Hb\ 值 - 输注前\ Hb\ 值)}{每单位红细胞\ Hb\ 总量}$$

其中：Wt 为患者体重，V 为每千克体重的血容量（成人 0.07 L/kg，婴幼儿 0.08 L/kg），每单位红细胞 Hb 总量按 24 g 计（200 mL 全血制备）。

由于洗涤红细胞经过洗涤后会丢失部分红细胞，因此，输注剂量应较其他红细胞制剂略多一些。有学者推荐儿童输注红细胞制剂的剂量为增加血红蛋白（x g/L）所需血量（mL）= 0.6x×体重（kg）；亦有人认为婴儿应按 10 mL/kg（体重）输注红细胞制剂可提高血红蛋白浓度 30 g/L 来计算。

2. 用法 病情决定输注速度，一般红细胞输注速度宜慢不宜快。成年人输注 1 个单位红细胞制剂应在 4 h 内完成（室温过高要适当缩短时间），或按照 1～3 mL/(kg·h) 的速度输注。心、肝、肾功能不全，老年人、体弱多病者、新生儿及儿童患者，输注速度宜更慢，或按照不超过 1 mL/(kg·h) 的速度进行输注，以免发生输血相关性循环超负荷（TACO）；而急性大量失血的患者，应加快输血速度。输注红细胞制剂时，除必要时加入生理盐水外，不允许加入其他任何药物。

三、疗效判断

红细胞制剂输注后，经治医师应及时复查患者血常规以判断输血治疗效果，并对输血疗效进行评估记录。判断方法：①体重 60 kg 的成人输注 1 个单位的红细胞制剂，可使血红蛋白浓度上升约 5 g/L；②红细胞制剂输注后，患者血红蛋白浓度若未达到预期值（公式1），并排除继续失血、血液被稀释等原因，且临床未见溶血性输血反应体征，应考虑是否存在输注无效的情况，可根据公式2进行评估。

公式 1：$$Hb\ 升高预期值(g/L) = \frac{输入血液\ Hb(g/L) \times 输血量(L) \times 90\%}{Wt(kg) \times 0.085(L/kg)}$$

公式 2：$$血红蛋白恢复率 = \frac{Wt \times V \times (输血后\ Hb\ 值 - 输血前\ Hb\ 值)}{输入\ Hb\ 总值} \times 100\%$$

式中：Wt 为患者体重，V 为每千克体重的血容量（成人 0.07 L/kg，婴幼儿 0.08 L/kg）。

判断标准：血红蛋白恢复率≥80%，显著有效；50%≤血红蛋白恢复率≤79%，有效；20%≤血红蛋白恢复率≤49%，效果不佳；血红蛋白恢复率<20%，无效。

四、注意事项

1. 摇匀输注 输注前需要将血袋反复轻轻颠倒数次，使红细胞与添加剂充分混匀。必要时，在输注过程中也可以不时轻轻摇动血袋，使红细胞保持悬浮，避免出现越输越慢的现象。若出现滴速不畅，可适当添加生理盐水进行稀释并混匀。

2. 添加剂 除必要时添加生理盐水外，不允许加入其他任何药物，特别是乳酸林格液、葡萄糖注射液、5%葡萄糖盐液等。

3. 输注时间 常温下进行红细胞制剂输注，不允许超过 4 h；洗涤红细胞、冰冻解冻去甘油红细胞制剂如果在开放环境制备或最后以生理盐水混悬，洗涤后必须在 24 h 内输注完毕；如果是在闭合无菌环境中制备且最后以红细胞保存液混悬，洗涤红细胞的保存期与洗涤前的红细胞悬液保存期相同。

4. 避免洗涤红细胞滥用 虽然洗涤红细胞具有许多优点，但也存在以下不足：①洗涤红细胞虽然去除了 80%白细胞，起不到 HLA 同种免疫作用，但是与去白细胞红细胞相比还存在一定的亲白细胞病毒感染机会；②由于经过反复多次的开放洗涤，增加了血液被病原体污染的机会；③洗涤红细胞制备过程中会丢失约 30%的红细胞，影响输注疗效；④洗涤红细胞由于制备程序复杂，难以满足临床急救治疗需要。

5. 血型选择 原则上要求同型输注，特殊情况下无同型血时，可选择相容性异型血输注，且 Rh 阴性患者必须输注 Rh 阴性红细胞制剂。可参照表 8-2 进行血型选择。

表 8-2　红细胞制剂输注时 ABO 血型选择

患者 ABO 血型	红细胞制剂 ABO 血型			
	第一选择	第二选择	第三选择	第四选择
A	A	O	—	—
B	B	O	—	—
AB	AB	A	B	O
O	O	—	—	—

注:"—"表示无。

目前,已有研究人员尝试研制、使用人造血液替代品,人造血液替代品除具有携氧供氧能力外,还有望避免输血后血管收缩,降低心脏病和卒中的发生风险;关键是新的替代品可以制成冻干粉末长期保存,便于携带与使用,且不会发生免疫性输血反应。但尚需临床验证和降低成本。

(刘　艳)

第四节　血小板输注

血小板输注(platelets transfusion)主要是用于预防和治疗由于血小板数量或功能异常所致的出血,从而恢复或维持机体正常的止血和凝血功能。临床上使用的血小板制剂有多种,其应用分别如下。

一、单采血小板输注

单采血小板又称机采血小板,即使用血细胞分离机从单个献血者体内采集 $1\sim2$ 个成人治疗剂量(ATD)的血小板制剂。目前我国规定,血细胞分离机采集的单个供者浓缩血小板(single-donor platelet concentrates,SDPC)为单采血小板 1 个 ATD(袋),即为 1 个治疗量,所含血小板数应 $\geqslant 2.5\times10^{11}$ 个,一次机采血小板相当于 $10\sim12$ U 的手工浓缩血小板(1 U 手工浓缩血小板含血小板数 $\geqslant 2.0\times10^{10}$ 个)。单采血小板制剂要求去除白细胞,故白细胞残留量少。欧洲规定白细胞残留量 $\leqslant 5.0\times10^{6}$ 个,而美国规定白细胞残留量更少,可 $\leqslant 1.0\times10^{6}$ 个。单采血小板具有浓度高、纯度高、白细胞和红细胞含量少等特点,是目前我国临床主要使用的血小板制剂。

机采血小板主要用于:①急性血小板减少,如严重感染、大量失血等。②血小板生成障碍引起的血小板减少,如再生障碍性贫血、白血病、恶性肿瘤大剂量放化疗后骨髓衰竭、骨髓移植成功前血小板过低等,都必须输注血小板以度过危险期。③先天性或获得性血小板功能缺陷,如巨大血小板综合征、血小板无力症、血管性血友病(vWD)等,以及药物、肝肾疾病等引起的血小板功能异常者,血小板计数结果虽然正常,但仍然可引起严重的出血。④预防性血小板输注时,应综合考虑患者的实际病情,结合患者自身血小板的数量和质量情况,确认患者是否属于出血危险性较高的情况,再确定是否适合预防性输注血小板制剂。

二、其他血小板制剂输注

(一)浓缩血小板

浓缩血小板(PC),也称随机供者血小板或手工制备血小板,是将 $20\sim24$ ℃条件下保存和运输的全血,在采集后 6 h 内,于全封闭条件下分离并悬浮在血浆内的血小板制剂。我国规定,手工法由 200 mL 全血制备的浓缩血小板为 1 U,所含血小板数应大于或等于 2.0×10^{10}。手工制备的浓缩血小板混入的白细胞和红细胞较多。

1. 适应证　临床医师在输注血小板前应综合评估患者的病情、外周血血小板的数量和功能以及引起血小板减少的原因等情况,再决定是否输注血小板。血小板输注可分为预防性输注和治疗性输注。

(1)预防性血小板输注:临床上血小板输注大多为预防性输注,主要针对出血风险较高的情况,输注血小板以降低出血风险,特别是降低颅内出血和内脏大出血的风险,具有非常重要的临床价值。预防性血小板输注常用于:①血小板计数$<20\times10^9$/L,虽无出血,但患者有导致血小板消耗或破坏增加的因素如感染、发热、脾肿大、败血症、脓毒血症、尿毒症等,或存在潜在的出血部位;②患者病情稳定,无发热、出血、血管异常等情况,血小板计数$<10\times10^9$/L,预防性输注血小板以预防严重出血;③血小板计数$<5\times10^9$/L,无论有无出血症状,均应尽快予以输注以预防大出血特别是颅内出血;④患者拟做创伤性诊疗检查(骨髓穿刺除外)及非高风险部位的小手术时,血小板计数$<50\times10^9$/L;⑤实施上腹部手术,血小板计数$<70\times10^9$/L;⑥实施眼部、头颅及脊柱部位手术,血小板计数$<100\times10^9$/L。

(2)治疗性血小板输注:主要用于治疗存在血小板减少的活动性出血,如:①血小板生成减少引起的出血;②严重出血或者大量输血、输液导致血小板减少,血小板计数$<50\times10^9$/L并伴有伤口渗血不止者;③弥散性血管内凝血(disseminated intravascular coagulation,DIC)、创伤性脑损伤或自发性脑出血患者,血小板计数低下($<100\times10^9$/L)并伴出血者;④血小板功能异常(如血小板无力症、巨大血小板综合征、严重肝病等)并伴有出血者。但某些情况下,如特发性血小板减少性紫癜(ITP)患者体内存在针对血小板的自身抗体,输注血小板后易发生血小板输注无效,一般不主张输注血小板,或严格控制输注指征并采取适当措施避免血小板免疫性损伤。如脾切除等手术的术前或术中有严重出血者,血小板计数$<20\times10^9$/L且伴有可能危及生命的出血者,在血小板输注前静脉注射免疫球蛋白可延长血小板的寿命。

2. 禁忌证　肝素诱导性血小板减少症(heparin-induced thrombocytopenia,HIT)和血栓性血小板减少性紫癜(thrombotic thrombocytopenic purpura,TTP)为输注血小板的禁忌证。HIT 是药物诱导的免疫性血小板减少症,常引起严重的血栓形成;TTP 患者由于血栓形成而大量消耗血小板,致使血小板计数低下,故 HIT 和 TTP 患者输注血小板均可能加重血栓栓塞状况,除非有威胁生命的严重出血,否则不应该输注血小板。

3. 剂量与用法

(1)剂量:成人预防性输注血小板,一般推荐 1 个 ATD,血小板计数将增加 20×10^9/L(血小板输注无效除外)。成人输注血小板用于治疗性止血时,可能需要更大剂量。儿童则视具体情况而定,体重<20 kg 的儿童,按照 $10\sim15$ mL/kg(体重)输注直至 1 个 ATD 的血小板制剂;年龄较大的儿童,则输注 1 个 ATD 的血小板制剂。若患者存在非免疫性因素(如脾大、感染、DIC 等)导致血小板输注无效的情况,则应适当加大输注剂量。

(2)用法:①输注前轻摇血袋,使血小板与血浆充分混匀;②输注时使用 Y 形标准输血器,并以患者可以耐受的最快速度输注(在 $20\sim30$ min 内输完);③从血库取回的血小板应尽快输注,如果未能及时输注,则应放在室温下暂时保存;④在输注过程中应该严密监测病情变化,婴幼儿、老年人、心肺功能不全等患者,应酌情减慢输注速度。

4. 注意事项　输注 PC 时应注意:①ABO 血型相合;②Rh 阴性患者应尽可能输注 Rh 阴性血小板;③禁止向血小板制剂中添加药物和任何溶液;④血小板输注应当使用标准的血液或血小板输注装置,已经用于输血的装置不能再用来输注血小板;⑤输注前要轻摇血袋混匀,以患者可以耐受的最快速度输入;⑥因故未能及时输注的血小板,最好置于血小板振荡箱保存。

(二)汇集血小板

单采血小板具有来源单一、纯度高及治疗量足等优点,是我国目前主要使用的血小板制剂。但单采血小板制剂受到设备、进口耗材高成本、捐献者招募困难等因素制约。随着临床血小板需求量的逐年增加,单采血小板已无法满足临床需求。而手工制备的 PC 除纯度不高(混入的白细胞和红

NOTE

细胞较多)外,还存在以下问题:如制备过程中血小板损耗较大、不足成人一次输注剂量,且多人份单独输注给临床带来不便等诸多问题。因此,临床上常使用汇集血小板。在西方发达国家汇集血小板的利用率较高,特别是在去白细胞技术全面应用后,汇集血小板更是占有绝对比例。汇集血小板的临床应用同 PC。

(三)少白细胞的血小板

临床上对于需要多次输注多人份的 PC 的患者,由于每次输入的 PC 中白细胞数$>1.0\times10^8/L$,患者较易产生抗-HLA 抗体,引起发热等输血反应。因此,去除血小板制剂中的白细胞对减少临床输血反应尤为重要。

少白细胞的血小板是在单采血小板过程中、血小板储存前或者输注时滤除白细胞的血小板制剂,此种血小板制剂可以预防发热性非溶血性输血反应、HLA 同种免疫的发生,以及亲白细胞病毒如巨细胞病毒(cytomegalovirus,CMV)、人类嗜 T 细胞病毒(HLTV)的感染,主要适用于需要反复输注血小板或者已有抗-HLA 抗体需要输注血小板的患者。

(四)洗涤血小板

血小板制剂中含有血浆、白细胞和红细胞成分,在输注血小板的同时也会引起一些输血不良反应,如血浆蛋白过敏反应、发热反应、荨麻疹、输血相关性移植物抗宿主病(TA-GVHD)等,因此,对血小板洗涤后再进行输注可以有效降低多种输血不良反应的发生。

洗涤血小板(washed platelets)是将单人份或多人份混合的 PC 在(22 ± 2) ℃的条件下,加入血小板洗涤剂后,反复离心洗涤,清除绝大部分的血浆(血浆清除率$>95\%$)、部分白细胞和红细胞后的血小板制剂(血小板回收率为 90%)。适用于不能接受任何剂量的 K^+、机体有 IgA 抗体的患者,以预防或减少发热、荨麻疹和过敏反应。洗涤血小板必须在 4 h 内输注,输注前血小板应解聚良好。

(五)辐照血小板

用 γ 射线辐照血小板可灭活淋巴细胞,从而大大降低 TA-GVHD 的发生率,适用于所有存在免疫缺陷的患者或者正在接受免疫抑制剂治疗的患者。此外,有较近亲缘关系的供者血小板、HLA 配型的血小板,以及实施宫内输血和新生儿换血治疗时所用的血小板也应辐照处理。

(六)冰冻血小板

冰冻血小板是在单采血小板中加入冰冻保护剂并低温保存的血小板制剂,其常用的冰冻保护剂为二甲基亚砜(DMSO),可大大延长血小板的保存时间(保存期为 12 个月)。

单采血小板在(22 ± 2) ℃条件下只能保存 5 天,很容易造成临床供给的不足。而冰冻血小板与单采血小板相比,保存期长、有效、安全,在止血疗效上优于新鲜血小板,且使用方便、随用随取等,因此,冰冻血小板能在一定程度上缓解临床血小板供应不足的问题,主要应用于外科、妇产科危重出血患者的及时抢救以及自体血小板的保存。

(七)病毒灭活血小板

血液制品的安全一直是大家关注的问题,除加强无偿献血者的征询体检和病原体的检测外,在不影响血液成分的结构、功能及对人体无不良反应的前提下,对血液制品进行病原体灭活处理是杜绝经输血传播疾病的重要手段。目前,用于血小板制剂的病毒灭活系统主要如下:①Intercept 处理系统(又称 S-59 补骨脂素系统):应用补骨脂素(补骨脂素及其衍生物均为光敏性化合物,需辅以日光或紫外线照射,作用于黑色素细胞,使酪氨酸酶活性增加,促进黑色素合成)的衍生物 S-59 和 A 段紫外光的光化学反应进行病毒灭活处理的系统,其原理是利用紫外线的光照或提高 pH,使核酸发生羟化反应从而干扰病原体核酸合成。该系统能够对病毒、细菌和原虫以及白细胞广泛灭活。目前,这一系统在许多欧洲国家已经开始应用于临床,尚无安全事件的相关报道。②Mirasol 病毒灭活系统:该系统应用核黄素联合紫外线的光化学反应,核黄素(维生素 B_2)迅速插入 DNA 和 RNA 碱基之间,在$280\sim320$ nm 紫外光下可引发光溶解,导致单股螺旋断裂及共价化合物形成,进而抑制病毒复制。该系统能有效灭活多种临床相关的病原体,对引起严重输血反应细菌的灭活效力达到98%。到目前为止,该系统被证明是唯一能灭活非脂包膜病毒如甲型肝炎病毒的处理系统,并且在中东和欧洲一些国家已经开始使用。③THERAFLEX 紫外-血小板处理系统:仅使用 C 段紫外光照射,没有额外添加任何光敏剂。C 段紫外光的光照机制:病毒经紫外光照射后,病毒核酸胞嘧啶形成环状加合物或者形成嘧啶-嘧啶二聚体,从而阻止了核酸的转录和延长。缺点:丙型肝炎病毒的模型病毒——牛病毒性腹泻病毒对 C 段紫外光光照的敏感性低,不能被该系统灭活。不能有效灭活孢子和西尼罗河病毒,最重要的是不能灭活 HIV。

三、血小板输注疗效评价

由于血小板输注后受到许多因素的影响,因此,对于能否达到预期的效果,要进行正确评价。对预防性血小板输注,临床常用的评价指标是校正的血小板上升数(CCI)或血小板回收率(PRP),详细内容参见第五章第二节"血小板血型的临床意义";而对治疗性血小板输注,评价疗效主要看血小板输注前及输注后患者的临床症状、出血、止血情况是否明显改善,若出血症状减轻,无新的出血倾向视为输注有效;若出血症状无好转,并有新的出血倾向则为输注无效。

第五节 单采粒细胞输注

单采粒细胞是从一位献血者体内用血细胞分离机单采获得一次输注量的粒细胞制剂。单采粒细胞每单位约 200 mL,平均含有粒细胞 1.5×10^{10} 个。

一、适应证与禁忌证

粒细胞输注在临床上主要用于抗细菌感染治疗,目前临床较少开展粒细胞输注治疗,原因如下:①离体后,粒细胞功能很快丧失。②粒细胞制剂中含有较多的红细胞和血浆,容易发生同种免疫反应。③粒细胞制剂中常混有大量的淋巴细胞,免疫功能低下者输入后可导致 TA-GVHD。④粒细胞抗原性强,多次输注粒细胞易产生粒细胞抗体。⑤粒细胞输注后容易发生肺部并发症,还能传播病毒。⑥新型抗生素及无菌层流病房的抗菌及控制感染的效果明显优于粒细胞制剂。⑦粒细胞减少症患者可以通过注射粒细胞集落刺激因子(granulocyte colony-stimulating factor,G-CSF)或粒细胞-巨噬细胞集落刺激因子(granulocyte-macrophage colony-stimulating factor,GM-CSF)来提高粒细胞数量,不良反应少。输注粒细胞的不良反应和并发症多,如发热、寒战、呼吸困难和哮鸣、肺部浸润及 TA-GVHD 等。因此,应在充分权衡利弊、严格控制粒细胞输注指征的情况下,再考虑粒细胞的输注。粒细胞输注的适应证一般要求患者有明确的细菌感染症状,中性粒细胞缺乏(中性粒细胞数$<0.5\times10^{9}$/L),并且经强有力的抗生素治疗 48 h 仍无效时,才考虑进行粒细胞输注;但对感染已被有效控制,对抗生素敏感或预后极差(如终末期癌症患者)的细菌感染者则不宜输注粒细胞。

二、剂量与用法

每天输注一次,每次输注剂量$>1.0\times10^{10}$ 个粒细胞,连续 4～5 天,直到感染被控制、体温恢复正常为止。如果发生肺部并发症或者输注无效,则应停止输注粒细胞。

三、疗效判定

临床粒细胞输注的效果不是看白细胞计数是否升高,而是通过观察体温是否下降、感染是否得到控制来判定。

NOTE

四、注意事项

粒细胞输注时,临床为预防 CMV 的传播,不宜使用白细胞过滤器对粒细胞过滤,而应该通过选择 CMV 抗体阴性的献血者来避免。

（胡　荣）

第六节　血浆输注

目前临床常用的血浆制品主要有新鲜冰冻血浆(FFP)和普通冰冻血浆(FP);FFP 和 FP 经亚甲蓝光化学法加工处理后称病毒灭活血浆,如今也已普遍应用于临床。

一、新鲜冰冻血浆输注

全血采集后在 6 h(保存液为 ACD)或 8 h(保存液为 CPD 或 CPDA-1)内、4 ℃条件下将血浆分离出来,并迅速在 −30 ℃以下速冻呈固态即为新鲜冰冻血浆(FFP);FFP 在 −20 ℃以下保存的有效期为 1 年,含有全部凝血因子,主要用于各种凝血因子缺乏的患者的补充治疗。

（一）适应证

1. 单纯性凝血因子缺乏　对于单个凝血因子缺乏的患者,如果没有相应的凝血因子浓缩剂,可使用 FFP 或 FP 补充相应的凝血因子。如 FFP 可用于遗传性/获得性因子Ⅷ缺乏伴出血的患者,FP 和 FFP 可用于遗传性因子Ⅸ缺乏(血友病 B)伴出血的患者。

2. 肝病患者获得性凝血功能障碍　严重肝病的患者,由于肝脏合成凝血因子功能下降,特别是Ⅱ、Ⅶ、Ⅸ、Ⅹ因子可能明显减少,多伴有凝血功能障碍,可采用 FP 或 FFP 输注以补充缺乏的凝血因子。

3. 大量输血引起的凝血功能障碍　大量输血时,由于凝血因子稀释性减少引起凝血功能障碍,可通过输注 FFP 补充多种缺乏的凝血因子来改善。

4. 口服抗凝剂过量引起的出血　血浆中凝血因子(Ⅱ、Ⅶ、Ⅸ、Ⅹ)、抗凝因子(蛋白 C、蛋白 S 和蛋白 Z)均是维生素 K 依赖因子。双香豆素类抗凝药,如华法林,可干扰维生素 K 在肝脏对上述凝血因子和抗凝因子的 γ 谷氨酸羧化作用,影响其活性功能的表达。华法林是临床常用的抗凝药物之一,使用过量可导致患者出血。通常在停药的基础上注射维生素 K 加以纠正,但一般需要 4～6 h 才可奏效。

5. 抗凝血酶(antithrombin, AT)缺乏　AT 是血液凝固的主要抑制物,肝素可加速其抑制作用。原发性或获得性 AT-Ⅲ缺乏均增加血栓形成的风险,影响肝素的疗效。服用避孕药、创伤、手术或肝病的患者可出现 AT-Ⅲ的缺乏,需要及时补充 AT-Ⅲ,在没有 AT-Ⅲ浓缩剂的情况下可输注 FFP 或 FP 给予补充。

6. 血栓性血小板减少性紫癜(TTP)　TTP 是一种少见的微血栓-出血综合征。由于血浆中缺乏血管性假血友病因子裂解酶(vWF cleaving protease, vWFcp),引起以广泛微血栓形成为特点的血栓性疾病。其治疗除使用激素、抗血小板药物、脾切除等手段外,通过血浆置换或血浆输注补充 vWFcp 也是有效的治疗手段之一。

7. 血浆置换　一般情况下,血浆置换的置换液不主张大量使用 FFP,主要使用晶体液、人造胶体液和白蛋白等溶液,以减少输血风险。但是,对于血浆置换量大或伴有凝血因子缺乏等情况,需选用一定量的 FFP。

8. 大面积烧伤　血浆是比较理想的胶体液,同时还可以补充免疫球蛋白等成分。如 5% 白蛋白不易获得,则可在治疗中应用部分血浆。

9. 弥散性血管内凝血(DIC) 因血小板和大量凝血因子被消耗,在去除病因的基础上,可以利用FFP进行补充治疗。必要时可联合应用血小板和冷沉淀治疗。

(二)禁忌证

(1)对于曾因输血发生血浆蛋白过敏患者,应避免输注血浆。

(2)血容量正常的重症婴幼儿、年老体弱患者、慢性严重贫血和严重心肾功能不全患者,避免应用新鲜冰冻血浆。

(三)剂量和用法

1. 剂量

(1)国内的血浆计量单位为mL,每100 mL为1单位,常用的规格为200 mL/袋、100 mL/袋、50 mL/袋。

(2)输注的剂量,取决于患者的具体病情需要,一般成年患者的常规剂量按$10\sim15$ mL/kg(体重)计算。

(3)国家标准要求FFP中因子Ⅷ含量应大于或等于0.7 U/mL。临床如采用输注FFP以补充凝血因子Ⅷ时,可根据含量标准和所需补充的因子Ⅷ量,大致计算所需输入的FFP量。

(4)由于每袋FFP中含有的凝血因子的量差异较大,输注FFP补充凝血因子时,观察输注后的止血效果和实验室检查结果,对决定是否需要增加用量十分重要。

2. 用法

(1)血浆应在-20 ℃以下保存,使用前垂直放置在37 ℃血浆融化仪中融化。

(2)血浆输注前无须进行交叉配血,原则上选择ABO血型同型或相容输注。

(3)血浆输注时,应采用标准输血器,其输注速度应从慢到快逐步调节,一般应控制在$5\sim10$ mL/min。

(4)对于心功能不全、婴幼儿、老年人等患者,输注速度应减慢。对于失血性休克、严重血容量不足患者,输注速度可加快。行大手术时,在中心静脉压及血压的动态监测过程中,血浆的输注速度可更快。

(四)疗效判断

1. 有效(符合下列任何一项)

(1)出血症状和体征减轻或停止。

(2)PT、APTT、INR值缩短或恢复正常。

(3)血栓弹力图显示R值明显缩短或恢复正常。

(4)AT上升至70%以上。

(5)纤维蛋白质(FIB)值增加至1 g/L以上。

2. 无效(需同时符合)

(1)出血症状和体征无改善。

(2)实验室检测指标均无改善。

(五)注意事项

(1)禁止将冰冻血浆在室温中自然融化或用自来水融化。

(2)血浆融化后不能再重新冰冻保存。暂时不输注时必须在4 ℃冰箱保存,但不得超过24 h。

(3)尽管血液经过严格筛查,但因检测技术和筛查项目的局限性,仍可能存在经输血传播疾病的风险。

(4)Rh(D)阴性供者的血浆用于Rh(D)阳性患者时,一定要排除供者血浆中不存在抗D抗体。

(5)血浆中存在的各种抗原、抗体成分及生物活性物质,可能会引起各种输血不良反应。

二、冰冻血浆(FP)输注

FP内含有全部稳定的凝血因子,但缺乏不稳定的凝血因子Ⅴ和Ⅷ。适应证:除不能用于凝

NOTE

因子Ⅴ和Ⅷ的补充治疗外,其他项目同 FFP。

三、病毒灭活血浆输注

根据血液采集后血浆分离、处理和保存时间的不同将病毒灭活血浆分为病毒灭活的新鲜冰冻血浆和病毒灭活的冰冻血浆。病毒灭活血浆输注的适应证、禁忌证、方法、剂量、疗效评价及注意事项等同于相应血浆,且该类血液制品与未进行病毒灭活的血浆相比,减少了输血不良反应和经血液传播疾病的风险,使血浆输注更安全。

第七节　冷沉淀输注

冷沉淀(CRYO)是新鲜冰冻血浆(FFP)在 1～6 ℃解冻后生成的白色沉淀物,主要含有血管性假血友病因子(vWF)、因子Ⅷ、纤维蛋白原(Fg)、因子ⅩⅢ和纤维结合蛋白(Fn)。−20 ℃以下可保存 1 年。每 200 mL 全血分离的血浆制备的冷沉淀为 1 U,容量为(25±5) mL,其中,vWF≥30 U、因子Ⅷ≥40 U、纤维蛋白原≥75 mg、因子ⅩⅢ≥40 U 和纤维结合蛋白≥30 mg。目前冷沉淀在我国临床应用较普遍。

一、适应证

1. 血友病 A 及获得性因子Ⅷ缺乏症　冷沉淀适用于儿童、轻型成人血友病 A 及获得性因子Ⅷ缺乏症患者的治疗。

2. 血管性血友病(vWD)　主要是 vWF 的量缺乏或质的缺陷导致的出血性疾病。由于缺乏 vWF 浓缩剂,临床主要采用输注冷沉淀以补充外源性 vWF 的方法治疗 vWD,以改善出血症状。但血小板型 vWD 患者需选择输注血小板制品治疗。

3. 纤维蛋白原缺乏症　先天性纤维蛋白原缺乏症、低纤维蛋白原血症、异常纤维蛋白原血症或纤维蛋白原消耗增多(如胎盘早剥、死胎滞留和术后纤溶活性增强等)等患者,由于体内纤维蛋白原含量降低或质量缺陷,均可表现为不同程度的出血。此时,首选纤维蛋白原浓缩剂治疗;在没有纤维蛋白原浓缩剂时,可选用冷沉淀制品。

4. 获得性纤维结合蛋白缺乏症　纤维结合蛋白是重要的调理蛋白。在严重创伤、烧伤、感染、皮肤溃疡和肝功能衰竭时,血浆纤维结合蛋白水平可明显下降。冷沉淀制品可用于上述获得性纤维结合蛋白缺乏症的患者。

5. 局部使用促进创口、溃疡修复　冷沉淀中富含纤维结合蛋白,可在局部外用,以促进创口、溃疡组织的修复。局部喷涂主要用于角膜溃疡,大面积创面、伤口及部分难愈合的溃疡面。

二、禁忌证

脓毒血症、DIC(高凝状态)和血栓性疾病是该制剂输注的禁忌证。

三、剂量和用法

（一）剂量

（1）一般常用剂量:每 10 kg 体重 2～3 U。

（2）根据出血的严重程度,参考标准为:轻度出血 10～15 U/kg、中度出血 20～30 U/kg 和重度出血 40～50 U/kg(体重)。

（3）由于因子Ⅷ的半衰期是 8～12 h,必要时可以间隔 8～12 h 给予重复使用。

（二）用法

（1）融化后必须尽快输注。

（2）由于输注冷沉淀时袋数较多，可事先将数袋冷沉淀集中混合在一个血袋中静脉滴注，也可以采用 Y 形输液器由专人负责在床边进行换袋处理。

（3）原则上，冷沉淀应选择 ABO 同型输注。紧急情况下需要不同型相容性输注时，可参考不同型血浆输注的相容性选择原则。

四、疗效判断

（一）有效（符合下列任何一项）

（1）出血症状减轻或停止。

（2）检测指标均改善或恢复正常。

（3）出血症状、体征以及监测指标均改善或恢复正常。

（二）无效（需同时符合）

（1）出血症状和体征无改善。

（2）检测指标均无改善。

五、注意事项

（1）冷沉淀有剂量依赖性特点，即初次治疗效果较差者，增大剂量重复使用可获得较好的效果。

（2）融化后的冷沉淀应在 4 h 内尽快输注，不可再重新冻存。

（3）由于当前检测水平限制，仍难以排除病毒感染的"窗口期"，所以要对血源进行严格的检测和病毒灭活。

（4）为避免人类白细胞抗原系统同种免疫反应，应该使用白细胞过滤器滤除白细胞。

（5）冷沉淀制剂黏度较大，一般不主张静脉推注。

（6）应注意预防冷沉淀输注引起的超敏反应。

（7）输注冷沉淀制剂有传播病毒性肝炎等疾病的危险，但经过灭活处理后的新型浓缩凝血因子Ⅷ制剂可降低这种危险的发生。

（8）冷沉淀制剂中含大量纤维蛋白原和其他杂蛋白，大剂量输注可导致患者纤维蛋白原含量过高而发生血栓栓塞，应给予警惕。

（9）受患者总血容量限制，冷沉淀只适用于小剂量输注。中、重度血友病 A 患者，每次需要补充的因子Ⅷ量大，宜首选冻干的因子Ⅷ浓缩剂或基因重组的因子Ⅷ浓缩剂。

第八节　血浆蛋白制品输注

血浆蛋白制品输注是一种特殊的输血方式，在某些疾病的治疗中，可达到比输血更理想的临床疗效，同时可以规避输血可能引发的某些风险。因此，血浆蛋白制品的输注亦是现代成分输血的重要内容之一。

常用的血浆蛋白制品有白蛋白、免疫球蛋白、纤维蛋白原浓缩剂、凝血因子Ⅷ（FⅧ）浓缩剂、凝血酶原复合物、纤维蛋白胶、抗凝血酶浓缩剂、活化蛋白 C 等。主要优点是疗效安全、可靠，临床需求量不断上升。

一、白蛋白制品输注

白蛋白是用低温乙醇法从血浆中分离制备的血浆蛋白制品，临床应用广泛。白蛋白的最大优点是性质稳定，常用浓度有 5％、10％、20％和 25％。其主要生理功能如下：①维持胶体渗透压；②结合与运输血液中小分子物质。

（一）适应证

1. 血浆置换　在发达国家,血浆置换多用白蛋白溶液作为置换液。由于用血浆作为置换液存在发生输血相关病原体感染、过敏反应和输血相关性急性肺损伤等风险,因此使用5％白蛋白溶液或白蛋白与生理盐水、林格液等组成的等渗溶液作为血浆置换液更为安全。

2. 纠正低蛋白血症　大面积烧伤、急慢性肾病、大量腹腔积液行腹腔穿刺术、蛋白丢失性肠病以及严重肝病等患者均可出现低蛋白血症,可通过输注白蛋白予以纠正。

3. 体外循环　在体外循环时,用晶体液和白蛋白组合成等渗液作为预充液要比全血更安全。

4. 维持血浆胶体渗透压　血浆胶体渗透压主要来自白蛋白。若白蛋白明显减少,即使球蛋白增加而保持血浆蛋白总量基本不变,也会出现血浆胶体渗透压明显降低。应补充白蛋白,维持血浆胶体渗透压值为20 mmHg以上。

5. 新生儿高胆红素血症　正常生理状态下,血浆游离胆红素需要与白蛋白结合后才能转运到肝脏而被肝细胞摄取。严重黄疸患者可输注白蛋白,白蛋白可结合血中游离胆红素而阻止其通过血脑屏障,降低胆红素脑病的发病率。

6. 卵巢过度刺激综合征　卵巢过度刺激综合征患者的毛细血管通透性增加,血容量减少,预防性输注白蛋白可避免和纠正低血容量,挽救重症患者。

（二）剂量和用法

1. 剂量　白蛋白的使用剂量没有统一标准,应结合适应证和治疗目的进行调整。通常根据血清白蛋白水平、血压、血细胞比容、静脉和肺充血的程度等多项指标,综合评价白蛋白用量是否合理。美国规定,标准的成人白蛋白起始剂量是25 g,根据患者的反应,可在15～30 min后重复输注,48 h内白蛋白输注量可高达150 g。

2. 用法　白蛋白在使用前应当检查其混浊度。虽然白蛋白并不一定要通过滤器输注,但仍推荐使用标准输血器。白蛋白不宜与氨基酸混合输注,因为这可能引起白蛋白沉淀。20％～25％白蛋白溶液是高渗溶液,故不宜与红细胞混合使用。关于白蛋白溶液的最佳输注速度,尚无明确规定,应按患者的临床状况、治疗目的和治疗反应来决定。由于快速输注白蛋白可引起循环超负荷和肺水肿,因此当患者的血容量正常或轻度减少时,5％白蛋白溶液输注速度应为2～4 mL/min,而25％白蛋白溶液输注速度不能超过1 mL/min,儿童的白蛋白输注速度是成人的1/4～1/2。

（三）注意事项

（1）对白蛋白制品有过敏史、血浆白蛋白水平正常或偏高、体内容量负荷过重如充血性心力衰竭和肺水肿等患者均应慎用白蛋白制品。

（2）正在服用血管紧张素转换酶抑制剂治疗的患者,在输注白蛋白时,应减慢滴注速度,以免诱发低血压、心动过缓等不良反应。

（3）白蛋白肽链中所含的必需氨基酸甚少,不宜用于静脉内补充营养。

（4）急性失血患者血容量不足时,应先用晶体液充分扩容,恢复组织灌注。若未充分扩容就输注白蛋白,反而可能会加重组织灌注不足,导致组织器官功能衰竭。

二、免疫球蛋白制品输注

免疫球蛋白可用于易感人群的被动免疫预防,也可用于健康人对狂犬病、肝炎、风疹的预防,以及免疫缺陷患者和自身免疫病患者的治疗。免疫球蛋白曾用名为人血丙种球蛋白,有三种制剂:一是肌内注射免疫球蛋白(IMIG);二是静脉注射免疫球蛋白(IVIG);三是皮下注射免疫球蛋白(SCIG)。特异性免疫球蛋白包括静脉注射和肌内注射特异性高效价免疫球蛋白两种。

人免疫球蛋白制品从上千人份混合血浆中提纯制得,含多种抗体,而各种抗体的含量则因不同批号而异。其主要成分是IgG,而IgA和IgM含量甚微,具有抗病毒、抗细菌和抗毒素作用。特异性免疫球蛋白是预先用相应的抗原免疫或超免疫健康人后,从含有高效价的特异性抗体的血浆中制备而得,如乙型肝炎免疫球蛋白、破伤风免疫球蛋白和人抗-D 免疫球蛋白等。特异性免疫球蛋白含大量特异性抗体,可针对特定的病毒、细菌或 RhD 抗原进行治疗,防治效果优于正常免疫球蛋白。

（一）适应证

1. IMIG

（1）获得性免疫缺陷:只用于没有 IVIG 时的免疫缺陷治疗。

（2）感染、毒素损伤或需暂时性被动免疫:感染、毒素损伤或使用某些药物导致免疫抑制者,可用 IMIG 进行暂时性被动免疫。

（3）免疫调节紊乱:使用 IMIG 可抑制炎症或免疫活性。

2. IVIG

（1）先天性免疫缺陷:IVIG 可用于先天性免疫球蛋白缺乏患者的预防感染,如伴 X 染色体的无免疫球蛋白血症。IgG 亚类缺乏症、严重的联合免疫缺乏症等疾病,现也主张用 IVIG 替代 IMIG 实施治疗。

（2）获得性免疫球蛋白缺乏所继发的疾病:IVIG 可广泛应用于慢性淋巴细胞白血病、多发性骨髓瘤、骨髓移植和严重烧伤、创伤患者。

（3）感染性疾病:IVIG 制品可协同抗生素及抗病毒药物对相关感染性疾病进行治疗,联合应用效果较好。

（4）自身免疫病:用 IVIG 治疗的自身免疫病有 ITP、自身免疫性溶血性贫血、重症肌无力、抗-FⅧ自身免疫、系统性红斑狼疮、原因不明的习惯性流产、风湿性关节炎、多发性硬化等。

（5）其他:IVIG 可用于治疗川崎病、难治性多发性肌炎、干性角膜结膜炎综合征、小儿难治性癫痫等疾病。此外,还用于治疗实体器官移植(包括肾移植、心脏移植、肝移植和肺移植等)的排斥反应。

3. SCIG　主要用于原发性抗体缺陷病和混合免疫缺陷。

4. 特异性免疫球蛋白

（1）破伤风免疫球蛋白:主要用于预防破伤风。儿童、成人的一次用量均为 250 U。

（2）狂犬病免疫球蛋白:遭遇犬类及其他狂犬病病毒易感动物伤害后,需注射人狂犬病免疫球蛋白。注射前需做皮肤过敏试验,皮试阴性者方可使用。注射剂量为 20 U/kg,伤情严重者可酌情加大剂量,以一半剂量用于伤口局部皮下浸润注射,另一半剂量用于肌内注射;如注射总剂量大于1000 U,则可在 1～2 日内分数次注射或遵医嘱。

（3）乙型肝炎免疫球蛋白:主要用于阻断母婴间乙型肝炎垂直传播,给药方法为 HBsAg 阳性母亲从产前 3 个月起,每月注射一次乙型肝炎免疫球蛋白,每次剂量为 200～400 U。HBsAg 阳性孕妇所生的婴儿,在出生后 24 h 内注射乙型肝炎免疫球蛋白,剂量为 100～200 U,并可同时注射乙型肝炎疫苗或遵医嘱。乙型肝炎免疫球蛋白也用于预防特殊情况下的乙型肝炎病毒感染,如医护人员遭遇职业暴露,应在 12 h 之内注射,推荐剂量为 10 U/kg,1 个月后再重复注射一次。

（4）人抗-D 免疫球蛋白:150 μg 人抗-D 免疫球蛋白可中和 15 mL RhD 阳性红细胞。临床预防新生儿溶血病的常用方法,是为 RhD 阴性妇女在流产或分娩 RhD 阳性胎儿 72 h 内肌内注射(简称肌注)人抗-D 免疫球蛋白 300 μg,再次妊娠时于孕 29 周再注射人抗-D 免疫球蛋白 300 μg。

（5）巨细胞病毒免疫球蛋白:接受实体器官移植或造血干细胞移植的患者,使用高效价的巨细胞病毒免疫球蛋白或普通巨细胞病毒免疫球蛋白,能防止巨细胞病毒感染。另外,输注巨细胞病毒免疫球蛋白能防止胎儿宫内感染巨细胞病毒。

（6）肠病毒免疫球蛋白:新生儿或免疫缺陷患者较易感染肠病毒,导致严重的肠病毒疾病。特别是免疫缺陷患者,感染肠病毒后会引发慢性中枢神经系统性肠病毒症或脊髓灰质炎。输注肠病毒免疫球蛋白能减轻病毒血症和疾病的严重程度。

NOTE

（二）剂量和用法

1. IMIG 治疗抗体免疫缺陷时,常用 IMIG 剂量是每月 100 mg/kg;预防甲型肝炎的剂量为 10％IMIG 0.02～0.1 mL/kg,预防乙型肝炎的剂量则为 0.05～0.07 mL/kg。为预防麻疹发病或减轻其症状,可在与麻疹患者接触 7 日内肌内注射 10％IMIG 0.05～0.15 mL/kg,5 岁以下儿童注射 1.5～3.0 mL,6 岁以上儿童最大注射量不超过 6.0 mL,一次注射预防效果通常可维持 2～4 周。接触风疹患者后早期注射免疫球蛋白有预防效果,剂量为 10％IMIG 0.05～0.2 mL/kg。其他病症的治疗根据病情不同而异,具体参照 IMIG 的说明书进行。

IMIG 的最佳注射点是臀部,大剂量治疗应多点注射,每个注射点剂量不超过 5 mL。

2. IVIG ①免疫球蛋白缺乏或低下症患者,建议首次剂量 400 mg/kg,维持剂量 200～400 mg/kg,给药间隔时间视患者血清 IgG 水平和病情而定。如为先天性免疫球蛋白缺乏,则一般每月给药一次。②ITP 患者,建议使用剂量为每日 400 mg/kg,连用 5 日,后续治疗给药的间隔时间和剂量视血小板计数而定。③其他自身免疫病,给药剂量视病情而定,但建议单次注射的剂量≤400 mg/kg。④重症感染患者,建议使用剂量为每日 200～300 mg/kg,连用 2～3 日。⑤川崎病,发病 10 日内,儿童治疗剂量为 2.0 g/kg,一次输注。

IVIG 必须在医疗机构输注,并在技术熟练的医护人员监护下进行,同时备有急救药品和设备。不宜与其他药物或溶液混合,如有必要,可用 5％葡萄糖溶液稀释。IVIG 输注速度不宜过快。由于 IVIG 的大多数不良反应发生于使用初期,故给药的前 30 min 尤应控制滴速;对于首次使用 IVIG 的患者更应加强观察。在输注的第一个小时内每 15 min 观察一次,以后可每 30～60 min 观察一次。IVIG 的大多数副作用如头痛、恶心、呕吐、寒战、发热和乏力等均与输注的速度和剂量有关,减慢速度此类反应多可消失。亦有人主张可在输注 IVIG 前 30 min,注射氢化可的松 50～100 mg 或地塞米松 2.5～5 mg,以预防输注不良反应的出现。把同一剂量分为多次连续输注、转换 IVIG 的批号或生产厂家也可减轻不良反应。

3. SCIG 在紧接首次负荷剂量或 IVIG 输注后的连续多日里,SCIG 使用的维持剂量是每周 100 mg/kg。对于免疫缺陷患者,宜采用 0.05～0.20 mL/(kg·h)的剂量皮下缓慢注射。

（三）注意事项

（1）过敏反应是常见的不良反应,降低输注速度可防止该现象。

（2）初次接受免疫球蛋白治疗的患者,测定其 IgA 抗体,选用低 IgA 含量的 IVIG 或 SCIG 进行治疗。

（3）65 岁以上、有慢性肾病、接受肾毒性药物治疗、糖尿病、高黏滞综合征的患者使用 IVIG,易发生肾功能不全,可选用无糖 IVIG 慢速输注,每天用量不超过 500 mg/kg。

（4）大剂量快速输注 IVIG,在血浆容量增加的同时血液黏度迅速增加,促凝物质也增加,有诱发血栓的危险,应采取措施进行预防,必要时采用纤溶酶原激活物治疗。

（5）存在凝血障碍或血小板减少的患者,用 SCIG 治疗时易造成皮下出血或血肿形成,还存在感染病原体的风险。

三、纤维蛋白原浓缩剂输注

正常人血浆纤维蛋白原的含量为 2.0～4.0 g/L,由肝细胞合成,肝脏受到严重损伤和营养不良时合成减少。病理情况下,如先天性无或低纤维蛋白原血症、纤维蛋白原消耗增多(胎盘早剥、死胎滞留以及胸外科大手术后纤维蛋白溶解活性增高等),可引起凝血障碍。机体维持有效止血的纤维蛋白原水平为 0.5 g/L 以上,但进行大手术或有严重创伤大量出血时,需保持纤维蛋白原水平在 1.0 g/L以上。临床使用的纤维蛋白原浓缩剂每瓶含量为 0.5～2 g,相当于 125～500 mL 血浆或 250～1000 mL 全血中的含量。

（一）适应证

纤维蛋白原浓缩剂主要用于严重的创伤后大量失血、产科并发症引起的出血、DIC、肝病引起的纤维蛋白原缺乏等。

（二）剂量和用法

1. 剂量 纤维蛋白原浓缩剂首剂用量为 60 mg/kg（体重），维持量为每日 20 mg/kg（体重）。

2. 用法 纤维蛋白原浓缩剂使用前，应按瓶签标示量加入 20～30 ℃注射用水，轻轻摇动使干粉溶解，溶解后的纤维蛋白原溶液不稳定，应立即经有过滤装置的输血器静脉输注。不宜长时间放置以免细菌生长。

（三）注意事项

（1）DIC 时，有急性低纤维蛋白原血症者，如未行肝素治疗，禁止输注纤维蛋白原；如伴有其他凝血因子水平严重降低，应输注新鲜冰冻血浆；如有严重血小板减少，需输注血小板；如纤维蛋白原水平很低，推荐使用纤维蛋白原。

（2）为保证安全，应根据出凝血实验室检查指标，来决定输注纤维蛋白原的剂量和次数。

四、FⅧ浓缩剂输注

FⅧ浓缩剂又称抗血友病球蛋白（antihemophilic globulin，AHG），是采用多人份混合新鲜冰冻血浆（500～5000 个献血者血浆）分离得到冷沉淀，再进行浓缩、冰冻干燥后制成的人 FⅧ浓缩剂。与冷沉淀相比，FⅧ浓缩剂活性高、储存和输注方便、过敏反应少。20 世纪 90 年代初期，临床开始使用基因重组的 FⅧ制品，但目前仍以血浆来源的 FⅧ浓缩剂为主。FⅧ浓缩剂是无菌冻干粉末状制品，根据 FⅧ与 vWF 含量的不同分为两种类型。一类是极高纯度的 FⅧ浓缩剂，FⅧ含量＞2000 U/mg（蛋白），含微量 vWF。其半衰期比高纯度和中纯度的 vWF/FⅧ浓缩剂短。另一类是高纯度和中纯度的 vWF/FⅧ浓缩剂，其所含的各种比例的 FⅧ与 vWF 结合，并以 FⅧ-vWF 稳定复合物的形式存在。作为 FⅧ的载体，vWF 对 FⅧ起稳定结构的作用，能保护 FⅧ免受蛋白酶降解，从而维持其 12 h 左右的半衰期。

（一）适应证

1. 血友病 A 血友病 A 患者有效止血所需的最低 FⅧ水平是 25％～30％，轻度血友病 A 患者（FⅧ水平为 5％～30％）通常能正常生活，仅在大创伤或手术后出血；中度 FⅧ缺乏的患者（FⅧ水平为 2％～5％）可能有自发性出血，轻微创伤可引起大量出血；严重血友病 A 患者（FⅧ水平＜1％）可发生自发性出血，包括肌内血肿、关节腔出血等。血友病 A 患者在创伤和有出血倾向时需要实施 FⅧ替代治疗，以使 FⅧ浓度达到有效止血所需的水平。患者在接受较大手术时，应于术前将 FⅧ水平提高到 80％～100％，术后仍须保持 FⅧ水平在 30％以上至少 5 天。

2. vWD 对 vWD 治疗的目标是纠正患者止血与凝血两个方面的缺乏；对于需要进行手术或要执行侵入性检查/治疗措施的遗传性 vWD 患者，应在术前开始使用 vWF/FⅧ浓缩剂。

（二）剂量和用法

1. 剂量 通常输注剂量以单位计算。计算公式如下：

$$输注的剂量（U）= 期望提升的 FⅧ水平（％）× 体重（kg）× 0.5$$

（小儿患者则宜在公式中采用 0.67 的数值来代替 0.5；体内有 FⅧ抗体者要考虑加大输注剂量）。

2. 用法 在无菌条件下，用蒸馏水或 FⅧ浓缩剂制品配备的稀释液溶解后静脉输注。

（三）注意事项

（1）血友病 A 患者长期输注 FⅧ有发生经血传播疾病的风险。

（2）约有 5％患者会产生抗 FⅧ抗体，导致 FⅧ制品输注无效。

（3）要警惕大量输注 FⅧ制品中夹杂抗-A 抗体、抗-B 抗体可能引起的溶血反应。

五、凝血因子Ⅸ浓缩剂输注

凝血因子Ⅸ浓缩剂目前主要是利用基因工程 CHO 细胞株悬浮培养，稳定表达而生产的。大量

NOTE

定性研究表明重组人凝血因子Ⅸ(rFⅨ)表达的糖基化修饰与血浆来源的人凝血因子Ⅸ大致相同。重组的人凝血因子Ⅸ制品是无菌、无致热原的白色冻干粉末。

（一）适应证

控制或预防乙型血友病患者的出血症状，特别是乙型血友病患者进行外科手术时控制或预防出血。

（二）剂量与用法

1. 剂量 重组的人凝血因子Ⅸ有四个规格，250 U、500 U、1000 U 或 2000 U。以 5 mL 稀释液重溶后，每毫升分别含 rFⅨ 50 U、100 U、200 U 或 400 U。输注剂量(U)＝体重(kg)×欲增加的凝血因子Ⅸ水平(%)×1.2 (U/kg)。经验表明，对于年龄小于 15 岁的青少年，该公式中的数值1.2要提高至 1.4。

2. 用法 重溶后 3 h 内使用，静脉注射应在几分钟内完成。

（三）注意事项

（1）患者输注 rFⅨ 后，可能出现头痛、发热、发冷、脸红、恶心、呕吐、昏睡或免疫反应等。

（2）对于手术治疗和危及生命的出血，建议利用凝血因子Ⅸ活性试剂盒精确检测其在补充治疗过程中的水平。

（3）重组人凝血因子Ⅸ不宜输注于对仓鼠蛋白存在超敏反应的人群；若有任何急性超敏反应的证据，输注应及时停止，并采取相应的治疗措施。

六、凝血酶原复合物输注

凝血酶原复合物含有凝血因子Ⅱ、Ⅶ、Ⅸ和Ⅹ等，通常用于治疗血友病B。由于该制品制备方法不同，各种特定的凝血因子，尤其是因子Ⅶ，在不同制品中的浓度也各不相同。使用凝血酶原复合物治疗血友病B等患者时，可能会导致血栓形成和加重DIC。目前已能制备高纯度因子Ⅸ浓缩剂，可减少以上不良反应的发生。

（一）适应证

凝血酶原复合物已成功地用于治疗先天性因子Ⅱ、Ⅶ、Ⅸ和Ⅹ缺乏症，特别是因子Ⅸ缺乏的血友病B、肝病和过量口服抗凝剂而引起的严重出血。

（二）剂量和用法

1. 剂量 注射剂量的计算公式类似 FⅧ 制品，但因子Ⅸ的血液循环回收率较 FⅧ 低得多，故使用 1.7 的常数。

$$输注的剂量单位＝期望提升的因子Ⅸ水平(%)×体重(kg)×1.7$$

2. 用法

（1）止血治疗：将因子Ⅸ提高至正常水平的 30%～60%。如果发生威胁生命的严重出血时，因子Ⅸ水平应提高到 50%～80%，并在 30%～40% 水平上维持几天。

（2）大手术：将因子Ⅸ于术前提高到正常水平的 60%～80%，然后在 30% 水平维持 5～7 天，再在 15%～20% 水平维持 7～10 天直至伤愈为止。

（3）矫形手术：需 4～6 个月的替代治疗，但应仔细观察患者是否有血栓形成等不良反应。

（4）拔牙：应将因子Ⅸ水平提高到正常水平的 30%～40%。

（三）注意事项

（1）一些患者有暂时性发热、发冷、头痛等一般性反应。

（2）血栓形成可能在术后更易发生，建议在手术时将肝素与凝血酶原复合物一起输注。

（3）AT 水平低下的肝病患者，不宜输注凝血酶原复合物，因为此类肝病患者在输注凝血酶原复合物后可诱发血栓形成，导致心、脑血管栓塞等严重不良反应。

（4）多数人认为输注因子Ⅸ前应避免给予 6-氨基己酸治疗。6-氨基己酸可在输注因子Ⅸ后 3～4 h 再使用。为预防出血，血浆因子Ⅸ水平应提高到正常水平的 15%～30%。

七、纤维蛋白胶

纤维蛋白胶（又称纤维蛋白黏合剂）是一种凝血酶-纤维蛋白原浓缩剂，是人源性血液产品，无组织毒性，数秒到数分钟内黏合，随后数天到数周被吸收，临床观察表明其对局部组织生长和修复有促进作用。许多外科医师认为其是理想的止血剂或黏合剂。

（一）适应证

纤维蛋白胶已被认为是一种重要的外科用药，广泛应用于心脏外科、血管外科、显微外科、神经外科、普外科、泌尿外科、烧伤外科、耳鼻咽喉-头颈科、眼科和妇科等领域。

（二）剂量与用法

1. 剂量 纤维蛋白胶的黏合强度直接与纤维蛋白原的浓度成正比。使用高浓度凝血酶（500 U/mL）时，数秒内凝胶即变硬，特别有利于止血；但如果临床上要使凝胶在数分钟内变硬时，就要使用低浓度凝血酶（4 U/mL）。

2. 用法 纤维蛋白胶由两个部分构成，一部分主要成分为纤维蛋白原、因子ⅩⅢ 和纤维结合蛋白，另一部分为人凝血酶和氯化钙。临床使用时，两个部分被分别吸到与针头部位相连的两个注射器内。当两种溶液混合时，凝血酶使纤维蛋白原转变为纤维蛋白单体，进一步变为凝胶，此时将凝胶均匀地涂在需要部位即可。

（三）注意事项

（1）孕妇和哺乳期妇女使用时应十分谨慎。
（2）对异体蛋白高度敏感者禁用。
（3）严禁静脉给药，仅供局部使用。
（4）配制好的溶液应在 4 h 内使用。

八、抗凝血酶浓缩剂输注

抗凝血酶（AT）是采用肝素琼脂凝胶亲和层析技术从血浆中分离纯化，并经病毒灭活处理制备的血浆蛋白制品。商品化 AT 浓缩剂，每瓶中 AT 的含量为 500 U 或 1000 U。AT 对凝血过程中多种凝血因子有抑制作用，尤其对活化的因子Ⅹ（Ⅹa）和凝血酶有更强的抑制作用。其抑制凝血的效率由于肝素的作用而大幅增加。AT 在维持血液凝固与抗凝的动态平衡、保持血液的流畅性方面起着十分关键的作用。

（一）适应证

1. 先天性 AT 缺乏症 此类患者发生血栓栓塞的风险较大，为避免血栓栓塞的发生，应给予预防性的抗凝血酶治疗。

2. 获得性 AT 缺乏症 DIC 合并出血者，在 AT 含量降至正常水平 50% 以下时，必须补充 AT。

（二）剂量与用法

（1）手术或分娩时的先天性 AT 缺乏症的成人以及新生儿患者，应给予预防性的抗凝血酶治疗，其目的在于获得正常值 80% 以上的抗凝血酶活性。先天性 AT 缺乏症合并脑血栓者，应输注 AT 浓缩剂 1000 U/天，连续输注 4 天。在行外科手术时，术后 AT 水平应维持在接近正常值的 100%，才能避免血栓栓塞的发生。

（2）DIC 合并出血者（属于获得性 AT 缺乏症），在 AT 含量小于正常值的 50% 时，治疗剂量一般为每次 50 U/kg，每 2 天输注一次。正常人血液中 AT 的半衰期为 3 天，但在 DIC 患者血液中 AT 半衰期可能缩短。为预防获得性 AT 缺乏症患者的血栓形成，应将 AT 浓度维持在合适水平，

NOTE

可输注含少量肝素的 AT 浓缩剂,建议剂量为 30 U/kg,每 3 天输注一次。

(三)注意事项

AT 浓缩剂的一般用药方式为静脉滴注。在输注 AT 浓缩剂过程中,密切观察患者的临床表现和监测患者的凝血指标,这对调整剂量和决定疗程非常重要。

九、活化蛋白 C 制品

活化蛋白 C(activated protein C,APC)是在凝血酶-血栓调节蛋白复合物的作用下,由蛋白 C(protein C,PC)转化而来的一种重要的生理抗凝剂。正常人 PC 浓度为 $4000\sim5000$ μg/L,而 APC 浓度仅 $1\sim3$ μg/L。APC 通过灭活凝血因子 Va 和 Ⅷa 而抑制凝血酶生成,从而起到抗凝作用。

(一)适应证

针对先天性 PC 缺乏引起的血栓性静脉炎、急性肺血栓栓塞症、严重败血症和脓毒血症、DIC、婴儿紫癜和脊髓损伤等疾病,APC 疗效明显。

(二)剂量与用法

人 APC 经注射用 5%葡萄糖或 0.9%生理盐水溶解后,于 24 h 内缓慢输注。剂量根据年龄和症状确定。

(三)注意事项

(1)溶血性、缺铁性贫血患者以及免疫抑制患者慎用。
(2)对蛋白 C 过敏者、孕妇和哺乳期妇女使用应十分谨慎。
(3)如用药 6 天后症状未改善,应立刻停止用药。

十、其他血浆蛋白制品

目前,在临床中应用的血浆蛋白制品还有 α_1-抗胰蛋白酶、α_2-巨球蛋白、基因重组的活化凝血因子Ⅶ(rFⅦa)、C_1-酯酶抑制剂、转铁蛋白等。α_1-抗胰蛋白酶主要通过抑制凝血酶和纤维蛋白溶酶而参与出凝血平衡,通过抑制激肽释放而影响激肽系统等。α_2-巨球蛋白适用于治疗放射性损伤,包括放射性皮肤溃疡、放射性直肠炎、放射性脊髓病和放射性纤维性病变等,一次 5 mL 深部肌内注射,第一个月隔日 1 次,其后每周 $1\sim2$ 次,疗程视实际情况而定。rFⅦa 在严重肝病出血、肝移植出血、脑出血、严重血小板减少和血友病尤其是伴有抗体的患者出血治疗方面得到广泛应用。C_1-酯酶抑制剂用于治疗遗传性血管神经性水肿,或在手术前应用以预防遗传性血管神经性水肿的发作。转铁蛋白用于治疗先天性无转铁蛋白血症、缺铁性贫血和感染性疾病等。由于具有不同生理功能的血浆蛋白种类繁多,随着血浆蛋白相关研究的深入和血浆分离技术的发展,越来越多新的具有特殊治疗效果的血浆蛋白制品被开发并应用于临床。

第九节 自 身 输 血

自身输血(autologous transfusion)是指采用健康人或患者的自身血液和血液成分,以满足本人手术或紧急情况下需要的一种输血治疗方法。

一、概述

自 1818 年英国医师 James Blundell 首次给狗进行自身输血试验获得成功开始,自身输血已有 200 余年的历史。在 20 世纪 30 年代后的一段时间内,由于血液回收技术的落后,常常会引起并发症,加上异体血源并不缺乏且使用方便,自身输血逐渐被人们遗忘。直到 20 世纪 60 年代,随着过滤与血液加工技术日趋成熟,自身输血并发症大大减少,加之麻醉技术的进步和开展高难度手术的需要以及异体血液来源日趋不足,特别是 20 世纪 90 年代以来,人们对艾滋病、肝炎等输血相关传染病的恐惧和对输血不良反应认知度的提高,自身输血的重要性日益突显,促使自身输血的研究与临床应用再次得以飞速发展。近年来,已有相当一部分异体输血被自身输血所取代。

自身输血的优点:①避免艾滋病病毒、肝炎病毒、巨细胞病毒、人类嗜 T 细胞病毒和其他经血传播病原体的感染。②避免因输注异体血液成分,如红细胞、白细胞和血小板以及血浆蛋白抗原而发生同种免疫反应所致的溶血、发热、超敏反应、输血相关性移植物抗宿主病(TA-GVHD)、急性肺损伤、血小板输注无效等。③避免同种异体血液对受血者免疫功能的抑制,降低围手术期感染率和手术后肿瘤的早期复发率。④避免输注异体血液发生的差错事故。⑤解决稀有血型和因同种抗体导致配血不合的输血困难。⑥反复自身输血,能刺激骨髓造血功能,增加红细胞生成。⑦扩大血液来源,减少异体血液的供应量。⑧能为无供血条件的边远地区患者提供用血途径。自身输血已成为一种合理、科学、安全、有效的输血方法。

自身输血主要有三种方法:储存式自身输血、稀释式自身输血和回收式自身输血。

二、储存式自身输血

储存式自身输血是将患者自身血液预先储存起来,以备将来自己需要时应用。储存式自身输血可分为全血储存式自身输血和血液成分储存式自身输血。血液成分储存式自身输血包括红细胞、血浆、血小板和纤维蛋白胶等的自身输血。

(一)适应证

(1)一般情况好,预计术中需要输血的心胸外科、血管外科、整形外科和骨科等择期手术者。

(2)有多种红细胞抗体或对高频率抗原的同种抗体,导致对所有异体血不配合者。

(3)有严重输血反应者。

(4)稀有血型者。

(5)准备进行骨髓移植的供者在采髓前预存自身血液,以便抽取骨髓时回输。

(6)边远地区供血困难,但手术需输血者。

(7)健康人希望预存自身血液以备紧急情况下使用。

(8)避免分娩时输异体血(如剖宫产)的孕妇。

(9)因宗教信仰拒绝使用他人血液者。

(二)禁忌证

(1)有某种疾病发作史而未被完全控制的患者采血可诱发这种疾病发作。

(2)有献血反应史及曾发生过迟发性昏厥的患者。

(3)伴有冠心病、充血性心力衰竭、严重主动脉瓣狭窄、室性心律失常、严重高血压等脑血管疾病及严重肝肾功能不全的重症患者。

(4)有细菌性感染或正在使用抗生素的患者。

(5)服用抑制代偿性心血管反应药物的患者。

(三)病例选择条件

(1)年龄一般在 16～65 岁,孕妇应避免在妊娠最初 3 个月和第 7～9 个月间采血。

(2)患者身体一般情况良好,血红蛋白含量＞110 g/L 或血细胞比容＞0.33,血小板计数＞100×10⁹/L,凝血酶原时间正常,行择期手术,估计术中失血 1000 mL 以上者。

(四)采血剂量与频次

1. 采血剂量 一般一次采血量不超过 500 mL 或自身总血容量的 10%,最多不能超过 12%。对于体重＜50 kg 的患者,按每少 1.0 kg 少采血 8 mL 计算,儿童每次最大采血量为 8 mL/kg。

2. 采血频次 采集频次间隔至少 3 天,并最好在手术前 3 天停止。

NOTE

（五）常用采集方式

常用采集方式有蛙跳式采血法、转换式采血法（采血还输法）、步积式（单纯式）采血法。采血时,可补充生理盐水、胶体液,有条件的可以注射 EPO 等,以刺激骨髓造血。

1. 蛙跳式采血法　主要适用于较大及复杂的手术,要求术前储存较多的自身血液。蛙跳式采血法见表 8-3。采血后将保存最久但仍在有效期内的自身血液还输给患者。按照这种方式进行采血并回输,反复进行到第 29 天,可得到表 8-3 中第 5、6、7、8 袋和第 9 袋血液,共计 2000 mL。

表 8-3　蛙跳式采血法

采血日期	采血袋号	回输袋号	再采血袋号
第 1 天	第 1 袋	—	—
第 8 天	第 2 袋	第 1 袋	第 3 袋
第 15 天	第 4 袋	第 2 袋	第 5 袋
第 22 天	第 6 袋	第 3 袋	第 7 袋
第 29 天	第 8 袋	第 4 袋	第 9 袋

2. 转换式采血法（采血还输法）　如果要求术前保存较多的新鲜血液,则可采用转换式采血法,通过此方法至术前采集血液可达 1600 mL（表 8-4）。

表 8-4　转换式采血法

采血时间	术前 4 周	术前 3 周	术前 2 周	术前 1 周	术前 0 周
采血次数	第 1 次	第 2 次	第 3 次	第 4 次	—
采血量	400 mL	800 mL	1200 mL	1600 mL	—
回输量	—	400 mL	800 mL	1200 mL	—
保存量	400 mL	800 mL	1200 mL	1600 mL	1600 mL

3. 步积式（单纯式）采血法　①适用于比较简单的手术,要求术前提供较少的自身储血,或者某些特殊群体的血液预存。②血液采集后保存,数次累加从而达到预定的血液量,目前国内外采用的单纯采血法有以下四种采血方法（其实是采血量的不同）,见表 8-5。

表 8-5　步积式采血法

采血方法	采血总次数	术前 3 周	术前 2 周	术前 1 周	采血总量
方法 1	2 次	400 mL	400 mL	0	800 mL
方法 2	3 次	400 mL	200 mL	200 mL	800 mL
方法 3	3 次	400 mL	400 mL	200 mL	1000 mL
方法 4	3 次	400 mL	400 mL	400 mL	1200 mL

（六）注意事项

（1）自身输血前需制订周密计划,估计手术用血量与储存量,制订采血方案,决定是否需要使用促进红细胞生成的药物等。

（2）输血科（血库）医师对每位自身输血者必须有病史详细记录,包括现病史和既往史,传染病史,重要脏器如心、肺、肝、肾的检查,实验室检查以及辅助检查结果。

（3）每次采血前必须认真核对各种记录:①采血前常规检验血红蛋白和血细胞比容、血清铁、总铁结合力、血清铁蛋白,不符合采血标准者应该暂缓采血。②应鉴定患者的 ABO 和 RhD 血型,以及意外抗体检查,以防患者必要时使用同种异体血。

（4）自身血液必须做好各种登记和标签:①血袋标签应与异体血液标签有醒目的区分,标有"自身输血"字样,并填写上患者姓名、性别、年龄、住院号、床号、采血日期和失效日期,以及采血人员签名。②神志清楚的患者须在自身血液采血袋上签字确认。③自身血液不能转让给他人使用。④做好采血登记。

（5）采血前一周可补充铁剂，有条件者可同时应用重组人促红细胞生成素（rh-EPO）和（或）右旋糖酐铁。

（6）严格遵守采血操作规程，严防污染。

（7）经治医师须与患者及家属充分说明情况并签署知情同意书，包括：①自身输血的目的、过程、涉及的危险和可能出现的并发症等。②可能出现的不可避免的意外情况（冰箱污染、有异物凝块、过期等）而需放弃自身血液。③可能出现输注异体血液等。患者和（或）家属需填写自身输血申请单，并同自身输血知情同意书，随病历一同保存。

（七）不良反应及处理

1. 采血可能发生的不良反应及处理

（1）迷走神经反应：①原因：精神过度紧张、恐惧；采血前过度疲劳、睡眠不足、饥饿；采血环境温度过高、拥挤、空气不流通；医护人员穿刺技术不够熟练、穿刺疼痛等。②表现：患者面色苍白、出汗、恶心、头晕目眩、呼吸急促、肌肉痉挛或抽搐，严重者有晕厥、大小便失禁、意识丧失、脉搏变慢变弱、血压下降等。③预防：让患者充分了解采血生理常识，嘱咐患者采血前一晚早休息，采血前可饮用少量生理盐水。条件允许的情况下，可让患者平卧位采血，采血过程中密切观察患者，与患者亲切交谈。发现不适，立即对症处理。④处理措施：让患者采用平头侧位，抬高双脚，解开衣领、腰带，保持呼吸通畅。手指掐患者的人中穴或合谷穴，必要时给予吸入芳香氨醑。

（2）局部皮肤血肿或感染：①原因：穿刺不佳或患者采血后按压位置不对，导致穿刺部位血肿；患者采血前未清洗手臂，穿刺者消毒不严格等原因造成局部感染，如蜂窝织炎、静脉炎、淋巴管炎等。②预防：采血前患者及操作人员均应严格消毒、无菌操作；拔针后指导患者正确按压穿刺部位。③处理措施：出现血肿，应立即停止采血，用无菌棉球或纱布块紧压穿刺部位，让患者将手臂抬高至心脏水平以上，持续 10 min 以上；穿刺部位血肿 24 h 内冷敷，24 h 后可热敷促进吸收；局部感染可采用局部或全身抗感染治疗。

2. 回输时可能发生的不良反应及处理

（1）溶血反应：①原因：血液保存温度不规范；回输解冻的脱甘油红细胞，解冻时脱甘油不彻底；输错血液。②预防：血液采集后应立即置 4 ℃医用冰箱保存，并密切观察冰箱的温度；自体冰冻红细胞解冻时要彻底脱甘油，保证悬浮红细胞甘油含量不超过 1%，红细胞悬浮液上清血红蛋白不超过 1.0 g/L；自体血采集后要有明确的标识；取血时，输血科（血库）发血人员与临床护士要认真核对并肉眼观察血液质量，无误后方可发出。回输前由两名医护人员与患者床边核对，准确无误后给予患者回输。③处理措施：立即停止输血；按溶血反应治疗处理。

（2）细菌性输血反应：①原因：患者皮肤消毒不彻底、采血时血袋进入空气、血袋热合有微漏、患者本身已有细菌感染等。②预防：规范采血、保存和回输操作流程。③处理措施：立即停止输血；保证静脉通道通畅，给予患者抗生素治疗；并将剩余血液立即送回输血科进行输血反应调查，待血液细菌培养结果和抗生素药敏试验结果出来后，调整抗生素。

怀疑血液污染引起的输血不良反应，应按以下程序处理：①观察血袋中剩余血液的物理性状：有无混浊、膜状物、絮状物、气泡、溶血、红细胞变成暗紫色、血凝块等。有上述情况之一均提示有细菌污染的可能。②取血袋中剩余血液直接做涂片或离心后涂片染色镜检，查找污染菌。③取血袋中剩余血液和患者血液在 4 ℃、22 ℃和 37 ℃条件下做需氧菌和厌氧菌培养。④进行外周血白细胞计数，如中性粒细胞与输血前相比明显增多，则对诊断有帮助。

（3）循环系统超负荷（急性肺水肿）：①原因：输液量过多导致心脏负荷过重而发生肺水肿。②预防：控制液体输入的量和速度；控制血液的稀释度；加强对血压、中心静脉压、尿量等的监测。③处理措施：高压吸氧；静脉注射快速利尿剂呋塞米 20～40 mg；强心药物洋地黄 0.2～0.4 mg 缓慢静脉注射；血管扩张剂硝普钠 50 mg 加入 10%葡萄糖液 250 mL 中缓慢静脉滴注或舌下含硝酸

NOTE

甘油等;扩张支气管药物氨茶碱 0.25 g 加入 10％葡萄糖液 20 mL 缓慢静脉注射;肾上腺皮质激素地塞米松 10 mg 或氢化可的松 100～200 mg 加入 5％葡萄糖液中静脉滴注,有助于控制水肿。

三、稀释式自身输血

稀释式自身输血是指在麻醉成功后、手术开始前,采集患者一定数量的血液,同时输注一定数量的晶体液和胶体液稀释血液,以补充有效循环容量,并在术中和(或)术后回输其预采的血液。可分为急性等容性血液稀释、急性非等容性血液稀释和急性高容性血液稀释三种情况。①急性等容性血液稀释:指在麻醉成功后、手术开始前,采集患者一定数量的血液,同时输注一定数量的晶体液和胶体液以补充有效循环容量且维持其正常稳定,使血液稀释,并在患者失血后回输其先前采集的血液。②急性非等容性血液稀释:适用于为避免前负荷过大造成急性左心衰竭的情况,在麻醉前采集患者全血,采集量为循环血容量的 10％～15％,随后快速补充约采血量 2 倍的晶体液和胶体(1∶2)液,以达到血液稀释的目的,采集的血液在需要时实施回输。③急性高容性血液稀释:指术前快速输注一定量的晶体液和胶体液(扩充血容量达 20％～25％),但不采集血液;术中的出血用等量的胶体液补充,尿液、呼吸损失水分、皮肤与手术野蒸发的水分用等量的晶体液补充,手术过程中使血容量始终维持在相对高容的状态。

(一) 适应证

(1) 各类择期手术的患者,ASAⅠ～Ⅱ级。

(2) 稀有血型及配血困难者。

(3) 患红细胞增多症、甲状腺功能亢进、重症肌无力、血栓症等的患者。

(4) 曾有严重的输血反应或已产生了免疫性抗体的患者。

(5) 因宗教信仰而拒绝输异体血的患者。

(6) 血源供应困难地区的患者。

(二) 禁忌证

(1) 有严重心功能不全、心律失常、高血压或非心脏手术的冠心病者。

(2) 严重肝、肾、肺功能不全者。

(3) 伴有感染性发热或菌血症者。

(4) 休克未纠正者。

(5) 贫血和血容量低下者。

(6) 凝血因子缺乏者及血小板低下者。

(7) 其他不适合实施血液稀释处理的情况。

(三) 病例选择条件

(1) HCT≥0.34 或 Hb≥120 g/L,血小板计数≥150×10^9/L,凝血酶原时间正常的患者。

(2) 估计术中失血量≥1500 mL 的成人(儿童预期失血量可适当降低)。

(四) 血液采集剂量计算(以急性等容性稀释式自身输血为例)

(1) 血液采集量理论计算公式:

$$BL = 2BV(H_0 - H_f)/(H_0 + H_f)$$

注:BL 为血液采集量;BV 为血液采集前患者血容量;H_0 为血液采集前患者血细胞比容;H_f 为血液采集后期望血细胞比容。

(2) 体外循环心血管手术患者血液采集量理论计算公式:

$$BL = [0.7BW(H_0 - H_i)BV \cdot H_i]/H_0$$

注:BL 为血液采集量;BW 为患者体重(kg);BV 为血液采集前患者血容量;H_0 为血液采集前患者血细胞比容;H_i 为体外循环时的最佳血细胞比容。

BV 与 BW 的关系:成年男性或儿童 BV 为 BW 的 7％(L/kg),成年女性 BV 为 BW 的 6.5％(L/kg)。

（3）实际血液采集量除依据上述理论值外，还应参照患者年龄、主要内脏功能（心、肺、肝、肾）情况以及手术类型确定。

（4）血液采集量的简易确定方法：7.5～20 mL/kg（体重）。

（5）最大稀释限度：稀释后血细胞比容为 0.20，血红蛋白含量为 65 g/L。

（6）急性等容性血液稀释：在进行麻醉诱导及维持平衡后，在有效的循环监测条件下，于手术失血前经患者动脉、中心静脉或周围大静脉抽取血液。在应用体外循环（CPB）时，血液采集时间于 CPB 开始后更为安全。而急性非等容性血液稀释，在麻醉前和有效的循环监测条件下，于手术失血前经患者动脉、中心静脉或周围大静脉抽取血液。

（五）血液保存与回输

1. 血液保存　血液采集后置于（4±2）℃储血专用冰箱保存。

2. 血液回输

（1）血液回输按同种异体血液输注常规执行。回输前应详细核对患者信息（患者姓名、性别、病区、床号、住院号、ID 号、ABO 和 RhD 血型等基本信息）与采血信息（至少应包括采血编号、日期、采血者姓名）。

（2）血液回输的顺序是先用后采集的血液，后用先采集的血液。

（3）注意监测患者回输过程中循环容量的变化，必要时可使用利尿剂。

（4）常规监测血压、脉搏、呼吸频率、血氧饱和度、中心静脉压、血细胞比容、尿量等生命体征，浅表静脉的充盈、皮肤温度与色泽等应保持正常；监测尿量，应≥50 mL/h；有条件的应监测患者心电图、动脉压力、血氧饱和度、动脉氧化分压、中心静脉压、肺动脉压等；患者在麻醉后应常规吸氧，流量≥3 L/min，氧浓度（FiO_2）≥40%，直至手术结束；严密监测血液回输过程，并将回输情况记录于病历。

（六）注意事项

（1）监测过程中发生异常时，可减慢采血速度、加快或减慢稀释液（替补液）输注速度、调整稀释液（替补液）中胶体液与晶体液比例，必要时停止采血。

（2）稀释液（替补液，血浆代用品）为晶体液和胶体液。胶体液原则上不使用血浆。胶体液和晶体液的比例为 1:2。采血总量与稀释液（替补液）总量的比例为 1:2，同时应根据患者全身情况以及重要脏器功能进行适度调整。

（七）稀释式自身输血不良反应

1. 血压下降

（1）原因：放血速度过快。

（2）预防：控制放血速度。

（3）治疗：适当加快输液速度。

2. 心律失常

（1）原因：放血与输液不同步以及过度稀释引起心肌缺血导致心律失常。

（2）预防：控制稀释度，血细胞比容不低于 0.25；液体用量适当超过放血量；加强监测中心静脉压、心电图、尿量、血细胞比容、血红蛋白及血气分析。

（3）治疗：保持供氧，维持良好的通气；必要时给予抗心律失常的药物或输注红细胞。

四、回收式自身输血

回收式自身输血就是在严格的无菌操作条件下，将患者在手术中或创伤后流失在手术野或体腔内无污染的血液回收，经血液回收装置处理后，于术中和（或）术后回输给患者自身的一种输血治疗方法。根据自身血液回收时间的不同，可分术中回收式自身输血和术后回收式自身输血；根据红细胞回收后的处理方式不同，又可分为洗涤回收式自身输血和非洗涤回收式自身输血。

（一）适应证

（1）估计出血量大于 1000 mL 的各种直接手术者。

（2）血源供应不足的创伤手术。

（3）腹腔内出血的急诊手术。

（4）因宗教信仰而拒绝输入异体血的患者。

（5）稀有血型者。

（6）同种抗体产生，交叉配血困难者。

（二）禁忌证

（1）开放性创伤，超过 4 h 以上的积血或有明显的细菌或其他微生物污染者不宜回收。

（2）被肠道内容物、胆汁、尿液、羊水等污染的血液，不宜回收。

（3）用不适合静脉输注的消毒剂清洗手术伤口和在出血部位使用微纤维胶原止血剂者，所流出的血液不宜回收和输注。

（4）用肝素抗凝剂，而又已有脑、肺、肾盂损伤或有大面积软组织损伤的患者的失血也不宜回收。

（5）恶性肿瘤患者，瘤体较大且有骨髓转移和血液转移，并有淋巴结肿大，应视为禁忌。

（三）自身血液回收方法

1. 术中非洗涤回收式自身输血　手术中非洗涤回收式自身输血是指用负压吸引装置从创面回收血液入无菌瓶内，用枸橼酸钠或肝素抗凝，经过滤后回输给患者的一种回收式自身输血。其优点如下：①设备简单、操作方便；②血液回收率高、回输迅速；③回输血液接近全血，不会导致稀释性血小板减少或稀释性凝血因子减少。缺点：①可混入气泡引起空气栓塞；②不能有效地去除血液中的脂肪颗粒、游离血红蛋白、钾离子、抗凝剂和激活的白细胞、血小板、补体、凝血因子以及白细胞释放的各种对机体有害的生物化学物质，增加脂肪栓塞、高血钾、急性肾功能衰竭和 DIC 等并发症发生的风险。

2. 术后非洗涤回收式自身输血　术后非洗涤回收式自身输血是指术后引流的血液收集到无菌罐中，不经处理，通过微聚体滤器过滤后回输，是一种简单、有效的恢复正常血容量的方法。但不良反应发生率较高，其中包括凝血障碍、肺部并发症与急性肾功能衰竭等，需谨慎应用。

3. 术中洗涤回收式自身输血

（1）手工法：将手术中失血吸至已加 ACD 或 CPD 保存液的三联血袋内，利用大容量低温离心机于 2～6 ℃反复洗涤 3～4 次，最后用生理盐水配制成 70% 的红细胞悬液。本方法操作简单、成本低，易于在基层医院推广使用，但必须注意无菌操作。

（2）机器法：1974 年美国 Haemonetics 公司开发出第一代 Cell Saver 术中洗涤式血液回收机，现已研发至第五代。北京大学第一医院与北京精益医疗设备有限公司合作，研发了自体-2000 型术中洗涤式血液回收机。后又推出了自体-3000P 型血液回收机。两种血液回收机均为间断性离心。德国 Fresnuis 公司生产了术中连续性离心洗涤式血液回收机（CATS），使血液回收、回输效果更好、更安全。上述血液回收机工作的原理均是通过负压吸引装置，将患者在创伤或术中流出的血液收集到储血滤血器中，在吸引过程中与适当抗凝剂混合，经多层过滤。当回收血液达到一定容积后持续性（或间断性）离心，用高速离心的血液回收罐把红细胞分离出来，将血浆、废液、细胞碎片、抗凝剂及有害成分分流到废液袋中，用大量生理盐水对红细胞进行反复清洗、净化和浓缩，最后再将浓缩的红细胞用生理盐水配制成 70% 的红细胞悬液保存在收集袋中，回输给患者。自身血液回收机经过多年改进，血液回收装置已日趋完善，抽吸、过滤、离心、洗涤都可自动进行。红细胞洗净只需几分钟。

（3）洗涤回收式自身输血优点：①洗涤后血细胞比容高达 0.5～0.6；②能较彻底地清除回收血液中的游离血红蛋白、钾离子、凝血和纤溶活性物质及抗凝剂等；③有的血液回收机还可有效地清除脂肪微粒。

（4）洗涤回收式自身输血缺点：①设备昂贵，一次性耗材价格相对较高，需专门人员操作；②红细胞回收率相对较低，回收血液时间长，如果处理后的红细胞不能及时回输，室温放置时间过长，易造成溶血、细菌污染等危险；③红细胞冲洗过程中，血浆与血小板同时被清除，大量回输洗涤红细胞（出血量 2000 mL 以上）有可能造成稀释性凝血功能障碍，需要及时补充新鲜冰冻血浆及血小板。

4. 术后洗涤回收式自身输血 多用于心包、纵隔、胸腔、腹腔引流血的回收回输。操作步骤：手术完成后直接将胸导管连接在体外循环所用的储器上，导管用双通道抽吸管道连接，以 -21 kPa 的负压把手术后前 6 h 渗出的血液收集起来，并加肝素。然后用自动或半自动的洗涤回收式自身输血装置对收集的血液进行过滤、洗涤、浓缩成红细胞悬液，再转移到无菌储血袋中，回输给患者。术后回收的血液可以不加抗凝剂，但胸腔外伤引流出的血液比较新鲜，容易凝固，故需加抗凝剂。经血液回收装置将红细胞洗涤再回输是一种价格较昂贵的方法，但很少发生并发症，有条件的医院常用洗涤回收式自身输血。对于术后出血量较多的患者，采用此技术可以节省异体血的用量。美国血库协会（AABB）指南中推荐使用洗涤法作为术后引流回收的首选方式。如果血液采集的时间较短，患者急需输血，又没有洗涤式血液回收装置，可以考虑过滤后直接回输。

（四）血液保存与回输

1. 血液保存 术中（后）回收处理的血液一般不保存，处理后立即回输，若暂不需回输，常温下（22 ℃左右）保存不超过 6 h，（4±2）℃储血专用冰箱保存不超过 24 h。

2. 血液回输 术中（后）回收处理的血液做回输时应按同种异体血液输注常规进行操作。回输前应详细核对血编号、患者姓名、科别、床号、ID 号、ABO 和 Rh(D)血型、采血人，同时应监测血液回输过程，并记录回输情况。

（五）注意事项

（1）术中回收处理的血液不得转让给其他患者使用。

（2）术中常规回收处理的血液因经洗涤操作，其血小板、凝血因子、血浆蛋白等基本丢失，故应根据回收血量（或出血量）予以补充。

（3）术中快速回收处理的血液若未做洗涤处理，含抗凝剂，则应根据抗凝剂使用剂量给予相应的拮抗剂。

（4）术中回收处理的血液可有游离血红蛋白（特别是快速回收处理的血液），应给予相应治疗。

（5）术中回收操作应严格执行无菌操作规范。

（6）行术中回收式自身输血的患者术后应常规使用抗生素。

（7）术中回收处理的血液回输时必须使用输血器。

（六）回收式自身输血不良反应

1. 出血

（1）原因：血液在回收洗涤过程中，凝血因子和血浆蛋白大量丢失，当自身血回输量超过 1500 mL 时，可能会发生出血。

（2）防治：当回输量达到 1500 mL 左右时，可适当补充新鲜冰冻血浆和血小板。

2. 感染

（1）原因：由于回收血液处理系统不能有效清除细菌，回收被细菌污染的血液可引起体内感染，甚至败血症。

（2）防治：严格遵守病例选择标准，回收和回输血液过程严格执行无菌操作。手术过程中发现血液被细菌污染，应立即停止血液回收；术后应使用抗生素以预防术后感染；有败血症者应根据血液细菌培养及药敏试验结果，给予强力抗生素治疗。

3. 高游离血红蛋白症

（1）原因：由于非洗涤血液回输可引起短暂游离血红蛋白增高，当其水平超过 1300 mg/L 时，

NOTE

可引起血红蛋白尿,但极少导致急性肾功能衰竭。

(2)防治:最好术中或术后应用洗涤式自身输血;酌情给予补液、利尿、碱化尿液。一般术后 24 h 游离血红蛋白可迅速下降。

4. 栓塞

(1)原因:回输血中混有空气则可能引起空气栓塞;当回输大量含有脂肪颗粒的血液时可引起脂肪栓塞。

(2)防治:术中回收血液时,应将负压值控制在 150 mmHg 以内并轻柔吸引血液,避免因负压过高或过多的空气混入以破坏红细胞;回收的血液最好经过滤、洗涤,去除脂肪颗粒后再回输。

(张　军)

第十节　特殊情况下输血

临床上,特殊情况下的输血较为常见。每一位临床需要输血的患者,可能都存在个体差异及特殊情况。因此,在确定输血方案时,应根据患者病情需要,严格掌握输血适应证,充分权衡利弊,选择合适的血液成分制剂和剂量,做到安全、规范和合理用血。

一、大量输血

大量输血(massive transfusion,MT)指 24 h 内,输血量相当于或超过患者自身血容量的输血,常用于大创伤、大出血及大手术等的救治。急性严重创伤、肝移植等大手术引起的快速、大量失血,超过机体代偿能力时,则引起失血性/低血容量性休克。除了输注血液外,患者往往还需输入其他类型的血液制品。此外换血也属于大量输血。

(一)定义

大量输血主要包括以下情况:①以 24 h 为计算周期,输注血液量达到或超过患者自身总血容量;②3 h 内输血量达到患者自身总血容量一半以上;③1 h 内输注多于 4 单位红细胞制品;④成人失血速度达到或超过 150 mL/min;⑤出血速度达到 1.5 mL/kg,持续 20 min 以上。我国规定,24 h 内输血量≥1600 mL 为大量输血。

(二)输注原则

大量输血时要求合理搭配成分血制品,并根据实际情况做出调整。其治疗的优先顺序如下:①补足血容量,以维持组织灌注和供氧;②治疗失血原因,使用恰当的血液制品纠正凝血功能紊乱,控制出血。根据临床出血、止血情况和相关实验室检查结果,确定需要输注的红细胞、血小板、新鲜冰冻血浆(FFP)、冷沉淀或其他凝血因子等制品的时间和剂量。如符合自体血回输条件,术中有大量出血时,可选择自体血液回输机回输血液。

1. 红细胞输注　中国输血协会推荐:在使用晶体液、胶体液充分补充血容量的基础上,预先常规紧急输注 4～6 单位悬浮红细胞,以快速缓解组织供氧不足。当患者失血量达到自身总血容量的 30%～40% 时,应输注红细胞悬液;失血量>40% 血容量时应立即输注,否则可能危及生命。临床输注红细胞过程中,应进一步分析和完善输血方案,并进行更详尽的输血前检查,根据患者病情需要,选择更为合适的红细胞制剂。对随后准备输注的库存红细胞制剂,要先进行复温处理,以减少低温对患者的影响。条件许可时,优先选用能满足输血速度要求的可过滤微聚体的输血器。

2. 血小板输注　大量出血使血小板同时丢失;大量输注保存的全血、红细胞悬液和大量输液,也导致稀释性血小板减少;低温也会影响血小板功能。因此,当血小板计数<50×10⁹/L 时必须输注血小板(如有中枢神经系统损伤,建议维持血小板计数>100×10⁹/L)。输注血小板时,应以患者可以耐受的速度快速输注。大量输血患者,通常需要输注至少一个治疗剂量的单采血小板。

3. 新鲜冰冻血浆输注 当输血量达到患者总血容量的 2 倍时,其凝血因子常降至出血前的30％以下。当 PT 和 APTT 超过正常对照的 1.5 倍和(或)纤维蛋白原<1.0 g/L 时,特别是肝功能障碍的患者,应输注足量的新鲜冰冻血浆,以补充血浆蛋白和凝血因子,尤其是一些不稳定的凝血因子。

4. 冷沉淀血浆输注 输血量达到患者自体血容量的 1.5 倍,纤维蛋白原<1.0 g/L 以下时,应输注冷沉淀治疗。冷沉淀应在 37 ℃解冻后,在最短时间内输注完毕。

5. 其他血液制品输注 在抢救大量出血患者时,应按照晶体液、胶体液、悬浮红细胞、新鲜冰冻血浆、血小板、冷沉淀的输注顺序,合理搭配各成分血液制品的比例,足量输注,达到有效补充血容量、止血和纠正贫血的急诊抢救效果。否则,可能会导致稀释性血小板低下和凝血因子低下,出血进一步加重。

在大量输血时,加用重组活化凝血因子Ⅶ(rFⅦa)具有明显的止血作用。对于肝功能障碍或维生素 K 缺乏的患者,可使用凝血酶原复合物浓缩剂(PCC)以减少出血。

输血期间,应充分参考实验室检查结果以指导成分输血治疗,但不能延迟输血。国外经验如下:①每输注 4 单位红细胞,应输注 2 单位新鲜冰冻血浆(FFP);②每输注 8 单位红细胞,应输注一个治疗剂量的单采血小板;③输注第 16 单位红细胞时,输注 10 单位冷沉淀;④当血中钙离子浓度<1.0 mmol/L 时应注意补钙,优先选择氯化钙,因为其有效钙离子浓度是葡萄糖酸钙的 3 倍。

2005 年美国斯坦福大学医学中心的《大量输血指南(Massive Transfusion Guideline,MTG)》,对不同人群的大量输血方案给出了初步建议(表 8-6)。临床上对特殊人群大量输血时,应结合患者的临床情况来确定输注剂量。

表 8-6 斯坦福大学医学中心建议大量输血联用剂量方案

年龄(岁)/体重(kg)	联合输血方案
成人和体重>50 kg 青少年	6 U 红细胞、4 U FFP 和 1 个单采血小板
体重≤50 kg 儿童	4 U 红细胞、2 U FFP 和 1 个单采血小板

目前认为大量输血时增加新鲜冰冻血浆和血小板的剂量有助于提高患者生存率。国内大量输血现状调研协作组制订的大量输血指导方案(推荐稿)认为,输注红细胞悬液 4 U 后,应加输等量或2 倍量的新鲜冰冻血浆;如同时输注血小板,则红细胞悬液、新鲜冰冻血浆、血小板悬液比例为1:1:1。

大量输血的死亡三联征包括酸中毒、低体温和凝血紊乱。其与大量出血、大量输血和输注的血液成分三者密切相关,通常在大量输血后仍无法控制出血时出现。大量输血时,输注未经预热的晶体液、胶体液,可造成血液稀释和凝血因子稀释,进一步加剧出血和凝血紊乱的危险性。同时胶体液类型也会干扰交叉配血试验和出血时间的检测。上述因素共同导致了大量输血的死亡三联征。采用正确的输血方案可以降低死亡三联征的发生率,同时要特别加强对并发症的监控并做到及时、高效处理,相关处理建议见表 8-7。

表 8-7 大量输血中的相关操作建议

目标	措施	注意事项
维持循环血容量	建立大的静脉通道	检测中心静脉压
	输血时要注意做好保温措施	维持患者体温
	避免低血压或尿量<0.5 mL/(kg·h)	注意评估隐性出血
止血	外科或者产科尽早干预,放射介入干预	
实验室检查	血常规、PT、APTT、TT、血库标本(血型鉴定、抗体筛查等)、生化检查、血气分析等	输入的胶体液可能影响检查结果

NOTE

续表

目标	措施	注意事项
	血液成分输入后重复上述检查	血液成分需在检查结果出来之前就输注
维持 Hb>80 g/L	评估紧急程度 尽可能进行自身输血,减少异体输血 输注红细胞 ①在极度紧急情况下,ABO 和 Rh 血型确定之前给予 O 型 Rh 阴性红细胞 ②当血型已知,给予相应血型的红细胞 ③如果时间允许,给予完全相容的红细胞 如果成人失血速度>50 mL/(kg·h),加温血液和(或)应用快速输入装置	
维持 PLT>75×10⁹/L	确保 PLT>50×10⁹/L 如果复合外伤或中枢神经系统损伤或血小板功能异常时,应维持 PLT>100×10⁹/L	当两倍血容量被替代时,PLT<50×10⁹/L
维持 PT 和 APTT 在正常对照值 1.5 倍以内	参考实验室检查结果,给予 FFP(12~15)mL/kg 当 1~1.5 倍血容量被替代时,考虑输注 FFP	PT 或 APTT>1.5 倍正常对照值与微血管出血增加相关 维持 iCa²⁺>1.13 mmol/L
维持 Fg>1.0 g/L	如果 Fg 不能被 FFP 所纠正,输注冷沉淀	冷沉淀多在 DIC 危象时应用
避免 DIC	治疗潜在病因	休克、低体温、酸中毒等原因导致,少见,死亡率高

二、弥散性血管内凝血患者输血

弥散性血管内凝血(DIC)是一组发生在许多疾病基础上,由致病因素激活凝血及纤溶系统,导致全身微血栓形成,凝血因子大量被消耗并继发纤溶亢进,引起全身出血及微循环衰竭的临床综合征。它以血液中过量蛋白酶生成、可溶性纤维蛋白形成和纤维蛋白溶解为特征。通常将 DIC 的病理生理过程分为高凝血期、消耗性低凝血期和继发性纤维蛋白溶解亢进期三个时期。临床上常表现为广泛出血、微循环障碍、多发性栓塞、微血管病性溶血性贫血以及原发病的临床表现。

(一) DIC 的诊断与治疗原则

DIC 的诊断过程主要依据实验室结果和临床症状的动态监测。2001 年国际血栓与止血学会(ISTH)DIC 分会推荐了一种 DIC 诊断的评分系统(表 8-8),该评分系统结合了临床表现和实验室检查结果,为 DIC 的诊断提供了客观依据。

表 8-8 ISTH DIC 诊断评分系统

典型 DIC 评分系统
风险评估:患者是否存在导致 DIC 的原发病
若答案"否",则不能进入下述程序
若答案"是",进行下一步
进行全面的凝血检查(包括 PT、PLT、Fg、纤维蛋白相关标志物)

续表

典型 DIC 评分系统
积分
PLT：$>100\times10^9/L=0$，$(50\sim100)\times10^9/L=1$，$50\times10^9/L=2$
纤维蛋白相关标志物升高（如 D-二聚体、FDP）：无升高$=0$，中度升高$=2$，严重升高$=3$
PT 延长（<3 s$=0$，$3\sim6$ s$=1$，>6 s$=2$）
Fg（>1000 mg/L$=0$，<1000 mg/L$=1$）
累计积分
$\geqslant5$ 分为典型 DIC：每天重复计算积分
<5 分为非典型 DIC：1~2 天后重复计算积分

DIC 的治疗原则包括：①治疗基础疾病，消除诱因：积极治疗原发病、消除诱发因素是终止 DIC 病理生理过程的最关键措施。如控制感染，对高危产科患者及外伤患者进行处理，及时纠正缺血、缺氧和酸中毒等。对 DIC 治疗措施的正确选择有赖于对 DIC 原发病及其病理过程的正确、全面认识。②抗凝治疗：抗凝治疗是阻断 DIC 病理过程、减轻器官损伤、纠正凝血-抗凝失衡的重要措施。肝素是当前最主要的抗凝治疗药物，可阻止血管内凝血、抑制微血栓形成，适用于 DIC 早期、中期，禁用于晚期及原有出血疾病时。肝素的主要副作用是引起出血，一旦过量会加重出血，应密切监测。临床上用 APTT 来监测肝素治疗，以使其延长 60%~100%时的肝素剂量为最佳剂量；过量的肝素可用鱼精蛋白来中和。③支持治疗。④替代治疗，由于 DIC 患者存在广泛的血管内凝血，大量凝血因子和血小板被消耗，因此必须及时补充相应的血液成分，包括输注血小板、新鲜冰冻血浆、冷沉淀凝血因子、纤维蛋白原等。在血液处于高凝状态时，一般不宜输血，因为这样会加速 DIC 的病程，如有必要应在肝素化的基础上进行。在之后的消耗性低凝血期，应及时补充被消耗的血小板和凝血因子等血液成分，使其恢复或接近于正常水平，但应注意在病因治疗和抗凝治疗的基础上进行。

（二）DIC 的成分输血治疗

1. 红细胞输注 当失血量超过患者自身血容量的 20%~30%，血红蛋白含量低于 80 g/L，同时伴明显的缺氧症状或活动性出血时，无论 DIC 的病理过程是否得到控制，均可输注红细胞，以提高血液携氧能力，改善组织氧供状况。

2. 血小板输注 由于广泛的血管内凝血，全身微血栓形成，血小板被大量消耗，当血小板计数低于 $50\times10^9/L$ 时，应在肝素充分抗凝的基础上输注血小板。如果病因未能去除，输注血小板的剂量宜适当加大。一般成人至少输注一个治疗量的单采血小板，每日或隔日 1 次。DIC 伴有出血时，应联合使用血小板和新鲜冰冻血浆。

3. 新鲜冰冻血浆、冷沉淀输注 新鲜冰冻血浆含有凝血因子和抗凝血酶，是补充多种凝血因子的首选血液制品。冷沉淀中含有凝血因子 Ⅷ、凝血因子 ⅩⅢ、血管性假血友病因子和纤维蛋白原等，也常用于 DIC 时凝血因子的补充。但这两种血液制品在补充凝血因子的同时提供了更多的血液凝固基质，有可能加重血管内凝血、促进 DIC 的发展，因此应在充分抗凝的基础上使用。补充新鲜冰冻血浆或冷沉淀的最佳时机是消耗性低凝期，但应在控制原发病病因的基础上进行，同时动态观察 DIC 实验室检查指标变化和严密监测临床症状的变化情况。

4. 抗凝血酶浓缩剂输注 抗凝血酶（AT）可以中和过多的凝血酶，调节或阻断血管内凝血过程。肝素通过增强抗凝血酶的生物活性来发挥抗凝作用。当 AT 水平小于参考值上限的 50%时应补充抗凝血酶浓缩剂，否则会影响肝素的抗凝效果。补充抗凝血酶浓缩剂前、后均应检测患者血浆抗凝血酶的活性，当 AT 水平大于参考值上限的 85%时，抗凝血酶浓缩剂的治疗效果最好。

5. 其他血浆蛋白制品输注 低纤维蛋白原血症的 DIC 患者可根据纤维蛋白原含量适量补充纤维蛋白原浓缩剂，患者血浆纤维蛋白原水平维持在 1.0 g/L 以上即可达止血水平。在 DIC 的综合治疗中,可应用凝血酶原复合物浓缩剂(PCC)和肝素来纠正 DIC 的凝血缺陷,但目前少用。另外,还可应用活化蛋白 C 制品等。

总之,DIC 是一种复杂的病理过程,临床表现多样,去除诱因、治疗原发病是关键措施,根据临床表现适当给予输血治疗和应用肝素对其有非常明显的疗效,是目前广泛应用的治疗方法。

三、肝移植患者输血

肝移植是治疗终末期肝病的最有效手段。肝移植的主要适应证是重症肝炎、肝硬化等。肝移植是器官移植中较复杂的手术之一,手术中失血量大,充足和适当的血液供应是保证手术成功的重要因素。肝移植手术过程中应尽量减少出血、输血,以提高手术的安全性和有效性。

(一)术前备血

肝移植患者的输血量常常是超大量的,往往达到受者的一倍血容量或更多。肝移植的特点是用血量大、个体差异性大。备血多少应根据受者身体一般情况、残余肝功能、凝血功能状态、手术术式等诸多因素综合确定。一般应预备 $20\sim40$ U 红细胞、$20\sim40$ U FFP、$20\sim40$ U 冷沉淀、5 U 单采血小板等。一般情况下,要求供者与受者的 ABO 血型相合。在供体紧缺的情况下,也可进行 ABO 血型不相合的肝移植。

(二)合理应用成分输血

终末期肝病患者凝血、抗凝血和纤溶系统都受到不同程度的影响,表现出复杂多变的异常,包括血小板数量减少和功能异常、纤维蛋白原质和量的异常、维生素 K 依赖的凝血因子(F II、F VII、F IX、F X)缺乏和功能受损、弥散性血管内凝血和原发性纤维蛋白溶解功能亢进等改变。多种血液成分的组合是肝移植输血的最佳选择,其种类和数量视患者的临床状况、手术难易而定。在肝移植围手术期,若血小板计数在 50×10^9/L 以上,血红蛋白含量在 80 g/L 以上,PT、APTT 在正常对照值的 1.5 倍之内,纤维蛋白原在 1.0 g/L 以上,无须进一步处理。肝移植成分血输注原则见表 8-9。

表 8-9　肝移植成分血输注原则

血液制品	备注
红细胞	一般 Hb<70 g/L 时,即应考虑输血治疗
单采血小板	PLT<50×10^9/L 需进行治疗性血小板输注,同时必须纠正其他引起出血的因素,如血容量不足、低体温和贫血等
新鲜冰冻血浆	接受肝移植的受体,常有多种凝血因子的缺乏,根据个体不同情况予以补充 $10\sim15$ mL/kg(体重)FFP 可使血浆凝血因子水平恢复>40%
冷沉淀	冷沉淀含 Fg、F VIII、F XIII、纤维结合蛋白、vWF 等多种成分,对纠正因纤溶亢进造成的严重渗血有较好的疗效,可以根据情况每次给予 10 U,必要时可重复使用
其他血液制品	
纤维蛋白原	Fg<1.0 g/L 时,应开始给予补充 Fg 制剂,一般每输入 2 g Fg,可提高血浆 Fg 0.5 g/L
凝血酶原复合物	可改善患者血液低凝状态。PT 超过正常对照值的 2 倍时,可给予 PCC 20 U/kg(体重)
重组的活化凝血因子 VII(rF VII a)	rF VII a 广泛应用于肝移植术中。血管损伤局部 F III 暴露,rF VII a 可与其形成复合物,该复合物在活化的血小板表面通过激活 FX 和 F IX 产生凝血酶

英国输血协会规定:肝移植术中应通过输注单采血小板将血小板数量维持在$(50\sim100)\times10^9$/L;输注新鲜冰冻血浆(15 mL/kg)将 PT、APTT 维持在正常对照值的 1.5 倍以内;输注冷沉淀或纤维蛋白原制剂使纤维蛋白原维持在 1.0 g/L 以上。

NOTE

（三）注意事项

1．肝移植围手术期应定期监测实验室指标　定期监测血常规、血气分析、电解质、凝血指标及中心静脉压等，且应覆盖术前、术中、术后。严密、及时监测凝血指标的改变对于肝移植术中合理用血及成分输血有重要作用。通过测定血细胞比容指导红细胞的输注；血小板计数测定指导血小板的输注；PT 和 APTT 测定指导新鲜冰冻血浆的输注；纤维蛋白原测定指导冷沉淀和纤维蛋白原制剂的应用；血栓弹力图可全面监测患者凝血状态，从而指导新鲜冰冻血浆和血小板等的应用。

2．术中应注意维持体温、酸碱平衡和电解质平衡　体温过低会减慢凝血速度和凝血因子的合成，加速纤维蛋白溶解，导致可逆的血小板功能障碍并延长出血时间；低钙血症、酸中毒等均可影响凝血功能。因此术中维持体温、酸碱平衡和电解质平衡至关重要。

3．肝移植期间需适当补钙　因术中需大量输血，在无肝期的枸橼酸代谢能力大大减弱，导致枸橼酸堆积和钙离子络合物增加，从而引起低血钙、血流动力学改变和心肌抑制。低钙血症可影响凝血功能。因此在肝功能恢复前，应适当补钙以避免低血钙的发生。

4．应用自体血液回输　肝移植术中大量输血可导致输血相关性移植物抗宿主病、非溶血性发热输血反应和输血相关性急性肺损伤等的发生，最终可导致移植肝脏功能不良。自体血液回输能明显减少异体血液的需求量，缓解临床用血供求矛盾；同时可避免输血所致的免疫抑制、术后感染、病死率增加以及肿瘤复发等不良后果的发生，是提高肝移植成功率和保障移植肝脏长期存活的关键措施。目前肝移植术普遍采用洗涤式自体血液回输，但肝脏肿瘤患者术中不宜进行自体血液回输。

5．免疫性溶血　肝移植患者可发生免疫性溶血。这是由受者的抗体与所输红细胞的抗原，或受者的红细胞抗原与供者器官起源的抗体之间发生免疫反应所致。后者可发生于 ABO 血型不合肝移植，尤以接受 O 型肝脏的 A 型患者最为常见，供体来源的淋巴细胞可产生抗-A 抗体而导致移植后 7～10 天发生溶血。因此，专家们推荐：对于这类肝移植患者，在外科手术期间或以后的输血支持中，应输注与器官供者 ABO 血型相同的红细胞。

6．肝移植生存率与输血的关系　大量输血与肝移植术后并发症的增加以及生存率的降低密切相关。输血量大的患者恢复慢，住院时间长；输血量越少，存活率越高；故减少输血是改善肝移植术预后的重要措施。

四、婴幼儿、较大儿童及老年人输血

（一）婴幼儿输血

临床上对婴幼儿输血非常慎重，其原因如下：①婴幼儿的循环血容量少，对血容量的变化和低氧血症等的调节功能尚不完善，因此临床进行输血或换血治疗的关键是严格控制患儿出入量平衡、精确计算输血剂量。②母体的某些 IgG 类血型抗体可能出现在新生儿血液中，除常见的 IgG 类抗-A、抗-B 外，还可能有意外抗体。③婴幼儿体温调节能力差，即使较小剂量的输血也必须严格控制所输血液的温度。④婴幼儿对高血钾、低血钙、高血氨和代谢性酸中毒等非常敏感。⑤婴幼儿免疫机能发育尚不成熟，发生输血相关性移植物抗宿主病（TA-GVHD）的可能性大，尤其是选择近亲供者血液时风险更大，死亡率高达 80％，但临床上尚缺乏有效的治疗方法，因此所用血液最好经过辐照处理，以防止 TA-GVHD 的发生。

患儿输血时的一次输入量及速度必须综合考虑患儿年龄、体重、一般状况、心肺肝肾功能、病情、输血目的等因素来确定。新生儿及四个月以下的婴儿小剂量输血建议见表 8-10。由于患儿的输血量少，可将一名献血者的血液分装成几袋，分次输给同一患儿，以减少输血不良反应和不必要的浪费。

表 8-10　新生儿及四个月以下的婴儿小剂量输血建议

血液成分		剂量预期提高值
红细胞制剂	10～15 mL/kg	血红蛋白(Hb)提高 20～30 g/L
新鲜冰冻血浆	10～15 mL/kg	提高凝血因子水平 15%～20%
单采血小板	5～10 mL/kg	血小板计数提高 $50×10^9$/L
冷沉淀	1～2 U/10 kg	提高纤维蛋白原 600～1000 mg/L

1. 红细胞输注　大多数新生儿输血常采用小剂量输血。在选择红细胞制剂时,应尽可能选择库存时间短并去除白细胞的红细胞制剂,需要时应进行洗涤、辐照处理。同时,还应尽可能选择能滤除微聚体的输血器,输注红细胞前应进行严格复温处理。不宜选用全血。

新生儿输注小剂量红细胞的适应证如下。

(1) 患儿有急性出血相关的休克。

(2) 出血使患儿急性失血总量在 10% 以上。

(3) 患儿有严重心或肺疾病,且血红蛋白浓度低于 130 g/L。

(4) 患儿血红蛋白浓度低于 80 g/L,且有贫血的临床症状。

2. 血小板输注　英国输血指南中关于四个月以下婴儿血小板输注的建议阈值见表 8-11。

表 8-11　四个月以下婴儿血小板输注的建议阈值

四个月以下的婴儿	血小板输注阈值
有出血的早产或足月产新生儿	$50×10^9$/L
无出血的患病早产或足月产新生儿	$30×10^9$/L
无出血且稳定的早产或足月产新生儿	$20×10^9$/L

新生儿进行血小板输注时,应严格掌握血小板输注的适应证,尽量减少输注。血小板的选择应做到:①宜首选单采血小板,因单采血小板的白细胞和红细胞残余量小、纯度高,可避免因 HLA 不相合所致的输血反应;还可将同一供者的血小板分装,分次输给同一患儿以减少输血风险。②宜选择 ABO 和 Rh 血型完全相同的单采血小板。若 Rh 阴性血小板无法获得,则 Rh 阴性患儿在输注 Rh 阳性血小板时,应同时即刻肌内注射抗-RhD 免疫球蛋白。

3. 粒细胞输注　中性粒细胞缺乏患儿常合并严重感染且不易控制,必要时需要输注粒细胞。对于中性粒细胞持续低于 $0.5×10^9$/L,且合并严重感染,抗生素治疗 24～48 h 感染仍不能控制者,应考虑进行粒细胞输注,一般连用 3～5 天,使感染基本得到控制。应严格掌握粒细胞输注的适应证,尽量减少输注。新生儿输注时,宜首选单采粒细胞,以减少 TA-GVHD 的发生。

4. 血浆输注　不论是生理因素还是病理因素造成新生儿有出血表现,并伴凝血因子低下时,均应立即输注新鲜冰冻血浆或凝血因子。若仅有实验室检查结果阳性,但没有临床表现,则无须立即进行血浆输注。

(二) 较大儿童输血

较大儿童输血的指征与成人相似。但在决定是否需要输血时,除参考血红蛋白水平外,还应考虑患儿的病因、临床症状、代偿能力以及是否有其他替代方案。需输注血小板的儿童疾病中,以继发性血小板减少性疾病较为多见。儿童预防性血小板输注的指征如下:①PLT<$10×10^9$/L;②PLT<$20×10^9$/L,但合并严重黏膜炎、DIC、抗凝治疗,在下一次评估前血小板可能降至<$10×10^9$/L,或存在局部肿瘤浸润引起出血危险中的一种或者多种情况;③PLT 为 $(20～40)×10^9$/L,但合并白血病化疗诱导相关的 DIC、白细胞极度过多、腰椎穿刺或中心静脉插管中的一种或者多种情况。

儿童如需输注血浆和白蛋白,原则上是以使患儿血液白蛋白水平接近参考值下限的输注量为宜。对于合并心、肺功能不全的患儿,血浆及白蛋白输入量应酌情减少,输注时应密切观察病情变

NOTE

194

化,防止出现心力衰竭。

（三）老年患者输血

随着人口老龄化趋势的加快,需行手术的老年患者日益增多。一方面,输血治疗是提高手术成功率的有效手段;另一方面,老年人身体各器官老化,导致其重要器官的生理功能和血流动力学常存在不同程度的减弱,因此对其进行输血治疗的风险要高于普通人群,应特别慎重。

1. 输注原则　严格掌握老年患者的输血适应证,宜用新鲜血,尽量少用库存血。输入储存时间长的库存血,可使原有代谢紊乱加重。这是因为储存血中的尿素、肌酐、钾离子和乳酸盐等含量均升高,输入这种血液后可导致血钾增高,进而引发心律失常,甚至心搏骤停。若患者合并肝功能减退,则输血后可诱发肝性脑病。因此,输注量需依据病情、输血目的和心功能而定。原则上能不输则不输;能少输则不多输;能多次输则不一次输,以多次少量为原则。每日输血量以不超过 300 mL 为宜。输血速度以≤1 mL/min 为宜或<1.5 mL/(kg·h)为宜。输血过程中密切观察患者的症状、心率、呼吸、颈静脉充盈及肺部啰音等变化情况。

2. 输注指征　对于大多数老年患者,可考虑血红蛋白含量<80 g/L 时才给予输血;但应除外伴有心血管疾病、肺部疾病或持续性发热等情况。如老年患者伴心功能不全,且出现以下情况时,可考虑输注适当的红细胞制剂:①合并各种原因引起的消化道大出血、呼吸道大咯血、术中或心血管检查后失血,需紧急输血补充血容量和红细胞,以防止休克发生,保护重要脏器功能;②合并严重慢性贫血(血红蛋白含量<60 g/L);③冠心病心绞痛合并严重贫血;④贫血性心脏病;⑤各种心脏外科手术。另外,由于老年人血管硬化、脆性增加、止血功能较差,容易因血小板降低而导致脑出血,因此老年人输注血小板的指征宜适当放宽。

3. 自身输血　老年患者的生理功能下降,使得自身输血在老年患者中的使用受到不少限制。特别是当患者合并有药物不能控制的糖尿病、慢性肺部感染以及半年内有心梗发作史时应避免自身采血。另外,由于老年患者骨髓造血功能减弱,进行自身采血时,应适当减少采血量、延长采血间隔,并密切监测患者体征。

第十一节　其他输血治疗技术及细胞治疗

近年来,随着血液成分分离技术的不断进步,利用血细胞分离机进行治疗的方法变得简单易行,也相对安全。血细胞分离机分离技术,不仅可用在血站制备单采血液成分制剂,还可用于临床治疗性血液成分去除术和置换术。尤其是特殊免疫细胞和干细胞的输注疗法,为临床多种恶性肿瘤和疑难疾病的治疗带来了新希望。

一、治疗性血液成分去除术

治疗性血液成分去除术(TCA)主要是通过建立体外循环,采用血细胞分离机,动态地将离体的血液分离出血浆成分、血小板成分、浓缩白细胞成分(粒细胞、淋巴细胞和单核细胞)和红细胞成分,以去除患者血液中病理性细胞成分,并回输其他血液成分,从而去除或减少该病理性成分对患者的致病作用,最终达到缓解病情的目的。根据单采去除的细胞成分不同,可分为治疗性红细胞去除术(therapeutic erythrocytes apheresis, TEA)、治疗性白细胞去除术(therapeutic leukocytes apheresis, TLA)和治疗性血小板去除术(therapeutic thrombocyte apheresis, TTA)。

（一）治疗性红细胞去除术

1. 定义　治疗性红细胞去除术(TEA)是利用血细胞分离机单采技术,选择性去除患者循环血中病理性增多的红细胞。

2. 临床应用　TEA 适用于原发性红细胞增多症和继发性红细胞增多症的患者。血循环中红细胞过多,可导致严重的高黏滞血症,诱发血栓形成,影响组织器官的生理功能,甚至危及患者的生

NOTE

命安全。临床上,对外周血 $RBC>6.0\times10^{12}/L$,$Hb>180$ g/L,且有明显的组织器官缺血缺氧表现,特别是伴有心脑血管基础疾病者,应考虑及时进行 TEA 治疗。原发性红细胞增多症患者可同时伴有血小板异常增多,可利用血细胞分离机同时去除红细胞和血小板。

3. 注意事项 ①应根据患者病情调整红细胞去除的总量,通常一次可单采去除压积红细胞 $800\sim1200$ mL,必要时可在 $1\sim2$ 周内重复进行。②TEA 通常只作为辅助手段,目的是缓解临床症状,减少并发症发生,为治疗原发病创造更好的条件。③原发性红细胞增多症患者,应积极跟进化疗,以免实施 TEA 后数天内又出现"反跳"现象。④继发性红细胞增多症患者,应注意把握采集红细胞后的治疗时机。⑤实施血液体外分离时,用于抗凝的枸橼酸盐可引起低钙血症,应适时、适量地口服或静脉补钙。

(二)治疗性白细胞去除术

1. 定义 治疗性白细胞去除术(TLA)是采用血细胞分离机,选择性地去除患者循环血中异常增多的病理性白细胞。

2. 临床应用 TLA 主要适用于各类高白细胞性的急、慢性白血病,也适用于需要去除病理性白细胞增多的其他临床情况。高白细胞白血病患者,循环血中存在的大量白血病细胞,可导致严重的高黏滞血症、白细胞淤积,进而引发脑梗死、脑出血、肺栓塞和肺出血等严重并发症。有下列情况之一者,应及时实施 TLA:①$WBC>200\times10^9/L$ 者。②$WBC>100\times10^9/L$,伴有血液高黏滞综合征者。③$WBC>50\times10^9/L$,伴有严重的脑、肺等重要器官相关并发症者。④WBC 为$(50\sim100)\times10^9/L$,准备进行化疗,需预防化疗破坏大量白血病细胞所致的严重并发症者。

3. 注意事项 ①TLA 只能作为对症和辅助治疗手段,如果没有跟进及时有效的化疗,去除白细胞术后可能很快出现"反跳"现象。②进行白细胞单采时,血细胞分离机处理的血量较大,抗凝剂用量也随之增大,患者应及时补充钙剂。③若去除白细胞量大时,应考虑静脉补充适量晶体盐溶液。

(三)治疗性血小板去除术

1. 定义 治疗性血小板去除术(TTA)是利用血细胞分离机,选择性地去除患者循环血中异常增多的血小板。

2. 临床应用 慢性髓系增生性疾病常伴有血小板计数极度增高,这种原发性血小板增多可导致血栓形成、微血管栓塞、出血等并发症。TTA 适用于 $PLT>1000\times10^9/L$ 的慢性髓系增生性疾病的患者。但 PLT 和临床症状并不具有显著相关性,对原发性血小板增多,且有血栓和出血危险的患者,尽管 $PLT<1000\times10^9/L$,也应考虑及时给予 TTA 治疗。

3. 注意事项 ①TTA 只能作为对症治疗手段,必须联合应用药物治疗才能使患者长期维持缓解状态。②TTA 需要体外循环处理的血量较大,一般为患者自身总血容量的 $1\sim2$ 倍,应做好低钙血症的预防和处理。③原发性血小板增多症患者,进行治疗性血小板单采时获得的血小板,禁止用于临床输注。

二、治疗性血液成分置换术

治疗性血液成分置换术(therapeutic blood components exchange,TBCE)是一种清除患者血液中病理性成分的治疗技术。通过手工操作或血细胞分离机采集、分离、清除患者循环血液中某些病理性成分,回输其正常血液成分,并补充患者所需的血液成分或其他胶体、晶体液,以调节和恢复患者的生理功能,达到治疗疾病的目的。治疗性血液成分置换术,主要有治疗性血浆置换术(therapeutic plasma exchange,TPE)和治疗性红细胞置换术(therapeutic red blood cell exchange,TRCE)。

(一)治疗性血浆置换术

1. 定义 进入血浆中的毒物、有害药物、溶血产生的游离血红蛋白、释入血浆的病理性自身抗体、循环免疫复合物、异常球蛋白,以及胆红素、酶、脂类、尿素、肌酐等存在于血浆中能引起病理损害的物质,统称为病理性血浆物质。治疗性血浆置换术是指利用血细胞分离机,用健康人的血浆、白蛋白制剂、代血浆、晶体盐溶液等作为置换液,将患者循环血液中的血浆成分置换出来,以去除病理性血浆物质。

2. 临床应用 TPE目前已成功用于某些血液系统疾病、神经系统疾病、泌尿系统疾病、风湿性疾病及代谢紊乱性疾病等的治疗。TPE是一种价格昂贵的辅助治疗手段,不是病因治疗,更不能替代药物治疗,因此不能滥用。其临床常见治疗情况如下。

(1)中毒症:包括外源性中毒(如麻醉药、农药等)和内源性中毒(如高胆红素血症、代谢性酸中毒、细菌内毒素血症、败血症等)。用TPE结合药物治疗,只要坚持及时、大量,均能取得满意疗效。

(2)高黏滞综合征:常见于恶性淋巴细胞或浆细胞产生大量单克隆免疫球蛋白所致,如巨球蛋白血症、多发性骨髓瘤等。当血液中存在过量异常免疫球蛋白时,可引起血液黏度大幅度升高,诱发血栓及微血栓形成,危及患者生命安全。TPE对病理性IgM去除效果最好,而对病理性IgG和IgA的去除效果较差。

(3)血栓性血小板减少性紫癜:至今尚无特异性治疗手段,TPE的疗效较肯定,缓解率可达75%。选择置换液时,宜选用足量新鲜冰冻血浆。

(4)母婴血型不合的妊娠:特别是Rh血型抗原致敏的孕妇产生相应抗体后,可导致严重新生儿溶血病或死产。孕妇进行TPE治疗后,可降低Rh抗体的水平,从而减弱其对胎儿红细胞的免疫溶血作用。

(5)ABO血型不合的骨髓移植:若受者与供者的ABO血型不合,受者体内原有的血型抗体,可与输入的供者红细胞发生反应而导致溶血,甚至破坏植入的供者干细胞。在移植前实施TPE,可有效降低受者血液中的原有血型抗体效价,以防输入的供者红细胞和植入的供者干细胞被破坏。

(6)其他:如重症肌无力、系统性红斑狼疮、吉兰-巴雷综合征、多发性硬化、慢性炎症性脱髓鞘性多发性神经病、家族性高胆固醇血症、溶血性尿毒综合征、再发局灶节段性肾小球硬化等,TPE也是有效的治疗手段之一。

3. 注意事项

(1)去除小分子病理性血浆物质,血液透析效果比TPE好;而大分子病理性血浆物质,用血液透析无法去除,只能实施TPE去除。

(2)在确定血浆置换前,医师应充分估计去除血浆量,并准备各种所需的置换液(晶体盐溶液、代血浆溶液、白蛋白溶液、血浆制品等);在患者无明显的凝血因子缺乏和出血倾向的情况下,一般不主张输注血浆制品,以降低输血风险。

(3)在决定置换量和置换频率时,应综合考虑疾病的种类、病情严重程度、患者的一般情况、病理性成分的性质和含量、病理性成分的生成速度及其在血管内外的分布等情况。

(4)在治疗过程中,主治医师应密切关注患者病情,并主动配合技术操作人员做好各种应急处理。

(二)治疗性红细胞置换术

1. 定义 治疗性红细胞置换术(TRCE)是选择性地去除患者体内的病理性红细胞,同时用正常红细胞进行替代的一种治疗措施。其基本过程是通过建立体外循环,采用血细胞分离机,动态地将患者血液离心分离获得压积红细胞和其他血液成分,并将获得的压积红细胞导入收集袋去除,同时将献血者的红细胞悬液和已分离的其他血液成分回输给患者。

2. 临床应用 TRCE适用于以下方面。

(1)镰状细胞贫血患者出现溶血性贫血、卒中、急性胸部综合征、视网膜栓塞、大于24 h的保守治疗无效的持续性阴茎勃起等镰状细胞贫血危象。

(2)一氧化碳中毒伴有组织器官严重缺氧者。

(3)严重新生儿溶血病、自身免疫性溶血。

3. 注意事项 需要进行 TRCE 救治的患者,病情多危重,临床医师在治疗过程中应密切关注病情变化,做好各种应急处理。

三、细胞治疗

细胞治疗(cellular therapies)是指通过采集、体外培养、生物工程处理等细胞处理技术,利用某些细胞特有的抗病功能,对特定疾病进行治疗的一类手段。在临床治疗中,细胞治疗可以作为一种独立的治疗方法,也可与常规的手术方法、化学药物治疗等方法联合应用。目前细胞治疗可治疗的疾病包括损伤性疾病、退行性疾病、造血功能衰竭性疾病、恶性肿瘤、免疫性疾病等。治疗方法可采用一般的输注,也可进行移植。

(一)造血干细胞治疗

干细胞(stem cells)是一类具有自我复制、自我更新和多向分化潜能的细胞。在细胞治疗中临床应用较多的有造血干细胞(hematopoietic stem cell,HSC)和间充质干细胞(mesenchymal stem cell,MSC)。

HSC 存在于造血组织及血液中,是机体各种血细胞的共同来源。HSC 具有自我更新和分化为各种血细胞的能力,植入足够数量后能恢复和重建患者的正常造血功能。HSC 的主要生物学特性如下:①植入一定量 HSC,即可使受者造血系统重建和恢复,包括红细胞、粒细胞、淋巴细胞、血小板等。②具有归巢能力:从静脉输入的 HSC 即可达到移植目的。③可长期保存:冷冻、溶解过程对 HSC 损伤很小。

目前,临床上 HSC 主要用于造血干细胞移植(hematopoietic stem cell transplantation,HSCT)。HSCT 是指对患者全身放疗、化疗和免疫抑制预处理后,将正常供者或自体的造血干细胞输注到患者体内,以重建其正常的造血和免疫功能。HSCT 能够治疗多种疾病,包括血液、免疫、代谢性、肿瘤性疾病等,但主要用于治疗恶性疾病,尤其是造血系统的恶性疾病。

1. 造血干细胞移植的分类

(1) 按 HSC 来源:HSC 可以从骨髓、外周血、脐带血中进行采集分离。因此,根据 HSC 来源不同,造血干细胞移植分为骨髓造血干细胞移植(BMT)、外周血造血干细胞移植(peripheral blood stem cell transplantation,PBSCT)和脐带血造血干细胞移植(cord blood stem cell transplantation,CBSCT)。其中,骨髓造血干细胞移植(BMT)简称骨髓移植,指将正常供者的骨髓移植给受者,以重建受者造血功能和免疫系统的治疗方法。外周血造血干细胞移植(PBSCT)是指通过动员采集外周血中的干细胞,移植给受者,以重建受者造血功能和免疫系统的治疗方法。而脐带血造血干细胞移植(CBSCT)是将新生儿的脐带血移植给受者,以重建受者造血功能和免疫系统的治疗方法。

(2) 按供、受者遗传学关系:分为自体造血干细胞移植(autologous hemopoietic stem cell transplantation,Auto-HSCT)、同基因造血干细胞移植(syngeneic HSCT,Syn-HSCT)和异基因造血干细胞移植(allogeneic HSCT,Allo-HSCT)。自体造血干细胞移植(Auto-HSCT)指造血干细胞供、受者为同一个人的造血干细胞移植;同基因造血干细胞移植(Syn-HSCT)是指基因型相同的两个个体间的移植,多为同卵双胎之间的造血干细胞移植;而异基因造血干细胞移植(Allo-HSCT)是指造血干细胞供、受者为不同个体的造血干细胞移植,包括 HLA 相合造血干细胞移植和 HLA 部分相合造血干细胞移植。

2. 骨髓移植(BMT) 在造血干细胞移植中,骨髓移植最先用于临床。人类绝大多数造血干细胞存在于骨髓中,骨髓造血干细胞约占骨髓有核细胞的 1%。骨髓移植的过程主要如下:首先从供者体内采集正常骨髓,体外处理并保存;然后对受者进行必要的预处理;最后将供者的骨髓输注到受者体内进行造血和免疫重建。

(1) 骨髓采集:骨髓采集通常在手术室内进行,无菌操作方法同一般大手术。骨髓采集量应根据骨髓有核细胞计数及受者的体重确定。异基因骨髓移植者至少要采有核细胞 3×10^8 个/kg(体重)。自体骨髓移植采集骨髓的量根据骨髓是否需要进行体外处理,分两种情况:如不需处理,采髓

量应为有核细胞 1×10^8 个/kg(体重);如需分离单个核细胞进行冻存或体外净化,采髓量应为有核细胞 $(2\sim3)\times10^8$ 个/kg(体重)。

(2)骨髓处理:包括一般处理和特殊处理两种。骨髓的一般处理包括滤除骨髓中的骨髓小粒、红细胞和血浆成分。骨髓过滤器可滤除骨髓中的骨髓小粒,不丢失造血干细胞和造血祖细胞。当供、受者 ABO 血型不相合时,输入骨髓可能发生急性或迟发性溶血反应。因此,在采集骨髓后,需要去除骨髓中的红细胞和(或)血浆成分。表 8-12 为供、受者 ABO 血型不同时骨髓的处理方法。

表 8-12　供、受者 ABO 血型不同时骨髓的处理方法

	供者血型										
	A			B			AB		O
受者血型	B	AB	O	A	AB	O	A、B 或 O		A、B 或 AB
去除血浆	是	是	否	是	是	否	否		是
去除红细胞	是	否	是	是	否	是	是		否

骨髓的特殊处理主要指骨髓的体外净化。所谓净化是指利用正常造血干细胞与肿瘤细胞的生物特性差异,在体外尽可能地灭活肿瘤细胞,而保留足够移植数量的正常造血干细胞。常用的骨髓体外净化方法包括阴性选择法和阳性选择法。阴性选择法是指从骨髓中去除肿瘤细胞,临床上多用;阳性选择法是指从骨髓中分离出正常造血干细胞,近年来 CD34$^+$ 细胞纯化技术已在临床上应用,如采用 Clinimax 仪可进行 CD34$^+$ 细胞纯化,但阳性选择法仅适用于肿瘤细胞上无 CD34 抗原的患者。

(3)骨髓保存:在进行同基因或异基因骨髓移植时,骨髓随采随输,一般不保存。但自体骨髓移植时,骨髓采集后,还要对患者进行预处理,此时就需要对采集的骨髓进行适当的保存。骨髓保存的方法包括冷冻和非冷冻保存。

冷冻保存是目前最常用的骨髓保存方法。冷冻保存前,需准备冷冻保存液,其组成一般为:70%组织培养液+20%二甲基亚砜(DMSO)+10%同型血清或 AB 血清或白蛋白。冷冻保存时,先从骨髓中分离出单个核细胞,并调节该细胞浓度至 4×10^7/mL 左右,然后将冷冻保存液按照 1:1 容积缓慢加入骨髓中,最终 DMSO 的终浓度为 10%。当骨髓中加入冷冻保存液后,应立即实施程控降温,一般每分钟降 $1\sim2$ ℃,降至−40 ℃后每分钟降 $5\sim10$ ℃,降至−80 ℃时取出,置−80 ℃冰箱或液氮中保存。−80 ℃可保存一年,液氮中可长期保存。

非冷冻保存是将骨髓保存于 4 ℃冰箱中,不需任何处理。这种保存方法的缺点是随着保存时间延长,骨髓中有核细胞数量逐渐减少。一般非冷冻保存骨髓的时间不超过 60 h,若骨髓需要保存 60 h 以上,应采用冷冻保存。

(4)受者的预处理:在造血干细胞输入受者体内之前需要对受者进行放疗和(或)化疗的预处理。其目的如下:①使骨髓腾出空间,为植入的造血干细胞提供立足和增殖的场所;②最大限度地杀灭受者体内的肿瘤细胞,减少复发;③抑制受者的免疫功能,防止受者对移植物的免疫排斥反应。但同基因骨髓移植和自身骨髓移植不存在免疫排斥反应,预处理可不考虑抑制受者的免疫功能。

预处理方案包括清髓性和非清髓性预处理方案,具体实施时需根据骨髓移植类型的不同来进行调整。

(5)骨髓回输:当患者进行预处理后,需实施骨髓回输时,先从−80 ℃冰箱或液氮内取出之前保存的骨髓,然后立即置 $40\sim42$ ℃水浴中,轻柔不停地晃动样品,以迅速解冻,并使其内外均匀复苏。骨髓解冻完成后,立即快速静脉输注给患者。

由于骨髓采集过程中使用肝素抗凝,在回输骨髓时,应加与肝素等量的鱼精蛋白以中和肝素。冷冻保存液中含 DMSO,对人体有毒,输入人体后可被血液稀释,DMSO 可通过呼吸排出体外。在输注过程中,让患者张口呼吸,以便使 DMSO 尽快排出体外。

3. 外周血干细胞移植(PBSCT) 20 世纪 80 年代早期,研究人员发现,在正常状态下外周血循环中存在较少量的造血干细胞。当接受大剂量化疗的患者在恢复期和(或)使用造血生长因子后，外周血中可采集到大量的造血干细胞。并发现经动员的外周血造血干细胞与骨髓造血干细胞有着相似特性，即具有自我复制和多向分化潜能，移植后能完全持久地重建受者的造血和免疫功能。随着造血细胞因子与血细胞分离机的广泛应用，自体及异体外周血造血干细胞移植得到迅速发展，并成为目前主要的造血干细胞移植技术。

随着 PBSCT 在临床上的成功应用，其展现出较之骨髓移植的明显优势：采集时不需麻醉，术后无明显的疼痛，痛苦小；移植后，外周血象的恢复比同类型骨髓移植快。实施 PBSCT 主要经过以下三个步骤。

（1）外周血干细胞动员：外周血干细胞的动员是指将造血干细胞、造血祖细胞从骨髓池"驱赶"到外周血中的过程。目前，常用的动员方案包括单用化疗药物动员、单用造血生长因子动员以及化疗药物联合造血生长因子动员。

单用化疗药物动员是最早应用于临床的外周血干细胞动员方案。大剂量化疗药物在杀伤肿瘤细胞或白血病细胞的同时，也杀伤正常的造血细胞，引起反馈性造血增生，外周血中干细胞数量随之增加，可达正常的 100 倍，从而起到了造血干细胞的动员效果。肿瘤患者常用大剂量的环磷酰胺或阿糖胞苷作为外周血干细胞的动员剂。

单用造血生长因子动员被广泛用于自体和异基因外周血干细胞移植。造血生长因子刺激骨髓干细胞池的干细胞增生，并打破正常状态下骨髓干细胞池和外周血干细胞池之间的平衡，使骨髓干细胞池内的造血干细胞、造血祖细胞被"驱赶"到外周血干细胞池中。临床上最常用的为粒细胞集落刺激因子(G-CSF)和粒细胞-巨噬细胞集落刺激因子(GM-CSF)。其中 G-CSF 进行外周血干细胞动员的疗效好、副作用小，是动员健康供者外周血干细胞较好的动员剂。

化疗药物联合造血生长因子动员，一般用于肿瘤患者的自体外周血干细胞移植。

（2）外周血干细胞采集与保存：外周血干细胞的采集时机与动员方案有关。单用造血生长因子进行动员时，采集时间一般为用药开始后的第 5、6、7 天。单用化疗或化疗联合造血生长因子动员时，应检查外周血 $CD34^+$ 细胞计数，当 $CD34^+$ 细胞计数达 $(20\sim40)\times10^6/L$ 时，即进行外周血干细胞采集。采集一般选择上午进行。

外周血干细胞的采集是利用血细胞分离机将供者外周血分离成不同组分，采集其中的单个核细胞层，这层细胞中富含动员的外周血干细胞。成人单采时，每次需处理的全血量为人体血容量的 $2\sim3$ 倍，单次采集时间为 $3\sim6$ h。儿童供者采集时，需要注意流速不能过快。采集结束后，需要对标本进行容积测定和 $CD34^+$ 细胞计数。一般认为，要保证外周血干细胞移植后造血重建，自体移植时 $CD34^+$ 细胞数不应少于 $1\times10^6/kg$(受者体重)；异体移植时 $CD34^+$ 细胞数不应少于 $2\times10^6/kg$(受者体重)。急性白血病或既往接受强化放化疗所致的"贫动员"患者，临床研究显示其动员效果差，且需要的 $CD34^+$ 细胞数量更大。

为了防止在采集过程中因使用抗凝剂导致供者出现口周麻木、抽搐、惊厥等低血钙症状，单采前应给供者口服钙剂，单采中应同时静脉输注葡萄糖酸钙。在采集过程中最常见的不良反应为血红蛋白和血小板降低，但这种降低通常程度较轻且呈自限性。另外还可能出现一些可逆性不良反应，如血管-迷走神经反应、面色苍白、出汗、晕厥及低血压等。

外周血干细胞的保存方法与骨髓的保存方法基本相同。

（3）外周血干细胞回输：外周血干细胞的解冻、回输方法基本同骨髓移植。如果保存的外周血干细胞体积大，应注意冷冻保护剂 DMSO 的毒性问题，分为 2 天输注，每次输入 DMSO 的剂量不能超过 1 g/kg(受者体重)。尤应注意的是，外周血干细胞不能辐照，也不能使用白细胞过滤器进行过滤。

4. 脐带血造血干细胞移植(CBSCT)　脐带血是胎儿出生时脐带内和胎盘近胎儿一侧血管内的血液。脐带血具有以下特征：①含有丰富的造血干细胞、造血祖细胞。②干细胞更原始，其增生和分化能力良好、对细胞因子反应更快。③来源广泛，采集方便，且对母婴基本无影响，可供儿童或体重较轻的成年人移植。④胎儿免疫系统尚未成熟,进行脐带血移植时 GVHD 发生率低,严重 GVHD 很少发生,供、受者 HLA 不要求完全相合即可移植。⑤脐带血中 EB 病毒及巨细胞病毒抗 体阳性率低,感染机会小。⑥可进行体外保存,便于迅速查询,及时保证供应。基于上述优点,近年 来脐带血移植发展迅速,已广泛应用于恶性疾病及遗传性疾病的治疗,并成为儿科领域造血干细胞 移植供体的首选来源。

但是,脐带血移植也具有以下弊端:①脐带血容量偏小,干细胞数量有限,更适用于低体重(体 重<40 kg)患者。②初次脐带血移植后,一旦移植失败或原有疾病复发,受者将失去追加采集和输 注供者造血干细胞的补救机会。③一些罕见遗传病在脐带血采集前可能被漏诊,可通过脐带血移 植传给受者。CBSCT 分以下两步进行。

(1)脐带血采集:新生儿娩出后,立即在距脐带 5～7 cm 处结扎脐带并剪断,在胎儿娩出后 5 min 内从脐静脉内抽取血液,包括抽取胎盘表面小血管的血液,将获得的血液装入含有保存液的血 袋中。

(2)脐带血保存:在进行同胞异基因脐带血移植时,如果患者病情许可,可以根据产妇预产期 时间确定对受者进行预处理的时间,当分娩采集脐带血后,可立即输注,不必对脐带血进行保存。

若需长期保存,需要建立脐血库。建立脐血库的目的是在无合适骨髓或外周血干细胞供者的 情况下,将脐带血提供给配型相合的受者进行非血缘相关的脐带血移植。脐血库需要保存大量的 脐血干细胞,占用空间大。脐带血的组成和外周血相似,含有大量红细胞、白细胞和血小板,因此, 在保存前,需要对脐带血进行分离纯化。可通过羟乙基淀粉沉淀法、密度梯度分离法、流式细胞分 离法、单克隆抗体法、明胶分离法等方法进行分离纯化。

脐带血移植时,脐带血的输注基本同骨髓移植。

5. 造血干细胞移植患者的输血

(1)造血干细胞移植患者的支持性输血:在造血干细胞移植前,需对患者进行预处理。目前, 大多数预处理是清髓性的,这就导致患者血细胞极度缺乏,而移植进入受者体内的造血干细胞植活 也需要一段时间。在此期间,患者出现骨髓功能严重受抑,全血细胞减少,面临贫血、感染、出血的 危险,因此,必须及时输注相应的血液成分进行支持治疗。①红细胞输注:一般对血容量正常的患 者,将血细胞比容维持在 0.25～0.30,血红蛋白维持在 70～90 g/L 即可;合并心脏疾病的患者可能 需要较高的血红蛋白水平。低于此水平应输注红细胞,最好输注经辐照的去白细胞悬浮红细胞,以 预防 GVHD 的发生。②血小板输注:多数情况下,患者血小板计数低于 10×10^9/L 需要预防性输 注血小板。对已产生同种免疫抗体的患者,血小板输注无效时,应选择 ABO 同型、HLA 相合的单 采血小板输注。

(2)造血干细胞移植患者输血的特殊注意事项:由于输注的血液成分中可能含有活性淋巴细 胞,可导致患者产生严重的输血相关性移植物抗宿主病(TA-GVHD),该病治疗效果极差,应重点 预防。因此,移植后患者所输入的血液细胞成分都需进行辐照,照射量为 25～30 Gy,以灭活供者 血液中的淋巴细胞,又不影响其他血细胞的功能和活力。

造血干细胞移植的患者,若输注了巨细胞病毒(CMV)阳性的血液制品可导致 CMV 感染。 CMV 感染后,患者发生细菌感染和真菌感染的概率明显增加。因此,为避免造血干细胞移植患者 因输血而感染 CMV,尽量采用:①输注 CMV 阴性的血液成分;②输注去除白细胞的血液成分。

(3)ABO 血型不合造血干细胞移植患者的输血:HLA 基因与 ABO 血型基因属于独立的遗传 基因,HLA 相合者 ABO 血型不一定相合。由于造血干细胞不表达 A、B、H 抗原,故 ABO 血型不 合并不影响造血干细胞植活,但却由此而导致复杂的血液免疫学问题。

ABO 血型不合的造血干细胞移植包括 ABO 主侧不合、ABO 次侧不合和 ABO 主次侧均不合。 ABO 主侧不合是指受者的血型抗体与供者的红细胞 ABO 血型不合,即受者血浆中含有针对供者 红细胞抗原的抗体;ABO 次侧不合是指供者的血型抗体与受者的红细胞 ABO 血型不合,即供者血 浆中含有针对受者红细胞抗原的抗体;ABO 主侧、次侧均不合是指受者血浆中存在针对供者红细胞抗原的抗体,同时供者血浆中也含有针对受者红细胞抗原的抗体。表 8-13 为供、受者 ABO 血型及配合情况。

表 8-13　供、受者 ABO 血型及配合情况

受者血型	供者血型			
	A	B	AB	O
A	相合	主次侧不合	主侧不合	次侧不合
B	主次侧不合	相合	主侧不合	次侧不合
AB	次侧不合	次侧不合	相合	次侧不合
O	主侧不合	主侧不合	主侧不合	相合

ABO 血型不合造血干细胞移植时,当干细胞植活后,受者血型将动态地转变为供者血型,造成移植后复杂的血液免疫学动态,干扰输血前检查结果的判定(如正、反定型不符,混合凝集外观)。此时输血原则为:把握受者的 ABO 血型、血清学变化,根据血型相合与相容性输血原则选择血液成分,避免溶血反应。表 8-14 为供、受者 ABO 血型不同 HSCT 患者的输血血型选择原则。

表 8-14　ABO 血型不同 HSCT 患者的输血血型选择原则

不合类型	移植阶段	红细胞	血小板、血浆、冷沉淀凝血因子
主侧	预处理	与受者血型相合	与供者血型相合
	移植	与受者血型相合	与供者血型相合
	受者血浆中存在抗体	与受者血型相合	与供者血型相合
	受者血浆中已无抗体	与供者血型相合	与供者血型相合
次侧	预处理	与供者血型相合	与受者血型相合
	移植	与供者血型相合	与受者血型相合
	血液中存在受者红细胞	与供者血型相合	与受者血型相合
	血液中已无受者红细胞	与供者血型相合	与供者血型相合
主次侧	预处理	O 型	AB 型
	移植	O 型	AB 型
	血液中存在抗体或受者红细胞	O 型	AB 型
	血液中无抗体或受者红细胞	供者血型	供者血型

(二)间充质干细胞治疗

间充质干细胞(MSC)是存在于骨髓基质中的一类非造血干细胞,是中胚层发育的早期细胞。这类细胞可通过体外贴壁培养加以分离。它不仅可分化为造血基质细胞,还可分化为多种造血基质以外的组织,特别是中胚层和神经外胚层来源组织的细胞。MSC 存在于多种组织中,特别是脐血来源的 MSC 较为原始,分化能力强,可在体外进行分离、培养,扩增迅速且生物性能稳定,可为试验和临床提供充足的干细胞来源。

MSC 是一类免疫缺陷细胞,具有来源充足、容易获取、易于培养、不表达或低表达免疫排斥相关标记和免疫原性低等特点,不需经过严格配对即可使用,异体移植无免疫排斥反应或反应较弱,适宜于不同个体之间的移植,是一类良好的替代治疗的靶细胞。

(三)树突状细胞治疗

树突状细胞(dendritic cell,DC)是一类体内专职的抗原提呈细胞,它可激活初始 T 细胞增生,诱导初次免疫应答,在抗肿瘤细胞免疫应答中发挥重要作用。DC 的临床应用主要包括抗肿瘤、治疗自身免疫病和诱导移植免疫耐受。

以 DC 为基础的细胞治疗是目前肿瘤生物治疗发展的重要方向。用 DC 治疗肿瘤最常用的技术为 DC 肿瘤疫苗,通过体外诱导培养 CD34$^+$ 造血干细胞或外周血单个核细胞分化为成熟 DC,以此负载肿瘤抗原,回输体内后诱发特异性抗肿瘤细胞免疫应答,杀伤肿瘤细胞并产生免疫记忆。部分肿瘤疫苗已进入 I 期或 II 期临床试验阶段,如对恶性黑色素瘤、非霍奇金 B 淋巴瘤等治疗的临床试验。

(四)杀伤细胞的治疗

自然杀伤细胞(natural killer cells,NK)是一种独特的淋巴细胞,形态似大颗粒淋巴细胞,但又不同于 T 细胞和 B 细胞,它缺乏膜表面免疫球蛋白,特异性表达 CD56,而缺乏 T 细胞抗原 CD3。NK 细胞无须预先抗原致敏即可直接杀伤靶细胞,在机体抵御感染和防止细胞恶性转化上起重要免疫调节作用。目前临床上主要用于:①NK 细胞的免疫治疗,即利用 NK 细胞和体外产生细胞因子诱导的杀伤细胞(cytokine-induced killer cells,CIK)来杀伤自体肿瘤细胞;②在异基因骨髓移植中,利用 NK 细胞的同种异体反应性,增强移植物抗白血病的作用,但不会诱发 GVHD。

CIK 细胞是人外周血单个核细胞在体外经抗 CD3 单抗和多种细胞因子刺激,转化为以表达 CD3$^+$ 和 CD56$^+$ 标志为主的免疫效应细胞。CIK 细胞兼具有 T 细胞强大的抗肿瘤活性和 NK 细胞的非 MHC 限制性杀瘤特点,增殖能力强,杀瘤谱广,同时对正常骨髓造血前体细胞毒性小,并可产生多种细胞因子。目前,将 CIK 细胞与 DC 共培养,制得的 DC-CIK 细胞具有更高的增殖速率和更强的体内外抗肿瘤活性,可作为一种临床上更有效的抗白血病的免疫治疗策略。

四、其他

静脉放血疗法可在短时间内迅速有效地使红细胞容积和全血容量减低并恢复正常。在无法实施 TEA 时,其也是去除增多的病理性红细胞的有效治疗手段之一。手工放血一般每次 400 mL,每隔 1～3 天一次,直到血细胞比容维持在 0.37～0.50。但老年患者伴有消瘦或有心肺相关疾病,为避免血流动力学的快速改变,放血量可适当减少,以每次 250 mL 或更少为宜,每周两次直至血细胞比容正常。静脉放血疗法和正常献血不同,需预防严重并发症的发生。放血量较大者,可适当补充晶体液或胶体液,以改善血液循环和组织供氧状态。

血液稀释疗法主要是通过静脉输液,降低患者血细胞比容和血液黏度,以加快血流、改善微循环、增加组织供氧,从而达到治疗目的。它一般适用于休克、红细胞增多症、血液高黏滞综合征、缺血性卒中、外科手术等。血液稀释剂应根据具体情况选择晶体液和胶体液,实施方法有等容性稀释、低容性稀释和高容性稀释。

光量子血液疗法是利用 β 射线、γ 射线、紫外线、激光等的光能对组织、细胞的光解作用,杀死不需要的组织细胞或激发体内一系列生物效应,从而提高患者的氧合作用,改善微循环,调节免疫功能,增强对细菌或病毒的抑制作用。紫外线照射与充氧后血液回输是将患者少量静脉血抽出,然后在体外用一定波长的紫外线照射并同时充氧后,再回输给患者的治疗方法;它适用于并发败血症的急性与复发性感染、细菌性心内膜炎、慢性肾盂肾炎、产后脓毒血症、骨髓炎、病毒感染、痈、过敏性疾病、关节疾病、动脉硬化、急性心肌梗死等疾病。

(彭永正)

第十二节 临床输血规范管理相关法律、法规和标准

一、临床输血规范管理体系建设与发展

(一)我国输血管理的发展历程

我国血站的建立始于 20 世纪 50 年代,因此输血管理体系建设起步较晚,且经历了一个比较漫

长的发展过程。建国初期，受国内外形势的影响和国内临床医学水平的限制，我国政府一直将血液看作战备资源，将血站纳入战备单位，对血站管理也多沿用战时对军队的管理方式。随着上海、北京等发达城市"民用"血站的相继建立，开始探索改变"战时"管理模式，国内也开始研究国外的输血管理模式。但一直到1978年前，我国的输血管理仍然没有任何法规、标准可以借鉴和参考。

输血规范化管理起步于1978年11月，国务院批准卫生部《关于加强输血工作的请示报告》，首次提出实行公民义务献血制度，同时提出建立健全全国各级输血机构，我国血站的规范化管理也由此起步。1979年12月，卫生部颁发了《全国血站工作条例（试行草案）》，进一步明确了我国实行公民义务献血制度，并首次明确提出了"统一制订献血计划，统一管理血源，统一组织采血"的"三统一原则"。在20世纪90年代初，我国输血工作者开始借鉴美国的GMP管理思路，并分别于1993年和1994年，颁布了《血站基本标准》和《单采血浆站基本标准》，对采供血机构的执业进行了规范。《血站基本标准》基本上包含了GMP的人员、设备、原辅材料、环境和相关规章制度、流程和工艺方法。

1998年10月1日，《中华人民共和国献血法》正式实施。它总结了我国多年来推行义务献血和无偿献血的经验，首次以法律形式确定了在我国实行无偿献血制度，同时对献血工作中各级人民政府及有关部门的职责，适龄健康公民的权利、义务，采血机构、医疗机构在采供血工作中的责任以及对违法采血、用血行为的处罚等一系列问题都做出了较具体的规定，标志着我国的血液管理工作已经纳入法制管理的轨道。原卫生部对血站的管理体制采取了重大举措，专门设立了由医政司领导的血液处，在其直接领导下，我国血站管理由有偿供血背景下的业务管理模式，变革、拓展为全面质量管理、无偿献血管理、人力资源管理和血液信息管理等全新的现代综合管理模式。

（二）临床输血规范管理体系的建设与发展

1. 输血管理体系的探索 以往国内血站的质量管理以质量控制（QC）为主。20世纪90年代，我国输血工作者一直在积极引入良好作业规范（good manufacturing practice，GMP）、ISO 9000或全面质量管理（TQM）的原则、理念。GMP的狭义概念为"药品生产管理规范"，广义的概念则为"基于过程控制的质量保证体系"，美国联邦法规（code of federal regulation，CFR）中的第606部分、澳大利亚药品管理局（therapeutic goods administration，TGA）发布的血液及血液成分规范，以及WHO在2011年发布的采供血机构GMP都采用了上述的广义概念。随着ISO 9000在国内的推行，20世纪90年代中期采供血机构更以全面质量管理为方向，认真总结GMP经验，并借助ISO标准等现代的管理理论，进一步建立健全质量管理体系。2001年5月我国卫生部和世界卫生组织联合召开全国性"安全输血在中国"讲习班，将TQM的理念、方法覆盖至各级血站员工。2005—2006年，我国颁布《血站管理办法》《血站质量管理规范》和《血站实验室质量管理规范》，血站有了自己的TQM规范，按照组织管理、资源管理、过程控制、监控与持续改进，建立了血站质量管理体系，更为采供血机构的规范有序发展明确了方向。

2. ISO 9000标准对输血质量管理体系的促进作用 20世纪末，海南省血液中心和上海市血液中心是最早通过ISO 9000标准认证的采供血机构，在随后的几年内迅速发展到近三分之二的采供血机构申请ISO 9000认证，而且部分采供血机构还进行了ISO 14000环境管理体系认证、OHSMS 18000职业健康安全管理体系认证、ISO 17025实验室认可等管理模式。不可否认，ISO系列管理体系有效促进了血站质量管理体系的提高和发展，为我国血站建立标准化的质量管理体系打下了坚实的基础。2005—2006年，我国《血站管理办法》《血站质量管理规范》和《血站实验室质量管理规范》的颁布实施为血站的规范化管理提供了法定依据。从内容和理念上讲，《血站质量管理规范》是ISO 9001:2000的理念，突出了管理职责、资源管理、过程控制、监控和持续改进四个部分内容。《血站实验室质量管理规范》是参照ISO 15189编写的，重点突出了检验前、检验中、检验后过程管理方法的理念。经过10多年的应用和实施，这些法规和标准有效促进了我国血站质量管理的提高和完善，每个采供血机构均建立了完整的质量管理体系。目前，部分采供血机构除了严格执行法规外，还保持ISO 9000认证或实验室认可机制。

NOTE

3. ISO 9000 标准与采供血机构质量管理体系的融合 目前我国大部分采供血机构不再按照 ISO 9000 标准要素进行认证。但 ISO 9000 及系列标准的影响不但没有减弱,而且还在不断加强。《血站质量管理规范》《血站实验室质量管理规范》指导和规范采供血机构建立和实施质量管理体系,有效推动了血站质量管理体系的建立和持续改进。ISO 9000 标准是对当前运行的质量管理体系的一种创新和推动,输血行业正在将《血站质量管理规范》《血站实验室质量管理规范》与 ISO 9000:2015 标准融合(表 8-15),进一步促进输血质量管理体系的持续改进。

表 8-15　ISO 9001:2015 与《血站质量管理规范》《血站实验室质量管理规范》对应关系表

ISO 9001:2015 标准	《血站质量管理规范》条款	《血站实验室质量管理规范》条款
1　范围	1	1
4　组织环境		
4.1　理解组织及其环境	1	1
4.2　理解相关方的需求和期望		
4.3　确定质量管理体系的范围	1	1
4.4　质量管理体系及其过程	2.1	2.1
5　领导作用		
5.1　领导作用和承诺	2	2
5.1.1　总则		
5.1.2　以顾客为关注焦点	13,19,20	14.3
5.2　质量方针	2.3	
5.3　组织内的角色、职责和权限	2.3,3.1,3.5	2.3,3.2
6　策划	2.3	
7　支持		
7.1　资源		
7.1.1　总则		
7.1.2　人员	3.1,3.2	3.1,3.2
7.1.3　基础设施	5,6,9	5,6,9
7.1.4　过程运行环境	5,8	5,8
7.1.5　监测和测量资源	6.2	6.3
7.1.6　组织知识		
7.2　能力	3.3—3.8	3.3—3.11
7.3　意识		
7.4　沟通		
7.5　形成文件的信息	4,11	4,11
8　运作		
8.1　运作策划和控制		
8.2　产品和服务要求	13.13,13.15	14.3

NOTE

ISO 9001:2015 标准	《血站质量管理规范》条款	《血站实验室质量管理规范》条款
8.3 产品和服务的设计和开发		
8.4 外部提供过程、产品和服务的控制	7	7
8.5 生产和服务提供		
8.5.1 生产和服务提供的控制	13—18	12—14
8.5.2 标识和可追溯性	10	10
8.5.3 顾客或外部供方财产		
8.5.4 防护	17	
8.5.5 交付后活动	19	
8.5.6 变更的控制		
8.6 产品和服务的放行	16	
8.7 不合格输出的控制	12.4,19	
9 绩效评价		
9.1 监视、测量、分析和评价	12	15
9.1.1 总则		
9.1.2 顾客满意	13.13,13.15,20	
9.2 内部审核	12.6—12.9	15.2
9.3 管理评审	2.4,12.10	
10 持续改进		
10.1 总则	12.1	
10.2 不合格和纠正措施	12.5	15.1
10.3 持续改进	12	15

二、临床输血规范管理相关法律法规和标准摘要

1998 年《中华人民共和国献血法》(以下简称《献血法》)的实施使我国的输血医学步入了法制化建设的轨道。国家标准化管理委员会《关于批准发布 GB/T 13745—2009〈学科分类与代码〉国家标准第 2 号修改单的公告》,将输血医学列入了医药科学类临床医学二级学科,这为输血医学的发展奠定了基础。近年来,我国不断完善输血医学相关法律法规和标准,有效保障了血液、血液制品和临床输血的安全性,同时逐步形成了目前输血管理的法规、标准体系。

(一)临床输血规范管理法律体系

1. 我国的法律体系概述 法律体系是指一个国家全部的法律规范,根据一定标准和原则划分为相互间具有内在联系的各部门法制整体。在现行的法律规范中,凡调整同一类社会关系的法律规范的总和,就构成一个独立的法律部门。我国的宪法、行政法、民法、商法、经济法、刑法、诉讼法等各自独立、又彼此联系的众多法律部门组成了我国法律体系。我国的法律从上至下的层次关系为宪法、法律、行政法规、地方性法规、部门规章、地方性政府规章、规范性文件、技术规范。

2. 输血服务部门法律体系

(1)输血服务部门法律层次关系。

输血服务部门不是一个独立的法律部门,我们仅仅从体系化角度理解与输血服务有关的法律法规。与输血服务部门有关的法律,包括《中华人民共和国刑法》《中华人民共和国献血法》《中华人民共和国药品管理法》《中华人民共和国传染病防治法》《中华人民共和国执业医师法》《中华人民共和国侵权责任法》等。它们规定了我国无偿献血制度、临床用血/血液制品和非法采供血/血浆处罚的总体要求。1998年10月1日起实施的《中华人民共和国献血法》是我国输血服务部门法制化的开始,从此我国的输血服务工作走上了法制化的道路。《中华人民共和国献血法》是规范我国献血、保证医疗用血安全、保障献血者和用血者身体健康、实行无偿献血的一部重要法律,它标志着我国的血液管理工作已经纳入了法制管理的轨道。经过多年的实践,我国的无偿献血、安全用血制度已经基本形成,为推动我国医疗卫生整体水平提高打下了坚实基础。与输血服务部门有关的国务院行政法规,包括《血液制品管理条例》《艾滋病防治条例》《护士条例》《危险化学品安全管理条例》《医疗废物管理条例》《病原微生物实验室生物安全管理条例》等。它们都是以国务院令的方式颁布的,对输血服务部门的实验室管理、输血传染性疾病防治、医疗废物管理等环节进行了系统规范的规定。一些省区市制定的实施献血法的办法或献血条例,也是我国输血服务部门法律法规的重要组成部分。卫生行政部门规章为输血服务部门的各项工作进行了具体规定,是比较系统和全面的输血基本法律。卫生行政部门规章又分为两类,其中一种是以国家卫生行政部门令的方式颁布实施的,如《医疗机构临床用血管理办法》《血站管理办法》《单采血浆站管理办法》,这些规章系统规范了我国采供血机构和临床用血机构的设置和划分、法律监督、血液和血浆的采集、临床用血等方面的问题,是我国输血服务部门进行体系化管理的有效法律依据。另外一类规章是国家卫生行政部门下属部门制定和颁布的规范性文件,主要包括《血站质量管理规范》《血站实验室质量管理规范》《单采血浆站质量管理规范》《临床输血技术规范》《血站技术操作规程》《单采血浆站技术操作规程》等。这些规范性文件详细规定了输血服务部门具体的操作技术和管理规范,保障了输血服务部门正确建立质量安全管理体系、制定标准操作规程,确保采供血/单采血浆的科学化、规范化及标准化。基本法律和其他法律、国务院的行政法规、卫生行政部门规章构成了我国输血服务部门的基本法律体系(图8-1)。

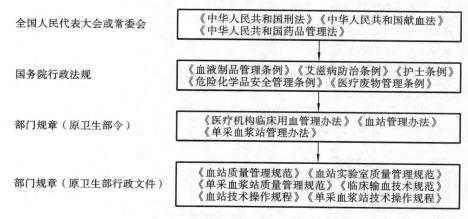

图8-1 输血服务部门法律体系图

思考题

《中华人民共和国献血法》是何时实施的?

(2)临床输血规范管理法律法规:输血服务部门法律体系是一条主线,规定了与"血"有关系的全过程内容。我国的第二层法律、第三层行政法规及以下的相关地方法规、部门规章中的部分条款规定了我国输血服务部门的其他内容,包括传染病及疫情报告、医疗废物管理、危险化学品管理、卫生消毒等的法律法规。这些法规是输血法律体系的重要组成部分(表8-16)。

NOTE

表 8-16　我国输血管理法规一览表

法规类别	名　称	版 本 状 态
法律	中华人民共和国献血法	主席令第 93 号
	中华人民共和国刑法	主席令第 83 号
	中华人民共和国侵权责任法	主席令第 21 号
	中华人民共和国执业医师法	主席令第 18 号
	中华人民共和国传染病防治法	主席令第 5 号
	中华人民共和国固体废物污染环境防治法	主席令第 31 号
	中华人民共和国放射性污染防治法	主席令第 6 号
	中华人民共和国计量法	主席令第 28 号
	中华人民共和国档案法	主席令第 71 号
	中华人民共和国电子签名法	主席令第 18 号
	中华人民共和国统计法	主席令第 15 号
	中华人民共和国药品管理法	主席令第 31 号
行政法规	医疗废物管理条例	国务院令第 380 号
	病原微生物实验室生物安全管理条例	国务院令第 424 号
	艾滋病防治条例	国务院令第 457 号
	血液制品管理条例	国务院令第 208 号
	护士条例	国务院令第 517 号
	突发公共卫生事件应急条例	国务院令第 376 号
	医疗事故处理条例	国务院令第 351 号
	危险化学品安全管理条例	国务院令第 591 号
	放射性同位素与射线装置安全和防护条例	国务院令第 449 号
	中华人民共和国认证认可条例	国务院令第 390 号
	中华人民共和国计算机信息系统安全保护条例	国务院令第 147 号
部门规章	血站管理办法	卫生部令第 44 号
	医疗机构临床用血管理办法	卫生部令第 85 号
	医院感染管理办法	卫生部令第 48 号
	医疗卫生机构医疗废物管理办法	卫生部令第 36 号
	医疗废物管理行政处罚办法	卫生部、国家环境保护局令第 21 号
	病原微生物实验室生物安全环境管理办法	国家环境保护总局令第 32 号
	消毒管理办法	卫生部令第 27 号
	突发公共卫生事件与传染病疫情监测信息报告管理办法	卫生部令第 37 号
	卫生行政许可管理办法	卫生部令第 38 号
	放射工作人员职业健康管理办法	卫生部令第 55 号
	中华人民共和国进口计量器具监督管理办法	国家技术监督局令第 3 号

法规类别	名　　称	版 本 状 态
	卫生行政处罚程序	卫生部令第 53 号
	可感染人类的高致病性病原微生物菌(毒)种或样本运输管理规定	卫生部令第 45 号
	单采血浆站管理办法	卫生部令第 58 号
	关于印发《血站基本标准》的通知	卫医发〔2000〕448 号
	卫生部关于印发《血站质量管理规范》的通知	卫医发〔2006〕167 号
	卫生部关于印发《血站实验室质量管理规范》的通知	卫医发〔2006〕183 号
	国家卫生计生委关于印发《血站技术操作规程(2015版)》的通知	国卫医发〔2015〕95 号
	关于印发《临床护理实践指南(2011 版)》的通知	卫医政发〔2011〕55 号
	卫生部关于印发《医疗机构临床实验室管理办法》的通知	卫医发〔2006〕73 号
	卫生部关于印发《采供血机构设置规划指导原则》的通知	卫医发〔2005〕500 号
	卫生部关于印发《全国艾滋病检测工作管理办法》的通知	卫疾控发〔2006〕218 号
	关于修订印发《单采血浆站基本标准》的通知	卫医发〔2000〕424 号
	卫生部关于印发《单采血浆站质量管理规范》的通知	卫医发〔2006〕377 号
部门规章	卫生部办公厅关于印发《单采血浆站技术操作规程(2001 版)》的通知	卫办医政发〔2011〕42 号
	卫生部关于印发《脐带血造血干细胞库管理办法》(试行)的通知	卫科教发〔1999〕第 247 号
	卫生部关于印发《脐带血造血干细胞库设置管理规范(试行)》的通知	卫医发〔2001〕10 号
	卫生部办公厅关于印发脐带血造血干细胞库执业验收程序的通知	卫办医发〔2002〕55 号
	关于下发《脐带血造血干细胞库技术规范(试行)》的通知	卫办医发〔2002〕80 号
	国家卫生计生委办公厅关于印发造血干细胞移植技术管理规范(2017 版)等 15 个"限制临床应用"医疗技术管理规范和质量控制指标的通知	国卫办医发〔2017〕7 号
	卫生部关于印发《医务人员艾滋病病毒职业暴露防护工作指导原则(试行)》的通知	卫医发〔2004〕108 号
	卫生部办公厅关于印发《传染病信息报告管理规范》的通知	卫办疾控发〔2006〕92 号
	关于印发《医疗废物分类目录》的通知	卫医发〔2003〕287 号
	科学技术部、卫生部关于印发《人胚胎干细胞研究伦理指导原则》的通知	国科发生字〔2003〕460 号

NOTE

法规类别	名　　称	版本状态
部门规章	关于印发《临床输血技术规范》的通知	卫医发〔2000〕184 号
	国家卫生计生委办公厅关于印发职业暴露感染艾滋病病毒处理程序规定的通知	国卫办疾控发〔2015〕38 号
	卫生部关于印发《消毒产品标签说明书管理规范》的通知	卫监督发〔2005〕426 号
	国家卫生计生委关于印发消毒产品卫生安全评价规定的通知	国卫监督发〔2014〕36 号
	卫生部关于印发《次氯酸钠类消毒剂卫生质量技术规范》和《戊二醛类消毒剂卫生质量技术规范》的通知	卫监督发〔2007〕265 号
	卫生部关于印发《人间传染的病原微生物名录》的通知	卫科教发〔2006〕15 号

（二）输血管理系列标准

　　输血专业标准是我国卫生行业标准的重要组成部分。标准化工作是加强和创新社会管理、进一步提升公共服务水平的重要技术支撑。标准体系规划是一项基础性和战略性的标准化工作，输血标准体系规划是当前输血工作的一项重要内容。

　　与输血法规相比，我国的输血技术和管理标准修订和编制的速度较慢。与输血相关的标准分为三类，第一种是直接针对采供血与输血的标准，称为输血标准；第二种是与采供血或输血机构有关的标准，称为输血相关标准；第三种是采供血与输血机构参照执行的标准，称为相关标准。输血及相关标准一般包括国家标准和行业标准。目前发布的输血标准有两个国家标准和四个行业标准。两个国家标准分别为 GB 18467—2011《献血者健康检查要求》和 GB 18469—2012《全血及成分血质量要求》。四个行业标准分别为 WS/T 203—2001《输血医学常用术语》、WS 399—2012《血液储存要求》、WS/T 400—2012《血液运输要求》和 WS/T 401—2012《献血场所配置要求》。这些标准与输血管理的相关法规一起约束和规范采供血工作和临床输血工作。输血管理系列标准见表 8-17。

表 8-17　输血管理系列标准

标准类型		标准名称	标准号
国家标准	输血标准	献血者健康检查要求	GB 18467—2011
		全血及成分血质量要求	GB 18469—2012
	输血相关标准	一次性使用输血器	GB 8369—2005
		人体血液及血液成分袋式塑料容器 第 1 部分：传统型血袋	GB 14232.1—2004
		人体血液及血液成分袋式塑料容器 第 2 部分：用于标签和使用说明书的图形符号	GB/T 14232.2—2015
		人体血液及血液成分袋式塑料容器 第 3 部分：含特殊组件的血袋系统	GB/T 14232.3—2011
		医用输液、输血、注射器具检验方法 第 1 部分：化学分析方法	GB/T 14233.1—2008
		医用输液、输血、注射器具检验方法 第 2 部分：生物学试验方法	GB/T 14233.2—2005
		血源性病原体职业接触防护导则	GBZ/T 213—2008

NOTE

续表

标准类型		标 准 名 称	标 准 号
国家标准	相关标准	实验室生物安全通用要求	GB 19489—2008
		医疗机构水污染排放标准	GB 18466—2005
		紫外线杀菌灯	GB 19258—2003
		最终灭菌医疗器械的包装	GB/T 19633—2005
		电子文件归档与管理规范	GB/T 18894—2002
		医学实验室 安全要求	GB 19781—2005
		医学实验室质量和能力认可准则	CNAS-CL02:2012
		化学品分类和危险性公示 通则	GB 13690—2009
		医学放射工作人员放射防护培训规范	GBZ/T 149—2015
		一次性使用医疗用品卫生标准	GB 15980—1995
		医院消毒卫生标准	GB 15982—2012
		电离辐射防护与辐射安全基本标准	GB 18871—2002
		生物安全实验室建筑技术规范	GB 50346—2011
		临床实验室定量测定室内质量控制指南	GB/T 20468—2006
		临床实验室室间质量评价要求	GB/T 20470—2006
		用电安全导则	GB/T 13869—2008
		安全标志及其使用导则	GB 2894—2008
		污水综合排放标准	GB 8978—1996
		消毒与灭菌效果的评价方法与标准	GB 15981—1995
		洁净室及相关受控环境:检测技术分析与应用	GB 30066—2018
行业标准	输血标准	输血医学常用术语	WS/T 203—2001
		血液储存要求	WS 399—2012
		血液运输要求	WS/T 400—2012
		献血场所配置要求	WS/T 401—2012
		献血不良反应分类指南	WS/T 551—2017
		献血相关血管迷走神经反应预防和处置指南	WS/T 595—2018
	输血相关标准	血液冷藏箱	YY/T 0168—2007
		一次性使用去白细胞滤器	YY 0329—2009
		一次性使用机用采血器	YY 0328—2002
		采血车技术条件	QC/T 808—2009
	相关标准	病原微生物实验室生物安全通用准则	WS 233—2017
		医务人员手卫生规范	WS/T 313—2009
		医疗机构消毒技术规范	WS/T 367—2012
		临床常用生化检验项目参考区间 第1部分:血清丙氨酸氨基转移酶、天门冬氨酸氨基转移酶、碱性磷酸酶和 γ-谷氨酰基转移酶	WS/T 404.1—2012
		血细胞分析参考区间	WS/T 405—2012
		医院消毒供应中心 第1部分:管理规范	WS 310.1—2016
		医院消毒供应中心 第2部分:清洗消毒及灭菌技术操作规范	WS 310.2—2016

NOTE

标准类型		标准名称	标准号
行业标准	相关标准	医院消毒供应中心 第3部分:清洗消毒及灭菌效果监测标准	WS 310.3—2016
		医用离心机	YY 0657—2008
		临床实验室安全准则	WS/T 251—2005
		丙型病毒性肝炎筛查及管理	WS/T 453—2014
		医疗废物专用包装袋、容器和警示标志标准	HJ 421—2008
		临床实验室生物安全指南	WS/T 442—2014
		真空采血管的性能验证	WS/T 224—2018
		感染性疾病免疫测定程序及结果报告	WS/T 573—2018
		临床实验室试剂用纯化水	WS/T 574—2018
		医疗机构消防安全管理	WS 308—2009
		临床实验室废物处理原则	WS/T 249—2005
		临床实验室质量保证的要求	WS/T 250—2005
		病区医院感染管理规范	WS/T 510—2016

（李天君）

🔢 本章小结

现今的输血治疗中,已很少直接使用全血,全血多作为制备成分血的原料。现多采用成分输血,即将全血中的各种有效成分分离,分别制成高浓度的血液制品,然后根据患者病情需要来输注相应的成分血。成分输血具有针对性强、制品的浓度和纯度高、疗效好、输血不良反应少等优点,还可节约血液资源。成分血中红细胞的用量最大,红细胞输注适用于因循环红细胞总量减少致使运氧能力不足或组织缺氧且有症状的患者,其输注应结合临床评估而不仅仅依据实验室检查结果,选择恰当类型的红细胞制剂。国内以悬浮红细胞的应用最广泛,几乎用于临床各科的输血;去白细胞悬浮红细胞因其输注不良反应少使用量逐渐增多。血小板输注主要用于预防和治疗血小板减少或功能异常所致出血,以恢复和维持机体正常的止血、凝血功能。根据血小板输注目的不同,临床上将其分为治疗性和预防性血小板输注,以后者为主。预防性血小板输注仅限于出血风险性大的患者,不可滥用。血浆主要用于补充先天性或获得性凝血因子缺乏,而仅用于扩充血容量、增强免疫力、加强营养、加快愈合等均为无指征输注。冷沉淀主要含 FⅧ、FⅫ、纤维蛋白原、纤维结合蛋白、血管性假血友病因子等成分,可用于治疗相应凝血因子缺乏症。由于冷沉淀制备过程中缺乏病毒灭活环节,患者输注后发生病毒感染的风险增加。临床上白蛋白制品主要用于低蛋白血症、大面积烧伤、血浆置换、体外循环、扩充血容量、新生儿溶血病等。静脉注射免疫球蛋白主要用于免疫缺陷性疾病、感染性疾病等。特异性免疫球蛋白主要用于某些细菌性、病毒性感染及抑制一些原发性免疫反应,对某些疾病的疗效优于普通的免疫球蛋白。凝血因子浓缩制剂可用于先天性或获得性凝血因子缺陷性疾病。

大量输血时应合理搭配成分输血,并根据病情进行调整。其治疗的优先顺序:补足血容量,以维持组织灌注和供氧;治疗失血原因,使用恰当的血液制品纠正凝血紊乱,控制出血。肝移植术中应输注单采血小板,使血小板维持在$(50\sim100)\times10^9/L$;输注新鲜冰冻血浆($15\ mL/kg$)将 PT、APTT 维持在正常对照上限的 1.5 倍以内;输注冷沉淀或纤维蛋白原制剂使纤维蛋白原维持在 1.0

g/L 以上。积极治疗原发病、消除诱发因素是终止 DIC 病理过程的最关键措施。根据病情变化适当给予输血治疗和使用肝素对 DIC 有非常明显的疗效,目前临床上广泛采用。确定给新生儿和婴幼儿输血应特别谨慎,必须根据患儿病情、输血目的、年龄、体重、一般状况和心肺肝肾功能等因素综合考虑;因患儿输血量少,可将同一名献血者的血分装成几袋,分次输给该患儿,以减少输血不良反应和不必要的浪费。应严格掌握老年患者的输血适应证,输血量需结合病情、输血目的及心功能而定;原则上能不输者则不输,能少输者不多输,能多次输注者不一次输,以少量多次为原则。临床常见的治疗性血液成分去除及置换术的原理及临床应用,常用的血浆置换术置换液的选择原则及常见疾病的临床应用;常用的置换液有晶体液、血浆代用品、蛋白质溶液;其选择原则是结合患者临床情况,补充患者需要的成分,抑制病理性成分产生和能大量结合病理性成分;临床常见的适应证有中毒性疾病,如药物性中毒、有机磷中毒、代谢性中毒,血液高黏滞综合征,重症肌无力,急性吉兰-巴雷综合征,母婴血型不合的妊娠,ABO 血型不合的骨髓移植等。血液成分单采与血液治疗性成分去除术的区别。临床常用的细胞治疗类型及发展趋势,目前临床常用的治疗用细胞有造血干细胞、树突状细胞、细胞因子诱导的杀伤细胞、自然杀伤细胞等。

(彭永正)

案例解析

　　本章案例中,患者已被诊断为严重外伤所致急性失血性休克,应在认真、快速评估后给予有效治疗。主要抢救措施如下:补充血容量、止血和输血。其中首要的是补充血容量以改善休克现状,其次是手术或药物止血,最后再考虑是否输血。主要原因:急性失血后,组织间液迅速向血管内转移,起到"自体输液"作用,以保证重要器官的血液灌注,而此时其他组织出现灌注不足。因此,该患者不但血容量锐减,其组织间液也明显减少,故应首先恢复血容量。先选择"晶体盐溶液"补充这种"额外"的减少,充分补充晶体液之后再补充胶体液,以免加重部分组织灌注不足和组织脱水,甚至引起组织器官功能衰竭。若太早输入大量血液,非但难以收到好的治疗效果,还容易诱发酸中毒、低体温和凝血紊乱,加重患者损伤。

　　经过上述处理,如患者贫血较为严重(Hb<70 g/L)且全身状况较差,可进行血液输注治疗。输血前需检查患者血型用于配血、备血,并采血检查传染性疾病相关抗原、抗体,用于后期完善病历资料。血型检查包括 ABO、Rh 血型鉴定和 ABO 交叉配血。同时检查血常规、PT、APTT、TT、血库标本(血型鉴定、抗体筛查等)、生化检查、血气分析等。

　　由于是紧急输血,采用红细胞悬液、新鲜冰冻血浆和血小板悬液输注效果较好,三种血液制品的比例为 1 : 1 : 1,最好输同型血。如无同血型的红细胞、血小板及血浆,需选择 O 型、RhD 阴性红细胞和血小板、AB 型血浆。

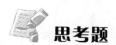

思考题

1. 简述全血输注的适应证。
2. 悬浮红细胞在临床上主要适用于哪些贫血患者?
3. A 型血患者,临床进行红细胞制剂输注时若无 A 型红细胞制剂,可选择其他血型的红细胞制剂吗? 如果可以,应该选哪种血型? 为什么?
4. 简述临床输血过程。
5. 简述血小板输注的适应证。
6. 简述血小板输注的用法与注意事项。
7. 如何评价血小板输注的疗效?

NOTE

8. 简述单采粒细胞输注的适应证和禁忌证。

9. 冰冻血浆的适应证和禁忌证有哪些？

10. 冷沉淀主要含有哪些成分？常用剂量和用法有哪些？

11. 人抗-D免疫球蛋白的临床应用有哪些？

12. 自身输血分几种？储存式自身输血的适应证有哪些？

13. 按规定储存式自身输血和稀释式自身输血应该由哪个部门来采血？

14. 什么是大量输血？大量输血需要遵循的原则是什么？

15. 什么是弥散性血管内凝血(DIC)？DIC患者应如何进行输血治疗？

16. 《中华人民共和国献血法》是何时实施的？

17. 骨髓移植、外周血干细胞移植和脐带血干细胞移植的优缺点有哪些？

18. ABO血型不合造血干细胞移植的输血原则是什么？

第九章　输血不良反应与输血传播性疾病

学习目标

1. 掌握：常见输血不良反应的发病机制、实验室检查；输血传播性疾病的预防和控制策略。

2. 熟悉：输血不良反应的临床表现、诊断及鉴别诊断；输血传播性疾病的病原体及其引起的相关疾病。

3. 了解：输血不良反应的治疗和预防。

案例导入

患者,女,35 岁,因胸闷、气促半天于凌晨入院。患者入院前 3 天因"胎盘早剥、死胎"行剖宫取胎及子宫次全切除术。术后曾在当地医院大量输血。入院前 1 天晚突然胸闷、气促,不能平卧,咯粉红色泡沫样痰。考虑"急性左心衰",给予强心、利尿、扩血管等治疗,无效。胸片示:双肺弥漫性渗出性病变。血气分析:PaO_2 42 mmHg,$PaCO_2$ 23 mmHg。继而考虑"输血相关性急性肺损伤(transfusion-related acute lung injury,TRALI)",立即行经口气管插管,机械通气,同时加用地塞米松 15～20 mg/d,呼吸末正压通气,由 7 cmH_2O 渐下调至 3 cmH_2O,患者症状缓解,次日胸片示双肺渗出性病变完全吸收。3 天后拔管,无呼吸系统后遗症。

1. 临床考虑 TRALI 的诊断依据是什么?

2. TRALI 典型的临床表现有哪些?

3. TRALI 的治疗原则是什么?

输血是临床治疗的重要组成部分,是抢救和防治疾病的重要手段之一。尽管血液经过严格程序的筛查、检测等处理,但依然存在因输血导致不良反应发生的可能。此外,由于人类血型系统的复杂性,即便是同型输血,其血液成分也可作为免疫原在受血者体内产生相应不规则抗体,导致输血不良反应发生。输血亦可传播某些疾病,甚至是危害极为严重的传染病,如艾滋病、乙型肝炎、丙型肝炎、巨细胞病毒感染、梅毒、疟疾、弓形虫病及人类嗜 T 细胞病毒感染等。

第一节　输血不良反应

输血不良反应是指受血者在输血过程中和输血后因输血操作、血液成分本身、血液质量、外来物质和微生物传播引起的、无法用原有疾病解释的某些新的临床症状和体征。

输血不良反应按发生的时间可分为即发性输血不良反应(acute transfusion reaction)和迟发性输血不良反应(delayed transfusion reaction)。即发性输血不良反应指输血期间或输血后 24 h 内发生反应,主要表现为血管内溶血;迟发性输血不良反应指输血 24 h 后,甚至十几天后才发生反应,多表现为血管外溶血。

输血不良反应按发生原因可分为免疫性输血不良反应(immune mediated reaction)和非免疫性

NOTE

215

输血不良反应。前者发病与免疫因素有关,后者发病与免疫因素无关,这两者皆有急性和慢性的分类,且皆有感染性和非感染性并发症。

输血不良反应按临床症状和体征分为发热性非溶血性输血反应、过敏性输血反应、溶血性输血反应、含铁血黄素沉着症、细菌性输血反应等。

一、发热性非溶血性输血反应

发热性非溶血性输血反应(FNHTR)是指患者在输全血或血液成分期间或输血后 $0.25\sim2$ h 内,体温升高 1 ℃以上,临床表现以发热、寒战、全身不适、恶心呕吐为主,且能排除其他原因引起发热的一类输血不良反应,是输血不良反应中最常见的一种,发生率为 $0.5\%\sim3\%$,约占总输血不良反应的 52.1%。其多见于反复输血的患者或多次妊娠的妇女,其血中白细胞、血小板溶解而释放的致热原导致发热反应。另外,血浆中的免疫球蛋白和结合珠蛋白等,因个体间差异刺激受血者产生同种抗体,也可引起发热反应。一般在数小时内恢复,偶尔反应会很严重甚至威胁生命。有 FNHTR 病史者第二次输血时,约 15%可再次出现发热反应,多次输血者可高达 60%。

(一)病因与发病机制

FNHTR 是发生频率较高的一种输血不良反应,发病原因包括非免疫性反应和免疫性反应、输入低温库存血、细菌污染等。

1. 致热原 包括采血器材、输血器、血液抗凝液、保存液中残留的变性蛋白质、死细菌、细菌产物、药物中的杂质等。此类致热原具有较强的水溶性、耐热性、超滤性、吸附性及不挥发性,附着于输血器材中,随着输血进入人体而引起 FNHTR。近年来,随着消毒、灭菌技术的改进,一次性输血器、一次性采血袋等的应用,致热原引起的发热反应已很少见。

2. 白细胞抗体 由妊娠、输血或移植,同种异体白细胞致敏产生的免疫性抗体。一般认为一次接触的白细胞数量在 $5\times10^6/L$ 以下时,不发生同种致敏,即不会产生抗-HLA 抗体,因此对于输血患者最好应用少白细胞制剂,比如使用白细胞过滤器过滤血液,以减少同种致敏和由此带来的危害。另外也可用放射线辐照处理血液制品,灭活白细胞,防止抗体产生。

3. 低温库存血快速输入 低温库存血可引起 FNHTR,这可能与血液储存时产生的细胞因子相关,在库存血特别是 $20\sim24$ ℃保存的血小板中,含有大量的 IL-1、IL-6、TNF-α 等细胞因子。随着血液保存时间的延长,这些细胞因子的含量逐渐增多,并与其中的白细胞数量成正比。IL-6 是急性期反应主要的诱导因子,在 IL-1β、TNF-α 的协同下可诱导肝细胞合成急性期蛋白,导致 FNHTR。

4. 某些疾病 患者具有血液病、肿瘤、炎症等疾病,疾病本身就有发热症状,某些疾病可能因为输血后血液循环改善,导致病灶毒素扩散而发生发热反应。

(二)临床表现

一般在输血开始 15 min 至 2 h 内,突然畏寒、发冷或寒战,继而发热,轻者体温升高 $1\sim2$ ℃,重者体温可达 $38\sim41$ ℃,某些患者可伴有头痛、恶心、呕吐、颜面潮红、出汗、心悸、脉率快,血压多无变化,持续几分钟至 2 h 不等,之后症状逐渐缓解,$7\sim8$ h 体温恢复正常。有少数患者可出现口唇疱疹。要注意与轻症溶血性输血反应和细菌性输血反应的鉴别。多次输血者,发热反应的发生不一定和正在输注的血液有关。

(三)诊断与鉴别诊断

1. 诊断 ①输血开始至 2 h 以内体温升高 1 ℃以上,并伴有发热症状。②受血者有多次输血史或多次妊娠史,既往有输血发热史,或受血者和(或)献血者血浆中有抗-HLA、抗-HNA 和抗-HPA 抗体。

2. 鉴别诊断 要排除其他可能引起发热的原因,如患者原发疾病、溶血反应、细菌污染等引起的发热反应。①FNHTR 与溶血性发热反应的鉴别:前者多发生在输血期间至输血结束后 $1\sim2$ h

内,血压一般不变化;后者一般在输入少量血液后即发生,还出现腰背酸痛、血压下降,甚至休克等。②FNHTR 与细菌污染引起的发热反应鉴别:前者停止输血、对症处理后病情很快缓解;后者还有皮肤充血,甚至休克,停止输血、对症处理无效。

（四）治疗

1. 密切观察患者病情 对反应轻者及时减慢输血速度,发热症状可自行缓解;严重者须立即停止输血,静脉滴注生理盐水,用以维持静脉通道,所剩血液不可再次使用。迅速对发热反应进行判断,以排除溶血性及细菌污染引起的发热反应。及时联系临床医师,保留余下血液制品、输血器等,以备查明发热反应的原因。

2. 监测患者生命体征变化 应每 15～30 min 测 1 次体温,直至患者病情平稳。

3. 给予对症处理 患者畏寒、寒战,应加强保暖,可在四肢等部位放置热水袋,加盖棉被,给予热饮。高热时给予物理降温,并给予相应生活护理。如出现严重的肺部症状,应给予有效呼吸支持。对于一些急需输血的患者,应重新更换血液制品进行输注,但应减缓输注速度,并严密观察患者基本生命体征。

4. 遵医嘱给药 给予阿司匹林、扑热息痛等解热镇痛药物,初始剂量为 1 g,此后每小时给药 1 次;给予口服或注射抗组胺等抗过敏药物;异丙嗪肌内注射或静脉输注氢化可的松、地塞米松等激素类药物。高热患者必要时可用氯丙嗪 25 mg 或给予哌替啶 25～50 mg 肌内注射。严重寒战者可从另一静脉注射 10% 葡萄糖酸钙溶液 5～10 mL。高热时给予物理降温,也可用解热镇痛药如扑热息痛、复方阿司匹林对症治疗(伴出血倾向患者禁忌应用水杨酸类解热镇痛药)。严重时也可用肾上腺皮质激素,并严密观察病情。

（五）预防

严格无菌操作,防止污染,清洁和消毒采血、输血用具,除去致热原;输血前应进行相关既往病史的调查,加强体温监测,使其控制在正常范围内;易患 FNHTR 的受血者或既往有过敏反应史者,可在输血前用抗致热原性药物,如扑热息痛或阿司匹林或每 100 mL 血液中加入 1% 普鲁卡因 5 mL 或输血前每 200 mL 血液中加入氢化可的松 25～50 mL 均可达到防止发热反应或减轻症状的目的;输血前核对供血者血型及受血者的姓名、床号等与输血有关的各项信息,确认与配血报告单相符并签字后方可使用。输血速度控制在 200 mL/h,不宜过快输注;用离心洗涤法或白细胞过滤器去除血液制品中的白细胞,使每单位血液或血液制品中白细胞含量低于 $5.0×10^6/L$,减少细胞因子、组胺等的产生,继而减少或避免由白细胞的输入引起的非溶血性发热反应;有抗-HLA 抗体的患者,可用淋巴细胞毒交叉试验筛选供血者,或用 HLA 配型来筛选供血者,以寻找相配合的血液制品。一般应用粒细胞免疫荧光结合试验检测抗-HNA 抗体以及淋巴细胞毒性试验检测抗-HLA 抗体。

> ▎ **知识链接** ▎
>
>
>
> **IL-1β 与机体发热**
>
>
>
> IL-1β 是机体发热反应的主要内源性致热原,通过地诺前列酮介导,作用于下丘脑体温调节中枢,引起体温升高。

二、过敏性输血反应

过敏性输血反应(anaphylactic reaction)是常见的输血反应之一,发生率为 1%～3%,约占全部输血不良反应的 45%。输注全血、血浆或血液制品后可发生轻重不等的过敏反应,特别是在输注血浆蛋白制品后,轻者只出现单纯的荨麻疹,重者可出现血管神经性水肿及更严重的呼吸障碍、过敏性休克甚至死亡。其中以荨麻疹最为多见。

（一）病因与发病机制

1. 过敏体质　对于过敏体质的受血者,输血特别是输注血浆或含有变性蛋白的血液可引起过敏反应,常为中度或重度荨麻疹。若受血者平时对某些物质(如花粉、尘埃、虾蟹、牛奶、鸡蛋等)过敏,输入含有此类变性蛋白的血浆,可发生免疫反应,引起过敏。

2. IgA 抗体　体内缺乏 IgA 或 IgA 含量虽然正常但缺乏某一种 IgA 亚型的受血者,多次输血后产生抗 IgA 抗体或抗同种异型 IgA 抗体,当再次输入含 IgA 的血液制品时,发生抗原-抗体反应,引起过敏。缺乏 IgA 的患者由于输血或妊娠的同种致敏作用产生了抗 IgA 抗体,或因其他原因在未输血状态下产生抗 IgA 抗体,当再次输血时,数秒至数分钟即出现寒战、高热、头痛、恶心、面色苍白、呼吸困难及血压下降,甚至出现过敏性休克等临床表现。

3. 被动获得性抗体　具有过敏体质的供血者,因对某些药物或食物等过敏,已产生的抗体随血液输注给受血者,当受血者接触到相关过敏原时,即可发生输血过敏反应。如对药物(阿司匹林、青霉素等)或食物及其他成分过敏产生的抗体,当受血者接触相应抗原时可发生过敏反应;或供血者血液含有高效价的抗-HLA 抗体,如将其血液输注给受血者,也可使受血者发生严重的过敏反应。

4. 低丙种球蛋白血症　此类受血者即便肌内注射免疫球蛋白也极易发生过敏反应,甚至休克。

5. 新生儿输血后综合征　多次换血和施行胎儿输血、换血的新生儿,可短暂发生斑丘疹,并伴有嗜酸性粒细胞增多和血小板减少的良性综合征,即新生儿输血后综合征。可能与供血者体内某些成分有关。

6. 其他血浆蛋白抗体　受血者缺乏某些血浆蛋白,如 IgG、IgE、结合珠蛋白、抗胰蛋白酶、转铁蛋白、C3、C4 等,输血后有可能产生相应血清蛋白抗体,导致过敏反应。

（二）临床表现

过敏性输血反应一般发生在输血数分钟后,也可在输血中或输血后立即发生。其可分为三种:无并发症的过敏反应、类过敏反应和严重过敏反应。

1. 无并发症的过敏反应　表现为单纯荨麻疹,仅为皮肤瘙痒,局部呈现红斑,多见于颈部及躯干上部,无其他系统症状、体征,患者一般无危险。症状可有皮肤潮红、出汗、脉搏增快、血压降低、胸骨疼痛、关节痛等,也可出现寒战和发热,血液嗜酸性粒细胞增多。

2. 严重过敏反应　常发生于输血开始后 1～45 min,因后果严重,应立即识别并给予积极治疗,不得继续输入任何含有血浆的制品,患者可出现血管神经性水肿,多见于颜面部,如眼睑、口唇严重水肿,喉头甚至会厌水肿,出现畏寒、发热、支气管痉挛、哮喘、发绀、胸骨后痛、肺部有气喘性啰音、血压下降、呼吸困难等,严重者可发生过敏性休克。严重过敏反应发生率为(1:47000)～(1:20000)单位血液制品,占输血相关性死亡原因的 3.1%。

3. 类过敏反应　介于两者之间,临床表现为皮肤瘙痒、荨麻疹、红斑、血管神经性水肿,重者发生支气管痉挛、喉头水肿、呼吸困难、发绀、过敏性休克,还可出现恶心呕吐、腹痛、腹泻。轻微过敏反应发生率为 1%～3%。

（三）诊断和鉴别诊断

过敏反应包括荨麻疹、血管神经性水肿、关节痛、胸闷、气短、呼吸困难、低血压性休克,呈现其中 1 项及以上者即可确诊为过敏反应。

严重过敏性输血反应应注意与循环超负荷、输血相关性急性肺损伤(TRALI)相鉴别。①与循环超负荷鉴别:前者有红斑、荨麻疹等过敏的皮肤表现;后者心肺症状更为严重,可有频咳、咯泡沫样痰、出现奔马律等;②与 TRALI 鉴别:前者一般发生在输血的早期,喉头水肿、呼吸困难,一般无肺损伤,有荨麻疹、低血压,抗过敏治疗有效;TRALI 无喉头水肿,因肺水肿而咳嗽、气喘,有肺损伤(两肺细湿啰音)。此外,与溶血性输血反应、细菌性输血反应、受血者某些基础疾病等相鉴别时,应注意这些情况除表现为呼吸困难或血压下降外,均有其特殊的临床表现或实验室检查特点。

（四）治疗

1. 轻度过敏反应 如单纯荨麻疹、少数风团或瘙痒无须特别处理,一般可不停止输血,但应减慢输血速度,严格观察,可用抗组胺药物进行治疗,如口服苯海拉明等,或肌内注射盐酸异丙嗪25 mg,或地塞米松5 mg加入补液中静脉滴注,或皮下注射0.1%肾上腺素0.5 mL。

2. 中、重度过敏反应 须立即停止输血,保持呼吸道畅通,用生理盐水维持静脉通道。有喉头水肿危及生命时,及时行气管插管或气管切开,以免窒息;有支气管痉挛时,皮下注射0.1%肾上腺素0.5~1.0 mL,严重或持续者,应用氢化可的松100~200 mg或地塞米松5~15 mg,静脉滴注或静脉注射;循环衰竭者立即进行抗休克治疗,可用升压药物间羟胺(阿拉明)20 mg(可同时加用多巴胺20~40 mg)溶于5%葡萄糖盐水500 mL中静脉滴注。必要时行心肺功能监护。

（五）预防

1. 供血者筛查 供血者在供血前若用过可致敏的药物或食物,可使输入的血液中含致敏物质,要预防由此引发的输血过敏反应,勿选用有过敏史的供血者。此外,供血者在采血前4 h内不能吃含有高脂肪、高蛋白的食物,宜用少量清淡饮食或糖水。

2. 查对血液制品、详情记录 输注血液制品前,应将血液制品剂型、批号等逐一登记,同一批号发生过敏反应次数过多者,应暂停使用,并留样送检。更换批号时,观察有无输注反应,并详细记录。在输注过程中出现过敏反应,要详细记录反应时间、主要症状、生命体征、血液制品批号等。

3. 药物过敏患者输血前预防处理 输血前须仔细询问患者或监护人有无药物过敏史,如有须慎用。确实需要输注血液制品,则可在输血前半小时口服抗组胺类药物,如苯海拉明、异丙嗪或类固醇类药物;IgA或其亚型缺乏者需输血时,应输注IgA缺乏者的血液,亦可输注经专门处理去除IgA的血液制品,如洗涤红细胞、去IgA的血浆蛋白质制品等。输入血液制品过程中,要密切观察有无过敏反应的表现。

▌ **知识链接** ▐

Ⅰ型过敏反应

过敏体质的人初次接触到过敏原(变应原)后,体内产生大量亲细胞性IgE型抗体(反应素),其Fc段与肥大细胞和嗜碱性粒细胞表面受体结合,使人体处于致敏状态。当已致敏的人体再次接触到相应的变应原时,变应原即与结合在肥大细胞和嗜碱性粒细胞上的IgE的Fab段相结合,激发细胞内酶反应,导致细胞脱颗粒,释放组胺、激肽、5-羟色胺、慢反应物质(SRS-A)、嗜酸性粒细胞趋化因子和血小板凝聚因子等。这些物质可引起腺体分泌增多、平滑肌痉挛、毛细血管扩张及通透性增加,临床上常表现为荨麻疹-Ⅰ型过敏(变态)反应即刻反应型。

三、溶血性输血反应

溶血性输血反应(hemolytic transfusion reaction,HTR)是由于患者接受不相容的红细胞或输入对其自身红细胞有同种抗体的供血者血浆,输入的供血者红细胞或受血者自身红细胞在体内发生异常破坏而引起的输血不良反应,为最严重的输血反应,也是死亡率最高的输血反应。

根据发生机制不同,HTR可分为免疫性和非免疫性溶血性输血反应;根据发生缓急不同,HTR分为急性溶血性输血反应(acute hemolytic transfusion reaction,AHTR)和迟发性溶血性输血反应(delayed hemolytic transfusion reaction,DHTR)。溶血的严重程度取决于输入不相容的红细胞的量、血浆中抗体浓度(效价)和激活补体的能力、补体浓度、抗原的特性、抗体的特性、单核-巨噬细胞系统的功能及输血的速度等,通常输入10~15 mL血后即可发生。

（一）AHTR

AHTR通常由ABO血型系统不相容输血或其他非免疫性因素(如低渗、冰冻、加热等)引起,在输血中或输血后数分钟至数小时内发生的血管内溶血,具有致死性危险。

1. 病因与发病机制

(1) 免疫性溶血反应:大多数 AHTR 由 ABO 血型系统不相容输血引起,反应抗体多为 IgM,引起血管内溶血,少数为补体结合性 IgG。当受血者体内输入 ABO 血型不相容的血液后,血浆中的 IgM 抗体与红细胞膜上的抗原结合,抗原-抗体复合物触发免疫介导的一系列病理生理变化,活化神经内分泌、补体和血液凝固系统,释放过敏性毒素(C3a 和 C5a),血管扩张物质如组胺、5-羟色胺及细胞因子,导致血压下降、血管收缩、休克、弥散性血管内凝血(DIC)和急性肾功能衰竭。

少数 AHTR 与 Lewis、MNSs、Kidd、Kell、Duffy 血型抗体有关。供血者之间血型不相容,也会引发 AHTR,见于大量输血或短期内输入多名供血者的血液。

(2) 非免疫性溶血反应:包括低渗液体输入,冰冻、过热或机械操作破坏红细胞,供血者或受血者红细胞有缺损(如红细胞膜缺陷、珠蛋白异常),某些药物混入等因素引起,临床较少见。

2. 临床表现 通常出现在输血后数分钟至数小时,由于红细胞凝集,阻塞部分小血管,患者出现四肢麻木、烦躁、头痛、胸闷、腰背痛、恶心呕吐等;随着红细胞溶解,血红蛋白释放到血浆中,出现血红蛋白尿、黄疸,伴有寒战、发热、呼吸困难、心动过速及血压下降;最后血红蛋白从血浆进入肾小管变成结晶体,临床出现急性肾功能衰竭、休克及 DIC,表现为烦躁不安、面色苍白、大汗、脉细弱、皮肤潮冷、低血压,皮肤、伤口出血及凝血障碍等,严重者可致死亡。

值得注意的是,在全身麻醉下,很多临床症状均不明显,如发生原因不明的血压下降或创面渗血,应该考虑 AHTR 发生的可能。

3. 实验室检查 怀疑 AHTR 时,首先要核对受血者和供血者血型是否一致,然后迅速将输血器械及剩余血液、从受血者另一只手臂采集的血液及反应后第一次尿液(或导尿)送检。送检内容包括以下几点:①复查血型:受血者及供血者标本(供血者输血袋及配血管)均重做血型(包括 ABO 及 Rh 血型)。②重做交叉配血试验:交叉配血(输血前后的受血者标本)包括盐水法、酶介质法或抗球蛋白介质法,要注意观察有无混合凝集现象。③重复不规则抗体筛选及鉴定,用抗体鉴定谱红细胞分别与输血前和输血后标本进行反应。④取受血者红细胞直接做抗球蛋白试验,在溶血反应发生时往往为阳性,反应发生后一般为阴性(因溶血反应过程中消耗抗体)。⑤立即取受血者血液离心分离血浆,肉眼观察血浆颜色,做游离 Hb 测定。⑥检查血液储存条件是否合格,观察血袋内的血液标本有无溶血。⑦检测发生输血反应后的第一次尿液,血红蛋白尿呈浓茶或酱油色;约一周后尿含铁血黄素阳性。⑧其他:Hb 下降、网织红细胞增多、白细胞计数及中性粒细胞增多伴核左移,血浆结合珠蛋白水平下降,高铁血红素白蛋白阳性。⑨对所输袋内血液做细菌涂片检查,在 4 ℃、22 ℃和 37 ℃对剩余血液和受血者血液做细菌培养,以排除细菌性输血反应。⑩检查有无其他非血型不合的溶血原因。

4. 诊断 排除非免疫性溶血性输血反应的原因,如在保存期或运输中及输血时的温度不合适,加入了溶血的药物或低渗液,以及受血者有某种血液疾病等。结合临床表现和实验室检查,AHTR 的诊断并不困难,但应与发热反应及细菌性输血反应和过敏性休克相鉴别,必要时做 DIC 的筛选试验。

5. 治疗 AHTR 治疗的关键是早期诊断,积极治疗,防治休克、急性肾功能衰竭、DIC 等并发症。其治疗原则如下:①立即停止输血,保持静脉输液通畅,进行高浓度面罩吸氧。②积极预防急性肾功能衰竭,碱化尿液,在保持血容量及血压稳定的前提下使用利尿剂,重者可行血液透析。③抑制体内免疫反应,可用大剂量肾上腺皮质激素。④根据病情进行抗休克治疗,保持血容量和血压稳定。⑤预防及纠正 DIC,监测凝血状态,适时使用低分子肝素。⑥如果还需输血,根据受血者血红蛋白情况,输入 O 型洗涤红细胞或相配合新鲜同型血,重者应尽早进行血浆置换。⑦其他:四肢厥冷时要保暖,发热时要行物理降温等。

6. 预防 ①必须严格、准确地执行输血前质量控制,包括标本采集、运送,核实受血者身份,复查 ABO 和 Rh 血型、交叉配血试验及不规则抗体筛检。②配血和血型鉴定时要注意红细胞的浓度、抗原抗体的比例,仔细观察结果。③交叉配血试验除用盐水法以检查天然抗体外,还应常规进行免疫性抗体筛选,特别是有输血史、妊娠史和需要反复输血的患者。④建立严格的临床输血管理制度,加强技术培训,避免发生差错,并严格执行血液保存要求。

(二) DHTR

DHTR 又称慢性溶血性输血反应,常表现为输血数日后(3~7 天)出现黄疸、网织红细胞水平升高等反应;大多由 ABO 血型系统之外的不规则抗体(Rh 血型及其他稀有血型系统抗体)不合引起,其溶血程度与抗体效价和输入的红细胞量成正比。少数情况可由受血者、供血者原有溶血性疾病引起。

1. 病因与发病机制 DHTR 多见于有妊娠史或输血史的患者。多由 ABO 血型系统以外比如 Rh(如 D、E、c)血型及 Kidd、Duffy、Kell、Diego 等血型不合引起,反应抗体常为 IgG,为不完全抗体,引起血管外溶血。Rh 阴性受血者第一次接受 Rh 阳性血液后,红细胞被致敏,4~8 周或者几个月后产生同种抗体(如抗-D 抗体),此时大多数输入的红细胞已不存在,一般不发生溶血反应。随时间推移,抗体水平逐渐减低,输血前抗体筛查试验常表现为阴性,交叉配血相容。当机体再次输入含相同抗原的红细胞后,1~5 天内患者体内产生回忆性反应,迅速产生大量回忆性 IgG 抗体,使带有相同抗原的红细胞在输注后 5~10 天内破坏,导致血管外溶血。此类免疫反应一般不激活补体或只能激活 C3,产生的炎性介质水平很低,症状比 AHTR 轻。

2. 临床表现 一般在输血后 3~7 天或更长时间发生,出现不明原因发热、贫血、黄疸、发冷、寒战、腰痛、急性肾功能衰竭等,少数可出现血红蛋白尿,许多患者由于症状不明显而漏诊,如果再次输入配型不合的血液,抗体效价更高,可引起 AHTR。

3. 实验室检查 血细胞比容下降,球形红细胞增多,网织红细胞增多,血浆胆红素水平增高,血浆结合珠蛋白水平降低,乳酸脱氢酶水平增高,直接抗球蛋白检测通常于输血后 3~7 天开始呈阳性,约 14 天后由于不相容红细胞在血液中被清除,直接抗球蛋白检测结果可转为阴性。动态检查不规则抗体,早期可能效价低,后逐渐升高,部分病例需反复检测才能查到抗体。

4. 诊断 ①凡有输血史、妊娠史或器官移植的患者,在输血后出现不能用原发病解释的贫血症状或血红蛋白水平下降。②意外抗体筛选试验发现相应抗体。③血清胆红素水平明显升高,以游离胆红素水平增高为主。④患者细胞涂片可发现大量球形红细胞。⑤直接抗球蛋白检测结果阳性。

5. 治疗 DHTR 大多无须治疗,少数反应严重者应补液,必要时可输交叉配血相合的血液,如有休克、DIC、肾功能衰竭发生时,则按照相应的规则进行处理,处理基本同 AHTR。

6. 预防 ①详细询问患者的妊娠史及输血史。对有输血史、妊娠史者,输血前除盐水介质配血外,必须应用蛋白酶法、聚凝胺法或抗球蛋白法交叉配血,及时发现意外抗体。②严格执行 Rh 定型、不规则抗体的筛查和鉴定技术标准,短期内多次输血者至少每 3 天重复抗体筛选试验。③最好采用自体血输注。

四、输血相关性移植物抗宿主病

输血相关性移植物抗宿主病(transfusion associated graft versus host disease,TA-GVHD)是指受血者输入的血液或血液成分中含有大量的免疫活性淋巴细胞,不被受血者免疫系统识别,在体内增殖,并将受血者组织器官视为非己物质,作为靶目标进行免疫攻击、破坏的一种输血并发症。该病潜伏期短,发病率低(为 0.01%~0.1%),但死亡率高达 90%~100%,是严重的输血不良反应之一。

(一)病因与发病机制

TA-GVHD 的发病机制较为复杂,至今还未明确。TA-GVHD 的发生及预后与受血者的免疫状态、输入的淋巴细胞数量及供者抗-HLA 抗体有关。

TA-GVHD 发生需要三个条件:①供血者与受血者 HLA 抗原性存在差异。②供血者血液中

NOTE

存在免疫活性淋巴细胞。③受血者免疫无能,不能排斥供血者细胞。

TA-GVHD 通常发生于免疫系统严重缺陷或严重抑制的受血者中,如早产儿、肿瘤患者放化疗后及造血干细胞移植患者。当受血者因先天性或继发性细胞免疫功能低下或受损时,输入含有大量免疫活性淋巴细胞的血液时,受血者不能识别(或没有能力排斥)供血者的淋巴细胞,使其在体内存活并分裂、增殖,并把受血者的某些组织当作异体组织来攻击和破坏,进而发生复杂的免疫反应,引起 TA-GVHD。

异基因活性淋巴细胞输注的数量与 TA-GVHD 发生及严重程度密切相关,一次输入 10^6 个异基因免疫活性 T 细胞,可能引起免疫缺陷者发生 TA-GVHD。输入异基因活性淋巴细胞的数量越多,TA-GVHD 越严重,死亡率越高。引起 TA-GVHD 的血液制品包括富含活性淋巴细胞的全血(特别是新鲜全血)、红细胞悬液、浓缩粒细胞(最常发生)、浓缩血小板,其所含的淋巴细胞数均不少于 $2.0 \times 10^9/L$,具有诱发 TA-GVHD 的可能性。

TA-GVHD 发生与人类 HLA 单倍型基因密切相关。HLA 杂合子的受血者接受了与其 HLA 单倍型基因完全相同的纯合子供血者血液后,受血者的 T 细胞不能识别供血者的淋巴细胞,误认为是自身细胞而不予排斥,但存活的供血者免疫活性 T 细胞将受血者的不同 HLA 抗原认作异体,对受血者组织细胞进行攻击破坏,导致 TA-GVHD。

TA-GVHD 与 $CD8^+$ 细胞、NK 细胞活性有关,主要是由于受血者的 $CD8^+$ 细胞和 NK 细胞能识别供血者淋巴细胞,使其不发生 TA-GVHD。

（二）临床表现

TA-GVHD 临床表现较为复杂,症状极不典型,缺乏特异性。主要的受损靶器官是皮肤、骨髓、胃肠道和肝。其主要表现是上述靶器官受损引起的一系列症候群。一般在输血后 10～14 天起病,最短于输血后 2 天起病,最长于输血后 30 天起病;表现为高热、皮疹、肝功能异常、黄疸、腹泻。临床以发热和皮疹最为多见,皮疹开始表现为向心性红斑,之后很快向周身蔓延,甚至可累及远端肢体。严重病例或疾病进展时,皮疹融合成片,呈红皮病样,形成水疱和皮肤剥脱。在出现皮疹后,受血者还会出现恶心、呕吐和腹泻。典型病例也可仅表现为发热和(或)皮疹,无明显肝功能及消化道损害,可被误诊为感染或药物反应。此外,婴儿可出现淋巴组织退行性变、淋巴结疾病与肝大、脾大,一般在症状出现后 1～3 周迅速死亡,病死率高达 90%以上,死亡原因以感染多见。

（三）实验室检查

外周血检查表现为全血细胞减少;骨髓增生低下,造血细胞减少;可有肝功能异常,转氨酶、胆红素、碱性磷酸酶水平升高。外周血及组织中浸润的淋巴细胞存在嵌合体细胞及 HLA 抗原特异性血清分析是确诊 TA-GVHD 的重要依据。目前常用女性患者检出男性 Y 染色体、DNA 多态性分析及特异性分子探针杂交等方法来鉴别患者体内存在的供血者淋巴细胞,以证实 TA-GVHD,其特异性及敏感性均较好。

组织病理活检显示:肝细胞空泡变性,小胆管坏死,肝门处有单核细胞、淋巴细胞浸润;骨髓造血细胞减少,淋巴细胞增多,骨髓纤维化;皮疹部位表现为基底部细胞的空泡变性,表皮层与真皮层分离并有水疱形成,单核细胞、淋巴细胞浸润至真皮层上层,表皮层过度角化或角化不良。

（四）诊断

TA-GVHD 是与免疫相关的全身性疾病,易与病毒感染及药物、放疗等辅助治疗后产生的副作用相混淆,缺乏特异性。凡输血后 2～30 天出现不明原因的发热、贫血、皮疹、肝大、脾大、肝和骨髓功能障碍等表现者都要考虑 TA-GVHD。

TA-GVHD 的诊断主要依据易感人群有血液制品输注史、临床症状、体征与皮肤的组织病理表现等,包括皮肤黏膜活检、染色体检查(主要应用于受血者和供血者性别不同)、检出供血者淋巴细胞。确诊 TA-GVHD,要有受血者体内存在供血者 T 细胞植活的证据,因此,通过淋巴细胞的 HLA 抗原特异性或 DNA 多态性分析,在受血者循环系统或组织中检出来自供血者的淋巴细胞将提供确诊依据。如果供、受血者性别不同,受血者体内有供血者 T 细胞的性染色体核型也可确诊。

（五）治疗

TA-GVHD 至今仍无有效治疗手段,主要采用大剂量皮质激素、抗淋巴细胞球蛋白及其他免疫抑制剂如环磷酰胺、环孢素等进行治疗,应定期检测患者肝功能,注意有无黄疸及严重程度,密切观察药物不良反应及皮肤、肝脏、肌肉、口腔和食管病变情况,做好各种救治工作。

（六）预防

1. 严格掌握输血适应证,加强成分输血 尽量避免亲属间输血(提倡成分输血、自身输血),临床证明,输注未经辐照处理的亲友血液,更易发生 TA-GVHD,因血缘关系越近,供血者淋巴细胞的部分抗原特性与受血者的越相同或相似,容易逃避受血者的免疫监控,在受血者体内植活、增殖,发生 TA-GVHD。因此,开展亲友互助献血时,应对亲友的捐献血液进行辐照处理,或者等量换取无血缘关系的其他供血者血液输注。不能滥用新鲜血。治疗性输血应结合病情给予相应成分输血,如输注红细胞悬液、血小板、血浆等,避免输注新鲜全血。

2. 去除白细胞 采用洗涤、沉淀及使用白细胞过滤器等方法,可去除大部分白细胞。床旁输血时应用第三代白细胞过滤器,滤除率在 99% 以上,能降低 TA-GVHD 发生率。但仅仅去除白细胞是不够的,因为非常少量的有活性的淋巴细胞仍旧可以造成 TA-GVHD。

3. 血液制品辐照 不含细胞成分的血浆、冷沉淀凝血因子等,输注后不会引起 TA-GVHD。除此之外,临床输注的其他血液成分均需要辐照处理,利用物理方法去除免疫活性淋巴细胞,使淋巴细胞丧失复制和分化能力。γ 射线辐照血液是目前最有效的预防 TA-GVHD 的方法,经剂量为 25～30 Gy(2500～3000 rad)的 γ 射线照射后输注,可以将供血者血中的淋巴细胞完全灭活。

五、输血相关性急性肺损伤

输血相关性急性肺损伤(transfusion-related acute lung injury,TRALI)是临床输血并发的急性呼吸窘迫综合征,因输入含有与受血者白细胞抗原相应的抗-HLA 抗体和人类粒细胞抗原(HNA)相应的抗-HNA 抗体的全血或血浆,发生抗原-抗体免疫反应,引发急性呼吸功能不全或非心源性肺水肿。TRALI 一般在开始输注血液制品到输血后 6 h 内发生,发生率约为 0.02%,死亡率为 5%～8%,是输血反应中常见的致死原因之一。

（一）病因与发病机制

抗-HLA 或抗-HNA 抗体通常存在于供血者血液中,受血者输入了含抗-HLA 或抗-HNA 抗体的血液制品,与受血者白细胞抗原形成 HLA 或 HNA 免疫复合物,在肺微循环中聚集滞留,致中性粒细胞聚集,激活补体系统而被活化。活化的中性粒细胞变形粘连到肺血管内皮细胞,释放蛋白酶、酸性脂质和氧自由基,损伤内皮细胞及肺泡上皮细胞,导致肺毛细血管通透性增加,造成呼吸困难、肺水肿或呼吸窘迫综合征(ARDS)。受血者血浆中已存在抗-HLA 和抗-HNA 抗体时,如果输入浓缩粒细胞,同样易引起急性肺损伤。

另外,血液制品中的生物活性物质、潜在感染、外伤或炎症、中性粒细胞的激活和抗原-抗体反应对 TRALI 均起到了重要作用;所有含血浆的血液成分,如红细胞、血小板,都可导致 TRALI 发生。

（二）临床表现

TRALI 是一种临床症状和体征多样的综合征。输血后 1～6 h 内,因组织缺氧,患者出现肺水肿、突然发热、进行性呼吸窘迫,伴咳嗽、气喘、发绀、血压下降;可有严重的非心源性肺水肿,双肺可闻及细湿啰音,但无心力衰竭表现;气管插管可见大量泡沫状痰,X 线检查示双肺浸润,肺纹理增多、模糊,加重时双肺弥漫性小斑片阴影,大片融合;可有严重低氧血症,PaO_2 常降至 30～50 mmHg。急性呼吸困难、低氧血症、非心源性肺水肿、中度低血压和发热是 TRALI 的五联征,严重时可导致休克、死亡。

（三）实验室检查

供血者和（或）受血者血液中存在抗-HLA 和抗-HNA 抗体是诊断 TRALI 的证据。供血者血清和受血者白细胞做淋巴细胞毒交叉配型可为诊断 TRALI 提供重要依据。此外，TRALI 水肿液的蛋白含量高，与血液中的蛋白比值常为 0.7，而心源性肺水肿一般小于 0.5；在输血后 6 h 内，患者表现为暂时性的中性粒细胞减少症和低补体血症，X 线检查可示双肺水肿征象。

（四）诊断与鉴别诊断

临床上如输血量不大或输血速度不快而发生酷似急性肺水肿的表现，应考虑 TRALI 的可能。目前国际上推荐的 TRALI 诊断标准：①急性呼吸窘迫；②胸片显示双侧肺部浸润；③输血后 6 h 内出现症状；④排除输血相关循环超负荷或心源性肺水肿；⑤低氧血症（$PaO_2/FiO_2 < 300$ mmHg 或氧饱和度 $< 90\%$）；⑥无复合外伤、肺炎、心肺旁路术、烧伤、有毒气体吸入及肺挫伤等危险因素所致的急性肺损伤。

TRALI 需与过敏性输血反应、输血相关循环超负荷、细菌性和溶血性输血反应等疾病鉴别。

1. 与心源性肺水肿鉴别　心源性肺水肿呼吸困难与体位有关，患者剧烈咳嗽、气喘、咳粉红色泡沫痰，两肺底可闻及中细湿啰音或水泡音，强心利尿等治疗效果较好。

2. 与过敏性输血反应鉴别　过敏性输血反应一般发生在输血的早期，患者喉头水肿、呼吸困难，一般无肺损伤，有荨麻疹、低血压，抗过敏治疗有效。

3. 与溶血性输血反应鉴别　溶血性输血反应偶尔伴发急性呼吸困难，患者出现寒战、高热、腰背酸痛，甚至出现急性肾功能衰竭、休克、DIC 等表现，而 TRALI 一般不出现上述表现。

（五）治疗

TRALI 治疗关键在于明确诊断、加强监护、及时改善缺氧。受血者如发生 TRALI 应立即停止输血，主要采用呼吸支持性疗法，充分给氧，监控血氧分压，必要时可用气管插管或使用呼吸器提供氧气，并维持血压稳定。此外，TRALI 与肺泡受损有关而非体液超载，故不建议使用利尿剂和强心剂。吗啡可酌情使用，应用肾上腺皮质激素（静脉滴注氢化可的松 200～400 mg/d，或地塞米松 10～20 mg/d），若低血压持续存在，可给予升压药物。另根据病情使用抗组胺药、肺泡表面活性剂。大部分患者如果治疗迅速，在 48～96 h 内缓解，一般不留后遗症，小部分患者则需要更久的时间才能恢复。

（六）预防

TRALI 预防的关键在于识别高危患者，检出可能引起 TRALI 的供血者血液和血液制品，具体措施：①严格掌握输血适应证，避免不必要的输血。②有明确适应证需要输血时，尽可能选择少血浆成分或不含血浆成分的血液制品，需要输注血浆含量多的血液制品时，最好选择无输血史的男性作为供血者，尽可能避免输注多位供血者的血浆。③妊娠 3 次以上的女性供血者，一般不作为全血、血浆及单采血小板的供血者，除非抗-HLA 和抗-HNA 抗体阴性，因约 18% 的经产妇血液中含有白细胞抗体，并随妊娠次数增加而增多，可持续多年。④改良血液制品的制作工艺，减少有潜在导致 TRALI 的血液制品中血浆含量，减少储存过程中脂类物质产生，不再使用有潜在导致重症 TRALI 的供血者血液制品。⑤若抗体来自受血者，输血时应进行白细胞过滤。⑥在条件允许时也可进行储存式自体输血。⑦有多次输血史或 3 次及以上妊娠的女性受血者，需要输血，尤其是需要输注浓缩白细胞时，最好做抗-HLA 抗体测定。⑧浓缩粒细胞输注时，一定要慢速滴注，密切观察。⑨受血者血中有抗-HLA 抗体，需要输注全血或浓缩粒细胞时，应选用 HLA 相容的供血者血液。

六、大量输血的并发症

（一）大量输血及死亡三联征

大量输血指 24 h 内输血量等于或超过患者血容量，或在 3 h 内输血量达到或超过患者血容量的一半。其死亡三联征包括酸中毒、低体温和凝血功能紊乱。

1. 酸中毒 组织低灌注和供氧不足的标志。当患者输注较低 pH 的血液制品（如 pH 为 6.5～7.0 的红细胞制剂）时会使酸中毒变得更严重。虽然酸中毒可以促进氧从血红蛋白中解离出来，但同时也会引起组织水肿，降低氧的弥散能力，并破坏线粒体功能。酸中毒还可影响凝血功能，pH 7.0 对凝血功能的影响与体温 35 ℃ 的影响是相同的。进行性酸中毒常提示预后不良。

2. 低体温 一般在急性失血中，机体启动代偿性生理活动来维持血容量。由于急诊输注的大部分血液制品均为低温，为使代偿机制有效发挥功能，机体必须维持恒定的体温，以使凝血因子和血小板发挥正常活性，以代偿因组织低灌注造成的代谢性酸中毒，易使患者发展为低体温。

低体温时，因实验室检查是在正常温度下进行的，凝血筛查结果可能会呈假性正常，血红蛋白浓度在复苏之前也可能呈假性正常。凝血功能紊乱时体温下降的最大限度是不能低于 35 ℃；死亡率与体温降低程度和凝血功能紊乱所需的输血量直接相关。

由于低体温干扰止血过程，因此在下列情况下需要加温血液：①大量输血超过 5 个单位；②输血速度大于 50 mL/min；③换血疗法时，特别是对新生儿溶血病的换血治疗；④受血者体内存在强冷凝集素；⑤患者发生静脉痉挛，输血时针刺部位发生疼痛等。

3. 凝血功能紊乱 大量输血所致的凝血功能紊乱是由多个因素引起的并发症，创伤性因素的作用不亚于大量输血本身。输入冷的血液制品或其他复苏用液体进一步加剧了酸中毒和低体温对凝血功能的干扰。非血液制品（晶体液和胶体液）所造成的血液稀释效应也会引起凝血功能紊乱。如果出现了脑部损伤，凝血功能紊乱的风险也会增加。

对于凝血功能紊乱，需要进行常规监测，纠正潜在的酸中毒和低体温等。常用的实验室监测指标包括血小板计数、PT、APTT、TT 等，每输入 4 个单位血液时测定 1 次。早期控制出血是治疗的关键，可通过外科手术或介入栓塞治疗来控制出血，以改善组织灌注和供氧、纠正酸中毒。另外，为预防低体温的发生，应在输血前或输血过程中适当将血液加温处理，还可通过体外加热装置来保暖。

（二）大量输血引起的相关疾病

1. 输血相关性循环超负荷（TACO） 短时间内输入大量血液或输血速度过快，使循环血容量急剧增加，超过患者心脏的负荷能力，导致心力衰竭或急性肺水肿，多见于心脏代偿功能减退的患者，如原有心肺疾病、年迈体弱、儿童或严重贫血患者（Hb<50 g/L，红细胞减少而血容量增多者）。

输血中或输血后 1 h 内，患者自诉胸闷、呼吸困难、心动过速、被迫坐起、频咳、咯大量粉红色泡沫样或血性泡沫样痰、烦躁不安、大汗淋漓。听诊示两肺布满湿啰音、颈静脉怒张、中心静脉压增高、全身水肿等。胸部摄片显示肺水肿影像。可有各种心律失常，甚至心室颤动或心搏骤停，严重者可于数分钟内死亡。

一旦发生循环超负荷，诊断一定要及时，输血过程中出现收缩压迅速增高 50 mmHg 以上，即可诊断。

治疗与预防措施：①严格控制输血速度和短时间内输血量，紧急情况需要大量快速输血时，可使用外加压装置，压力不应超过 300 mmHg。②贫血患者应输浓缩红细胞，要严格控制输血速度（维持在 1～2 mL/(kg·h)）。③患者心脏功能有障碍时，如因病情确实需要输血，应少量、多次、缓慢输注，避免短时间心脏负荷突然增加。④输注冷藏血前可适当加温，严密监测。⑤根据临床表现确认患者为循环负荷过重时，应立即停止输血，保留静脉通道，患者取端坐位，使其双下肢下垂，以减少静脉回流，减轻心脏负担，予以镇静剂、镇痛剂、利尿剂、强心剂、血管扩张剂等药物治疗，同时应严密观察病情变化，清除呼吸道分泌物，保持呼吸畅通，指导患者进行有效呼吸，必要时用止血带进行四肢轮扎，即用止血带或血压计袖带做适当加压，以阻断静脉血流，但动脉血流仍通畅。每隔 5～10 min 轮流放松一侧肢体的止血带，可有效减少静脉回心血量，待症状缓解后，逐步解除止血带。⑥高压吸氧可减低肺泡内泡沫的表面张力，使泡沫破裂消散，减少肺泡内毛细血管渗出液的产生，从而改善肺部气体交换，减轻缺氧症状。⑦给予镇静、扩血管、强心、利尿药物，必要时行放血治疗，同时记录输血输液量及排尿量，严密观察患者病情变化，维持出入量平衡。⑧乙醇能降低肺泡内泡沫的表面张力,使泡沫破裂消散,从而改善肺部气体交换,迅速缓解缺氧症状,可给予20%～30%乙醇湿化吸氧,但要注意吸入时间不可过长,以免引起乙醇中毒。

2. 血钾改变 低钾血症是由于大量输血后,抗凝剂中含有的枸橼酸盐在肝脏迅速转化成碳酸氢钠,使机体发生代谢性碱中毒。高钾血症是由于血液保存在2～6 ℃环境中,红细胞内钾溢出,使血浆钾浓度明显增高,因此大量输入库存血可以引起高血钾。此外,休克所致的少尿和代谢性酸中毒进一步加重高血钾。其纠正措施如下:如果血钾水平高于6 mmol/L,应用葡萄糖和胰岛素治疗,同时结合碳酸氢钠纠正酸中毒;严重者,在出血停止后,可能需要尽早进行血液透析。

3. 高血氨 库存血在2～6 ℃保存过程中,血氨含量将逐步升高。因此对于肝功能不全、肝性脑病或肝功能衰竭的患者,输注大量库存血时,肝脏不能及时将大量血氨代谢转化,可引起患者血氨水平升高,出现肝性脑病。

4. 枸橼酸盐中毒 ACD(枸橼酸、枸橼酸钠、葡萄糖)作为全血及血液成分制品的抗凝剂,肝脏可以通过三羧酸循环快速将枸橼酸钠代谢成二氧化碳,故缓慢输入不引起中毒。但大量输血或换血时,血浆中枸橼酸钠浓度可达到1 g/L,枸橼酸钠可出现代谢障碍,在血液中堆积。过量的枸橼酸钠可以和钙离子和镁离子结合,引起低钙血症和低镁血症。尤其在肝功能异常时,枸橼酸钠代谢减慢,枸橼酸堆积和钙离子络合物增加,导致低血钙的发生。低血钙减弱心肌收缩,导致血管舒张,进一步加剧出血和休克。对于枸橼酸钠引起的输血不良反应,可注射钙剂进行治疗,通常输注ACD抗凝血1 L,于另一静脉缓慢给予10%葡萄糖酸钙10 mL,以补充钙离子。输入过程中应严密观察血浆钙离子浓度及心电图变化,避免高钙血症发生。密切关注患者病情变化,保持呼吸道畅通,纠正水、电解质和酸碱平衡失调。

5. 肺微血管栓塞 大量输注储存1周以上的全血时,库存全血中的白细胞、血小板和红细胞碎片与变性蛋白及纤维蛋白构成的微聚物可循环到肺部,导致肺功能不全,并波及全身微血管,形成血栓。患者在输血过程中会表现为烦躁不安、严重缺氧、极度呼吸困难或呼吸衰竭(ARDS),甚至死亡。另外,实施心脏等体外循环手术时,输入的血液不经肺处理,微聚物直接进入脑组织中,还可诱发脑栓塞。

目前尚缺乏有效预防肺微血管栓塞的方法,可采用20～40 μm的微孔滤器除去直径为10～164 μm的微聚物,输注保存7天内、含微聚物少的血液制品等措施以预防肺微血管栓塞。肺微血管栓塞发生时,让患者卧床休息,给予吸氧或辅助呼吸,镇静镇痛。对休克、心力衰竭者给予对症治疗、护理。常规预防措施:①选用保存7天内的血液;②输注去除白细胞的红细胞悬液与洗涤红细胞;③采用微孔滤器(20～40 μm孔筛);④输血时勿与林格液或葡萄糖酸钙同时输注。

七、细菌性输血反应

细菌性输血反应(bacteria transfusion reaction)是指由于血液或血液制品被细菌污染而造成的严重输血反应,如败血症,严重时甚至危及生命。血液的细菌污染情况受许多因素如血液制品种类、保存温度及保存时间等影响。随着一次性塑料血袋和输血器的广泛使用,特别是多联塑料血袋的使用,血液的分离、制备和保存都在密闭环境中进行,细菌性输血反应发生率已明显降低。

目前的采血、成分血制备及保存技术,新鲜冰冻血浆及冷沉淀中细菌污染率微乎其微,而其他血液制品细菌污染率则较高,如红细胞为1∶143000。近年来随着血小板制品的输注越来越多,血小板需在温度为20～24 ℃的振荡仪里保存,而在此温度条件下细菌极易生长,单采血小板细菌污染率为(1∶8000)～(1∶2000)。因此细菌性输血反应又有增加的趋势。

污染的细菌多为革兰阴性杆菌,最常见的细菌是大肠埃希菌、铜绿假单胞菌、变形杆菌、类白喉杆菌和其他革兰阴性杆菌,少数为革兰阳性杆菌和球菌。

(一) 病因与发病机制

保存液、储血袋、采血器具和输血器具消毒灭菌不严格或血袋有破损;供血者供血时可能存在菌血症,采血时供血者采血部位及受血者输血部位局部皮肤细菌可能进入血袋;血液储存温度过高

（要求 2～6 ℃），血液在储存前或输血前在室温中放置太久，发生变质；血液分离、制备、运输、发放及临床输血过程中未严格执行操作规程均可能导致细菌污染血液制品。

（二）临床表现

细菌性输血反应一般在输注开始后迅速出现症状，也可延迟至数小时后发生。其严重程度与污染细菌的种类、细菌毒性、细菌数量、患者的原发病及机体免疫功能有密切关系。输注被革兰阳性菌污染的血液制品发生输血反应的临床表现相对较轻，有时可无输血反应表现，有时仅有发热反应。输注被革兰阴性菌污染的全血或红细胞，通常在输血 30 min 后出现症状，重者输入 10～20 mL 血液制品后即可发生输血反应，主要症状包括面色潮红、寒战、高热、头胀、发绀、烦躁不安、干咳及呼吸困难，也可有恶心、呕吐、血压下降、腹痛、腹泻等症状，严重者可出现中毒性休克、急性肾功能衰竭、DIC、急性肾炎。在全麻状态下的患者可能仅出现血压下降、手术创面渗血不止等体征而不表现出寒战、高热。

（三）实验室检查

细菌性输血反应发生时，需将未输完的库存血和患者的血液标本送实验室，实验室检查主要包括涂片镜检、细菌培养和药敏试验。

（四）诊断与鉴别诊断

在少量血液（10～20 mL）输入后患者即出现高热、休克、皮肤或黏膜充血等症状，可考虑为细菌污染引起的输血反应。其诊断基于输血后短时间内出现的相关症状、体征，并结合实验室检查。

1. 诊断　①当细菌毒力强、数量多，而机体抵抗力差时，输入较少量（1 mL）血液即可发生急剧反应（高热、休克、DIC 和肾功能衰竭）；手术麻醉状态下以渗血、血压降低、尿少为主要表现。②血液制品袋内的血液呈暗紫色，有混浊、膜状物、絮状物、气泡，特别是有凝块及溶血时，提示血液已被细菌污染；凡血液制品袋内血浆混浊、有絮状物或血浆呈粉红色或黄褐色及血浆有较多气泡，或血小板由圆盘状变成球状，漩涡现象消失，均应认为有细菌污染的可能。③对剩余血液直接涂片染色镜检找到细菌。④对余血和发生输血反应后患者的血液做细菌培养（4 ℃、20 ℃、37 ℃，需氧及厌氧），二者细菌一致可确诊。⑤血常规白细胞计数和中性分叶核粒细胞增多。

2. 鉴别诊断　①与发热性非溶血性输血反应（FNHTR）鉴别：细菌性输血反应病情严重，血压下降，对症治疗效果差，而 FNHTR 反之。②与急性溶血性输血反应（AHTR）鉴别：AHTR 会出现黄疸、血红蛋白尿等溶血表现，细菌学检查阴性。

（五）治疗

（1）立即停止输血，静脉注射生理盐水维持通道通畅，保持呼吸道畅通，并给予高浓度面罩吸氧，根据患者病情采取必要的急救措施。

（2）对疑为细菌污染引起的输血反应患者，在积极治疗抢救的同时，须核对用血申请单、血袋标签、交叉配血试验记录等与配血相关的各项信息。将未输完的库存血和患者的血液标本送检，做细菌培养和药敏试验，判断引起感染的细菌的类型，以供抢救措施参考。

（3）严密观察病情变化，定时测量体温、脉搏、呼吸和血压，以利早期发现休克的先兆，预防 DIC 和急性肾功能衰竭。遵医嘱给予抗感染治疗，尽早联合应用大剂量、强效、广谱抗生素，致病菌一旦明确，应根据药敏试验结果，改用最敏感的抗菌药物。

（4）患者出现高热，应给予物理降温，必要时给予留置导尿管并记录出入液量。同时加强支持疗法，对于体质较差、免疫功能低的患者，需静脉注射大剂量免疫球蛋白。

（5）血液中细菌和病毒主要分布在白细胞上，输注过滤去除白细胞的血液制品能降低细菌污染率，避免细菌性输血反应的发生。

（6）对于不能确保无菌的血液制品如洗涤红细胞等，输入前不宜在室温久置，并在规定时间内输注完毕。

（六）预防

①为避免细菌污染引起的输血反应，应严格执行献血、采血、运输、储血、输血的规章制度，选择正规厂家生产的合格的一次性采血、输血器材产品，采集前认真检查采血器材有无破损、发霉等，防止因采血器材引起的细菌污染。②供血者菌血症是血液污染的原因之一，故应加强对供血者的筛查，使其认真填写献血健康问询表，询问病史及体检情况，供血者应无感染灶、无发热等症状，存在感染灶的供血者应暂缓供血。条件允许时可对供血者进行血常规检查，观察白细胞计数及分类情况，应尽可能排除菌血症和潜在的菌血症供血者，避免引起感染。③针刺部位的皮肤消毒对防止血液制品污染亦很重要，避免正常的皮肤微生物经静脉穿刺时，随血液回流入血液制品袋，引起细菌性输血反应。④严格执行无菌操作，并不断提高细菌的去除和灭活技术。⑤输血前细心观察血袋内的血液制品性状，如有异常改变，均认为有细菌污染的可能，不能使用。⑥可疑细菌污染的血液制品不得发出、不能输注。⑦尽量缩短血液储存时间，确保正确的储存和运输温度，血液出库后及时输注。⑧输血过程中应密切观察，发现问题及时采取相应措施，必要时及时终止输血。

八、含铁血黄素沉着症

含铁血黄素沉着症（hemosiderosis）又称血色病，是体内铁负荷过多的一组疾病。输血所致的含铁血黄素沉着症起因于长期反复输注全血、红细胞制剂，致使体内铁负荷过重，铁不断积存于实质细胞中，引起广泛的组织损伤。

（一）病因与发病机制

每毫升血约含铁 0.5 mg，如果长期反复输血（红细胞），不可避免地引起体内铁负荷过重。这些过剩的铁以含铁血黄素的形式沉积在单核-巨噬细胞和其他组织细胞中，引起多个器官包括肝脏、心脏、胰腺、下丘脑及甲状腺等的损害，表现为皮肤色素沉着、心肌炎、甲状腺功能亢进、下丘脑性腺激素分泌不足、关节痛、关节变形以及肝硬化等。

（二）临床表现

输血所致的含铁血黄素沉着症常发生于长期接受输血治疗累计输血量超过 10000 mL 的慢性贫血患者，其临床表现类似于特发性血红素沉着症。铁沉积的靶器官是肝脏、心脏、皮肤和内分泌腺。皮肤色素沉着常为首发表现，全身皮肤黑灰色或青灰色，尤以暴露部位、瘢痕组织表面及外生殖器为甚。输血后有肝功能损伤，肝脏病变早期表现为肝大、肝纤维化，重则肝硬化、肝功能衰竭、肝性脑病等。心脏病变表现为心律失常、心脏扩大、心包炎、心力衰竭等，其中心力衰竭及传导异常可引发致命性的心律不齐。可发生胰岛病变与糖尿病，约65％的患者表现多饮、多食、多尿、体重减轻、血糖水平增高及尿糖阳性等糖尿病的症状、体征，其严重程度与铁负荷成平行关系。此外，下丘脑-腺垂体、肾上腺、甲状旁腺、甲状腺、性腺以及关节滑膜等也可出现相应的临床表现。

（三）实验室检查

1. 铁负荷过重的实验室检查　①血清铁含量升高；②血清转铁蛋白饱和度升高，可高达 80％～100％；③血清铁蛋白含量往往高于 700 $\mu g/L$。

2. 组织器官受累的实验室检查　根据患者受累器官的情况分别进行相应的实验室检查，如肝损害失代偿期时出现肝功能异常，胰岛受累时出现血糖含量增高等。

（四）诊断与鉴别诊断

根据患者的病史、输血史、临床症状体征和实验室检查结果，含铁血黄素沉着症的诊断比较容易。必要时可行皮肤活检及肝组织活检协助诊断。

输血所致含铁血黄素沉着症应与原发性含铁血黄素沉着症相鉴别，后者的特点是患者常有含铁血黄素沉着症家族史，多见于中年以上的男性，无输血史或所输的血量不多。

（五）预防与治疗

对慢性贫血患者尽可能减少输血次数。含铁血黄素沉着症的治疗原则主要包括铁螯合剂治疗和对症治疗。可用去铁胺或乙二胺四乙酸,每天肌内注射去铁胺 10 mg/kg,可使机体每天从尿中排泄铁 10～20 mg。同时根据患者的临床表现进行护肝、降糖及强心等治疗。

九、其他输血不良反应

除常见的发热性输血反应、过敏性输血反应、溶血性输血反应、细菌性输血反应之外,还有血小板输注无效、输血后紫癜、出血倾向、肿瘤复发和转移、因输血免疫抑制引起的术后感染等。血小板输注无效和输血后紫癜的处理参见第五章。

(一)出血倾向

出血倾向指输血过程中患者皮肤有出血点、淤点、淤斑及原因不明的创面渗血、出血等。

1. 病因与发病机制 短时间内反复、大量、快速输血,大量枸橼酸钠输入体内,与血液中的游离钙离子结合,使血钙下降,引起毛细血管张力减低,血管收缩不良,从而导致凝血功能障碍。此外,储存血中,血浆中 V、Ⅷ、Ⅺ 凝血因子减少,血小板数量减少、活性减低,如储存血超过 3 h 后,血小板存活指数仅为正常的 60%,24 h 及 48 h 后,分别降为 12% 和 2%。

2. 临床表现 患者创面渗血不止或手术野渗血不止,手术后持续出血;非手术部位皮肤、黏膜出现紫癜、皮肤淤斑、鼻衄、牙龈出血、血尿、消化道出血、静脉穿刺处出血等。

3. 预防与治疗 短时间内输入大量储存血时应严密观察患者意识、血压、脉搏等变化;注意皮肤、黏膜或手术伤口有无出血;尽可能输注新近制备的血液制品,并根据患者血小板及凝血因子缺乏情况补充有关凝血因子和血小板。

(二)肿瘤复发和转移

同种输血可引起 IL-1 和 IL-4 分泌增加,拮抗 IL-2 的作用,产生负向调节细胞免疫,这与恶性肿瘤的复发密切相关。输血对多数肿瘤细胞均有促进作用,且与诸多因素相关,如肿瘤的免疫原性、移植细胞的数量和肿瘤发生的部位等。未去除白细胞的血液成分对肿瘤生长的促进作用比去白细胞悬浮红细胞更明显,白细胞可能是促进肿瘤生长的主要因素。肿瘤患者输全血与成分输血相比较,复发转移率明显升高。

(三)因输血免疫抑制引起的术后感染

术后感染是患者手术后至出院前或手术后 30 天发生的感染,包括肺部感染、伤口感染、切口感染、腹盆腔深部感染及脓毒血症。尽管术后感染与患者机体状态、基础疾病、采用的手术方式及手术质量等多种因素有关,但是围手术期输血后因免疫抑制引起的术后感染越来越受到临床医师和输血工作人员的关注,这种感染与血液中白细胞成分、含量及其释放的白细胞介素等可溶性物质密切相关。

第二节 输血传播性疾病

由于供血来源的多样性以及供血者血液中携带感染性病原体,尽管献血人员的筛选更加严格、血液检验技术以及病原体灭活技术应用的更加灵敏,但是因输血导致的传播性疾病仍然无法避免,且新的疾病还在呈现。到目前为止,通过输血传播的疾病与感染已知有二十几种,其中最严重的是艾滋病、乙型肝炎和丙型肝炎。

一、艾滋病

艾滋病是人类获得性免疫缺陷综合征(acquired immunodeficiency syndrome,AIDS)的简称,是由人类免疫缺陷病毒(human immunodeficiency virus,HIV)所致的以侵犯 T 细胞为主的严重全身性传染病。

NOTE

HIV 呈球形,直径为 100～120 nm,病毒体外层为脂蛋白包膜,其中镶嵌有 gp120 和 gp41 两种特异的糖蛋白。前者构成包膜表面的刺突,后者为跨膜蛋白。病毒内部为 20 面体对称的核衣壳。病毒核心含有 RNA、逆转录酶和核衣壳蛋白。HIV 属于逆转录病毒科,分为 HIV-1 和 HIV-2 型,HIV-1 型是引起人类 AIDS 的主要病原体,呈全球性流行。HIV-2 型则主要在西非地区流行,呈地域性流行,毒力较弱,潜伏期较长,症状较轻。

HIV 对理化因素的抵抗力较弱,56 ℃、30 min 可被灭活。但在室温(20～22 ℃)病毒活性可保持 7 天。pH 6.0 时 HIV 数量大幅度下降。HIV 对一般消毒剂比较敏感,1％戊二醛处理 5 min,5％次氯酸钠、70％乙醇处理 1 min 均可灭活病毒。但是 HIV 对碱及紫外线均不敏感。

HIV 传播途径包括性接触传播、母婴传播和血液传播。血液传播途径包括输注各种血液制品、静脉药瘾、器官移植、创伤、采血、拔牙和各种手术等。输入 HIV 污染的血液时感染 HIV 的概率高达 95％以上。通过输血传播而发生的艾滋病称输血相关艾滋病。

(一)临床表现

HIV 感染的全过程包括急性 HIV 感染、无症状 HIV 感染、艾滋病相关综合征和艾滋病四期。感染全过程短则半年,长则达 20 年以上。临床表现为严重的免疫缺陷,常以淋巴结肿大、慢性腹泻、厌食、体重减轻、发热、疲乏等全身症状发病,逐渐发生各种机会性感染、继发恶性肿瘤、精神与神经障碍而致死。艾滋病属于 HIV 感染的最后阶段。5％～10％的 HIV 感染者经输血传播,比其他途径感染 HIV 的人发展成艾滋病的周期要短,且临床表现复杂、症状严重、死亡率极高。

(二)实验室检查

HIV 感染的实验室诊断方法有两大类,第一大类是直接检测病毒,包括抗原检测、核酸检测、病毒分离培养等。处于窗口期的 HIV 感染者,机体尚未产生抗体,可以通过测定血清中 p24 抗原进行辅助诊断,常用间接 ELISA 法进行检测;HIV 核酸检测常用于早期诊断、在 HIV 抗体产生之前(窗口期)辅助诊断原发感染、疑难样品的辅助诊断、遗传变异监测、病毒耐药性的检测和监测、病程监控及预测、监测临床药物治疗反应;病毒分离培养一般不作为常规诊断,仅用于科研。

第二大类 HIV 感染的实验室诊断方法是抗体检测,是目前最常用的方法。大多数人从 HIV 感染到检测出抗体需要 6～12 周的时间,在这段时间,抗-HIV 抗体检测不能识别出在抗体形成前即处于窗口期的感染者。窗口期的存在使患者输入抗-HIV 抗体阴性的血液后仍可感染 HIV。

HIV 抗体检测程序分为筛查试验(包括初筛和复检)和确诊试验。根据检测目的选用符合要求的初筛试剂对样品进行初筛检测,对呈阴性反应的样品,可出具抗-HIV 抗体阴性报告;对呈阳性反应的样品,需要进一步做复检试验和确诊试验。

(三)治疗与预防

艾滋病尚无满意、特效的病因疗法。治疗原则主要为抗感染、抗肿瘤、杀灭或抑制 HIV、增强机体免疫功能。HIV 逆转录酶抑制剂能干扰 HIV 合成,抑制病毒增殖;蛋白酶抑制剂能抑制 HIV 蛋白水解酶,使大分子前体蛋白不能裂解为成熟蛋白,影响病毒的成熟;膜融合抑制剂能阻断 HIV 包膜与靶细胞膜融合。

因输血引起艾滋病的主要预防措施如下:①加强健康教育,开展艾滋病预防教育宣传,普及艾滋病预防知识。②捐献血液、血浆者进行 HIV 的筛查,防止医源性感染。③AIDS 或 HIV 感染者应尽量避免妊娠,出生婴儿应避免母乳喂养,阻断母婴传播。④建立全球和地区性 HIV 感染和 AIDS 的监测系统,掌握流行动态,严格管理艾滋病患者及 HIV 感染者。

> **知识链接**
>
> **抗-HIV 抗体筛查试验与确诊试验**
>
> 用于筛查试验的方法要求敏感性高,不能出现假阴性,但允许少量假阳性。抗-HIV 抗体筛查试验包括以下几种:酶联免疫吸附试验(enzyme-linked immunosorbent assay,ELISA),是

最常用的初筛方法,能同时检测大量样品,适用于大规模普查;化学发光或免疫荧光试验;快速检测(rapid test,RT)试验(免疫渗滤试验、免疫层析试验、明胶颗粒凝集试验)。

抗-HIV 抗体确诊试验有免疫印迹试验(Western blotting,WB)、条带免疫试验、放射免疫沉淀试验(RIPA)及免疫荧光试验(FA)等,其中免疫印迹试验是目前最常用的方法。

二、病毒性肝炎

病毒性肝炎是由肝炎病毒引起的以肝脏病变为主的全身性疾病,其中肝炎病毒包括甲型肝炎病毒(hepatitis A virus,HAV)、乙型肝炎病毒(hepatitis B virus,HBV)、丙型肝炎病毒(hepatitis C virus,HCV)、丁型肝炎病毒(hepatitis D virus,HDV)、戊型肝炎病毒(hepatitis E virus,HEV)等。各型肝炎病毒虽然在流行病学和临床表现上各有特点,但临床症状基本相似,以发热、乏力、食欲减退、恶心、肝大、肝区压痛及肝功能异常为主要表现,部分病例出现黄疸。病毒性肝炎的鉴别主要靠血清标志物检查。

凡是由于输血及血液制品引起受血者发生肝炎,或虽无肝炎的临床表现,但有阳性的血清学标志,统称为输血后肝炎(post-transfusion hepatitis,PTH)。病毒性肝炎是目前最常见的输血传播性疾病,主要由 HBV 和 HCV 引起。此外,输血后肝炎患者的血清中还发现庚型肝炎病毒(hepatitis G virus,HGV/GBV-C)和 TT 病毒(Torque teno virus,TTV)。

(一) 乙型肝炎

HBV 是与人类关系密切的嗜肝双链 DNA 病毒,是病毒性肝炎的主要病原体之一。乙型肝炎呈世界范围流行,我国是乙型肝炎的高发区,在我国急、慢性肝炎病例中,乙肝分别占 25% 和 80% ~90%,HBV 表面抗原(hepatitis B virus surface antigen,HBsAg)携带率达 10%,慢性者中近 1/3 将发展为肝硬化和原发性肝癌。

HBV 对外界环境的抵抗力很强,对温度、干燥、紫外线及一般浓度的消毒剂均能耐受。121 ℃高压灭菌 20 min、160 ℃ 干热 2 h,煮沸 30 min 和环氧乙烷可用于灭活 HBV,0.1% 高锰酸钾、2% 戊二醛、0.5% 过氧乙酸、5% 次氯酸钠溶液亦可用于灭活 HBV。

HBV 主要经过四种途径传播,即经血液传播、母婴传播、性接触传播和日常生活接触传播,其中经血液传播和母婴传播最为常见。HBV 在血液循环中大量存在,微量的污染血液或血液制品进入人体即可导致感染。

HBV 的血清学诊断,主要检测血清中 HBsAg 和抗-HBs 抗体、HBeAg 和抗-HBe 抗体,以及抗-HBc IgG、抗-HBc IgM 和 HBV DNA。①抗原抗体的检测最常用的方法是酶联免疫吸附试验(ELISA)和固相放射免疫试验(SPRIA 或 RIA),是检测乙型肝炎病毒血清标志物的首选方法;②微粒子酶免疫分析(MEIA)检测 HBsAg 是目前检测乙型肝炎病毒标志物的金标准;③胶体金免疫层析试验(GICA)检测 HBsAg 具有简便快速、不需要仪器设备等优点,适用于大规模人群普查 HBsAg 的感染,以及临床急诊标本和义务献血现场筛查等快速检测,但敏感性较低,对部分弱阳性标本易漏检;④HBV DNA 检测可了解 HBV 的复制状况,作为确诊病情的主要依据;HBV DNA 是目前判断乙型肝炎抗病毒药物用药指征及判断药物疗效最敏感的指标。

目前慢性乙型肝炎治疗主要包括抗病毒、免疫调节、抗炎和抗氧化、抗纤维化和对症治疗,其中抗病毒治疗是关键。因输血引起的 HBV 感染,其预防策略与措施是保护易感人群、管理传染源、切断传播途径。特异性免疫预防保护易感人群,目前全球范围内绝大多数国家和地区应用重组基因疫苗预防乙型肝炎及 HBV 感染。管理传染源包括乙型肝炎患者管理、HBsAg 携带者管理及供血者管理。切断传播途径,防止医源性传播,加强血液透析病房的卫生管理及血液制品的管理。对供血者和血液制品进行 HBV 的相关检测,可大大减少其感染和传播。

（二）丙型肝炎

丙型肝炎是常见的慢性进行性肝炎之一，由 HCV 感染所致。HCV 属于黄病毒科丙型肝炎病毒属，基因组是单正链 RNA。

HCV 对一般理化消毒剂均敏感，10％三氯甲烷、紫外线、煮沸均可使其灭活，血液制品中的 HCV 经 60 ℃ 30 h 或 1∶1000 甲醛 37 ℃ 6 h 处理后可被灭活。

HCV 主要通过血液传播和垂直传播，性传播的概率很小。危险因素包括静脉药瘾、使用被 HCV 污染的血液或生物制品、文身、不安全性行为、医源性感染等，病毒不通过虫媒传播。

丙型肝炎潜伏期为 2～17 周，平均为 10 周，但由输血或血液制品引起的丙型肝炎潜伏期较短，大多不出现症状或症状较轻，发病时已呈慢性过程，慢性率高达 50％～85％。20％～30％出现急性肝炎症状，病程为 7～8 周。慢性丙型肝炎症状轻重不一，约有 20％的患者可逐渐发展为肝硬化，1％～2％的感染者有患肝细胞癌的潜在危险。

HCV 在宿主外周血中的含量及病毒抗原的含量非常低，使得常规方法很难直接检测。目前临床诊断 HCV 感染采用血清学方法检测抗-HCV 抗体及 PCR 法检测 HCV RNA。针对特异性抗体 HCV-IgG 和 HCV-IgM 的免疫学检测是临床常用的诊断方法。抗-HCV 抗体不是中和抗体，没有保护性，但它却是 HCV 感染的标志性物质，更是慢性丙型肝炎、肝硬化诊断的重要指标；HCV 感染后血清 HCV RNA 比抗-HCV 抗体早出现数周，检测血清 HCV RNA 已成为早期 HCV 病毒血症的"金指标"。

抗病毒治疗可以使部分丙型肝炎患者痊愈，不能痊愈者可以延缓肝纤维化的发生。IFN-α 对早期慢性 HCV 感染有效率较高，目前慢性丙型肝炎的推荐治疗方法为联合应用聚乙二醇化 IFN-α 与利巴韦林。因输血引起的 HCV 感染，其预防策略与措施同 HBV，但因 HCV 免疫原性不强，极易变异，导致疫苗预防困难，疫苗目前尚处于研制阶段。

（三）输血后肝炎

输血后肝炎患者的血清中可检测到 HGV 和 TTV 的存在。

HGV 属于黄病毒科的丙型肝炎病毒属，为单正链 RNA 病毒。其主要经输血等非肠道途径传播，也存在母婴垂直传播、家庭内传播及静脉注射吸毒和医源性传播等，引起庚型肝炎，常与 HBV 或 HCV 合并感染。HGV 感染的诊断以血清学方法检测抗-HGV 抗体及 PCR 法检测 HGV RNA 为主，ELISA 法可检测抗-HGV 抗体，但其特异性及敏感性均不高；HGV RNA 是目前 HGV 感染常用和有效的检测方法。

TTV 为细小 DNA 病毒科，负单链环状 DNA 病毒。TTV 主要通过血液或血液制品传播，此外可能存在消化道传播。TTV 的实验室检查主要是采用 PCR 检测血中 TTV DNA。

▌ 知识链接 ▌

Ⅰ型过敏反应乙型肝炎感染抗病毒药物

目前美国 FDA 已经允许临床应用的五种口服抗 HBV 核苷（酸）类似物药物（拉米夫定、阿德福韦酯、替比夫定、替诺福韦酯和恩替卡韦）和两种注射剂（普通干扰素和聚乙二醇化 IFN-α），我国已上市前面四种核苷（酸）类似物和两种干扰素。但是抗病毒治疗耐药发生率非常高，是慢性乙型肝炎感染者抗病毒治疗失败的主要原因，应注意监测。

三、巨细胞病毒感染

巨细胞病毒（cytomegalovirus，CMV）是人类疱疹病毒属的一种 DNA 病毒，可引起感染细胞肿大并出现巨大核内包涵体。大多数免疫功能正常者感染 CMV 后无显著临床表现，但将含 CMV 的血液或血液制品输给早产儿及造血干细胞移植、器官移植、恶性肿瘤、AIDS 等免疫功能缺陷或抑制的患者，即可引起输血后 CMV 感染的临床症状，甚至可导致死亡。

CMV 的传播途径包括母婴传播、器官移植传播、性接触传播和输血传播等。

（一）临床表现

CMV 临床表现差异很大，可从无症状感染到致命性感染。初次感染多发生于 2 岁以下儿童，大多呈隐性或潜伏感染，但在一定条件下可侵袭多个器官和系统产生严重疾病；CMV 原发或复发感染的孕妇，均可引起胎儿先天性感染或围生期感染，导致胎儿畸形、智力低下或发育弛缓等，严重者可引起全身性感染综合征，称巨细胞包涵体病；CMV 和其他疱疹病毒一样具有潜在的致癌作用，CMV DNA 很可能整合于宿主细胞 DNA，因而被认为在某种程度上与恶性肿瘤的发生有关。

对免疫功能正常受血者的影响：输血前抗-CMV 抗体阳性或阴性的受血者，输入潜伏性或活动性 CMV 感染的血液或血液制品，都可引起输血后 CMV 感染，但一般不出现临床症状，CMV 在组织及白细胞中可潜伏多年。有部分患者可发生类似传染性单核细胞增多症的表现，包括发热、咽痛、淋巴结肿大、淋巴细胞增多、肝炎等。

对免疫功能低下受血者的影响：对免疫功能低下的早产儿及造血干细胞移植、组织器官移植、恶性肿瘤、AIDS 等患者，输注抗-CMV 抗体阳性的血液制品，可能引起 CMV 感染，出现发热、间质性肺炎、肠炎、心肌炎、脑膜炎、肝炎、脉络膜炎等，并可增加细菌和真菌感染的机会，严重者可导致死亡。

（二）实验室检查

1. CMV 血清学检测 CMV 的特异性抗体有 IgG 和 IgM 等，抗体检测可明确急性或活动性 CMV 感染、了解机体的免疫状况及筛选供血者和器官移植供体。可取患者双份血清检测 IgG 抗体，抗体效价如有 4 倍或以上增长可作为临床诊断依据。单份血清检测 IgM 抗体，如阳性说明患者近期感染 CMV 或发生活动性 CMV 感染；也可通过检测 CMV-IgA 抗体作为诊断活动性 CMV 感染的指标，同时检测 CMV-IgA 和 CMV-IgM 抗体，其阳性率明显高于单纯检测 CMV-IgM 抗体。

2. CMV 病毒分离 诊断 CMV 感染的有效方法。

（三）治疗与预防

更昔洛韦是目前最有效的抗 CMV 药物，能有效抑制病毒 DNA 的合成，主要用于治疗 CMV 引起的间质性肺炎、视网膜炎和胃肠炎。怀孕早期发现有原发性 CMV 感染者，建议终止妊娠；对已发生宫内 CMV 感染的新生儿应注意隔离；对乳汁中排放病毒的母亲应避免哺乳；重视供血者及器官移植供者的血清抗-CMV 抗体检查，应筛选抗体为阴性的供者等。

由于病毒能通过输血途径传播，并对免疫功能缺损患者引起严重后果，应对供血者进行血清学检查，筛选血清特异性抗体阴性的血液。对器官移植的受者与供者均应进行血清学配型，并尽量避免将抗-CMV 抗体阳性的供者器官移植给阴性的受者，以免引起活动性 CMV 感染。

四、人类嗜 T 细胞病毒感染

人类嗜 T 细胞病毒（HTLV）是最早发现的与人类癌症相关的逆转录病毒。HTLV 为 RNA 病毒，分为 HTLV-Ⅰ型和 HTLV-Ⅱ型。HTLV 可经胎盘、产道或哺乳等途径垂直传播，主要通过注射、性接触及输血方式传播。

（一）临床表现

HTLV 感染者大多数没有任何临床症状，HTLV-Ⅰ型主要感染 CD4$^+$ T 细胞并在其中生长，使受感染的 T 细胞转化，最后发展成为 T 细胞白血病，是成人 T 细胞白血病（adult T cell leukemia，ATL）的病原体。HTLV-Ⅰ型还可引起 B 细胞淋巴瘤和热带痉挛性下肢瘫。HTLV-Ⅱ型主要引起毛细胞白血病和慢性 CD4$^+$ T 细胞淋巴瘤。

（二）实验室检查

HTLV 感染的实验室检查主要包括血清中 HTLV 特异性抗体的检测及细胞中 HTLV 前病毒 DNA 的检测。

NOTE

检测特异性抗体是 HTLV 感染实验室诊断的主要依据；PCR 法可用于检测外周血单个核细胞中前病毒 DNA，且能区分出 HTLV 的型别，是最敏感的分子生物学方法，可协助确定诊断，对无临床症状的 HTLV 感染者也可提高检出率。

（三）治疗与预防

目前尚无有效的疫苗预防 HTLV 感染，也无特效的抗 HTLV 药物。在抗病毒药物中逆转录酶抑制剂齐夫多定对 HTLV 感染有一定疗效，也可选用 IFN-α 等药物进行综合治疗。

预防 HTLV 感染的措施包括对血液和血液制品进行筛检，保证血源的安全性；严格掌握输血指征，尽量减少或避免输注血液制品；加强卫生知识的宣传，避免与患者的体液尤其是血液或精液等接触；强化对 HTLV 感染的监测，在 HTLV 流行区，可根据情况考虑对供血者血液和血液制品进行抗-HTLV 抗体筛查，并及时了解流行状况，采取应对措施等。

五、梅毒

梅毒（syphilis）是由梅毒螺旋体（treponema pallidum，TP）感染人体所引起的一种以性传播为主的系统性、慢性传染病，亦可通过母婴传播和输血传播，可引起人体多系统多器官的损害，产生多种临床表现，导致组织破坏、功能失常，甚至危及生命。梅毒螺旋体的抵抗力极弱。对干燥和温度特别敏感。离体后干燥 1～2 h 或 50 ℃ 5 min 即死亡。血液中的梅毒螺旋体在 4 ℃ 放置 3 天后可死亡，因此 4 ℃ 血库存放 3 天以上的血液无传染梅毒的危险；对常用化学消毒剂敏感，接触 1%～2% 苯酚数分钟可被灭活。

（一）临床表现

根据梅毒感染方式的不同，分为先天性和获得性两种。先天性梅毒又称胎传梅毒，系母体梅毒螺旋体通过胎盘进入胎儿体内所致。其多发生于妊娠 4 个月后，可导致流产、早产或死胎；也可导致先天畸形，常出现马鞍鼻、锯齿形牙、间质性角膜炎和先天性耳聋等特殊体征。获得性梅毒在临床上分为三期，表现反复、隐伏及再发的特点。

（二）实验室检查

实验室检查主要有梅毒螺旋体检查和血清学检查，前者包括暗视野显微镜检查、梅毒螺旋体镀银染色检查、核酸扩增试验。后者包括以下几种检查。

（1）非梅毒螺旋体血清学试验，包括性病研究实验室试验（venereal disease research laboratory，VDRL）、快速血浆反应素试验（rapid plasma reagin，RPR）、甲苯胺红不加热血清试验（toluidine red unheated serum test，TRUST）等。

（2）梅毒螺旋体血清学试验：①梅毒螺旋体荧光抗体吸收试验（fluorescent treponemal antibody absorption，FTA-ABS），敏感性和特异性高，适用于早期梅毒的诊断；②梅毒螺旋体快速检测试验，其阳性结果在硝酸纤维膜上特定部位显示有色条带，可直接判读结果；③梅毒螺旋体化学发光免疫试验（chemiluminescence immunoassay，CLIA），可根据化学发光分析仪测量的发光值自动判读结果；④梅毒螺旋体颗粒凝集试验（TPPA），试验用梅毒螺旋体提取物致敏玫瑰红色的明胶颗粒，便于肉眼观察结果；⑤酶联免疫吸附试验（ELISA），可用于各期梅毒诊断，具有敏感性和特异性高、价廉、操作简便、快速、易观察等特点；⑥免疫印迹试验（Western blotting），可对梅毒螺旋体 IgM 抗体进行检测；⑦梅毒螺旋体荧光抗体双染色试验（FTA-ABS-double staining，FTA-ABS-DS），对早晚期梅毒均有很高的敏感性和特异性，但技术要求较高，且费用高、耗时长，多用于实验室检查。

WHO 推荐用 VDRL、RPR 法对血清进行过筛试验，出现阳性者用 FTA-ABS、FTA-ABS-DS、ELISA 和免疫印迹试验等方法做确诊试验。

（三）治疗与预防

对梅毒患者应早期确诊并彻底治疗。治疗首选青霉素，须足量、足疗程，并定期检查患者血清中抗体的动态变化。对青霉素过敏者可改用多西环素、四环素、红霉素治疗。预防措施包括加强卫生宣传教育和严格社会管理,严禁卖淫、嫖娼,积极推广使用安全套等。

▎ **知识链接** ▎

获得性梅毒临床分期

Ⅰ期(初期)梅毒:感染 3 周左右,在外生殖器感染的局部形成丘疹硬结,进而变为无痛性溃疡,称硬下疳,其溃疡渗出液中有大量梅毒螺旋体,传染性极强。一般 4~8 周后,硬下疳常自愈。

Ⅱ期(中期)梅毒:硬下疳出现后 2~8 周,全身皮肤、黏膜出现梅毒疹,伴有周身淋巴结肿大,并可累及骨、关节、眼和其他脏器。在梅毒疹和肿大的淋巴结中有大量梅毒螺旋体,传染性极强。初次出现的梅毒疹经过一定时期后会自行消退,但隐伏一段时间后的梅毒螺旋体又会再次引起新皮疹。Ⅰ、Ⅱ期梅毒传染性强,但破坏性较小。

Ⅲ期(晚期)梅毒:出现于感染梅毒 2 年后,病程亦可长达 10~15 年,病变可累及全身组织和器官。基本损害为慢性肉芽肿,局部因动脉内膜炎引起的缺血而发生组织坏死。Ⅲ期梅毒损害常出现进展和消退交替进行。肝、脾、骨骼及皮肤常被累及,病损部位梅毒螺旋体少,传染性小,但破坏性大。若侵害中枢神经系统和心血管系统,可危及生命。

六、疟疾

疟疾(malaria)的病原体为疟原虫,可感染人类的疟原虫包括间日疟原虫、卵形疟原虫、三日疟原虫和恶性疟原虫。疟原虫进入人体后在肝细胞内寄生、繁殖(红细胞外期),成熟后侵入红细胞繁殖(红细胞内期),因此所有含有红细胞的血液成分均可传播疟疾,而无症状携带者是输血传播的主要传染源。

(一)临床表现

输血相关性疟疾是由输注含有疟原虫滋养体、裂殖体或裂殖子的各种血液成分引起的,临床过程与自然感染的疟疾有所区别。输入血液后的发病时间,因输入含有裂殖子的输血量及疟疾的种类不同而异。一般恶性疟的潜伏期为 12 天,间日疟或卵形疟为 3~4 周,三日疟为 0~40 天。临床表现不典型,热型不规则,发作无规律性,且病情较重,误诊率高。由于通过输血进入人体内的疟原虫不进入肝脏,无红细胞外期,故不存在由潜伏于肝脏中的疟原虫再次进入血液循环而引起疟疾复发。

(二)实验室检查

1. 血液涂片检查 薄血膜染色镜检是目前最常用的方法,从外周血液中检出疟原虫是可靠的诊断依据,最好在服药前取血检查。薄血膜中疟原虫形态完整、典型,容易识别和鉴定虫种,但疟原虫密度低时,容易漏检。由于厚血膜中疟原虫比较集中,易检获,但染色过程中细胞溶解,疟原虫形态有所改变,虫种鉴别较困难。

2. 循环抗体检测 临床应用于辅助诊断,常用的方法有间接免疫荧光试验,敏感性较高,但耗时长,不适用于疟疾流行地区大规模供血者的筛检。

3. 循环抗原检测 疟原虫循环抗原的检测具有反映活动性感染、评估虫体负荷和评价疗效的优点。由于循环抗原在体液中的含量通常很低,一般方法难以检出,目前常用 ELISA 法检测。

4. 其他检查方法 包括检测疟原虫 DNA 的 PCR 技术,检测疟原虫特异性抗体的 ELISA 法和放射免疫测定法等。

(三)诊断

凡符合以下一点即可诊断为疟疾:①血液中查到有疟原虫;②临床症状典型;③常规抗疟药物

NOTE

治疗效果良好。

（四）治疗与预防

治疗原则包括抗疟原虫和对症支持治疗。输血相关性疟疾的预防主要是严格审查供血者的疟疾病史，疟疾患者 3 年内不要献血。由于疟原虫在室温或 4 ℃储存的血液成分中可存活 1 周，因此输注储存 2 周以上的血液制品，经输血传播疟疾的风险可极大降低。

> **知识链接**
>
> **典型疟疾临床表现**
>
> 三日疟患者间隔 72 h 以上发病一次，间日疟患者间隔 48 h 或每日发病一次。患者突然发冷、出现寒战，体温迅速升高达 40～41 ℃，有时伴有头痛、呕吐，持续 15 min～1 h 后，大汗淋漓、体温骤降至正常，患者顿时轻松如常。恶性疟起病急缓不定，患者先有发冷，继而出现不规则发热，伴头痛、呕吐、全身酸痛，通常持续 7～10 天缓解，但十几天后复发。在病程中可出现高热、昏迷、谵妄、痉挛、黄疸、呕吐等，重者迅速死亡。

七、弓形虫病

弓形虫病是一种人畜共患的寄生虫病，可侵犯除红细胞以外的各种组织细胞。弓形虫病的传播途径包括母婴传播、粪-口途径传播、密切接触传播、器官移植传播，以及经输血传播。

（一）临床表现

1. 先天性弓形虫病 孕妇感染弓形虫后，弓形虫可经胎盘侵犯胎儿。不良妊娠结局与孕期不同时间的感染有关，可导致流产、早产、畸胎或死胎等。出生婴儿可出现小脑畸形、脑积水、脊椎裂、无眼、小眼、腭裂等各种先天性畸形。部分患儿也可表现为脉络膜视网膜炎、精神运动障碍、脑钙化灶。眼部病变除脉络膜视网膜炎外，还可表现为眼肌麻痹、虹膜睫状体炎、白内障、视神经炎、视神经萎缩和眼组织缺损等。此外，还可伴有发热、皮疹、贫血、心肌炎、癫痫、肺炎、肝脾大、黄疸和消化道症状等临床表现。

2. 获得性弓形虫病 淋巴结肿大最为常见，多见于颌下和颈后淋巴结。弓形虫常累及脑和眼部，引起中枢神经系统损害，如脑炎、脑膜炎、癫痫和精神分裂症等；弓形虫眼病以视网膜脉络膜炎为多见，也可能出现斜视、虹膜睫状体炎甚至葡萄膜炎，多为双侧性病变。

（二）实验室检查

实验室检查包括病原学检查、分子生物学检测及免疫学诊断。其中 PCR 及 DNA 扩增技术可测定体液和组织中的弓形虫 DNA，具有特异性和敏感性高、简便快速、重复性好等优点，已被广泛应用；免疫学诊断为目前常用的重要诊断方法，可检测 IgG 和 IgM 抗体，也可检测弓形虫循环抗原。IgM 抗体升高是急性感染出现较早的敏感标志，一般在感染后 1 周出现，维持 3～6 个月，个别感染者可持续 1 年以上，IgG 抗体通常在感染后 1～2 周出现，1～2 个月后达高峰，以后逐渐下降，并可终身持续阳性。

（三）治疗与预防

仅表现为血清 IgG 抗体阳性的隐性感染者，一般不需特殊的治疗。但患者若长期接受免疫抑制治疗，则需要严密观察，并给予必要的针对弓形虫病的保护性治疗。目前尚无理想的特效药物，临床推荐药物有乙胺嘧啶、磺胺嘧啶和螺旋霉素等。

定期对孕妇进行血清学检查，一旦确诊感染应及时治疗或终止妊娠，以防止先天性弓形虫病的发生。

知识链接

弓形虫病原学检查方法

直接涂片法：急性感染患者取胸腔积液、腹腔积液、眼房水、脑脊液、羊水等离心沉淀，用沉渣做涂片，经瑞氏或吉姆萨染色后镜检，查找速殖子。此法检出率较低。

免疫酶染色法：将病变组织做冷冻切片，免疫酶染色检查弓形虫。组织内弓形虫还可采用乳胶凝集试验（LAT）检测。对直接涂片染色结果可疑者可配合使用此法，以提高检出率。

动物接种分离法：用患者体液或病理材料接种小鼠，待小鼠发病后取腹腔渗出液检查滋养体；2～3周后取鼠脑组织查包囊。也可用病理材料接种培养细胞，染色后检查滋养体。

八、其他输血传播性疾病

尚有其他一些可能通过输血传播的疾病和病原体，如锥虫病、绦虫病、埃博拉出血热（Ebola hemorrhagic fever）、西尼罗病毒病（West Nile virus disease）、变异克-雅病（variant Creutzfeldt-Jakob disease，vCJD）、科罗拉多蜱热、莱姆病、人类疱疹病毒6型和8型、人类微小病毒B19（human parvovirus B19）、戊型肝炎病毒（HEV）、中东呼吸综合征冠状病毒（Middle East respiratory syndrome coronavirus，MERS-CoV）、登革病毒（dengue virus）、基孔肯雅病毒（chikungunya virus）等。

此外，尚有许多微生物感染的疾病迄今没有被认识。因此应当高度重视输血可能传播疾病的危险性，采取有效对策积极预防和控制输血传播性疾病的发生，以保障临床输血安全。

九、输血传播性疾病的预防和控制

1. 严格筛选献血者 大力推行无偿献血，严格按标准挑选献血者。输用无偿献血者的血液，受血者发生输血传播性疾病的危险性远低于输用有偿供血者的血液。献血者筛查包括询问病史、体格检查以及相关血液指标的检测。

2. 保证血液病毒标志物的筛选检测准确性 病毒标志物的筛选检测是排除病毒阳性血液、避免带病毒血液用于临床而使受血者感染、提高输血安全性的有效手段。

3. 加强采血和血液制品制备的无菌技术操作 采血、血液制品制备和血浆蛋白分离过程复杂，发生细菌和病毒污染的机会很多，一定要严格按照技术操作规程进行。

4. 对血液制品进行灭菌处理 对血液制品的灭菌处理是保证输血安全的另一道防线。在病毒感染的初期，机体尚未产生相应抗体，或抗体水平很低未达到检出水平；病原微生物的检出还受到试验方法、试剂的敏感性和准确性限制以及人为差错的影响；另外，还有一些可引起输血传播的微生物，目前尚无检测方法，或至今未被发现。因此，对血液制品进行灭菌处理可以在最大程度上保证输血安全。

5. 合理用血、提倡成分输血和自体输血 严格掌握输血适应证，能不输血的或可用其他方法代替则尽量不输血，降低输血用量和次数，珍惜宝贵的血液资源，保障临床安全、有效输血。对于确实需要输异体血的患者，应充分权衡输血利弊，在恰当的时机选择正确的血液制品和合适的剂量输注给患者，科学合理用血。另外，应积极开展围手术期血液保护、术前储备自体血、术中急性等容性血液稀释、术中/术后血液回收等措施，大力推广各种自体输血技术，尽量开展成分输血，控制浓缩白细胞的输注，不断加强患者血液管理。

6. 规范输血程序 严格执行采血、运输、分离、储存和输血过程中的规范操作。输血是血液从献血者"血管"到受血者"血管"的输注过程，这个过程环节复杂、牵涉面广、参与人员较多。输血工作需要采供血机构、医院输血科、临床科室和检验科等部门人员共同完成。

NOTE

本章小结

常见输血不良反应分类见表 9-1，输血传播性疾病与病原体见表 9-2。

表 9-1 常见输血不良反应分类

类型	即发性反应	迟发性反应
免疫性反应	发热性非溶血性反应	溶血性输血反应
	过敏性输血反应	输血相关性移植物抗宿主病
	溶血性输血反应	输血后紫癜
	输血相关性急性肺损伤	血细胞或血浆蛋白同种异体免疫
非免疫性反应	细菌性输血反应	含铁血黄素沉着症
	输血相关性循环超负荷	血栓性静脉炎
	空气栓塞	输血相关性疾病
	出血倾向	
	枸橼酸盐中毒	
	非免疫性溶血反应	
	电解质紊乱	
	肺微血管栓塞	

表 9-2 输血传播性疾病与病原体

病原体	英文缩写	引起的输血传播性疾病
乙型肝炎病毒	HBV	乙型肝炎
丙型肝炎病毒	HCV	丙型肝炎
丁型肝炎病毒	HDV	丁型肝炎
戊型肝炎病毒	HEV	戊型肝炎
人类免疫缺陷病毒 1 型/2 型	HIV-1/2	艾滋病
人类嗜 T 细胞病毒	HTLV	成人 T 细胞淋巴瘤/T 细胞白血病 热带痉挛性下肢瘫（TSP） HTLV 相关脊髓病（HTLV associated myelopathy，HAM）
西尼罗病毒	WNV	脑炎、脊髓炎
巨细胞病毒	CMV	巨细胞病毒感染
Epstein-Barr 病毒	EBV	传染性单核细胞增多症、EBV 感染
人类微小病毒 B19	B19	再生障碍性贫血危象、传染性红斑、胎儿肝病
疟原虫	malaria	疟疾
梅毒螺旋体	syphilis	梅毒
朊病毒	prion	变异克-雅病（variant Creutzfeldt-Jakob disease，vCJD）

案例解析

1. 患者入院前突发胸闷、气促，不能平卧，咯粉红色泡沫样痰，尽管符合"急性左心衰"症状，但给予强心、利尿、扩血管等治疗无效，继而排除初始印象诊断。结合血气分析显示动脉氧分压降至 30～50 mmHg，X 线示双肺浸润，肺纹理增多、模糊，双肺弥漫性渗出性病变。此外,该患者在入院前 3 天因"胎盘早剥、死胎"行剖宫取胎及子宫次全切除术,且术后有大量输血史,故应考虑 TRALI。

2. TRALI 典型的临床表现:患者出现肺水肿,突然发热、进行性呼吸窘迫,伴咳嗽、气喘、发绀、血压下降;可有严重的非心源性肺水肿,两肺可闻及细湿啰音,但无心力衰竭表现;气管插管可见大量泡沫样痰,可有严重低氧血症。急性呼吸困难、低氧血症、非心源性肺水肿、中度低血压和发热是输血相关性急性肺损伤的五联征,严重者可出现休克,甚至死亡。

3. TRALI 治疗原则:明确诊断、加强监护、及时改善缺氧。主要采用呼吸支持性疗法,充分给氧,监控血氧分压,必要时可用气管插管或使用呼吸器供氧,并维持血压稳定。

(于敬达)

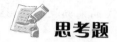 **思考题**

1. 急性溶血性输血反应和迟发性溶血性输血反应的发病机制和临床表现有何区别?
2. 如何预防输血相关性急性肺损伤的发生?
3. 输血传播性疾病的主要预防控制措施有哪些?

NOTE

第十章 免疫性溶血性疾病的 试验诊断

学习目标

1. 掌握：新生儿溶血病和 AIHA 的实验室检查方法、原理及临床应用。
2. 熟悉：新生儿溶血病和 AIHA 的病因、临床表现、诊断与鉴别诊断、治疗，及 ABO 溶血病与 Rh 溶血病的临床特点。
3. 了解：新生儿溶血病和 AIHA 的发病机制及影响 Rh 溶血病发生的主要因素。

案例导入

患儿，男，第一胎，顺产。出生后第 2 天皮肤、巩膜迅速黄染，并出现拒乳、哭闹、角弓反张等症状。

血液分析仪检验结果如下：RBC 2.7×10^{12}/L，Hb 81 g/L，HCT 0.27，MCV 100 fl，MCH 30 pg，MCHC 334 g/L，RDW 18%，WBC 16×10^9/L，LCR 62%，MCR 18%，SCR 20%；Ret 10%。多次复查发现 1～3 天内红细胞、血红蛋白呈进行性下降。

显微镜检查结果报告：血涂片上有核红细胞、嗜多色红细胞很容易见到。

血液生化检查结果：总胆红素 168.5 μmol/L，CB 18 μmol/L，UCB 150 μmol/L。其双亲身体一直很健康，婚前未做体检，家族中也无类似病史。

1. 请分析该患儿的黄疸为生理性还是病理性，为什么？
2. 如何查找黄疸的原因？
3. 血型检查结果为父亲 B 型、母亲 O 型，婴儿 B 型。能否判断新生儿贫血为母婴血型不合所致？还应做哪些检验？

免疫性溶血性疾病由多种病因引起，其中胎儿和新生儿免疫性溶血性疾病是由于母亲体内具有针对胎儿体内遗传自父亲红细胞抗原的抗体，导致胎儿和新生儿红细胞的破坏而引起的一种免疫性溶血性疾病。而成年人的免疫性溶血性疾病原因更复杂，包括自身免疫性溶血性贫血、输血相关性溶血性疾病等。

第一节 新生儿溶血病

新生儿溶血病(hemolytic disease of newborn，HDN)是指母婴血型不合，母亲体内产生与胎儿红细胞不匹配的 IgG 抗体所引起的同种被动免疫性溶血病，是一种发生于胎儿或新生儿早期的自限性免疫性溶血有关的综合征，以往又称为胎儿有核红细胞增多症。事实上新生儿溶血病可由多种病因引起，所引起的疾病有同族免疫性溶血性疾病、红细胞先天性缺陷、红细胞免疫性(获得性)溶血性疾病(包括自身免疫性溶血性贫血及药物引起的溶血性贫血)。但因同族免疫性溶血性疾病较为常见，故习惯上单纯将母婴血型不合性溶血定义为新生儿溶血病。

一、新生儿溶血病的病因

新生儿溶血病仅发生在胎儿与新生儿早期,人类红细胞表面已确定有多种由遗传控制的不同抗原系统,其中有多个系统可发生新生儿溶血病。截至 2018 年 6 月国际输血协会(ISBT)官网公布,人类已经发现有 ABO、Rh、Kidd、MNS、Duffy、Diego、Kell、Lewis 等 36 个红细胞血型系统,其中 ABO 血型不合是引起新生儿溶血病的最常见原因。据统计,上海市 2018 年中确诊为新生儿溶血病患儿共 835 例,其中 ABO 血型不合者占 85.3%,Rh 血型不合者占 14.6%,MN 血型不合者占 0.1%。ABO 溶血病与 Rh 溶血病之间的区别见表 10-1。

表 10-1 新生儿 ABO 溶血病与 Rh 溶血病区别

项目	Rh 溶血病	ABO 溶血病
临床表现		
发病率	少见	常见
第一胎发生率	1%~5%	40%~50%
下次妊娠胎儿受累程度	大多数	不一定
皮肤苍白/黄疸	明显	中度
水肿/死胎	常见	罕见
肝脾大	明显	轻
实验室检查		
母亲血型	Rh(-)	O 型
婴儿血型	Rh(+)	A 型或 B 型
贫血	明显	较轻
直接抗球蛋白试验	+	改良法阳性
间接抗球蛋白试验		+
高胆红素血症	明显	不一定
红细胞形态	有核红细胞增多	球形红细胞

二、新生儿溶血病的发病机制

源自父方血型抗原(恰为母方缺失)的胎儿红细胞在妊娠期经胎盘进入母体,刺激母体产生相应的 IgG 抗体。抗体经胎盘进入胎儿、新生儿血液循环时,其抗原结合端与胎儿或新生儿的红细胞结合;Fc 端与单核-巨噬细胞系统的 Fc 受体结合,导致吞噬和(或)细胞毒作用(ADCC),发生溶血,进而导致新生儿溶血性黄疸或胆红素脑病,严重者导致胎儿水肿、宫内死胎、死产等溶血有关综合征。其诊断标准如下:①既往不明原因的死胎、死产或新生儿溶血性黄疸史;②血型和血型抗体测定存在血型不合;③直接抗球蛋白试验阳性为可疑,抗体释放试验阳性为诊断依据。

(一) ABO 溶血病的发病机制

ABO 溶血病(ABO-HDN)是指母婴 ABO 血型不合导致胎儿红细胞抗原致敏母体产生免疫性抗体,引起胎儿、新生儿被动免疫性溶血综合征。

调控人类 ABO 血型系统的基因位点在第 9 号染色体(9q34.2)上,其抗原是由多糖和发挥抗原作用的多肽组成的糖蛋白复合物,存在于人体红细胞膜上。每个 A 型红细胞上有 81 万~117 万个 A 抗原结合位点,每个 B 型红细胞上有 61 万~83 万个 B 抗原结合位点。新生儿溶血病中以 ABO 溶血病最多见。由于 O 型血孕母所产生的 IgG 型抗-A 或抗-B 抗体,可通过胎盘进入胎儿循环而引起胎儿红细胞凝集溶解,而 A 型或 B 型血孕母产生的 IgG 型抗-B 或抗-A 抗体滴度较低,因此 ABO 血型不合所致的新生儿溶血病多见于 O 型血母亲所生的 A 型或 B 型血新生儿,而少见于 A

NOTE

型血母亲所生的 B 型血新生儿或 B 型血母亲所生的 A 型血新生儿,故 A 型、B 型血母亲所生的 B 型或 A 型血新生儿发生的溶血病占比不足 ABO 溶血病的 5%,这是因为 O 型血母亲中的"天然"抗-A、抗-B 抗体有 IgG 型,可通过胎盘屏障,而 A 型或 B 型血母亲的抗-B 或抗-A"天然"抗体主要为 IgM 型,不能通过胎盘屏障。

本病第一胎发病占 40%~50%,因为 O 型血母亲在孕前可能受自然界中其他含 A 型或 B 型物质的刺激(如肠道寄生虫感染,注射伤寒疫苗、破伤风或白喉类毒素,它们具有 A 型或 B 型物质),使机体产生 IgG 型抗-A、抗-B 抗体,怀孕后这类抗体通过胎盘进入胎儿体内可引起溶血。虽然母婴 ABO 血型不合很常见,但真正发生 ABO 溶血病要少得多,原因主要有以下几种:①IgG 型抗-A或抗-B 抗体通过胎盘进入胎儿体内后,经血型物质中和、组织细胞的吸附使部分抗体被处理;②胎儿红细胞上 A 型或 B 型抗原位点少,仅为成人的 1/4,抗原性较成人弱,反应能力差,故发病病例较少。需要注意的是,不同 IgG 亚型通过胎盘的能力和结合巨噬细胞膜上的 Fc 受体的能力是不同的,其溶血活性也不同;IgG2 在母体血清中常见,但其溶血活性较弱;而 IgG1 和 IgG3 有较强的溶血活性和通过胎盘的能力,故即使其浓度较低,也可引起明显的溶血。

目前国内诊断 ABO 溶血病的实验室标准:①母婴 ABO 血型不合;②母亲血清中含有与新生儿红细胞不合的 IgG 型抗-A 或抗-B 抗体;③新生儿红细胞释放试验单项阳性,或游离抗体阳性加改良直接抗球蛋白试验阳性。由 ABO 血型不合引起的溶血病临床表现可轻可重,但大多明显轻于 Rh 溶血病,新生儿水肿仅偶有报道,但存在某种程度的高胆红素血症,因此,必须严密监测血清胆红素水平。

(二) Rh 溶血病的发病机制

Rh 溶血病(Rh-HDN)是由于母婴 Rh 血型不合所致的新生儿溶血病。胎儿红细胞 Rh 血型与母亲不合,其 Rh 抗原恰为母体所缺少,当胎儿红细胞通过胎盘进入母体循环,即可使母体产生 IgG型 Rh 血型抗体,IgG 抗体又经胎盘进入胎儿循环,致敏胎儿红细胞而发生溶血。溶血引起有核红细胞过度增生,故本病曾称胎儿有核红细胞增多症。

Rh 溶血病主要发生在 Rh 阴性母亲和 Rh 阳性胎儿,但 Rh 溶血病也可发生于母婴均为 Rh 阳性时,其中以抗-E 抗体较为多见(母亲没有 E 抗原而胎儿的红细胞有 E 抗原),因为在我国汉族人群中无 E 抗原者几乎占半数,其他如抗-C 抗体、抗-e 抗体、抗-c 抗体也可引起新生儿溶血病。

在母亲第一胎妊娠期间或分娩时,少量胎儿红细胞通过胎盘进入母体循环。如果胎儿红细胞的 Rh 血型与母体不合,则可刺激母体血中产生抗体。虽然胎儿红细胞在妊娠 30 余天即具有 Rh系统抗原,但 Rh 血型不合的胎儿红细胞经胎盘进入母体循环,被母体脾脏的巨噬细胞所吞噬后,需要经相当长时间才能释放出足够量的 Rh 抗原,该抗原抵达脾脏淋巴细胞的相应抗原受体而产生抗-Rh 抗体,这种初发免疫反应发展缓慢,常历时 2 个月以上,甚至长达 6 个月,且所产生的抗体常较弱,而且是 IgM 型,不通过胎盘。故第一胎胎儿分娩时母体仅处于原发性免疫反应的潜伏阶段,溶血病发病率很低。但当母体再次妊娠时,即使经胎盘进入母体的红细胞数量很少,亦能很快地发生继发性免疫反应,IgG 抗体含量迅速上升并经过胎盘进入胎儿循环,作用于胎儿红细胞并导致溶血、贫血、心力衰竭、水肿等,甚至流产、死胎。Rh 溶血病的发生取决于以下几个因素。

1. 进入母体的 Rh 阳性红细胞数量　大多数孕妇血中的胎儿血量为 0.1~0.3 mL,进入母体的含 Rh 阳性红细胞的胎儿血量大于 0.3 mL 时才有可能引起 Rh 溶血病发生。进入母体的含 Rh阳性红细胞的胎儿血量小于 0.1 mL 时,发病率约为 3%;进入母体的含 Rh 阳性红细胞的胎儿血量大于 0.1 mL 时,发病率约为 22%。妊娠高血压、剖宫产、胎盘早剥、异位妊娠、臀位产、前置胎盘等产科因素及羊膜腔穿刺、经腹部穿刺绒毛活检、流产等可增加胎儿血液进入母体的机会,故可增加发生 Rh 溶血病的危险性。

2. 同时存在母婴 ABO 血型不合　当同时存在母婴 ABO 血型不合时,进入母体的胎儿红细胞在母体内很快被抗-A 或抗-B 抗体破坏,引起致敏的 Rh 阳性红细胞抗原不足,使 Rh 溶血病发生率下降。若 Rh 阴性经产妇与其 Rh 阳性胎儿的 ABO 血型相合,则 Rh 溶血病发生率为 16%;若 ABO

血型不相合,则 Rh 溶血病发生率仅为 1‰~2‰。

3. Rh 血型系统的抗原性 Rh 血型系统的抗原强弱顺序为 D、E、C、c、e。Rh 阳性母体也可因缺乏 E、C、c、e 抗原而引起新生儿溶血病,其中以抗-E 溶血病(母体为 ee)较多见。而在接受过 Rh 抗原免疫的人中,血清中可以出现不止一种抗体,多种抗体所致的病情比单一抗体所致的病情严重。

4. 其他

(1) Rh 溶血病绝大多数发生在第二胎或以后,如孕母先前已被致敏也可发生在第一胎(约 1‰)。致敏原因:①孕妇曾接受过 Rh 血型不合的输血。②Rh 阴性孕母在其胎儿时期,因其 Rh 阳性母亲的少量 Rh 阳性血经胎盘进入体内而发生了初发免疫反应。这就是 Tailor 提出的"外祖母学说"。

(2) 由于部分 Rh 阴性孕母对 RhD 抗原不产生免疫应答反应,此部分 Rh 阴性孕母在 Rh 阳性胎儿妊娠结束后不被致敏(约 83%),不会发生 Rh 溶血病。

除了针对 ABO 及 Rh 抗原的抗体可引起新生儿溶血病外,针对其他抗原的抗体也会导致新生儿溶血病。有研究报道,引起轻度的或严重的新生儿溶血病的抗体,还有抗-M、抗-Kp^a、抗-Kp^b、抗-Ku、抗-Js^a、抗-Js^b、抗-Fy^a、抗-Fy^b、抗-S、抗-s 和抗-U 抗体等。

三、新生儿溶血病的临床表现

新生儿溶血病的主要临床表现的轻重程度与溶血程度、抗体与红细胞结合的量、胎儿代偿性造血能力及免疫功能的强弱等因素有关,主要表现为黄疸、贫血、胎儿水肿、肝脾大等。由于 ABO 溶血病与 Rh 溶血病发病机制不同,上述临床表现略有差异。

(一) ABO 溶血病

ABO 溶血病的病情轻重与溶血程度相一致,一般较轻。一般而言,在 ABO 溶血病中,A 型血新生儿较 B 型血者多见,但 B 型血者病情较 A 型血者重。其典型的临床表现如下。

1. 黄疸 ABO 溶血病的主要症状或是轻症患儿的唯一症状,因红细胞破坏产生大量非结合胆红素所致。胎儿溶血时,羊水中胆红素浓度的变化与溶血的严重程度成正比,可用分光光度计测定羊水 450 nm 波长的吸光度(A_{450})来评价胆红素的浓度和溶血的严重程度以决定干预手段。因非结合胆红素能通过胎盘进入母体排泄,胎儿娩出时可无黄疸。新生儿黄疸多于出生后 24 h 内出现并明显加重。如伴肝功能损害,也可见结合胆红素水平升高。当游离的非结合胆红素水平增高并通过血脑屏障进入中枢神经系统时,可致胆红素脑病或核黄疸。

2. 贫血 当红细胞破坏速度超过其生成速度时,临床出现贫血的表现。程度轻重不一,Hb 可正常或低至 100 g/L。贫血严重时可发生贫血性心脏病或心力衰竭。此外,由于免疫抗体持续存在于患儿循环血中,引起持续溶血,或患儿曾早期接受换血治疗,因低氧血症得到改善,导致 EPO 水平下降等原因,患儿可于出生后数月持续发生贫血,称为晚期贫血。此时给予 rh-EPO 可减少患儿对输血的需要。

3. 髓外造血导致肝脾大 髓外造血是胎儿对红细胞破坏过多的代偿性反应,贫血使肾脏合成 EPO 增加,刺激肝、脾、骨髓等部位红细胞的产生和释放增多,从而出现肝脾大,最终可导致门静脉高压、梗阻,肝实质破坏,肝功能损害。

4. 胎儿水肿 在 ABO 溶血病中较为少见。当胎儿 Hb 下降至 40 g/L 以下时,由于严重缺氧、充血性心力衰竭、肾脏重吸收水盐增加、继发于肝功能损害的低蛋白血症等,可发生胎儿水肿。患儿表现为出生时全身水肿、苍白、皮肤淤斑、胸腔积液、腹腔积液、心力衰竭和呼吸窘迫。胎儿水肿还与门静脉和脐静脉梗阻导致胎盘灌注下降密切相关。

(二) Rh 溶血病

1. 黄疸 黄疸出现早、进展快、程度重是本病的特点。患儿常在出生后不久即出现黄疸并迅速加深,若不及时治疗,过高的非结合胆红素透过血脑屏障,可引起胆红素脑病或核黄疸,死亡率及神经系统后遗症发生率均极高。

2. 贫血 贫血程度常较重。

（1）新生儿贫血：轻度溶血者脐血的 Hb＞140 g/L；中度为 Hb＜140 g/L，重度为 Hb＜80 g/L 且常伴有胎儿水肿。出生后溶血继续发展，贫血刺激患儿造血组织产生较多未成熟红细胞、网织红细胞和有核红细胞，并出现在外周血中。

（2）晚期贫血：部分患儿在出生后 2～6 周发生明显贫血（Hb＜80 g/L），其原因如下：①部分患儿出生时贫血症状不重，无须换血治疗，但 Rh 血型抗体在体内持久存在（超过 1 个月，甚至达 6 个月）而继续溶血导致晚期贫血。②部分早期症状较重而行换血治疗的患儿，低氧血症得到改善，EPO 不再大量释放，表现为造血反应迟钝。③换血治疗虽可减少新生儿体内的抗体含量，但不能完全消除，而导致溶血持续存在。

3. 髓外造血引起的肝脾大 比较常见。

4. 胎儿水肿 较为常见。

5. 其他 低血糖、出血倾向可见于重度 Rh 溶血病患儿或换血疗法后，前者因大量溶血致还原型谷胱甘肽水平增高，进而刺激胰岛素释放所致。后者与血小板减少、毛细血管缺氧性损害有关，少数患儿发生 DIC。心动过缓、呼吸暂停、低钙血症主要见于换血疗法过程中或结束后。

因 Rh 血型系统的抗原强弱不一（D＞E＞C＞c＞e），故 Rh 溶血病的临床表现也可轻重不一（表 10-2）。

表 10-2　Rh 溶血病严重性的临床分类

严重性	临床表现	发生率/（%）
轻度	无贫血（脐血 Hb＞140 g/L） 轻度高胆红素血症（脐血胆红素＜4 mg/dL） 除早期光疗外，不需要治疗 3～6 周发生晚期贫血	45～50
中度	中度贫血（脐血 Hb＜140 g/L） 脐血胆红素＞4 mg/dL 严重黄疸，有核黄疸风险 肝脾大 2～6 周发生晚期贫血	25～30
重度	死胎 胎儿水肿 黄疸出现迅速，进行性加深 死亡率极高	20～25

（三）其他血型系统不合溶血病

红细胞抗原有 36 个系统，除 ABO 溶血病和 Rh 溶血病外，虽然有多个血型系统因母婴血型不合亦可发生溶血病，但发生率低，仅有少数病例报道。其临床表现和处理与前两种溶血病相似。特将文献报道的其他血型系统不合引起的新生儿溶血病进行归纳，见表 10-3。

表 10-3　其他血型系统不合引起的新生儿溶血病

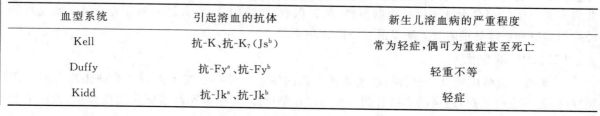

血型系统	引起溶血的抗体	新生儿溶血病的严重程度
Kell	抗-K、抗-K_7（Js^b）	常为轻症，偶可为重症甚至死亡
Duffy	抗-Fy^a、抗-Fy^b	轻重不等
Kidd	抗-Jk^a、抗-Jk^b	轻症

NOTE

续表

血型系统	引起溶血的抗体	新生儿溶血病的严重程度
Ss	抗-S、抗-s	可引起核黄疸
MN	抗-M、抗-N	轻重不等,可为死胎
Lewis	抗-Le^a	轻症
Diego	抗-Di(d)	轻症至较重
高频率抗原组	抗-Jr^a	黄疸较深,需光疗

四、新生儿溶血病实验室检查

诊断新生儿溶血病最有力的实验室诊断依据是证实患儿的红细胞被来自母体的 IgG 抗体致敏。首先需要对患儿的血液样本进行致敏红细胞和血型抗体检测,即通过直接抗球蛋白试验、游离抗体试验和抗体释放试验等来证实新生儿红细胞是否已致敏,以明确新生儿溶血病。无论是诊断 ABO 溶血病还是 Rh 溶血病,都要进行母亲和新生儿的血型鉴定和抗体筛查等血清学检测,用以预测新生儿溶血病发病的可能性和严重程度或直接确认新生儿是否患病,以便进一步分析与诊断,为制订治疗方案提供依据,具有重要临床意义。

(一)母体血清中 IgG 抗体效价测定

【原理】

ABO 溶血病是由 IgG 型抗-A 或抗-B 抗体引起的,当母体血清中存在一定浓度的 IgG 型抗-A(B)抗体时,将其在 37 ℃作用于患儿或其他同型红细胞,一定时间后,抗体可结合于患儿或其他同型红细胞表面使之致敏,致敏红细胞可与抗球蛋白试剂发生肉眼可见的凝集反应,即为间接抗球蛋白试验(indirect antiglobulin test,IDAT)阳性。对血清进行倍比稀释,可测得引起红细胞凝集的最高稀释度,即为抗体效价,可用于评估 ABO 溶血病发生的可能性。

人血清中的抗-A、抗-B 抗体往往是 IgM 和 IgG 型混合物,它们具有相同的特异性,要单独测定 IgG 型抗-A(B)抗体必须除去 IgM 型抗-A(B)抗体的干扰,一般先用 2-巯基乙醇(2-Me)或二硫苏糖醇(DTT)处理血清,破坏 IgM 型抗-A(B)抗体,再进行 IgG 型抗-A 抗体和抗-B 抗体的检测。

【器材】

离心机、试管、加样器、水浴箱。

【试剂】

(1)2%～5%红细胞悬液(A 型或 B 型)。

(2)抗球蛋白试剂。

(3)2-巯基乙醇(2-Me)。

(4)生理盐水。

【标本】

母体血清。

【操作要点】

(1)吸取受检者血清,加等量 2-Me 并混合均匀,使用封口膜将试管口封住,室温放置 30 min 或 37 ℃水浴 10 min。

(2)取 10 mm×60 mm 小试管 20 支分成两排,每排 10 支,从第一排第 2 管开始每管各加生理盐水 100 μL。

(3)第一管加 2-Me 处理血清 100 μL,第 2 管同样加入 100 μL 2-Me 处理血清并混合均匀,从第 2 管中吸取 100 μL 移至第 3 管,依此类推,进行倍比稀释至第 10 管混匀,将最后 1 管混匀后,吸

NOTE

出 100 μL 弃去,最后各管稀释度分别为 1∶2、1∶4、1∶8、1∶16、1∶32、1∶64、1∶128、1∶256、1∶512、1∶1024。

（4）将第一排中倍比稀释处理后的血清,各取 50 μL 移入相应的第二排各管中。

（5）分别在第一排和第二排每管加入 2%～5% 的 A 型和 B 型红细胞悬液 50 μL,混匀,置 37 ℃水浴温育 30 min。

（6）3400 r/min(1000g)离心 15 s,肉眼观察凝集反应结果。

【结果判断】

（1）观察各管有无凝集,如发现有红细胞凝集,记录第一次出现凝集程度为"±"的试管,其稀释度为母体血清中 IgG 型抗体的效价。

（2）将各管红细胞用生理盐水洗涤 3 次,控干残余液体,分别在各管中加入抗球蛋白血清 50 μL(1 滴),混匀,3400 r/min(1000g)离心 15 s 后观察结果。

（3）轻轻推动试管,从最低稀释倍数管(第 1 管)开始观察,第一次出现凝集程度为"±"的试管,其稀释倍数即为 IgG 型抗-A(B)抗体的效价。

【注意事项】

（1）IgG 型抗-A(B)抗体效价测定,第 1 管的血清已经使用等体积的 2-Me 破坏,故已稀释一倍,所以效价起始为 2。

（2）一般认为母体血清中 IgG 型抗-A(B)抗体效价达到或高于 64 时,新生儿患病的可能性比较高,所以检测母体血清中有无 IgG 性质的抗体一定要测定其效价。

（3）抗球蛋白介质法测定母体血清 IgG 型抗-A(B)抗体凝集效价不低于盐水介质凝集效价两管(4 倍)时,可以认为抗球蛋白介质凝集效价即为 IgG 抗体效价。

【临床应用】

妊娠 24 周时,胎儿体内的 IgG 浓度约为 1.8 g/L,足月时脐带血中 IgG 水平可以比母体高 20%～30%,约为 15.12 g/L。如母婴血型不合,血型特异性抗体 IgG 会作用于妊娠中后期的胎儿及新生儿,引起红细胞溶血。

1. ABO 溶血病的诊断　决定 ABO 溶血病是否发生以及严重程度的因素,主要是患儿红细胞上是否结合 IgG 抗体以及抗体的数量。只有血清中 IgG 抗体达到较高浓度,才可使更多红细胞致敏而引起溶血。母婴 ABO 血型不合,母体血清中 IgG 型抗-A(B)抗体效价≥64 时,提示可能发生胎儿或新生儿溶血;当母体内 IgG 效价≥256 时,新生儿患病的可能性更高。所以母体血清中检测到 IgG 抗体时,一定要通过效价测定判断 ABO 溶血病发生的可能性。

另外,以下因素也会影响 ABO 溶血病的发生和溶血的程度。①胎盘因素:IgG 抗体是通过胎盘绒毛膜上皮细胞表面 IgG 受体,主动吸收进入胎儿血液循环中的。胎盘吸收 IgG 抗体的速度与 IgG 受体的数量和种类有关。②IgG 抗体亚类:结合在胎儿红细胞上的 IgG 抗体亚类与 ABO 溶血病严重程度高度相关,如 IgG1 和 IgG3 型抗体的量与溶血的严重程度呈线性关系,IgG4 则关系不大。

人血清中的抗-A(B)抗体往往是 IgG 和 IgM 型混合物,具有相同的特异性,所以在判定母体血清中存在的各种抗体是否会引起新生儿溶血病时,必须考虑该抗体是否是 IgG 相同性质的抗体,如母体内存在 IgM 型抗体,由于 IgM 抗体不会通过胎盘引起新生儿溶血病,但与 IgG 抗体具有相同的特异性,为排除 IgM 抗体的干扰,通常用 2-巯基乙醇(2-Me)或二硫苏糖醇(DTT)处理血清,破坏 IgM 抗体,再进行 IgG 型抗-A(B)抗体的测定。

2. Rh 溶血病的诊断　较之 ABO 溶血病,母体内 IgG 型抗-Rh 抗体的浓度与 Rh 溶血病严重程度之间的关系十分密切,主要是因为新生儿 Rh 抗原已经发育成熟,结合抗体的能力很强。根据经验,在妊娠后期母体内 IgG 型抗-Rh 抗体效价≤64 时,新生儿预后较好,当抗体效价≥256 时,胎儿可能严重受损。因此,对于 Rh 血型不合的夫妇一旦检出 IgG 型抗-Rh 抗体,无论抗体效价高低,都要定期进行效价测定,如果效价持续升高,表明胎儿受损的可能性增大。

（二）新生儿红细胞直接抗球蛋白试验

【原理】

应用直接抗球蛋白试验（direct antiglobulin test，DAT）的方法检测新生儿红细胞是否被 IgG 致敏。在体内与细胞相应抗原结合或者致敏少量的球蛋白（IgG），都会被单核-巨噬细胞系统破坏，引起不同程度溶血。直接抗球蛋白试剂（抗-IgG 抗体和（或）抗-C3d 抗体）可与致敏红细胞表面的 IgG 结合，发生肉眼可见的凝集反应，即为直接抗球蛋白试验阳性。临床上通常将新生儿红细胞直接抗球蛋白试验阳性作为新生儿溶血病的诊断依据。

【器材】

试管、微量加样器、离心机、水浴箱。

【试剂】

（1）对照试剂：生理盐水或 6％白蛋白。

（2）2％～5％红细胞悬液。

（3）IgG 致敏试剂红细胞。

（4）多特异性抗球蛋白试剂，或抗-IgG 抗体和抗-C3d 抗体。

【标本】

新生儿 EDTA 抗凝血。

【操作要点】

（1）将新生儿 EDTA 抗凝血红细胞用生理盐水洗涤 3 次，配制成 2％～5％红细胞悬液。

（2）取小试管 2 支，标明测定管和对照管，分别加入 2％～5％红细胞悬液 50 μL（1 滴）。

（3）立即向测定管中加入多特异性抗球蛋白试剂 50 μL（1 滴），向对照管中加入生理盐水或 6％白蛋白 50 μL（1 滴），混匀后立即以 3400 r/min（900g～1000g）离心 15 s。

（4）肉眼观察凝集情况，评分并记录结果。

（5）若测定管中未发现凝集，可向测定管中加入 IgG 致敏试剂红细胞 1 滴，立即以 3400 r/min（900g～1000g）离心 15 s，再观察并记录结果，确认阴性结果的有效性。

【结果判断】

（1）轻轻转动试管，观察对照管不出现凝集，而加入多特异性抗球蛋白试剂的测定管出现凝集，确认新生儿红细胞直接抗球蛋白试验结果为阳性。

（2）如果生理盐水或 6％白蛋白对照管在离心后出现凝集，则试验结果无效。

（3）如果试验过程中未观察到凝集，可在测定管中加入 IgG 致敏试剂红细胞后再观察，如发生凝集，则直接抗球蛋白试验结果为阴性；如果加入致敏试剂红细胞后不凝集，则说明阴性结果无效，需重复试验。

【注意事项】

（1）在有激活的补体存在的情况下，可使用单特异性抗球蛋白试剂。

（2）为确认在被检红细胞上的致敏原是 IgG 或是补体，可采用单特异性抗-IgG 抗体和（或）抗-C3d 抗体测定。

（3）直接抗球蛋白试验阴性不一定证明红细胞上没有结合球蛋白分子，多特异性和单特异性抗-IgG 抗体试剂的检测敏感性可达 150～500 个 IgG 分子/红细胞，但患者体内红细胞上 IgG 包被数即使低于此水平，仍会发生自身免疫性溶血性贫血。

（4）生理盐水或 6％白蛋白对照管出现凝集，提示可能存在自身冷凝集素或温反应性 IgM/IgG 抗体导致的自发凝集。37 ℃孵育红细胞或用温盐水（37 ℃）洗涤，可消除自身冷抗体的反应。自身凝集需要用二硫苏糖醇（DTT）或 2-巯基乙醇（2-Me）处理红细胞。

（5）初检可只用多特异性抗球蛋白试剂。如果直接抗球蛋白试验阴性，不需要做后续试验。如果直接抗球蛋白试验阳性，再用单特异性试剂（抗-IgG 抗体和抗-C3d 抗体）做直接抗球蛋白试验，以确定是何种蛋白。

NOTE

（6）抗球蛋白试剂要新鲜,选择适当的稀释度和用量(使阳性对照红细胞能出现最强的凝集反应)。

（7）可用微柱凝集卡(抗-IgG 抗体卡)进行直接抗球蛋白试验。在进行微柱凝集试验时需注意样本中尽量不含凝块、纤维蛋白,以免出现假凝集。

（8）试验所用器具和试剂不能被 IgG 污染,洗涤红细胞时要用大量生理盐水,使红细胞洗涤充分,避免血浆蛋白存在,以免中和抗-IgG 抗体而出现假阴性反应。

（9）患儿的红细胞悬液要用生理盐水充分洗涤,配制成 2%～5% 的红细胞悬液。

（10）因高浓度抗球蛋白试剂能抑制弱抗体致敏红细胞的凝集反应,所以要配制最优稀释度的特异性抗球蛋白试剂,与充分洗涤后的红细胞悬液反应才可提高 ABO 溶血病的检出率。

（11）ABO 溶血病直接抗球蛋白试验一般比较弱,严重的溶血病直接抗球蛋白试验常只能出现弱的阳性反应,因此要用改良后的直接抗球蛋白试验并严格操作以得到准确答案。

【临床应用】

用直接抗球蛋白试验检测新生儿红细胞上是否存在免疫抗体,正常为阴性。新生儿直接抗球蛋白试验阳性是诊断新生儿溶血病的有力依据。其中 ABO 溶血病的直接抗球蛋白试验反应一般比较弱,需用改良后的直接抗球蛋白试验且必须严格操作才能得到准确的结果。而 Rh 溶血病的直接抗球蛋白试验阳性反应很强,Rh 溶血病中阳性率高。因此可借助新生儿直接抗球蛋白试验反应的强弱对 ABO 溶血病和 Rh 溶血病进行区分。直接抗球蛋白试验还可用于溶血性输血反应、自身免疫性溶血性贫血以及药物诱导的自身抗体的检测。

（三）新生儿血清（血浆）游离抗体检查

【原理】

采用间接抗球蛋白试验,检测新生儿血清中的血型抗体和 ABO 血型抗原的反应。由于新生儿血清中的 IgG 型抗-A(B)抗体来自母亲,如果在新生儿血清中检出的抗体能够与新生儿红细胞反应,说明可能为 ABO 血型不合引起的新生儿溶血病。

【器材】

试管、微量加样器、离心机、水浴箱。

【试剂】

（1）生理盐水。

（2）2%～5% A、B、O 型红细胞悬液。

（3）多特异性抗球蛋白试剂。

【标本】

新生儿血清（血浆）。

【操作要点】

（1）取洗净小试管 3 支,分别标明 A、B、O,每管加入新生儿血清 100 μL(2 滴)。

（2）在对应的试管中分别加入 3% A、B、O 型红细胞悬液 50 μL(1 滴)。

（3）37 ℃水浴致敏 30 min 后取出,用生理盐水洗涤 3 次。

（4）各管分别加入多特异性抗球蛋白试剂 50 μL(1 滴)充分混匀,3400 r/min(1000g)离心 15 s后肉眼观凝集反应。

【结果判断】

分别观察 A、B、O 各管有无凝集反应,出现凝集为阳性结果,按表 10-4 分析判断结果。

表 10-4　新生儿血清游离抗体测定结果分析

Ac	Bc	Oc	游离抗体类型及意义
＋	－	－	游离的抗-A 抗体
－	＋	－	游离的抗-B 抗体

续表

Ac	Bc	Oc	游离抗体类型及意义
+	+	−	游离的抗-A 抗体、抗-B 抗体或抗-AB 抗体
+/−	+/−	+	游离的 ABO 系统以外的抗体
−	−	−	无游离的抗体

注:"+"表示凝集反应阳性;"−"表示凝集反应阴性。

【注意事项】

(1) 高浓度抗球蛋白血清可抑制弱抗体致敏红细胞的凝集反应,故要配制最适稀释度的多特异性抗球蛋白试剂。

(2) 新生儿红细胞悬液要用生理盐水充分洗涤 3 次以上,准确配制成 3% A、B、O 型红细胞悬液。

(3) 如果在新生儿血清中发现有与其红细胞不配合的 IgG 型抗-A(B)抗体,表明可能为 ABO 溶血病。

(4) 操作步骤要连续完成,不可中断。

【临床应用】

新生儿血清(血浆)游离抗体试验可用于检测新生儿血清中的血型抗体。怀疑 ABO 溶血病时,先确定母婴 ABO 血型不合,然后做改良直接抗球蛋白试验、抗体释放试验和游离抗体试验。其中直接抗球蛋白试验或抗体释放试验阳性均表明新生儿的红细胞已致敏,可以确诊。若仅游离抗体阳性只能表明新生儿体内有抗体,并不一定致敏,不能作为确诊依据。由于新生儿体内的所有血型抗体都来自母体,而且母体血清中的抗体效价一般比新生儿血清中的抗体效价更高,因此用母体血清可以得到更清楚的结果。

(四) 新生儿红细胞抗体释放试验

【原理】

红细胞抗体释放试验是检测新生儿红细胞表面是否存在致敏的血型抗体。采用乙醚或加热法处理待检新生儿红细胞,如有致敏的抗体则被释放到介质溶液(释放液)中。用得到的释放液与酶处理的成人同型红细胞反应,充分洗涤后,加入抗球蛋白试剂,如果成人红细胞发生凝集反应,说明其被释放液中的抗体致敏,而释放液中的血型抗体来自致敏的新生儿红细胞。

【器材】

试管、微量加样器、离心机、水浴箱。

【试剂】

(1) 乙醚。

(2) 3% A、B、O 型酶处理红细胞悬液。

(3) 多特异性抗球蛋白试剂。

(4) 生理盐水。

【标本】

新生儿抗凝血。

【操作要点】

热释放法。

(1) 取新生儿抗凝血 3 mL。

(2) 用生理盐水洗涤 3 次,取压积红细胞 1 mL 左右,加等量生理盐水,置一大试管中。

(3) 释放液的制备:将试管放在 56 ℃ 水浴中不断振摇 1 min 后,放置于 56 ℃ 水浴箱中 9 min,取出后立即以 3400 r/min(1000g)离心 1 min,吸取上层液(即为释放液)备用。

(4) 将备用释放液分成 3 份,置 3 支小试管中,标注 A、B、O,分别加入对应的 3% A、B、O 型酶

NOTE

处理红细胞悬液 50 μL(1 滴),37 ℃水浴致敏 30 min。

(5)用生理盐水洗涤 3 次,加入多特异性抗球蛋白试剂 50 μL(1 滴),以 3400 r/min(1000g)离心 15 s 后,肉眼观察凝集反应。

【结果判断】

肉眼观察各管 A、B、O 型红细胞有无凝集反应,出现凝集反应为阳性,按表 10-5 分析判断结果。

表 10-5 新生儿红细胞抗体释放试验结果分析

Ac	Bc	Oc	释放试验抗体类型及意义
+	-	-	释放出 IgG 型抗-A 抗体
-	+	-	释放出 IgG 型抗-B 抗体
+	+	-	释放出 IgG 型抗-AB 抗体或同时释放出 IgG 型抗-A 抗体和抗-B 抗体
+/-	+/-	+	释放出 A、B、O 型以外的抗体
-	-	-	未释放出抗体

注:"+"表示凝集反应阳性;"-"表示凝集反应阴性。阳性说明有血型抗体存在。

【注意事项】

(1)因高浓度抗球蛋白试剂能抑制弱抗体致敏红细胞的凝集反应,故要配制最适稀释度的抗球蛋白试剂,与充分洗涤后的新生儿红细胞悬液混合后检查,以提高 ABO 溶血病阳性检出率。

(2)新生儿红细胞悬液要用生理盐水充分洗涤 3 次以上,准确配制成 3%的 A、B、O 型红细胞悬液。

(3)红细胞抗体释放试验主要是用以了解属于哪种 Rh 血型抗体,抗体释放试验阳性,表明有血型抗体存在。

(4)在抗体释放试验的结果观察中,会遇到一种交叉反应性抗体,这是 O 型血清中除抗-A 抗体、抗-B 抗体以外的第三种抗体即抗-AB 抗体,它是针对 A 和 B 抗原所共有的抗原决定簇,因而它能凝集 A 型和 B 型红细胞。

(5)对于冷抗体,红细胞应用冷盐水洗涤,防止结合的抗体在释放前解离。

【临床应用】

抗体释放试验与直接抗球蛋白试验相同,均是用于检查新生儿红细胞是否致敏,也是新生儿溶血病的确诊试验。抗体释放试验的方法很多,ABO 溶血病的 IgG 型抗-A 抗体、抗-B 抗体以及 IgM 型血型抗体的检测以热释放法较为常用。健康新生儿红细胞抗体释放试验阴性。若为阳性,表明新生儿红细胞表面存在血型抗体,已被致敏,对 ABO 溶血病最有诊断价值。

五、新生儿溶血病的诊断与鉴别诊断

新生儿溶血病的诊断与鉴别诊断主要依靠产前免疫学检测和新生儿血样检测,前者用来预测新生儿溶血病发病的可能性及严重程度,后者用以直接确认新生儿是否患病,为制订治疗方案提供依据。

(一)Rh 溶血病的诊断与鉴别诊断

1. 产前诊断

(1)母体血清抗体滴度测定:①对 Rh 溶血病来说,一般认为妻子为 Rh 阴性血型、丈夫为 Rh 阳性血型时,为不匹配。可行产妇间接抗球蛋白试验,一般在妊娠第 16 周左右进行第 1 次测定,作为抗体的基础水平。然后于第 28~30 周再次测定,以后隔 2~4 周重复测定 1 次。抗体效价上升者提示 Rh 溶血病,预示胎儿可能受累,当抗体滴度达 1∶16 或 1∶32 时宜做羊水检查。②如果夫妻 ABO 血型不合,则新生儿的红细胞有可能和母亲体内的 ABO 血型抗体发生反应,夫妻间 ABO 血型是否相合的各种匹配见表 10-6,借以与 Rh 溶血病鉴别。一旦发现夫妻 ABO 血型不匹配,应

NOTE

予以密切关注,但不用紧张。

表 10-6 夫妻间 ABO 血型相互匹配及关系

妻子血型	与丈夫相匹配血型	与丈夫不匹配血型
O	O	A、B、AB
A	O、A	B、AB
B	O、B	A、AB
AB	O、A、B、AB	无

(2)羊水检查:正常羊水无色透明,重度溶血病时羊水呈黄色。胎儿溶血程度越高则羊水胆红素水平越高。用分光光度计测定羊水在波长 350~700 nm 处的吸光度(A),其中 A_{450} 与羊水中胆红素含量呈正相关。

(3)超声检查:重度胎儿水肿并发腹腔积液时,B 超检查可见胎儿腹部有液性暗区,其中可见飘动肠曲和肝脾等脏器;胎儿水肿则表现为胎儿周身皮肤包括头皮厚度增加,呈双线回声。

2. 产时诊断

(1)测定胎盘与新生儿体重比:正常为 1:7,Rh 溶血病时为(1:7)~(1:(3~4))。

(2)脐带血血型、特异性抗体、血常规和胆红素检查:血红蛋白正常值为 136~196 g/L,轻度溶血病时可正常,中度溶血病时为 110~136 g/L,重度溶血病时不高于 110 g/L。当胆红素水平大于 3.4 mg/dL 时可能需要换血。

3. 产后诊断

(1)检查母、婴的 Rh 血型是否不合:偶有 Rh 阳性血型新生儿的红细胞被抗体"封闭"而呈假阴性的现象,应注意鉴别。

(2)检查新生儿红细胞是否被致敏:直接抗球蛋白试验阳性说明新生儿红细胞被血型抗体致敏,并可做抗体释放试验以了解是哪种 Rh 血型抗体。

(3)检查新生儿血清游离血型抗体及类型:取新生儿血清与各标准细胞(CCDee、ccDee、Ccdee、ccdEe、ccdee 等)做间接抗球蛋白试验,阳性结果表明有血型抗体存在,然后根据出现凝集的标准红细胞间哪些抗原是共同的,而不凝集的标准红细胞缺少此种抗原,可推断抗体类型。

若一患儿血清与上述各标准红细胞的间接抗球蛋白试验结果示 CCDee、ccDEE、ccDee、ccdEe 组发生凝集(阳性),而 Ccdee、ccdee 组阴性,则可判断该患儿血清无抗-C、抗-c 及抗-e 抗体。ccDee、ccdEe 组为阳性分别表明有抗-D、抗-E 抗体,则 CCDee、ccDEE 组阳性亦与含 D、E 抗原有关。

(4)检查母体血清游离血型抗体及效价:由于 Rh 血型抗体只能由人类红细胞引起,故母体存在 Rh 血型抗体对新生儿 Rh 溶血病的诊断有一定参考意义,但要确诊,直接抗球蛋白试验结果应为阳性,只有新生儿红细胞被致敏才发病。

(二)ABO 溶血病的诊断与鉴别诊断

如果在孕妇血中查到了诱导产生 ABO 血型抗体的胎儿红细胞抗原,应追踪其抗体滴度及行腹部 B 超检查。诊断时可结合母婴 ABO 血型抗体滴度、病史和体征进行综合判断,并进行血清学检查。如改良法直接抗球蛋白试验和(或)抗体释放试验阳性即可确诊。目前国内诊断 ABO 溶血病的实验室标准如下:①母婴 ABO 血型不合;②母体血清中含有与新生儿红细胞不合的 IgG 型抗-A(或 B)抗体;③新生儿红细胞抗体释放试验单项阳性,或游离抗体阳性加改良法直接抗球蛋白试验阳性。若排除乙型肝炎、TORCH 和先天性遗传代谢病,红细胞乙酰胆碱酯酶活力降低更有助于诊断。主要的鉴别诊断是与生理性黄疸、感染、非血型物质抗体所致新生儿溶血病进行区别。

进行新生儿血清学的三项试验,最好在出生 48 h 后、3~7 天内采集血标本,过早或过晚都不利于诊断。①刚出生时测定脐带血:其母体血清 IgG 型抗-A(B)抗体效价通常在 1:16 左右,即使三项试验均阳性,但因此时新生儿尚无临床表现,难以做出诊断。②出生 10 天后进行测定:即使患儿有临床症状及体征,但因其致敏红细胞已大部分被破坏,游离抗体亦于出生几天后迅速消失,此时三项试验可呈阴性,也无法进行诊断。本病产前诊断步骤与 Rh 溶血病相同(图 10-1)。

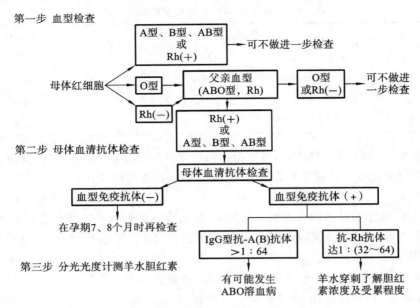

图 10-1　ABO 溶血病产前诊断步骤

六、新生儿溶血病的治疗

(一) Rh 溶血病的治疗

除极少数重症患儿在宫内开始接受治疗以减轻病情、防止死胎外,绝大多数 Rh 溶血病患儿的治疗在出生后进行。

1. 产前治疗　其目的为纠正贫血,减轻症状。

(1) 血浆置换术:分娩过 Rh 溶血病(重症)患儿的产妇,再次怀孕后要监测抗体效价,若抗球蛋白试验测定抗体效价高于 1∶64,直接菠萝蛋白酶法高于 1∶32,应考虑行血浆置换术。一般在妊娠 20 周后开始,用血液成分分离机对孕妇的血液行间断流动离心分离,在 ACD-A 抗凝条件下,每次采出 1～1.5 L 血浆。其中孕妇的浓缩血细胞以生理盐水悬浮后当即输回;而分离出的血浆以正常新鲜冷冻血浆或白蛋白进行等量置换。为保持抗体效价低于治疗前效价,需做多次血浆置换术直至分娩。

(2) 宫内输血:根据病史及血清学检查确诊 Rh 血型不合,羊水分光光度法提示胆红素水平明显增高,表明胎儿严重受累。若胎龄小于 33 孕周,可做宫内输血,纠正贫血、挽救胎儿。输血时,采用 Rh 阴性、O 型且与母体血清不凝集的浓缩红细胞(Hb 220～250 g/L)进行胎儿腹腔输注,输入的红细胞能完整地通过淋巴管进入胎儿循环。输血量视孕周而定:20～22 孕周输 20 mL,24 孕周 40 mL,32 孕周 100 mL。每隔 1～3 周输血 1 次,待羊水 L/S 检查提示胎儿肺成熟(L/S＞1.5),则随时分娩。输血过程中应随时监测胎儿腹内压,若压力超过输血前 1.33 kPa(10 mmHg)应停止输血,以免压力过高压迫脐静脉,使流入胎儿的血供被阻断而引起死亡。近年对胎儿监测的方法:在 B 超引导下,用特制的长针穿刺胎儿脐带或肝脏内血管,采血后测定胎儿血型、血红蛋白及血细胞比容。若 Hb＜60 g/L 应立即输血,60～70 g/L 则应密切关注并随访。输血时选用与胎儿 ABO 同血型的 Rh 阴性浓缩红细胞(血细胞比容为 0.8),5～10 mL/次,使胎儿血细胞比容≥0.35,否则需一周后再输血。

(3) 提前分娩:在定期监测胎儿羊水过程中,如 A_{450} 明显升高、妊娠＞33 孕周、羊水 L/S＞1.5 可考虑提前分娩,以防病情进展导致胎儿水肿或死胎。

2. 新生儿治疗　根据新生儿病情及症状,治疗方案主要针对以下几种情况制订。

(1) 胎儿期重度受累:新生儿通常伴有水肿、腹腔积液、贫血和心肺功能不全,如不及时处理,出生后不久即死亡。应保持有效的通气、抽腹腔积液，尽快做交换输血（换入浓缩血）治疗。

（2）出生前已确诊的 Rh 溶血病：可于出生后尽快为患儿静脉滴注免疫球蛋白 IgG，按 500 mg/kg、2 h 内滴入。输入患儿血中的外源性 IgG 可与来自母体的免疫性抗体竞争 Fc 受体，抑制溶血过程，减少交换输血的用量，起到辅助治疗作用。

（3）出生时一般情况尚正常，但出生后很快出现黄疸：主要措施是尽快降低血清胆红素水平，以防发生胆红素脑病。主要有光照疗法、交换输血并辅以药物治疗，具体方法见有关章节。

（4）患儿出现溶血性贫血：需要及时纠正贫血。较早出现的重度贫血也伴有严重的高胆红素血症，交换输血可达到降低胆红素水平和部分纠正贫血的目的；贫血症状出现较晚的患儿，若贫血程度不重可暂不予输血，但如出现心率加快或气急、体重不增现象时，应适量输血。对于 Rh 溶血病，所输入的血最好不含引起原发病的 Rh 血型抗原（如抗-E 溶血病输入 ee 型红细胞）。

（二）ABO 溶血病的治疗

ABO 溶血病的治疗原则同 Rh 溶血病，重点是降低血清胆红素水平，防止胆红素脑病，也分为产前治疗和产后治疗。前者主要有宫内输血和孕妇治疗性血浆置换疗法，但因多数 ABO 溶血病病情较轻，临床应用较少。产后治疗包括光照疗法、换血疗法、输血疗法、大剂量静脉输注免疫球蛋白以及药物治疗等。

1. 光照疗法 轻症者仅光照疗法即能降低血清胆红素水平，防止胆红素脑病发生。光照疗法的指征：脐血清胆红素浓度>59.9 μmol/L（3.5 mg/dL）；产后 12 h、18 h、24 h 和 2～3 天内，血清胆红素浓度分别大于 171 μmol/L（10 mg/dL）、205.2 μmol/L（12 mg/dL）、239.4 μmol/L（14 mg/dL）和 256.5 μmol/L（15 mg/dL）。

2. 换血疗法 可置换出患儿血液循环中的胆红素、致敏红细胞和免疫抗体，纠正贫血。近年来，除严重的新生儿溶血病外，高胆红素患儿通过适当的光照疗法和药物治疗多能取得满意的退黄效果，需要换血治疗的病例已经明显减少。

换血疗法适应证：①产前已明确诊断为新生儿溶血病，出生时脐血清总胆红素浓度>68 μmol/L（4 mg/dL），Hb<120 g/L，伴水肿、肝脾大和心力衰竭者；②黄疸进展迅速，出生后 12 h 内血清胆红素浓度每小时上升 12 μmol/L（0.7 mg/dL）以上，或出生后 12 h、24 h、36 h 血清胆红素浓度分别大于 205.2 μmol/L（12 mg/dL）、273.6 μmol/L（16 mg/dL）、307.8 μmol/L（18 mg/dL）者；③新生儿早期血清胆红素浓度>342 μmol/L（20 mg/dL）；④无论血清胆红素水平高低，已有胆红素脑病的早期症状者；⑤早产合并缺氧、酸中毒者或前一胎为严重溶血病者应适当放宽指征。

换血疗法的血源选择：ABO 溶血病者首选 O 型红细胞与 AB 型血浆混合血，其次为 O 型血或同型血。

3. 大剂量静脉免疫球蛋白（IVIG）的应用 出生后一旦明确诊断为 ABO 溶血病，可静脉滴注 1 剂 IVIG，剂量为 0.5～1 g/kg，于 2 h 内滴入。输注免疫球蛋白可减少换血用量。

七、新生儿溶血病的预防

（一）Rh 溶血病的预防

1. 预防目的 Rh 溶血病预防的目的：①预防严重贫血和缺氧导致的宫内死胎或出生后不久的死亡；②避免由于高胆红素血症导致的胆红素脑病。

2. 预防措施 通过给 Rh 阴性血型孕妇注射 Rh(D)IgG 来预防 Rh(抗-D)溶血病已取得满意的效果，目前对新生儿溶血病的预防仅限于 RhD 抗原。为预防 Rh 阴性血型妇女发生致敏，在 Rh 阳性血细胞第 1 次进入 Rh 阴性血型母体后，立即注射抗-D 球蛋白以中和进入母体的 D 抗原。它适用于下列情况：①第 1 次分娩 Rh 阳性血型婴儿后，于 72 h 内应用；②若第 1 次预防成功，孕妇未产生抗体，则在下一次分娩 Rh 阳性血型婴儿时再次预防；③流产后（无论是自然流产还是人工流产）；④在羊膜腔穿刺后；⑤产前出血、宫外孕、妊娠高血压综合征；⑥由于胎儿经胎盘失血至母体可发生在妊娠早、中、晚期，故有人主张产前预防；⑦输入 Rh 阳性血。总之，在妊娠期间有任何可能增

NOTE

加胎母输血的特殊事件,包括流产、羊水/脐带血穿刺和产前出血等,都有可能增加 RhD 致敏的危险,应该进行额外的 RhD IgG 预防。

3. 抗-D 球蛋白(抗-Rh(D)IgG)的剂量 一般预防剂量为肌内注射抗-Rh(D)IgG 300 μg,但当进入母体的胎儿血量大于 25 mL 时剂量可加倍。输血时抗-Rh(D)IgG 剂量可按 20 μg/mL 全血或 35 μg/mL 红细胞计算;输血小板、中性粒细胞或血浆则注射 300 μg。产前预防剂量一般主张 300 μg,若为流产,孕龄不满 12 周注射 50 μg,大于 12 周注射 100 μg。Pollack 等推算不同孕周注射抗-Rh(D)IgG 的剂量:25 孕周 500 μg,26 孕周 400 μg,27 孕周 300 μg,29 孕周 200 μg,32 孕周 100 μg,这样在临产时孕妇体内抗-Rh(D)IgG 至少仍有 20 μg。

（二）ABO 溶血病的预防

ABO 血型不合的夫妇一般情况下没有必要采用特殊的预防措施,但对那些既往因母婴 ABO 血型系统不合,曾发生过死胎或重症新生儿溶血病病史的孕妇,在本次妊娠期间,经实验室检查确认体内抗-A 抗体或抗-B 抗体的效价超过 1∶64,认为很可能会再次发生新生儿溶血病的孕妇,可给予预防性治疗,目的是预防或缓解胎儿发生严重贫血、胎儿水肿、宫内死亡,从而缓解新生儿出生后的一些严重并发症及预防或缓解新生儿因为高胆红素血症引起的脑部损伤。因此对于 ABO 血型不合所分娩的新生儿,如果一般情况良好,可以按一般新生儿处理,但应密切观察有无进行性黄疸产生。

第二节 自身免疫性溶血性贫血

自身免疫性溶血性贫血(autoimmune hemolytic anemia,AIHA)是由于机体免疫功能紊乱,而产生针对自身红细胞抗原的免疫抗体,与红细胞表面抗原结合或激活补体导致红细胞破坏、寿命缩短产生的一种溶血性贫血,是一类获得性溶血性疾病。该病约占溶血性疾病的 1/3,青壮年多见。

一、AIHA 的分类

根据抗体作用于红细胞膜所需的最适温度及血清学特征,AIHA 可分为温抗体型、冷抗体型和温-冷抗体混合型三类。根据是否存在可导致溶血的其他疾病,AIHA 又可分为原发性和继发性两大类。温抗体型占 AIHA 的 70%～80%。冷抗体型包括冷凝集素综合征(cold agglutinin syndrome,CAS),又称冷凝集素病和阵发性冷性血红蛋白尿症(paroxysmal cold hemoglobinuria,PCH)。温-冷抗体混合型临床上也可见到,约 1/3 的温抗体型 AIHA 兼有低效价的冷凝集素,20 ℃时可凝集红细胞,30 ℃时活性消失。极少数 AIHA 除温抗体型外,尚存在 4 ℃时冷凝集素效价高,30 ℃甚至 37 ℃仍有凝集现象的异常冷凝集素。本章重点介绍温抗体型、冷抗体型 AIHA。

1. 温抗体型 主要为 IgG 不完全抗体,少数抗体为 IgM 或 IgA。温抗体型的靶抗原以 Rh 抗原最多见。该抗体在 37 ℃时与自身红细胞作用最强。

2. 冷抗体型 冷抗体型中的冷凝集素综合征的自身抗体(冷凝集素),主要为 IgM 完全抗体,少数为 IgG 或 IgA。IgM 冷凝集素对红细胞 I 或 i 抗原具有特异性。在体外试验中,该抗体在 4 ℃ 左右时与自身红细胞作用最强。另有一种特殊的冷抗体型为 17S 的 IgG,即 D-L 抗体(Donath-Landsteiner antibody),也称冷热抗体,其对红细胞 P 抗原具有特异性。D-L 抗体可诱发阵发性冷性血红蛋白尿症。

二、AIHA 的病因

根据病因 AIHA 可分为原发性和继发性两大类,新生儿 AIHA 以继发性多见,可由多种疾病引起,其中感染为最主要病因。最常见的病因有以下几种。

1. 继发性温抗体型 AIHA 常见的病因 ①自身免疫病:如类风湿关节炎等。②淋巴增殖性疾病:如淋巴瘤、慢性淋巴细胞白血病、骨髓瘤等。③感染:特别是病毒和支原体感染性疾病,如麻疹病毒、EB病毒、巨细胞病毒、细菌及支原体感染等。④肿瘤:如白血病、胸腺瘤、结肠癌等。⑤其他:如MDS、溃疡性结肠炎、甲状腺疾病等。

2. 继发性冷抗体型AIHA常见的病因 主要有病毒、支原体、原虫感染,淋巴增殖性疾病,良性和恶性实体肿瘤。

3. 继发性阵发性冷性血红蛋白尿症常见的病因 主要有梅毒螺旋体、病毒感染等。

4. 药物引起的AIHA 常见的病因:①药物引起红细胞酶的缺乏;②药物引起不稳定血红蛋白的产生;③药物或其毒素引起免疫性溶血,临床表现与其他溶血性贫血相同,如黄疸、贫血、外周血中有核红细胞增多,也可有小球形红细胞增多、红细胞碎片增多等,特点是直接抗球蛋白试验阳性。常见可能引起AIHA的药物有青霉素、奎宁、α-甲基多巴等。

5. 其他 ①新生儿狼疮综合征(neonatal lupus syndromes,NLS),常见于患系统性红斑狼疮(systemic lupus erythematosus,SLE)的产妇生育的新生儿。此病主要是由患儿母体体内与SLE相关的自身抗体经胎盘进入胎儿体内所致。其临床特点:暂时性皮肤狼疮样皮疹;血液方面的改变,如溶血性贫血、白细胞减少和(或)血小板减少、肝脾大、直接抗球蛋白试验阳性;先天性心脏传导阻滞。②遗传代谢性疾病,如半乳糖血症及骨质石化病,可在出生后数周内发生AIHA。

三、AIHA的发病机制

AIHA的发病机制至今尚未阐明,有以下几种解释:①病毒感染、药物因素等可使红细胞膜的抗原性发生改变,导致自身红细胞抗体产生;②淋巴组织感染、肿瘤及免疫缺陷等因素,使机体失去免疫监视功能,无法识别自身细胞,产生自身红细胞抗体;③机体的免疫调节功能紊乱,将红细胞膜抗原识别为非己抗原而产生自身红细胞抗体;④遗传基因突变等也可导致机体产生自身红细胞抗体。

1. 温抗体型 温抗体型AIHA的自身抗体主要为IgG抗体,与红细胞结合,使抗体的Fc端构型发生变化,并激活补体使红细胞膜上黏附一定量的C3b/C4b,通过肝、脾的单核-巨噬细胞系统上IgG的Fc受体和C3b/C4b受体识别而被吞噬破坏,发生血管外溶血(这也是脾切除治疗该病的依据之一)。此外,通过抗体依赖的细胞毒作用(ADCC)也可引起红细胞破坏。

2. 冷抗体型 冷凝集素综合征的自身抗体为冷凝集素,该抗体为IgM完全抗体,IgM抗体可活化补体,通过传统的补体激活途径形成C5-C9膜攻击复合物,破坏红细胞发生血管内溶血。另外,多数情况下C3、C4的补体裂解片段C3b/C3bi和C4b可通过免疫黏附作用与红细胞结合,通过发挥补体的调节作用,促进红细胞在肝、脾的吞噬和清除,发生血管外溶血。

在冷抗体型AIHA中,阵发性冷性血红蛋白尿症的抗体为17S的IgG,即D-L抗体,是一种双向溶血素。D-L抗体在20℃以下时容易与红细胞和补体结合(4℃左右时作用最强),但该温度下不引起溶血。当温度升高至37℃左右时,抗体从红细胞上脱落,已结合在红细胞上的补体被激活,导致红细胞破坏,产生急性血管内溶血,引发阵发性冷性血红蛋白尿症。

四、AIHA的临床表现

1. 温抗体型AIHA 原发性温抗体型AIHA多见于女性。临床表现多样,轻重不一。急性型呈现急性溶血性贫血的临床表现,多见于急性病毒感染的患儿。慢性型起病隐匿,患者有头晕、乏力,程度不一的贫血,部分出现轻中度肝脾大、黄疸。继发性温抗体型AIHA常伴有原发疾病的临床表现。少数患者可伴有免疫性血小板减少性紫癜,称为Evans综合征。

2. 冷抗体型AIHA

(1)冷凝集素综合征:以中老年患者多见。寒冷刺激后,机体内冷凝集素可凝集红细胞,导致血液循环障碍,出现发绀,尤以肢体远端、鼻尖、耳垂等处明显。患者常伴肢端麻木、疼痛,遇暖后逐渐恢复。若存在血管内溶血,则可出现一过性发热、寒战及血红蛋白尿。继发于支原体肺炎者,溶血多呈现自限性,随着患者体内冷凝集素滴度在3~4周下降至正常,其症状逐渐减轻、消失。继发于淋巴器官肿瘤者,溶血倾向呈慢性过程,并伴有原发疾病的临床表现。

(2)阵发性冷性血红蛋白尿症:患者暴露于寒冷环境后出现血红蛋白尿,伴寒战、高热、腰背痛,发作后患者虚弱、面色苍白、轻度黄疸,体格检查发现轻度肝脾大。少数患者发作前出现寒冷性荨麻疹。总体上,阵发性冷性血红蛋白尿症的全身症状较冷凝集素综合征重。

五、AIHA 的实验室检查

1. 温抗体型 AIHA

(1)血常规检查:中、重度正细胞正色素性贫血,血红蛋白和红细胞计数与溶血程度相关,网织红细胞增多。周围血片可见球形红细胞、有核红细胞。白细胞计数正常或升高。10%~20%的患者伴有严重的血小板减少,即 Evans 综合征。

(2)骨髓细胞学检查:以红细胞系增生为主,呈幼红细胞增生象,15%的患者幼红细胞呈巨幼样变。

(3)溶血相关检验:血清总胆红素水平增高,以间接胆红素水平增高为主;尿胆原、粪胆原阳性;血清结合珠蛋白水平下降或消失;红细胞脆性试验阳性;若出现血管内溶血,则血浆游离血红蛋白增多、出现血红蛋白尿、尿含铁血黄素试验阳性。

(4)直接抗球蛋白试验:诊断 AIHA 的重要实验室指标。直接抗球蛋白试验检测红细胞上的不完全抗体和补体,间接抗球蛋白试验检测血清中的游离抗体。过去常用的 DAT 抗血清因含抗-IgG 抗体和抗-C3 抗体,主要检查红细胞上的 IgG 和 C3,对温抗体型 AIHA 的 IgM 和 IgA 型自身抗体不敏感。采用改良直接抗球蛋白试验,不但可检测 IgG 和 C3,还可检测 IgM 和 IgA 型自身抗体,并可借助自身抗体类型、分布及组合情况对红细胞自身抗体进行初步分型,辅助预后判断。若检出复合型抗体如 IgG-IgM-C3,预示患者病情严重;若仅检出 C3,则预示病情较轻。

2. 冷抗体型 AIHA

(1)冷凝集素综合征:实验室检查示患者体内产生 IgM 特异性冷凝集素。一般认为冷凝集素试验阳性、效价增高是本病实验室检查的主要特点。当温度低于 20 ℃时,冷凝集素可凝集患者自身红细胞,4 ℃时作用最强,37 ℃时凝集作用消失。正常人 4 ℃时冷凝集素效价低于 1∶64。冷凝集素综合征患者在 4 ℃时冷凝集素效价通常高于 1∶256,甚至高达 1∶16000。有人认为,如果在生理盐水或白蛋白介质中,在 30 ℃时冷凝集素效价仍高,对冷凝集素综合征诊断价值更大。

(2)阵发性冷性血红蛋白尿症:通过 4 ℃与 37 ℃两期溶血试验加以检测。阵发性冷性血红蛋白尿症患者通常表现为冷热溶血试验(D-L 试验)阳性,DAT 阳性,血红蛋白尿,尿含铁血黄素试验阳性。

六、AIHA 的诊断及鉴别诊断

1. 温抗体型 AIHA 的临床表现　除外其他类型的溶血,患者近 4 个月无输血和特殊的药物过敏史,DAT 阳性,可诊断为温抗体型 AIHA。若 DAT 阴性,但临床表现较符合,可排除其他溶血性贫血,肾上腺皮质激素或脾切除治疗有效,也可作为诊断 AIHA 的依据之一。

2. 冷凝集素综合征的临床表现　冷凝集素试验阳性,DAT 阳性,可诊断为冷凝集素综合征。

3. 阵发性冷性血红蛋白尿症的临床表现　冷热溶血试验(D-L 试验)阳性,抗体效价大于 1∶40;反复发作血红蛋白尿或尿含铁血黄素试验阳性;DAT 阳性,为 C3 型;可诊断为阵发性冷性血红蛋白尿症。

4. 鉴别诊断　AIHA 应注意与以下疾病相鉴别,主要鉴别要点见表 10-7。

表 10-7　AIHA 与其他溶血性疾病的鉴别要点

疾病名称	遗传或获得	溶血方式	病因	实验室检查	治疗
遗传性球形细胞增多症	遗传、家族史	血管外	红细胞膜异常	外周血球形红细胞>10%，渗透脆性试验（+）	脾切除、化疗
珠蛋白合成障碍性贫血	遗传、家族史	血管外	珠蛋白肽链合成减少或异常	HbA_2>3.8%，HbF>30%，HbH 增加	对症治疗、骨髓移植
阵发性睡眠性血红蛋白尿症	获得性	血管内	红细胞膜缺陷，对补体敏感	蔗糖溶血试验（+）酸溶血试验（+）尿含铁血黄素试验（+）$CD59^-$ 细胞>10%	对症治疗、雄激素、骨髓移植
自身免疫性溶血性贫血	获得性	血管外（主要）	产生红细胞自身抗体	抗球蛋白试验（+）	糖皮质激素、免疫抑制剂、脾切除

七、AIHA 的治疗

1. 原发病治疗　病因明确者，去除病因，积极治疗原发病。

2. 糖皮质激素治疗　糖皮质激素是温抗体型 AIHA 首选药物。糖皮质激素可抑制抗体产生，降低自身抗体对红细胞抗原的亲和力，减少或抑制巨噬细胞上的 IgG 和 C3 受体。

3. 脾切除治疗　若糖皮质激素治疗无效，可考虑脾切除治疗。脾切除治疗的总有效率为 60%～70%，但对继发性 AIHA 治疗效果较差。冷凝集素综合征和阵发性冷性血红蛋白尿症行脾切除治疗无效。

4. 免疫抑制剂治疗　对激素和脾切除治疗无反应者，可用大剂量静脉注射丙种球蛋白或采用环磷酰胺、硫唑嘌呤、长春新碱等药物抑制自身抗体生成。

5. 血浆置换治疗　可清除部分自身抗体、补体、免疫复合物及胆红素，改善临床症状。

6. 输血治疗　AIHA 时输血要慎重，一般只用于溶血危象患者。输血前应详细检查患者有无同种异型抗体、自身抗体，再酌情输注血型相符的洗涤红细胞。

八、AIHA 的预防

对于继发性 AIHA 的患者，预防原发病十分重要。对于冷凝集素综合征和阵发性冷性血红蛋白尿症患者，注意保暖和支持治疗，避免寒冷刺激。

🔲 本章小结

免疫性溶血性疾病是由于机体免疫功能紊乱产生自身或意外抗体，且与自身正常红细胞表面的抗原结合或激活补体，引起红细胞破坏而导致的疾病。其由多种病因引起，较为常见的疾病有胎儿和新生儿免疫性溶血性疾病、自身免疫性溶血性贫血和药物性溶血性贫血、输血相关性溶血性疾病等。其中胎儿和新生儿免疫性溶血性疾病主要发生于 ABO 和 Rh 血型系统，通常是 O 型血母亲孕育非 O 型血胎儿，或者 RhD 阴性血型母亲孕育 Rh 阳性血型胎儿。前者通常发生于第一胎；后者通常发生于第二胎，如果母亲怀孕前输注过 Rh 阳性红细胞，第一胎也可发生溶血。新生儿溶血病诊断包括产前诊断、产时诊断和产后诊断。最有力的实验室诊断依据是证实患儿的红细胞被来自母亲的 IgG 抗体所致敏。所用实验室检查有直接抗球蛋白试验、游离抗体试验和抗体释放试验。无论是诊断 ABO 溶血病还是 Rh 溶血病，都要进行母亲及新生儿的血型鉴定和抗体筛查等血清学检测，用以预测新生儿溶血病发病的可能性和严重程度或直接确认新生儿是否患病。羊水胆红素

NOTE

测定可帮助判断胎儿受损程度。Rh 溶血病在产前主要通过血浆置换术、宫内输血和提前分娩减轻症状，出生后可进行 IgG 输注、血浆置换、纠正贫血和支持疗法。ABO 溶血病主要通过光照疗法、换血疗法和大剂量静脉输注免疫球蛋白进行治疗。

自身免疫性溶血性贫血（AIHA）主要包括温抗体型、冷抗体型两类。其可由多种疾病引起，其中感染为最主要病因，此外还继发于其他自身免疫病、肿瘤以及药物诱发的溶血。其中温抗体型 AIHA 的溶血部位主要发生于血管外，表现为贫血、黄疸、血小板减少等；冷抗体型 AIHA 的可发生于血管内，表现为寒战、头痛、阵发性冷性血红蛋白尿等。温抗体型 AIHA 的诊断包括血常规检查（贫血、血小板减少）、骨髓细胞学检查（增生性贫血）、溶血相关检验（血清总胆红素水平增高，以间接胆红素水平增高为主；尿胆原、粪胆原阳性；血清结合珠蛋白水平下降或消失；红细胞脆性试验阳性；若出现血管内溶血，则游离血红蛋白增多，出现血红蛋白尿，尿含铁血黄素试验阳性）。直接抗球蛋白试验是诊断 AIHA 的重要实验室指标。AIHA 的治疗主要是治疗原发病，还可进行糖皮质激素治疗（温抗体型 AIHA）、脾切除治疗、免疫抑制剂治疗、血浆置换治疗和输血治疗。

案例解析

（1）新生儿生理性黄疸通常发生于出生后 4～6 天，除有黄疸表现外，一般不影响饮食，更不会出现神经系统症状及贫血。该患儿拒乳、角弓反张、贫血、黄疸出现时间提前，因此可能为病理性黄疸。

（2）新生儿黄疸的主要原因：①先天性疾病，如 G6PD 缺乏；②遗传性疾病，如珠蛋白合成障碍；③母婴血型不合即新生儿同种免疫性溶血。尽管新生儿的父母婚前未做过体检，但其家族中无类似病史，因此可暂时排除前两种情况。应考虑是否为母婴血型不合造成的新生儿溶血。可以检查其父母的血型，如果母亲为 O 型血，父亲为 A、B 或 AB 型血，则孩子可能为上述任何血型，如孩子为 A、B 或 AB 型血，就有可能在第一胎发生免疫性溶血；如果母亲为 Rh 阴性血，而父亲为 Rh 阳性血，则孩子血型肯定为 Rh 阳性，但多在第二胎发生溶血。

（3）经过血型检验，的确是母婴血型不合，如明确该病因，需从母体内查到免疫性抗体，可进行新生儿直接抗球蛋白试验、母体间接抗球蛋白试验。如果两个试验均阳性，或至少母体间接抗球蛋白试验阳性，则可证实，继续进行产妇抗-IgG 抗体测定、新生儿红细胞释放试验和血清游离抗体测定。

（夏运成）

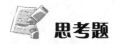

思考题

1. 造成新生儿溶血病的血型抗体有哪些？
2. ABO 溶血病和 Rh 溶血病各有什么临床特点？
3. 用于 ABO 溶血病和 Rh 溶血病的常见诊断性试验有哪些？
4. ABO 溶血病和 Rh 溶血病的临床表现有哪些？有何区别？
5. ABO 溶血病与 Rh 溶血病的诊断标准是什么？有何区别？
6. 新生儿溶血病和 AIHA 的发病原因分别有哪些？
7. 新生儿溶血病和 AIHA 的发病机制分别是什么？
8. 影响 Rh 溶血病发生的主要因素有哪些？
9. 新生儿溶血病的预防和治疗措施是什么？

索引

SUOYIN

A

吖啶酯(acridine ester,AE) 129

埃博拉出血热(Ebola hemorrhagic fever) 237

B

变异克-雅病(variant Creutzfeldt-Jakob disease,vCJD) 237

冰冻红细胞(frozen red blood cells) 143

冰冻血浆(frozen plasma,FP) 148

丙型肝炎病毒(hepatitis C virus,HCV) 231

补体依赖淋巴细胞毒(complement dependent cytotoxicity,CDC) 78

补体依赖性微量淋巴细胞毒试验(complement dependent microlymphocytotoxic technique) 78

不规则抗体(irregular antibody) 13

不完全抗体(incomplete antibody) 13

部分 D(partial D) 22

C

成人 T 细胞白血病(adult T cell leukemia,ATL) 233

迟发性溶血性输血反应(delayed hemolytic transfusion reaction,DHTR) 219

迟发性输血不良反应(delayed transfusion reaction) 215

次要组织相容性系统(minor histocompatibility system) 70

D

大量输血(massive transfusion,MT) 188

大量输血指南(Massive Transfusion Guideline,MTG) 189

单采(apheresis) 140

单采血小板(apheresis platelets) 150

单个供者浓缩血小板(single-donor platelet concentrates,SDPC) 166

单克隆抗体(monoclonal antibody,McAb) 14

单克隆抗体固相血小板抗体试验(monoclonal antibody solid phase platelet antibody test,MASPAT) 97

单克隆抗体特异性免疫固定血小板抗原(monoclonal antibody specific immobilization of platelet antigen,MAIPA) 102

单体型(haplotype) 71

登革病毒(dengue virus) 237

低离子强度溶液(low ionic strength solution,LISS) 35

丁型肝炎病毒(hepatitis D virus,HDV) 231

多克隆抗体(polyclonal antibody,PcAb) 14

多态性(polymorphism) 71

E

二甲基亚砜(dimethyl sulfoxide,DMSO) 126

二硫赤藓糖醇(dithioerythritol,DTE) 82

二硫苏糖醇(dithiothreitol,DTT) 28

F

发热性非溶血性输血反应(febrile non-hemolytic transfusion reaction,FNHTR) 73

反向序列特异性寡核苷酸(reverse sequence specific oligonucleotide,RSSO) 82

分化抗原(cluster of differentiation,CD) 92

富血小板血浆(platelet-rich plasma,PRP) 145

G

干细胞(stem cells) 198

肝素诱导性血小板减少症(heparin-induced thrombocytopenia,HIT) 167

庚型肝炎病毒(hepatitis G virus,HGV/GBV-C) 231

骨髓移植后同种免疫性粒细胞减少症(alloimmune neutropenia after bone-marrow transplantation) 77

规则抗体(regular antibody) 13

国际输血协会(The International Society of Blood Transfusion,ISBT) 8

过敏性输血反应(anaphylactic reaction) 217

H

含单核苷酸多态性(single nucleotide polymorphism,SNP) 108

含铁血黄素沉着症(hemosiderosis) 228

核酸检测技术(nucleic acid testing,NAT) 129

红细胞输注(red blood cell transfusion) 164

汇集血小板(pooled platelet) 146

混合淋巴细胞培养(mixed lymphocyte culture,MLC) 79

获得性免疫缺陷综合征(acquired immunodeficiency syndrome,AIDS) 229

J

基孔肯雅病毒(chikungunya virus) 237

即发性输血不良反应(acute transfusion reaction) 215

急性溶血性输血反应(acute hemolytic transfusion reaction,AHTR) 219

甲苯胺红不加热血清试验(toluidine red unheated serum test,TRUST) 234

甲型肝炎病毒(hepatitis A virus,HAV) 231

间充质干细胞(mesenchymal stem cell,MSC) 198

间接抗球蛋白试验(indirect antiglobulin test,IAT) 53

简易致敏红细胞血小板血清学试验(simplified sensitized erythrocyte platelet serology assay,SEPSA) 97

金刚烷(AMPPD) 129

巨细胞病毒(cytomegalovirus,CMV) 168

巨细胞病毒(cytomegalovirus,CMV) 232

K

抗凝血酶(antithrombin,AT) 170

抗体(antibody,Ab) 13

抗血友病球蛋白(antihemophilic globulin,AHG) 177

快速血浆反应素试验(rapid plasma reagin,RPR) 234

L

冷沉淀(cryoprecipitate,CRYO) 149

冷凝集素综合征(cold agglutinin syndrome,CAS) 254

粒细胞集落刺激因子(granulocyte colony-stimulating factor,G-CSF) 169

粒细胞免疫荧光试验(granulocyte immunofluorescence test,GIFT) 86

粒细胞凝集试验(granulocyte agglutination test,GAT) 86

粒细胞-巨噬细胞集落刺激因子(granulocyte-macrophage colony-stimulating factor,GM-CSF) 169

连锁不平衡(linkage disequilibrium) 71

联邦法规(code of federal regulation,CFR) 204

良好作业规范(good manufacturing practice,GMP) 204

磷酸盐(phosphate,P) 125

流式磁珠-群体反应性抗体(flow-panel reactive antibody,F-PRA) 82

鲁米诺(luminol) 129

M

梅毒(syphilis) 234

梅毒螺旋体(treponema pallidum,TP) 234

酶联免疫吸附试验(enzyme linked immunosorbent assay,ELISA) 82

孟买血型系统(Bombay antigen system) 23

弥散性血管内凝血(disseminated intravascular coagulation,DIC) 167

免疫抗体(immune antibody) 13

免疫球蛋白(immunoglobulin,Ig) 13

免疫性输血不良反应(immune mediated reaction) 215

免疫印迹试验(Western blotting) 234

N

年轻红细胞(young red blood cells) 145

浓缩红细胞(concentrated red blood cells) 141

浓缩血小板(platelet concentrates,PC) 145

疟疾(malaria) 235

P

漂移(shift) 85

谱红细胞(panel red cell) 62

Q

脐带血造血干细胞移植(cord blood stem cell transplantation,CBSCT) 198

羟乙基淀粉(hydroxyethyl starch,HES) 144

去白细胞悬浮红细胞(suspended leukocyte-reduced red blood cells 142

全血(whole blood,WB) 162

群体反应性抗体(panel reactive antibody,PRA) 83

R

人类白细胞抗原(human leukocyte antigen,HLA) 69

人类粒细胞同种抗原(human neutrophil alloantigen,HNA) 75

人类免疫缺陷病毒(human immunodeficiency virus,HIV) 229

人类血小板抗原(human platelet antigen,HPA) 91

溶血性输血反应(hemolytic transfusion reaction,HTR) 14

弱 D(weak D) 21

S

少血小板血浆(platelet-poor plasma,PPP) 145

实验室信息系统(laboratory information system,LIS) 135

室间质量评价(external quality assessment,EQA) 65

室内质量控制(internal quality control,IQC) 132

输血后肝炎(post-transfusion hepatitis,PTH) 231

输血后紫癜(post-transfusion purpura,PTP) 94

输血相关性急性肺损伤(transfusion-related acute lung injury,TRALI) 73

输血相关性同种免疫性粒细胞减少症(transfusion-related alloimmune neutropenia,TRAIN) 77

输血相关性循环超负荷(transfusion-associated circulatory overload,TACO) 163

树突状细胞(dendritic cell,DC) 202

T

胎儿-新生儿同种免疫性血小板减少症(fetal-neonatal alloimmune thrombocytopenia,FNAT) 94

糖蛋白(glycophorin,GP) 12

糖蛋白 A(glycoprotein A,GPA) 25

糖蛋白 B(glycoprotein B,GPB) 25

糖基磷脂酰肌醇(glycosyl phosphatidylinositol,GPI) 12

特发性血小板减少性紫癜(idiopathic thrombocytopenic purpura,ITP) 96

天然抗体(natural antibody) 13

同基因造血干细胞移植(syngeneic HSCT,Syn-HSCT) 198

同种抗体(allo-antibody) 13

同种免疫(alloimmunization) 163

W

外周血造血干细胞移植(peripheral blood stem cell transplantation,PBSCT) 198

完全抗体(complete antibody) 13

戊型肝炎病毒(hepatitis E virus,HEV) 231

X

西尼罗病毒病(West Nile virus disease) 237

洗涤红细胞(washed red blood cells) 143

洗涤血小板(washed platelets) 168

系统性红斑狼疮(systemic lupus erythematosus,SLE) 255

细胞因子诱导的杀伤细胞(cytokine-induced killer cells,CIK) 203

细胞治疗(cellular therapies) 198

细菌性输血反应(bacteria transfusion reaction) 226

纤维蛋白原(fibrinogen,Fg) 149

纤维结合蛋白(fibronectin,Fn) 149

腺嘌呤(adenine,A) 125

相对危险度(relative risk,RR) 74

小膜蛋白 1(small membrane protein 1,*SMP*1) 20

校正增加指数(corrected count increment,CCI) 94

新生儿狼疮综合征(neonatal lupus syndromes,NLS) 255

新生儿溶血病(hemolytic disease of newborn,HDN) 14

新生儿溶血病(hemolytic disease of newborn,HDN) 240

新生儿同种免疫性粒细胞减少症(neonatal alloimmune neutropenia,NAN) 77

新生儿同种免疫性血小板减少症(neonatal alloimmune thrombocytopenia,NAITP) 94

性病研究实验室试验(venereal disease research laboratory,VDRL) 234

悬浮红细胞(suspended red blood cells) 141

血库协会(AABB) 2

血栓性血小板减少性紫癜(thrombotic thrombocytopenic purpura,TTP) 167

血小板回收率(percentage platelet recovery,PPR) 94

血小板免疫荧光试验(platelet immune fluorescence test,PIFT) 101

血小板输注(platelets transfusion) 166

血小板输注无效(platelet transfusion refractoriness,PTR) 73

血小板相关抗原(platelet-associated antigen) 90

血型集合(blood group collections) 10

血型物质(blood group substance) 11

血型系列(blood group series) 11

血型系统(blood group systems) 10

血液辐照技术(blood irradiation technology) 151

循证输血医学(evidence-based transfusion medicine,EBTM) 5

Y

亚甲蓝(methylene blue) 148

药品管理局(therapeutic goods administration,TGA) 204

药物诱导的免疫性粒细胞减少症(drug induced neutropenia,DIN) 77

乙型肝炎病毒(hepatitis B virus,HBV) 231

异基因造血干细胞移植(allogeneic HSCT,Allo-HSCT) 198

异硫氰酸荧光素(fluorescein isothiocyanate,FITC) 85

异鲁米诺(iso-luminol) 129

Z

藻红蛋白(phycoerythrin,PE) 85

造血干细胞(hematopoietic stem cell,HSC) 198

造血干细胞移植(hematopoietic stem cell transplantation,HSCT) 198

阵发性冷性血红蛋白尿症(paroxysmal cold hemoglobinuria,PCH) 254

直接抗球蛋白试验(direct antiglobulin test,DAT) 53

植物血凝素(phytohemagglutinin,PHA) 14

治疗性白细胞去除术(therapeutic leukocytes apheresis,TLA) 195

治疗性红细胞去除术(therapeutic erythrocytes apheresis,TEA) 195

治疗性红细胞置换术(therapeutic red blood cell exchange,TRCE) 196

治疗性血浆置换术(therapeutic plasma exchange,TPE) 196

治疗性血小板去除术(therapeutic thrombocyte apheresis,TTA) 195

治疗性血液成分置换术(therapeutic blood components exchange,TBCE) 196

中东呼吸综合征冠状病毒(Middle East respiratory syndrome coronavirus,MERS-CoV) 237

主要组织相容性复合体(major histocompatibility

complex,MHC) 70

自然杀伤细胞(natural killer cells,NK) 203

自身免疫性粒细胞减少症(autoimmune neutropenia,AIN) 77

自身免疫性溶血性贫血(autoimmune hemolytic anemia,AIHA) 14

自身输血(autologous transfusion) 180

自体造血干细胞移植(autologous hemopoietic stem cell transplantation,Auto-HSCT) 198

组织相容性抗原(histocompatibility antigen) 69

其他

D-L 抗体(Donath-Landsteiner antibody) 254

HBV 表面抗原(hepatitis B virus surface antigen, HBsAg) 231

HPA 碱基序列测序(HPA-sequence based typing, HPA-SBT) 108

PCR 等位基因特异性寡核苷酸探针(PCR-allele specific oligonucleotide probe,PCR-ASO) 108

PCR-碱基序列测序(PCR-sequence based typing,PCR-SBT) 80

PCR-限制性片段长度多态性(PCR-restriction fragment length polymorphism,PCR-RFLP) 80

PCR-序列特异寡核苷酸(PCR-sequence-specific oligonucleotide,PCR-SSO) 80

PCR-序列特异性引物(PCR-sequence specific primer, PCR-SSP) 108

TT 病毒(Torque teno virus,TTV) 231

参考文献

CANKAOWENXIAN

[1] 杨梦娇,周利,曹兴明,等.正常 O 型人血清 ABO 血型抗体主要类别的分析[J].中国实验诊断学,2013,17(4):697-699.

[2] 胡丽华.临床输血学检验习题集[M].北京:人民卫生出版社,2011.

[3] 胡丽华.临床输血学检验[M].3 版.北京:人民卫生出版社,2012.

[4] 兰炯采,贠中桥,陈静娴.输血免疫血液学实验技术[M].北京:人民卫生出版社,2011.

[5] 尚红,王毓三,申子瑜.全国临床检验操作规程[M].4 版.北京:人民卫生出版社,2015.

[6] 胡丽华.临床输血学检验技术[M].北京:人民卫生出版社,2015.

[7] 夏琳,姜傥.临床输血医学检验[M].武汉:华中科技大学出版社,2013.

[8] 许文荣,王建中.临床血液学检验[M].5 版.北京:人民卫生出版社,2015.

[9] 汪德清.输血技术操作规程(输血科部分)[M].北京:人民卫生出版社,2016.

[10] 杰夫·丹尼尔.人类血型[M].朱自严,译.北京:科学出版社,2007.

[11] 汪德清,李卉.临床输血个案精选[M].北京:人民卫生出版社,2011.

[12] 陈小伍,于新发,田兆嵩.输血治疗学[M].北京:科学出版社,2012.

[13] 刘江.输血管理[M].3 版.北京:人民卫生出版社,2013.

[14] 王憬惺.输血技术[M].3 版.北京:人民卫生出版社,2013.

[15] 朱永明.中国输血行业发展报告(2016)[M].北京:社会科学文献出版社,2016.

[16] 邵肖梅,叶鸿瑁,丘小汕.实用新生儿学[J].4 版.北京:人民卫生出版社,2011.

[17] Harkness U F,Spinnato J A. Prevention and management of RhD isoimmunization[J]. Clin Perinatol,2004,31(4):721-742.

[18] Miqdad A M,Abdelbasit O B,Shahead M M,et al. Intravenous immunoglobulin G (IVIG) therapy for significant hyperbilirubinemia in ABO hemolytic disease of the newborn[J]. J Matern Fetal Neonatal Med,2004,16(3):163-166.

[19] Jordan M B,van Rooijen N,Izui S,et al. Liposomal clodronate as a novel agent for treating autoimmune hemolytic anemia in a mouse model[J]. Blood,2003,101(2):594-601.

[20] Khalid S,Qadir M,Salat M S. Spontaneous improvement in sensorineural hearing loss developed as a complication of neonatal hyperbilirubinemia[J]. J Pak Med Assoc,2015,65 (9):1018-1021.

[21] Wu Y,Fan L,Liu M,et al. Anti-Di^b causing hemolytic disease of the fetus and newborn and the challenges of anti-Di^b in perinatal management in China [J]. Transfus Med,2015,25 (6):428-430.

[22] 谢楠楠,谢小燕.不规则抗体检测应用于孕妇产前检查的价值分析[J].当代医学,2015,21 (17):79-80.

[23] Hendrickson J E,Delaney M. Hemolytic disease of the fetus and newborn:modern practice and future in vestigations [J]. Transfus Med Rev,2016,30(4):159-164.

[24] Kumar R,Saini N,Kaur P,et al. Severe ABO hemolytic disease of newborn with high maternal antibody titres in a direct antiglobulin test negative neonate [J]. Indian J Pediatr,

2016,83(7):740-741.

[25] 李勇,马学严.实用血液免疫学:血型理论和实验技术[M].北京:科学出版社,2006.

[26] 张晨光,卢金海.输血医学概论[M].北京:科学出版社,2018.

[27] 唐浩,桂嵘.血小板输注疗效预测模型在血液肿瘤患者临床用血管理中的应用[J].临床输血与检验,2017,19(4):313-316.

[28] 温丽玲,余卓丽,梁惠兰,等.英国血小板输注应用指南主要推荐及其启示[J].中国输血杂志,2018,31(4):440-444.

[29] 杨丽云,吴承高,刘威,等.冰冻单采血小板与新鲜单采血小板临床应用效果评价[J].中国输血杂志,2017,30(7):730-733.

[30] 龚道方,龙海波,刘昭国,等.临床276例次单采血小板输注效果及相关因素分析[J].临床输血与检验,2018,20(4):365-367.

[31] 王舒莹,李晓明,杨涛,等.不同模式汇集白膜层制备浓缩血小板的临床应用[J].临床输血与检验,2017,19(2):127-129.

[32] 吴蓓倩,丁倩倩,陈勤奋.粒细胞的循证输注[J].中国输血杂志,2012,25(11):1146-1148.

[33] 杨天楹,杨成民,田兆嵩.临床输血学[M].北京:北京医科大学、中国协和医科大学联合出版社,1993.

[34] 曹伟,黄长顺,陈骏萍,等.血液保护学[M].杭州:浙江大学出版社,2008.

[35] 胡丽华.检验与临床诊断 输血分册[M].北京:人民军医出版社,2009.

[36] 安万新,于卫建.输血技术学[M].2版.北京:科学技术文献出版社,2010.

[37] 田兆嵩.临床输血进展[M].成都:四川科学技术出版社,2010.

[38] 刘景汉,汪德清.临床输血学[M].北京:人民卫生出版社,2011.

[39] 王学锋,滕本秀,欧阳锡林.临床输血1000问[M].北京:人民卫生出版社,2011.

[40] 刘景汉,李志强,王海林.临床单病种输血(第一册)[M].北京:人民卫生出版社,2017.

[41] 郭芳,葛亚丽,陈小萍.术前预存式自体输血联合术中自体血回输在复杂脊柱手术中的应用效果[J].临床输血与检验,2018,20(4):380-384.

[42] 孙晓春,龚道元.临床输血检验技术[M].北京:人民卫生出版社,2014.

[43] 王静,蔡晓红,吴江.临床检验一万个为什么(输血检验分册)[M].北京:人民卫生出版社,2017.

[44] 倪语星,尚红.临床微生物学检验[M].5版.北京:人民卫生出版社,2012.

[45] 沈继龙,张进顺.临床寄生虫学检验[M].4版.北京:人民卫生出版社,2012.